Augenbewegungsstörungen
Neurophysiologie und Klinik

Disorders of Ocular Motility
Neurophysiological and Clinical Aspects

Symposion der Deutschen Ophthalmologischen Gesellschaft
vom 15.–17. April 1977 in Freiburg

Herausgegeben von G. Kommerell

Mit 182 Abbildungen

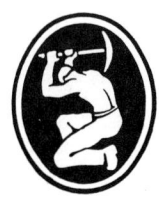

J. F. Bergmann Verlag München 1978

Prof. Dr. G. Kommerell
Univ.-Augenklinik
Killianstraße 5
D-7800 Freiburg

ISBN 3-8070-0303-7 J. F. Bergmann Verlag München
ISBN 0-387-00303-7 Springer-Verlag New York Heidelberg Berlin

Satz, Druck und Bindearbeiten: Carl Ritter & Co., 6200 Wiesbaden

3321-543210

Inhalt

Augenmuskeln und Orbita

Funktion des peripheren okulomotorischen Apparates

Elektromyographie

Muskelchirurgie

Supranukleäre Organisation der Okulomotorik

Differentialdiagnose supranukleärer Störungen der Okulomotorik

Zyklorotation

Differentialdiagnose zerebellärer Störungen

Gleitende Augenbewegungen und optokinetischer Nystagmus

Störungen der Fixation

Fusionsbewegungen

„Anomale Fusionsbewegungen" bei Schielenden

Kongenitaler Nystagmus

Verzeichnis der Vortragenden

Aichmair, H., Doz. Dr. med., II. Univ.-Augenklinik, Alserstr. 4, A-1097 Wien, Österreich

Aquilar, M. J., Dr. med., Dept. of Ophthalmology and Pathology, Pacific med. Center, San Francisco, Cal. 94115/USA

Arnold, F., Dr. med., Neurolog. Klinik mit klin. Neurophysiolog., Krupp-Krankenanstalten, Wittekind Str. 30—86, 4300 Essen 1

Aust, W., Prof. Dr. med., Stadtkrankenhaus-Augenklinik, Mönchebergstr. 41/43, 3500 Kassel

Bagolini, B., Prof. Dr. med., Univ. degli Studi di Modena, Clinica Oculistica, Via del Pozzo, 71, I-41100 Modena/Italien

Baker, R., Dept. of Physiology and Biophysics, Univ. of Washington, Seattle, Wa 98195/USA

Balliet, R., Ph. D., Research Associate, Smith-Kettlewell-Inst., Pacific Medical Center, 2232 Webster Street, San Francisco, Ca 94115/USA

Behrens, F., Dipl.-Ing., Physiolog. Inst. der FU Berlin, Arnimallee 22, 1000 Berlin 33

Bergdolt, K., Dr. med., Univ.-Augenklinik, Bergheimer Str. 20, 6900 Heidelberg

Blassmann, K., Dr. med., Univ.-Augenklinik, Bergheimer Str. 20, 6900 Heidelberg

Bles, W., Dr. med., HNO-Univ.-Klinik, Vrije Univ., NL-Amsterdam/Niederlande

Brandt, T., PD Dr. med., Neurolog. Klinik mit klin. Neurophysiologie, Krupp-Krankenanstalten, Wittekindstr. 30—86, 4300 Essen 1

Büchele, W., Dr. med., Neurol. Klinik mit klin. Neurophysiologie, Krupp-Krankenanstalten, Wittekind Str. 30—86, 4300 Essen 1

Büttner, U., Dr. med., Kantonsspital Zürich, Neurolog. Univ.-Klinik, Rämistr. 100, CH-8091 Zürich/Schweiz

Büttner-Ennever, J. A., Dr. med., Inst. für Hirnforschung, Univ. Zürich, CH-8000 Zürich/Schweiz

Campos, E., Dr. med., Univ. degli Studi di Modena, Clinica Oculistica, I-Modena, Italien (z. Zt. c/o Prof. J. M. Enoch Dept. of Ophthalmology, Univ. of Florida, College of Medicine, P.O. Box 733, Gainesville, Fla 32610/USA)

Conrad, H. G., Dr. med., Univ.-Augenklinik, Abt. für Orthoptik und Pleoptik, Hegewischstr. 2, 2300 Kiel

Crone, R. A., Prof. Dr. med., Oogheelkundige Kliniek, Eerste Helmersstraat 104, NL-Amsterdam-Oud west/Niederlande

Dalen, J. T. W. van, Dr. med., Electrophysiolgy Unit. Dept. of Ophthalmology, Wilhelmina Gasthuis. Univ. NL-Amsterdam/Niederlande

Day, S. H., M.D. Dept. of Ophthalmology and Pathology, Pacific Med. Center, San Francisco, Cal. 94115/USA

de Decker, W., Prof. Dr. med., Univ.-Augenklinik, Abt. für Orthoptik und Pleoptik, Hegewischstr. 2, 2300 Kiel

Dell'Osso, L. F., Ph.D., Assoc. Prof. of Neurology, Dept. of Neurology, School of Medicine, P.O. Box 520875, Biscayne Annex, Miami, Fla 33152/USA

Dichgans, J., Prof. Dr. med., Neurolog. Univ.-Klinik mit Abt. für Neurophysiologie, Hansastr. 9, 7800 Freiburg

Eckmiller, R., PD Dr.-Ing., Physiolog. Inst. der FU Berlin, Arnimallee 22, 1000 Berlin 33

Evinger, L. C., Dept. of Physiology and Biophysics, Univ. of Washington, Seattle, Wa 98195/USA

Friedburg, D., Prof. Dr. med., Univ.-Augenklinik, Moorenstr. 5, 4000 Düsseldorf 1

Friedel, G., Dr. med., Univ.-Nervenklinik, Liebermeisterstr. 18—20, 7400 Tübingen

Fuchs, A. F., Prof. of Physiology, Seattle/USA (z. Zt. Physiolog. Laboratory, Downing Street, GB-Cambridge CB 2 3 EG/England)

Fügener, G., Dr. med., Univ.-Augenklinik, Robert-Koch-Str. 4, 3550 Marburg

Grüsser, O.-J., Prof. Dr. med., Physiolog. Inst. der FU Berlin, Arnimallee 22, 1000 Berlin 33

Haase, W., Dr. med., Wiss. Oberrat, Univ.-Augenklinik, Martinistr. 52, 2000 Hamburg 20

Hamann, K.-U., Dr. med., Univ.-Augenklinik, Martinistr. 52, 2000 Hamburg 20

Henn, V., PD Dr. med., Kantonsspital Zürich, Neurolog. Univ.-Klinik, Rämistr. 100, CH-8091 Zürich/Schweiz

Herzau, V., PD Dr. med., Univ.-Augenklinik, Schleichstr. 12, 7400 Tübingen

Hof-van Duin, J. van, M.D., Dept. of Physiology, Erasmus University Rotterdam, P.O. Box 1738, NL-Rotterdam/Niederlande

Honegger, H., Prof. Dr. med., Med. Hochschule Hannover, Augenklinik, Karl-Wiechert-Allee 9, 3000 Hannover 61

Houtman, W. A., Dr. med., Oogheelkundige Kliniek, Oostersingel 59, NL-Groningen/Niederlande

Huber, A., Prof. Dr. med., Stadelhoferstr. 42, CH-8032 Zürich/Schweiz

Jaeger, W., Prof. Dr. med., Univ.-Augenklinik, Bergheimer Str. 20, 6900 Heidelberg

Janzen, R. W. Ch., Dr. med., Univ.-Krankenhaus Eppendorf, Neurolog. Klinik, Martinistr. 52, 2000 Hamburg 20

Kapteyn, T. S., M.D., HNO-Univ.-Klinik, Vrije Univ., NL-Amsterdam/Niederlande

King, W. M., Seattle/USA (z. Zt. Max-Planck-Inst. für Hirnforschung, Deutschordenstr. 46, 6000 Frankfurt-Niederrad)

Körner, F., PD Dr. med., Inselspital-Augenklinik, CH-3010 Bern/Schweiz

Kommerell, G., Prof. Dr. med., Univ.-Augenklinik, Killian Str. 5, 7800 Freiburg

Koorneef, L., Drs. M.D., Dept. of Anatomy and Embryology, Univ. of Amsterdam, Mauritskade 61, NL-Amsterdam/Niederlande

Kraus-Mackiw, E., Prof. Dr. med., Univ.-Augenklinik, Bergheimer Str. 20, 6900 Heidelberg

Kusel, R., Univ.-Augenklinik, Martinistr. 52, 2000 Hamburg 20

Lang, J., PD Dr. med., Freie Str. 47, CH-8032 Zürich/Schweiz

Leuenberger, A., Dr. med., Univ.-Augenklinik, Mittlere Str. 91, CH-4056 Basel/Schweiz

Lisberger, S. G., Ph.D., Seattle/USA (z. Zt. Physiolog. Inst. d. Univ., Pettenkoferstr. 12, 8000 München 2)

Magnis, M., M.D., Inserm Unite 94, 16, avenue du Doyen Lépine, F-69500 Bron/Frankreich

Mayer, U., PD Dr. med., Univ.-Augenklinik, Universitätsstr. 27, 8520 Erlangen

Mayr, R., Prof. Dr. med., Inst. für Anatomie und spezielle Embryologie, 1, rue Gockel, CH-1700 Fribourg/Schweiz

Mehdorn, E., Dr. med., Univ.-Augenklinik, Killianstraße, 7800 Freiburg

Metz, H. S., M.D., Smith-Kettlewell-Inst., Pacific Medical Center, 2232 Webster Street, San Francisco, Ca 94115/USA

Meythaler, H., PD Dr. med., Univ.-Augenklinik, Universitätsstr. 27, 8520 Erlangen

Mühlendyck, H., PD Dr. med., Univ.-Augenklinik, Friedrichstr. 18, 6300 Gießen

Müller-Jensen, A., Dr. med., Univ.-Krankenhaus Eppendorf, Neurolog. Klinik, Martinistr. 52, 2000 Hamburg 20

Nakayama, K., Ph. D., Smith-Kettlewell-Inst., Pacific Medical Center, 2232 Webster Street, San Francisco, Ca 94115/USA

Neuhäuser, G., Dr. med., Univ.-Kinderklinik, Loschgestr. 15, 8520 Erlangen

Newman, N. M., M.D., Associate Professor, Dept. of Ophthalmology, Chief, Neuro-ophthalmology division, Pacific Medical Center, P.O. Box 7999, San Francisco, Ca 94120/USA

Piper, H. F., Prof. Dr. med., Med. Hochschule Lübeck, Augenklinik, Ratzeburger Allee 160, 2400 Lübeck

Pola, J., Rm. 355 Woods Research Bldg., The Wilmer Inst., 601 N. Broadway, Baltimore, Md 21205/USA

Precht, W., Prof. Dr., Max-Planck-Inst. für Hirnforschung, Neurobiolog. Abt., Deutschordenstr. 46, 6000 Frankfurt-Niederrad

Rabetge, G., Univ.-Augenklinik, Bergheimer Str. 20, 6900 Heidelberg

Reulen, J. P. H., Free Univ., Dept. of Medical Physics, Van der Boechorststraat 7, NL-Amsterdam/Niederlande

Robinson, D. A., Prof., Rm. 355 Woods Research Bldg., The Wilmer Inst., 601 N. Broadway, Baltimore, Md 21205/USA

Rüssmann, W., PD Dr. med., Univ.-Augenklinik, Joseph-Stelzmann-Str. 9, 5000 Köln 41

Schad, M., Dr. med., Schönleinstr. 11, 7000 Stuttgart 1

Schäfer, E., Univ.-Augenklinik, Joseph-Stelzmann-Str. 9, 5000 Köln 41

Schäfer, W. D., PD Dr. med., Univ.-Augenklinik, Joseph-Schneider-Str. 11, 8700 Würzburg

Schiller, H. H., Dr. med., Kantonsspital Zürich, Neurolog. Univ.-Klinik, Rämistr. 100, CH-8091 Zürich/Schweiz

Schmidt, C. L., Dr. med., HNO-Univ.-Klinik, Killianstr., 7800 Freiburg

Schmidt, D., PD Dr. med., Univ.-Augenklinik, Killianstr., 7800 Freiburg

Schrick, C., Univ.-Augenklinik, Joseph-Stelzmann-Str. 9, 5000 Köln 41

Scott, A. B., M.D., Smith-Kettlewell-Inst., Pacific Medical Center, 2232 Webster Street, San Francisco, Ca 94115/USA

Sradj, N., Dr. med., Bismarckstr. 6, 6300 Gießen

Stangl, R., Dr. med., Univ.-Augenklinik, Bergheimer Str. 20, 6900 Heidelberg

Stangler-Zuschrott, E., OA Dr. med., I. Augenklinik der Univ., Spitalgasse 2, A-1097 Wien/Österreich

Steahly, L. P., M.D., Ophthalmology Clinic, 130th Station Hospital, Karlsruher Str. 144, 6900 Heidelberg

Velzeboer, C. M. J., Prof. Dr. med., Free Univ., Dept. of Ophthalmology, De Boelelaan 1117, NL-Amsterdam/Niederlande

Weerden, T. W. van, M.D. Kliniek voor Neurologie, Rijksuniversiteit, Oostersingel 59, NL-Groningen/Niederlande

Welge-Lüssen, L., Prof. Dr. med., Univ.-Augenklinik, Robert-Koch-Str. 4, 3550 Marburg

Werry, H., Dr. med., Med. Hochschule Hannover, Augenklinik, Karl-Wiechert-Allee 9, 3000 Hannover 61

Eröffnung des Symposions

Eröffnungsansprache

W. Jaeger

Univ.-Augenklinik, Heidelberg

Das Symposion über Neurophysiologie und Klinik der Augenbewegungsstörungen führt uns in ein Gebiet, welches für viele Ophthalmologen zum faszinierendsten gehört, was unser Fachgebiet an Forschungsmöglichkeiten eröffnet. Prof. Robinson schreibt in seinem Beitrag zu den „Preprints", die uns die Vorbereitung auf dieses Symposion erleichtert haben: „Der periphere okulomotorische Apparat stellt dasjenige neuromuskuläre System dar, welches bisher am besten untersucht worden ist". Eine solche stolze Feststellung schließt in sich ein, daß gerade dieses Forschungsgebiet in der historischen Entwicklung der Ophthalmologie, der Neurologie und der Physiologie eine große Rolle gespielt hat. Das Thema der Mechanik der Augenbewegungen hat schon früh auf Ophthalmologen, Neurologen und Physiologen eine eigentümliche Faszination ausgeübt.

Hermann von *Helmholtz* gibt in seiner physiologischen Optik eine Übersicht über die mechanischen Modelle, die zur systematischen Untersuchung der Augenbewegun-

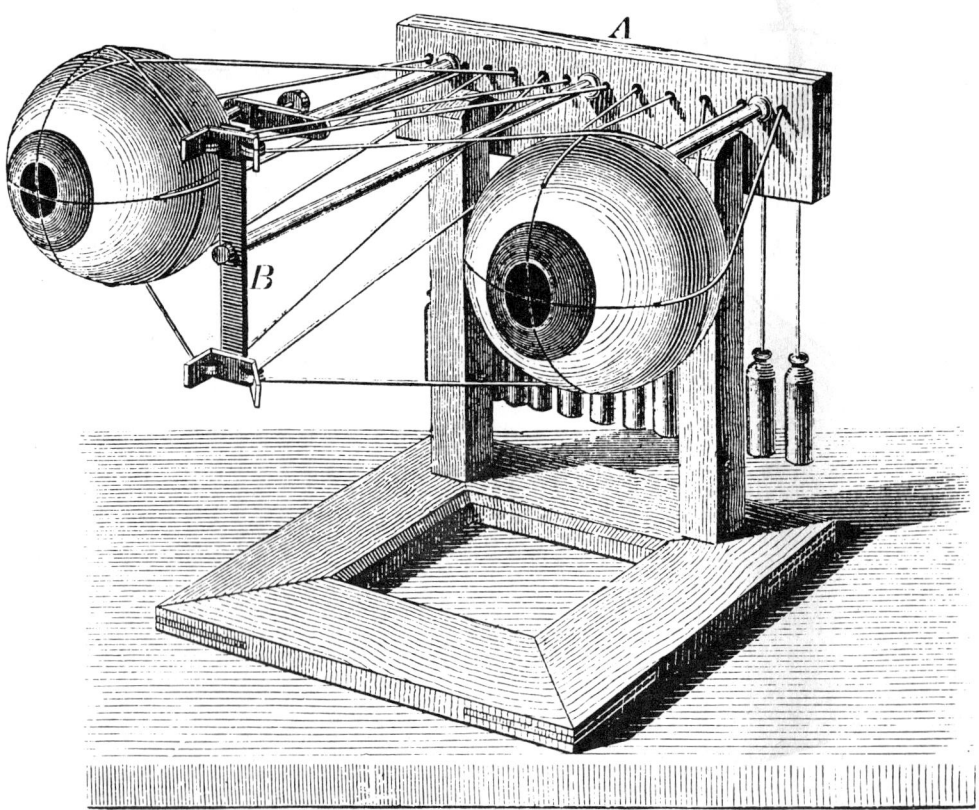

Abb. 1. Modell der Augenbewegungen nach Helmholtz und Knapp

gen konstruiert wurden. Eines dieser Modelle stammt von dem Helmholtz-Schüler *Knapp,* dem Begründer der Heidelberger Augenklinik, welcher später nach New York auswanderte und der Begründer der ophthalmologischen Schule in den USA wurde. Das Originalmodell ist im Kurpfälzischen Museum in Heidelberg ausgestellt (Abb. 1).

Ein weiteres, weniger bekanntes Modell des Prager Ophthalmologen Hasner aus dem Jahre 1863 führt die technische Perfektion der mechanischen Konstruktion noch weiter. Die Innervation der einzelnen Muskeln kann an Tasten, ähnliche denen eines Klaviers, angeschlagen werden und die Intensität dieses „Anschlages" ist an einem Zeigerausschlag meßbar (Abb. 2).

Diese Modelle hatten für mich stets etwas ähnlich Hintergründiges, wie der Anblick von Marionetten. Und ebenso wie Heinrich von Kleist in seinem Aufsatz „Über das Marionettentheater" zu den tiefsinnigsten Überlegungen über die Ausgewogenheit der Bewegungen gekommen ist, so werden wir durch diese scharfsinnigen mechanischen Konstruktionen zu weiterführenden Gedanken angeregt: Was sind das für Kräfte, die auf diesen Tasten spielen, die an diesen Schnüren ziehen und sie wieder loslassen? Welche geheimnisvolle Macht dirigiert das Zusammenspiel aller dieser Kräfte?

Wir werden am Ende dieses Symposions mehr über diese Fragen wissen und sind all denen dankbar, die uns an ihren Forschungsergebnissen teilnehmen lassen. Die

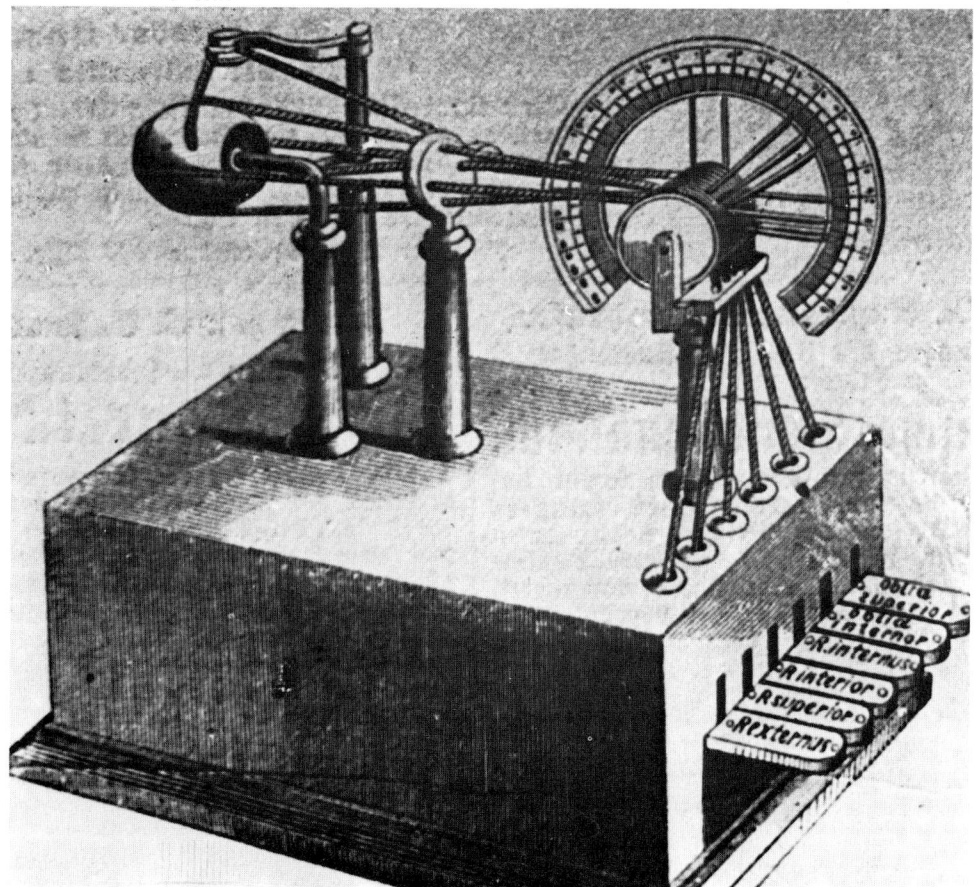

Abb. 2. Modell der Augenbewegungen nach Hasner, Prag 1863

Referenten und Vortragenden, die zum Teil auch eine sehr weite Anreise nicht gescheut haben, werden diesem Symposion einen besonderen Glanz verleihen. In wenigen Minuten wird hier vorgetragen werden, was die Frucht jahrelanger mühsamer Forschungsarbeit ist. Jeder, der selbst an irgendeiner Stelle, und wenn auch an einem noch so bescheidenen Platz, in der Forschung tätig gewesen ist, weiß, wieviel Entsagung, Geduld und Beharrlichkeit gerade die Erforschung der zentralnervösen Zentren und Bahnen erfordert.

Dear english-speaking friends!

My task is first to bring you the best greetings of the German Ophthalmological Society and, second, to thank you for your kindness in helping us to bring this symposium to a high international standard. Everyone who had a look at the preprints was impressed by the high value of the scientific work you will contribute to this symposium.

Das Programm spricht für sich selbst und zeigt eindrucksvoll die bedeutende Rolle der englischsprechenden Länder auf dem Gebiet der Neuroophthalmologie. Dieser Situation hat die Deutsche Ophthalmologische Gesellschaft in der Form Rechnung getragen, daß der letzte Franceschetti-Liebrecht-Preis an einen englischsprechenden Kollegen gegangen ist, an Prof. Hoyt.

Sein monumentales Werk, die Neuauflage der „Neuro-ophthalmology" von Walsh, ist jedem Augenarzt bekannt. Herr Hoyt konnte leider den Preis im letzten Jahr nicht persönlich entgegennehmen. Aber er ist heute unter uns. Wir benutzen deshalb die Gelegenheit, ihm zu gratulieren. Es paßt gut in dieses Symposion, demjenigen Kollegen zu danken, der an entscheidender Stelle die Grundlagen für unsere heutigen Kenntnisse gelegt hat, der aber andererseits in seiner großen Bescheidenheit hier ganz im Hintergrund bleiben will. Ihn aus seinem Inkognito zu holen und ihm den Dank der Deutschen Ophthalmologischen Gesellschaft und die Glückwünsche zu überbringen, ist mein herzliches Anliegen.

Unser Gruß und Dank gilt natürlich nicht minder unseren Freunden aus dem unmittelbar benachbarten Ausland. Die besondere Lage Freiburgs, nahe dem Dreiländereck, geradezu prädestiniert für Kontakte über die Grenzen hinweg, hat hier eine ihrer Früchte getragen.

Der Genius loci in Freiburg sollte aber auch noch in anderem Zusammenhang zitiert werden: Die Neurophysiologie hat hier in Freiburg eine weit über die Grenzen Deutschlands ausstrahlende Tradition. Das ist das Verdienst und die Leistung von Prof. Richard Jung, der in der Neurophysiologie noch die Zeit erlebte, in der „völlig neue Wege soeben eröffnet wurden und die Bäume auf dem frisch angebauten Felde beim leisesten Schütteln schon reife Früchte abwarfen" (Zitat nach Donders).

Ich will diese kurzen Eröffnungsworte in erster Linie damit schließen, daß ich im Namen der Deutschen Ophthalmologischen Gesellschaft allen denjenigen danke, die an dem Zustandekommen dieses Symposiums beteiligt sind. Zwischen dem Zeitpunkt, als Herr Kommerell dieses Symposium dem Vorstand der Deutschen Ophthalmologischen Gesellschaft vorgeschlagen hat und dem heutigen Tag liegen 3 Jahre, die ausgefüllt sind mit der Konzeption des Programms, ausführlicher Korrespondenz, organisatorischen Vorbereitungen und vielen anderen Arbeiten. Das erste, was wir zu Beginn dieser Tagung deshalb tun sollten, ist, den geistigen Vätern und allen, die zu dem Zustandekommen dieses Symposiums beigetragen haben, sehr herzlich zu danken.

Einführung

G. Kommerell
Univ.-Augenklinik, Freiburg

Sehr verehrte Damen und Herren,

Aufgabe dieses Symposions soll es sein, die aktuellen Probleme der Okulomotorik aus der Sicht verschiedener Fachgebiete zu behandeln. Es ist nicht unser Anliegen, das heutige Wissen auf dem Gebiet der Neurophysiologie und Klinik der Augenbewegungsstörungen in Übersichtsreferaten möglichst vollständig zusammenzufassen, sondern es geht uns darum, neue Befunde und strittige Konzepte zu diskutieren.

Einerseits wollen wir Schlüssel-Beobachtungen an Patienten mitteilen, welche einen Einblick in das System der Okulomotorik gewähren können. Andererseits wollen wir von den Befunden der Neurophysiologen und Anatomen ausgehen und bei unseren Patienten nach entsprechenden Störungen fahnden. So kann die Anwendbarkeit der tierexperimentellen Forschung auf den Menschen überprüft werden. Fortschritte auf dem Gebiet der Okulomotorik können wir vor allem durch Zusammenarbeit von Grundlagenforschern und Klinikern erwarten.

Dieses Symposion wurde aus der Sicht der Strabologie und der Neuro-Ophthalmologie vorbereitet; daher konzentriert sich das Interesse auf bestimmte Themenkreise: Wenn der Strabologe Operationen an den Augenmuskeln plant, so muß er den peripheren okulomotorischen Apparat kennen. Es ergibt sich die Frage, was wir über die Innervation und Feinstruktur der Augenmuskeln wissen und wie der Bindegewebsapparat der Orbita aussieht. Stellungsänderungen der Augen beeinflussen zwangsläufig die retinale Afferenz und dadurch wieder die Innervation der Augenmuskeln. Was wissen wir über diesen senso-motorischen Regelkreis, und wie wirkt er sich auf das Ergebnis von Schieloperationen aus? – Der Neuro-Ophthalmologe fragt, welche Störungen der Okulomotorik ihm erlauben, eine Erkrankung des Zentralnervensystems möglichst genau zu lokalisieren. – Damit sind Probleme umschrieben, welche uns in diesen 3 Tagen beschäftigen sollen.

In den letzten Jahren zeigte sich auf dem Gebiet der Okulomotorik eine besonders intensive Forschungsaktivität. Die wichtigsten Anstöße dazu gaben die Biokybernetiker und Neurophysiologen; ihnen bot der visuelle Apparat ein Musterbeispiel biologischer Regelung. Ich freue mich, daß wir in David A. Robinson einen besonders hervorragenden Vertreter dieser Forschungsrichtung als Ehrengast begrüßen dürfen. Als Elektroingenieur wandte sich Robinson erst im Alter von 36 Jahren der Untersuchung des okulomotorischen Systems zu. Seit 1961 hat er dieses Thema in einer Reihe von 45 Publikationen bearbeitet. In seinen letzten Veröffentlichungen finden wir Analysen okulomotorischer Störungen an Patienten; dabei erwies sich Robinson als idealer Partner des Klinikers. Sein heutiger Vortrag trifft das zentrale Anliegen dieses Symposions in der von Robinson gewählten prägnanten Formulierung: „How the brain moves and points the eye".

Zum Schluß möchte ich noch einen besonders ordnungsliebenden Teilnehmer des Symposions vorstellen, nämlich dieses kleine Hundchen. Es ist – wie wir alle – begeistert von der Präzision der Okulomotorik und wird den Vorträgen andächtig zuhören. Ist die Redezeit aber abgelaufen, so kann der Kleine seinen Beifall nicht mehr zurückhalten. Mit Hilfe dieses wohlmeinenden Wächters werden wir hoffentlich genügend Zeit zur Diskussion haben.

Danksagung

Vorbereitung und Durchführung des Symposions wären nicht möglich gewesen ohne die freundliche Hilfe vieler Mitarbeiter der Universitäts-Augenklinik Freiburg. Durch große Umsicht, selbständige Initiativen und tatkräftiges Zupacken haben sie mir die Organisation wesentlich erleichtert. Ihnen allen, besonders aber Frau Elfriede Krech und Herrn Dr. Franz Grehn, danke ich an dieser Stelle nochmal sehr herzlich.

Augenmuskel und Orbita

Funktionelle Morphologie der Augenmuskeln

Functional Morphology of the Eye-Muscles

R. Mayr

Inst. für Anatomie und Spezielle Embryologie der Univ., Fribourg

Schlüsselwörter: Augenmuskel, Zonengliederung, Architektur, Muskelfasertypen, Innervation (einfache, multiple), Lichtmikroskopie, Ultrastruktur, Histochemie, Literaturvergleich, Muskelfaser-Verzweigungen.

Key words: eye-muscle layers, muscle fiber types, innervation (single, multi), light microscopy, ultrastructure, histochemistry, myomyous junctions.

Zusammenfassung: Die 6 äußeren Augenmuskeln bestehen aus 2 distinkten Muskelportionen, einer Orbitalzone mit durchwegs dünnen Muskelfasern (MF) und einer Bulbärzone mit vorwiegend dickeren MF. Beide Zonen sind aus einfach und multipel innervierten MF zusammengesetzt. Aufgrund histologisch, histochemisch und ultrastrukturell faßbarer Merkmale lassen sich 5—6 MF-Typen unterscheiden, 2 davon in der Orbitalzone und 3—4 in der Bulbärzone. Trotz erheblicher Speziesvariabilität einzelner morphologischer Merkmale besteht in der neueren Literatur grundsätzliche Übereinstimmung über die MF-Zusammensetzung der Augenmuskeln von Säugern. Die möglichen funktionellen Eigenschaften der morphologischen MF-Typen werden diskutiert, obzwar eine sichere Korrelation morphologischer und physiologischer Befunde zur Zeit noch nicht möglich ist. — Weiters wird über das Vorkommen besonderer MF-Verbindungen („myomyous junctions") in den Augenmuskeln berichtet. Ihr Vorhandensein steht mit einer komplizierten Muskelarchitektonik in Beziehung, die bisher nur bei der Katze näher untersucht ist: einfach innervierte MF der Bulbärzone sind verzweigt und über „myomyous junctions" in Serie geschaltet sowie mit multipel innervierten MF verknüpft. Die Bedeutung dieser Befunde ist noch unklar.

Summary: The six external eye-muscles consist of two distinct muscle portions, an orbital layer containing only small muscle fibres, and a global layer with predominantly larger muscle fibres. Both layers are composed of singly and multiply innervated muscle fibres. By means of histological, histochemical, and ultrastructural criteria, five to six muscle fibre types can be distinguished, two of them in the orbital layer and three to four in the global layer. In spite of considerable species variability of single morphological features, there is general agreement in recent literature concerning the muscle fibre composition of mammalian extraocular muscle. The possible functional properties of the morphological muscle fibre types are discussed, though morphological and physiological findings can not yet be reliably correlated. Furthermore, the existence of special "myomyous junctions" in external eye-muscles is reported. Their presence is related to a complex muscle architecture which has so far been analysed only in the cat: singly innervated muscle fibres of the global layer were found to be branched and, by the means of myomyous junctions, connected either in series to each other or to multiply innervated muscle fibres. The meaning of these findings is still uncertain.

Die 6 das Auge bewegenden (= okulorotatorischen) Muskeln, im folgenden kurz Augenmuskeln genannt, nehmen hinsichtlich Morphologie und Funktion eine Sonderstellung unter den quergestreiften Skeletmuskeln ein. Ihre unterschiedlichen Leistungen (Halten der Augen in Primärstellung oder bei Fixation in verschiedenen Blickrichtungen, Fusionsbewegungen, langsame Folgebewegungen, rasche Blickbewegungen) erfordern offenbar einen komplexen motorischen Apparat. Ein volles Verständnis der verschiedenen Augenbewegungen setzt unter anderem auch eine genaue Kenntnis der Struktur und Funktion der *Muskelfasertypen* voraus, die diese Augenmuskeln zusam-

mensetzen, weiters die Kenntnis der *Innervation*, der *Verteilung der Fasertypen* innerhalb der Muskeln und schließlich des *architektonischen Aufbaus* der Muskeln selbst.
Die genannten Aspekte möchte ich im folgenden Beitrag behandeln und aus morphologischer Sicht unser heutiges Wissen darüber zusammenfassen. Für frühere Literatur sei
auf Peachey (1971) und Asmussen (1974) verwiesen.

Die Zonengliederung des Augenmuskels

Die Augenmuskeln sind in *zwei distinkte Muskelportionen* gegliedert. Eine periphere,
vorwiegend orbitaseitig gelegene Zone ist durchwegs aus dünnen, mitochondrienreichen
Muskelfasern zusammengesetzt. Sie wird als *Orbital-* oder *Randzone* bezeichnet. Die
Orbitalzone umgibt etwa C-förmig eine zweite, zentral und bulbusnahe gelegene Zone,
die aus vorwiegend dickeren Muskelfasern von variablem Mitochondriengehalt aufge-
baut ist. Sie wird *Bulbär-* oder *Zentralzone* genannt. Die beiden Zonen können durch
Perimysium internum mehr oder weniger scharf abgegrenzt sein und lassen sich evtl.
präparativ voneinander trennen (Kern, 1965; Chiarandini, 1976). Diese Zonengliederung, die auf Kato (1938) zurückgeht und von ihm bereits auch für den Menschen
nachgewiesen wurde, ist von zahlreichen Autoren bestätigt worden.

Bei allgemeinem Bindegewebs- und Kapillarreichtum der Augenmuskeln ist die Orbitalzone mit ihren dünnen, mitochondrienreichen Muskelfasern besonders reich kapil-
larisiert. Diese Eigenschaften lassen die Fähigkeit zu ausdauernder Aktivität ohne Ermüdbarkeit vermuten. Tatsächlich haben Scott und Collins (1973) in EMG-Untersu-
chungen am Menschen nachgewiesen, daß für die tonische Aktivität beim Halten der
Augen in der Primärposition nur Muskelfasern aus der Orbitalzone verantwortlich
sind; bei Fixation außerhalb der Primärstellung werden zunehmend tiefer gelegene
Muskelfasern mitaktiviert, bei phasischer Aktivität (Sakkaden) sind Muskelfasern aus
beiden Zonen beteiligt, obwohl dabei der Hauptbeitrag an Kraft von den Muskelfasern
der Bulbärzone geleistet wird. Demnach weisen die Muskelfasern der Orbitalzone die
ausdauerndste Aktivität auf und haben mehr tonische Leistungen zu vollbringen; sie
sind auch bei phasischen Kontraktionen aktiv, dabei jedoch von den Fasern der Bulbärzone „überschattet".

Einfach und multipel innervierte Muskelfasern und ihre Verteilung auf die bei-
den Muskelzonen

Hinsichtlich der Innervation sind die Augenmuskeln im Gegensatz zu gewöhnlichen
Säuger-Skeletmuskeln aus zwei grundsätzlich verschiedenen Muskelfaserarten zusammengesetzt, nämlich den üblichen *einfach (oder fokal) innervierten Muskelfasern* mit
nur einer motorischen Endplatte etwa in Fasermitte („*en plaque*"-Endigung) und zweitens *multipel innervierten Muskelfasern*, bei denen mehr oder weniger zahlreiche motorische Nervenendigungen über die ganze Länge der Muskelfaser verteilt sind (oft auch
„*en grappe*"-Endigungen genannt) (Abb. 1).

Die Zusammensetzung der Augenmuskeln aus einfach oder multipel innervierten
Muskelfasern wurde erstmals von Hess (1961) am Meerschweinchen nachgewiesen und
ist seither für alle diesbezüglich untersuchten Arten einschließlich des Menschen (Dietert, 1965) bestätigt worden.

Ultrastrukturell lassen sich einfach und multipel innervierte Augenmuskelfasern
nach denselben Merkmalen unterscheiden, wie sie von Peachey und Huxley (1962) für

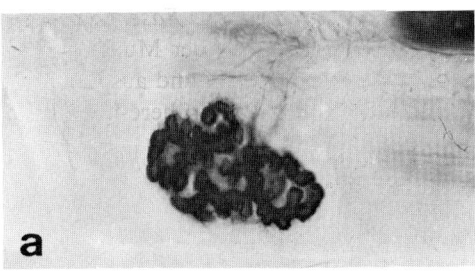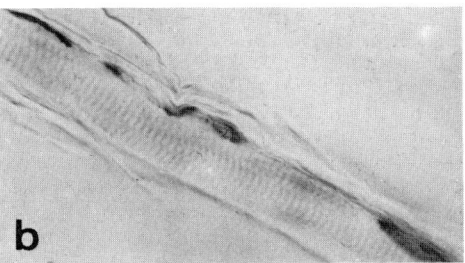

Abb. 1. Motorische Nervenendigungen aus dem Augenmuskel der Katze. Cholinesterase-Darstellung, Vergr. ca. 350fach. (a) Motorische Endplatte einer einfach innervierten Muskelfaser. (b) Abschnitt einer multipel innervierten Muskelfaser mit einigen myoneuralen Synapsen

Tabelle 1. Unterscheidungsmerkmale von „slow"- und „twitch fibers" der Vertebraten (nach Hess, 1970)

	Slow Fibers	Twitch Fibers
Antwort auf Nervenimpuls	langanhaltende Kontraktion kein fortgeleitetes Aktionspotential	rasche Muskelzuckung fortgeleitetes Aktionspotential
Innervation	dünne motorische Nervenfasern multiple motorische Nervenendigungen subsynaptische Falten selten oder fehlend	dicke motorische Nervenfasern einzelne motorische Endplatte gut entwickelter subsynaptischer Faltenapparat
Ultrastruktur der Muskelfasern	große, schlecht abgegrenzte Fibrillen („Felderstruktur") nur wenig sarkoplasmatisches Retikulum fehlendes oder unregelmäßig vorhandenes T-System breites, zickzack verlaufendes Z-Band M-Band fehlend[a]	kleine, gut abgegrenzte Fibrillen („Fibrillenstruktur") gut entwickeltes sarkoplasmatisches Retikulum regelmäßig vorhandenes T-System schmales, gerades Z-Band M-Band vorhanden[a]

[a] Hat sich inzwischen als sehr unzuverlässiges Merkmal erwiesen

die einfach innervierten „*twitch-*" und die multipel innervierten „*slow fibers*" des Frosches angegeben worden waren (Pilar u. Hess, 1966). Darüber hinaus hatten Hess und Pilar (1963) am Augenmuskel der Katze auch *physiologisch* „twitch-" und „slow fibers" ähnlich jenen von Amphibien und Vögeln nachgewiesen. Damit ließen sich die beiden Augenmuskelfaserarten in die von Hess (1967, 1970) propagierte morphologisch-funktionelle Klassifikation der Vertebraten-Muskelfasern in „twitch-" und „slow fibers" einordnen. Diese grundsätzliche Klassifikation, deren Merkmale in Tabelle 1 zusammengefaßt sind, behält trotz der Diversifikation der Augenmuskelfasertypen der neueren Literatur ihre Gültigkeit. Sie ist die Grundeinteilung, von der bei weiteren Unterteilungen auszugehen ist. Ihr wichtigstes Merkmal ist die — einfache oder multiple — Innervation.

Beide Muskelzonen, nämlich Orbital- und Bulbärzone, *enthalten neben einfach innervierten auch ein kleineres Kontingent an multipel innervierten Muskelfasern*, die innerhalb der jeweiligen Muskelzone ziemlich gleichmäßig verstreut zwischen den ein-

Tabelle 2. Prozentualer Anteil der multipel innervierten Muskelfasern am Aufbau von Orbitalzone und Bulbärzone der Augenmuskeln einiger Säuger

	Mayr et al. (1966) Rhesusaffe %	Mayr (1971) Ratte %	Harker (1972) Schaf %	Alvarado u. V. Horn (1975) Katze %
Orbitalzone	17	20	33	43
Bulbärzone	14	10	7	23

fach innervierten zu finden sind. Der Prozentsatz an multipel innervierten Muskelfasern ist in der Orbitalzone höher als in der Bulbärzone und variiert von Spezies zu Spezies beträchtlich (Tabelle 2). Bei der Ratte enthalten die Obliqui weniger multipel innervierte Muskelfasern als die Recti (Mayr, 1971).

Diese Verteilung von „twitch-" und „slow-type fibers" auf beide Muskelzonen erscheint mir in Anbetracht funktioneller Angaben beachtenswert: häufig wird die Ansicht vertreten, die multipel innervierten Muskelfasern seien für tonische Aktivität, die einfach innervierten für phasische verantwortlich. Dieser Meinung stehen die bereits erwähnten EMG-Befunde (Scott u. Collins, 1973) gegenüber, denen zufolge beim Halten der Augen in der Primärstellung nur die Fasern aus der Orbitalzone aktiv sind, von denen der größere Anteil einfach innervierte Fasern sind, die allerdings aufgrund ihres Mitochondrienreichtums, ihres Enzymspektrums und der reichen Kapillarisierung gut zu ausdauernder Aktivität befähigt sein dürften.

Vorkommen von 5–6 morphologischen Augenmuskelfaser-Typen

Am Augenmuskel der Ratte lassen sich mit lichtmikroskopischen, elektronenmikroskopischen und enzymhistochemischen Methoden *6 Muskelfasertypen* unterscheiden, *4 davon in der Bulbärzone und 2 in der Orbitalzone* (Mayr, 1971). Es konnte eine Zuordnung zwischen den einzelnen Fasertypen und ihrer Innervation getroffen werden. In beiden Muskelzonen ist je ein Fasertyp multipel innerviert, wobei wir es mit zwei morphologisch unterschiedlichen Typen multipel innervierter Fasern zu tun haben.

Lichtmikroskopie. Nach Faserkaliber und Mitochondriengehalt lassen sich in der Bulbärzone 4 Fasertypen erkennen (Abb. 2a). Die mitochondrienärmsten Muskelfasern haben mittleres Kaliber und sind durch ihr homogenes Aussehen gegenüber allen übrigen klar abgrenzbar (4); bei ihnen handelt es sich um multipel innervierte Muskelfasern. Daneben existiert ein relativ breites Spektrum einfach innervierter Muskelfasern, das von dicken, mitochondrienarmen (1) über intermediäre (2) bis zu dünnen, mitochondrienreichen Muskelfasern (3) reicht, wobei die Übergänge fließend erscheinen. Die Orbitalzone (Abb. 2b) besteht aus zwei Typen dünner Fasern. Den Hauptanteil bildet ein Kollektiv mitochondrienreicher Muskelfasern (5), von denen wir wissen, daß sie einfach innerviert sind. Dazwischen eingestreut erkennt man extrem dünne Fasern mit weniger Mitochondrien (6); bei ihnen handelt es sich um die multipel innervierten Muskelfasern der Orbitalzone.

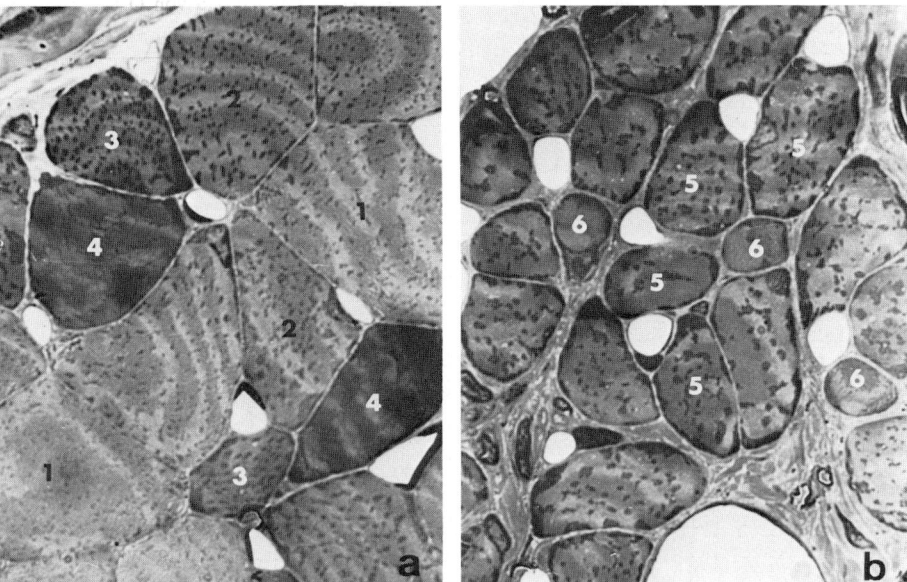

Abb. 2. Toluidinblau gefärbte Semidünnschnitte aus dem M. rectus bulbi lat. der Ratte. Vergr. ca. 1000fach. Die Kapillaren sind nach Perfusionsfixierung weit und leer. (a) Querschnitt durch die Bulbärzone. (b) Querschnitt durch die Orbitalzone (beachte den Kapillar- und Bindegewebsreichtum). — Beschreibung der Muskelfasertypen (1—6) im Text

Ultrastruktur. (1) Die dicken, einfach innervierten Muskelfasern der Bulbärzone (Abb. 3) haben kleine, gut abgegrenzte Fibrillen, reichlich sarkoplasmatisches Retikulum, regelmäßig an der A/I-Grenze vorhandene T-Tubuli, schmales Z-Band und nur wenige kleine Mitochondrien. (2) Die intermediären Muskelfasern haben vor allem etwas mehr und dickere Mitochondrien. (3) Die dünnen, einfach innervierten Muskelfasern der Bulbärzone (Abb. 4) zeigen ebenfalls dünne, durch reichlich sarkoplasmatisches Retikulum gut abgegrenzte Fibrillen, regelmäßig an der A/I-Grenze vorhandene T-Tubuli, aber breitere Z-Bänder und zahlreiche große Mitochondrien mit dazwischen eingestreuten Lipidtröpfchen. Die Fasertypen (1) bis (3) haben also Ultrastrukturmerkmale von „twitch fibers" (vgl. Tabelle 1). (4) Im Gegensatz dazu hat die multipel innervierte Muskelfaser der Bulbärzone (Abb. 5) breite, kaum abgegrenzte Fibrillen, sehr wenig sarkoplasmatisches Retikulum, fast keine T-Tubuli, breites Z-Band und kaum Mitochondrien, also die Merkmale einer „slow fiber". (5) Die einfach innervierte Faser der Orbitalzone (Abb. 6) ist in ihren Ultrastrukturmerkmalen der dünnen, einfach innervierten Faser der Bulbärzone ähnlich, hat jedoch weniger sarkoplasmatisches Retikulum und ihre großen und zahlreichen Mitochondrien sind häufig in breiten „Straßen" zwischen den Fibrillen angeordnet. (6) Die multipel innervierte Faser der Orbitalzone (Abb. 7) hat wie jene der Bulbärzone Strukturmerkmale einer „slow fiber"; Z ist hier meist stark zickzack verlaufend, Retikulum und Mitochondrien sind etwas mehr als bei der multipel innervierten Faser der Bulbärzone.

Bezüglich der Ultrastrukturmerkmale muß betont werden, daß zwar die von Hess aufgestellten Kriterien (vgl. Tabelle 1) in Summe gelten, daß man sich aber für die morphologische Identifikation von „slow fibers" nie auf einzelne oder wenige dieser Kriterien stützen sollte, da sich, wie etwa Gauthier (1969) gezeigt hat, auch die verschiedenen Typen von „twitch fibers" in Skeletmuskeln in der Dicke der Fibrillen, in

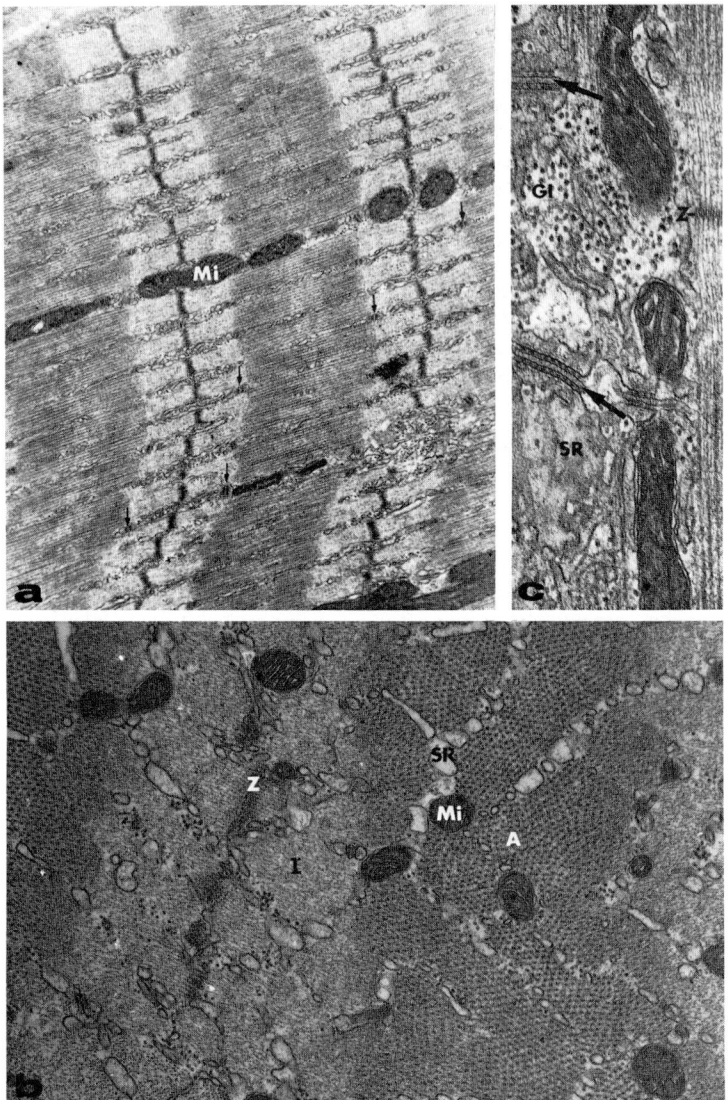

Abb. 3. Dicke, einfach innervierte Muskelfaser aus der Bulbärzone (1). Ratte, M. rectus lat. (a) 12 000fach, längs, (b) 26 400fach, quer, (c) 40 000fach, längs. Mi = Mitochondrien, A = A-Band, I = I-Band, Z = Z-Streifen, Gl = Glykogen-Granula, SR = sarkoplasmatisches Retikulum, Li = Lipidtröpfchen, Pfeile = T-Tubuli

der Ausbildung des sarkoplasmatischen Retikulums, in der Breite des Z-Bandes und im Faltenreichtum der Endplatten unterscheiden, wenn auch das Ausmaß dieser Unterschiede innerhalb der „twitch fibers" geringer ist. Das einzige allein zuverlässige morphologische Kriterium echter „slow fibers" ist der Nachweis ihrer multiplen Innervation.

Histochemie. Die 6 Augenmuskelfasertypen der Ratte lassen sich auch enzymhistochemisch unterscheiden. Die Befunde mit einigen für die Muskelfaser-Typendifferenzierung wichtigen Enzymreaktionen sind in Tabelle 3 zusammengefaßt. Es ist darauf hinzuwei-

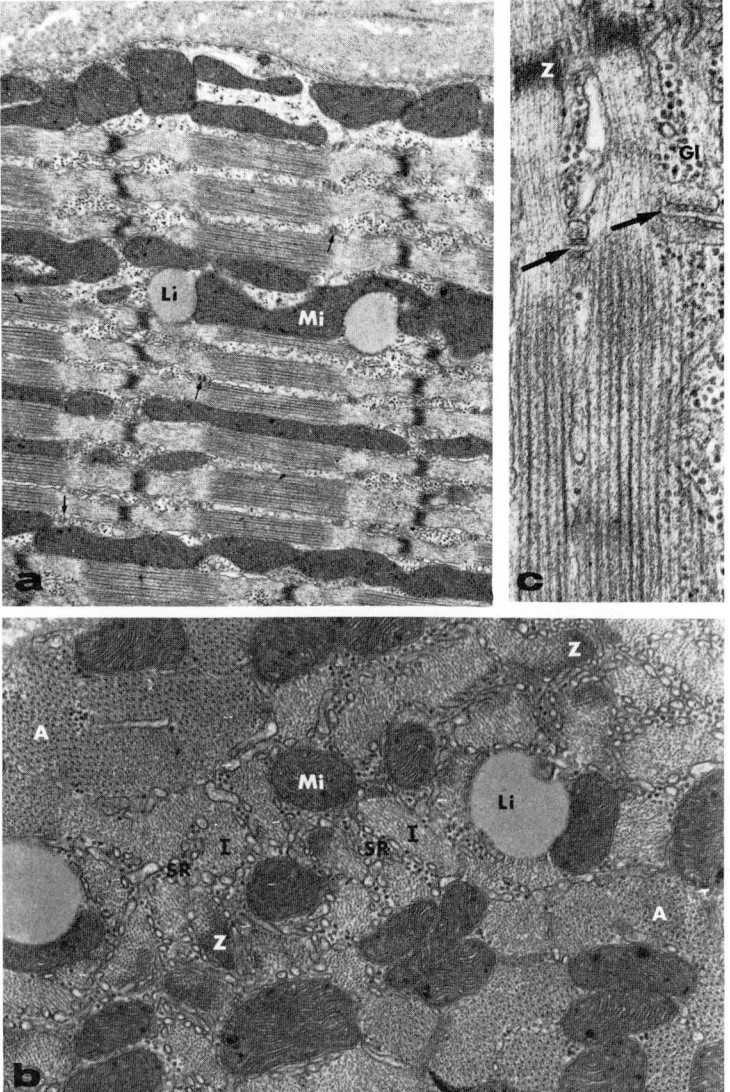

Abb. 4. Dünne, einfach innervierte Muskelfaser aus der Bulbärzone (3). Vergr. und Beschriftung wie in Abb. 3

sen, daß die für die meisten Skeletmuskelfasern gültige Regel vom reziproken Verhalten zwischen Phosphorylase-Aktivität und der Aktivität der oxydativen Enzyme (Dubowitz u. Pearse, 1960) am Augenmuskel keine Gültigkeit hat; hier stehen die multipel innervierten Fasern der Bulbärzone (4) als generell „enzymarme" Muskelfasern den mehr oder weniger „enzymreichen" einfach innervierten gegenüber. Beim Nachweis der sog. „myofibrillären ATPase" sind – ähnlich den Typ I-Fasern der Extremitätenmuskeln – nur die multipel innervierten Fasern der Bulbärzone (4) negativ. Nach saurer Vorinkubation sind die Verhältnisse im wesentlichen umgekehrt. Nur die multipel innervierten Fasern der Orbitalzone (6) sind, wie bereits Yellin (1969) festgestellt hatte, nach alkali-

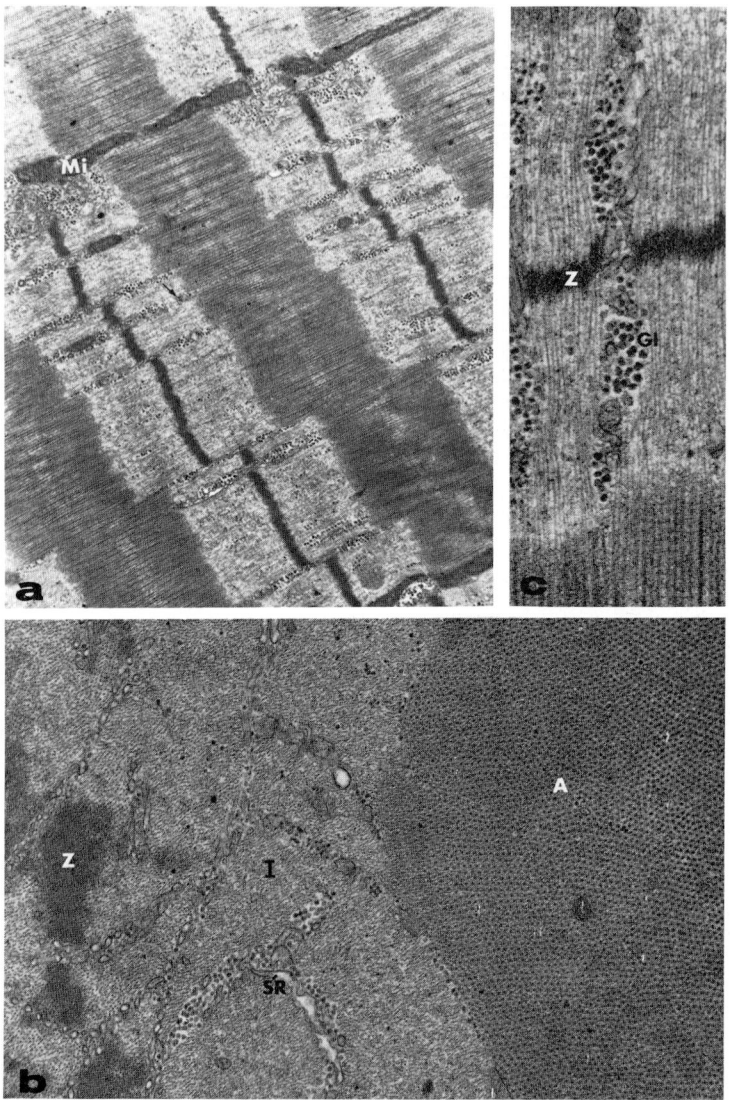

Abb. 5. Multipel innervierte Muskelfaser aus der Bulbärzone (4). Vergr. und Beschriftung wie in Abb. 3

scher *und* nach saurer Vorinkubation positiv und unterscheiden sich damit und durch eine höhere Succinodehydrogenase-Aktivität von den multipel innervierten Fasern der Bulbärzone.

Vergleich neuerer Literatur. Die Frage, ob die Augenmuskeln anderer Säuger eine den bei der Ratte dargestellten Verhältnissen entsprechende Faserzusammensetzung aufweisen, kann heute bejaht werden. Wohl wurden auch in neuerer Zeit vereinzelt nur 3 Fasertypen unterschieden (Durston, 1974; Salpeter et al., 1974). *Bei einer Reihe von Autoren besteht jedoch gute Übereinstimmung über die Existenz von mindestens 5 morphologischen Augenmuskelfaser-Typen* (Mayr, 1971; Asmussen et al., 1971; Harker, 1972; Alvarado u. Van Horn, 1975; Pachter et al., 1976). Trotz der von Autor zu Autor verschiedenen Nomenklatur und erheblicher Speziesunterschiede der morpholo-

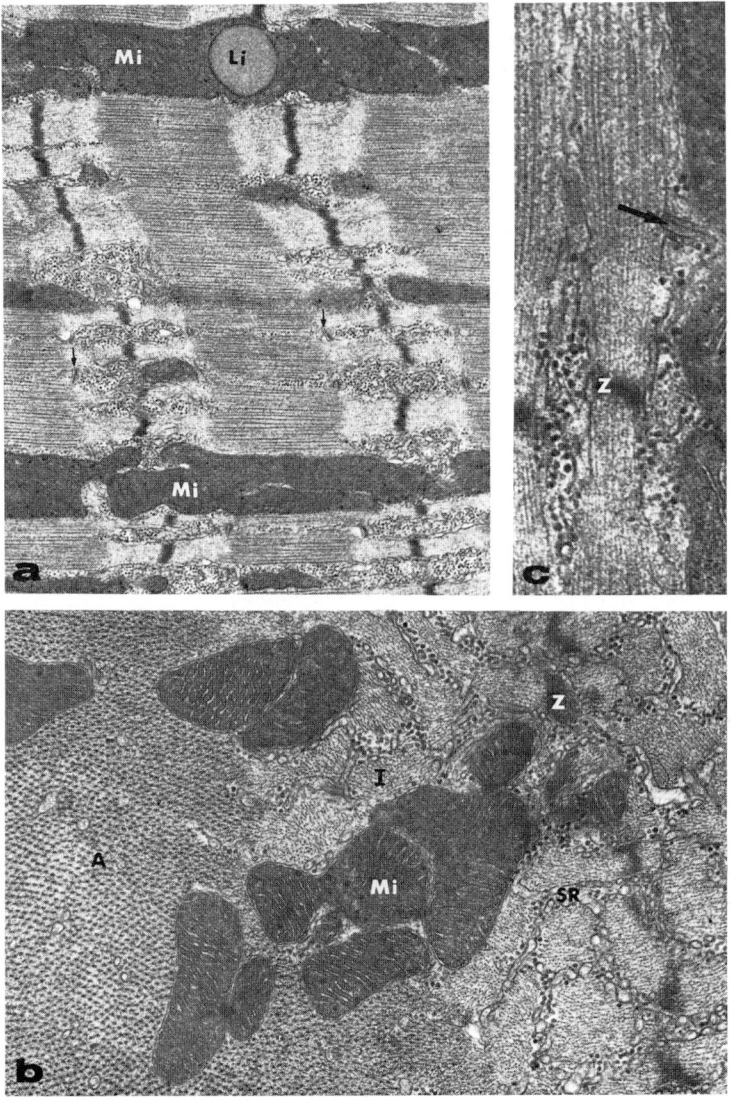

Abb. 6. Einfach innervierte Muskelfaser aus der Orbitalzone (5). Vergr. und Beschriftung wie in Abb. 3

gischen Merkmale lassen sich die Fasertypen verschiedener Autoren weitgehend sicher korrelieren (Tabelle 4). Für den Menschen liegen vergleichbare Befunde zur Zeit noch nicht vor.

Die Speziesdifferenzen mancher Strukturmerkmale sind sehr ausgeprägt. So variieren vor allem die Faserdurchmesser und der Mitochondriengehalt der multipel innervierten Fasern sehr stark. Die multipel innervierten Fasern sind etwa beim Schaf die dicksten Muskelfasern der Bulbärzone, bei der Ratte haben sie im Vergleich zu den anderen Fasern dieser Zone mittleres Kaliber, bei der Maus sind sie die dünnsten Fasern dieser Zone. Der Mitochondriengehalt der multipel innervierten Fasern ist meist höher als bei der Ratte, so daß eine Differenzierung nach dem Mitochondrienmuster nicht immer sicher möglich ist. Auf weitere Speziesdifferenzen, etwa das Vorhandensein oder Fehlen eines M-Bandes bei den verschiedenen Fasertypen, soll hier nicht näher

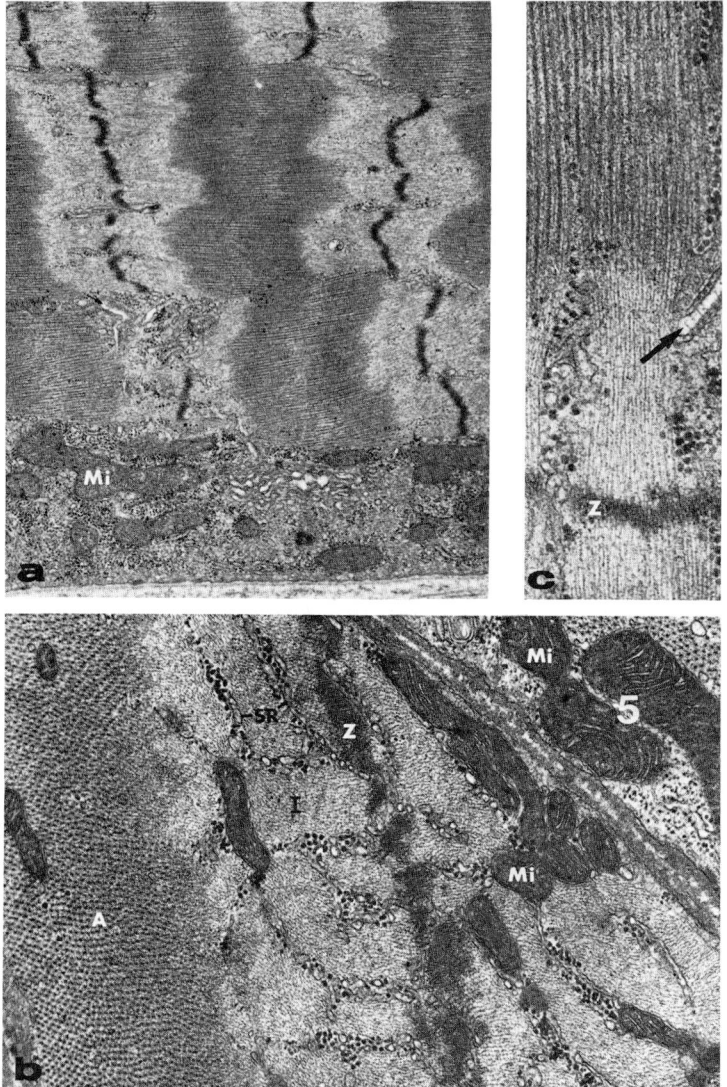

Abb. 7. Multipel innervierte Muskelfaser aus der Orbitalzone (6). Vergr. und Beschriftung wie in Abb. 3. In (b) bei 5 Anschnitt einer einfach innervierten Nachbarfaser: beachte den Unterschied in der Größe der Mitochondrien

eingegangen werden. Vielmehr soll *das Gemeinsame an der Faserzusammensetzung der Augenmuskeln verschiedener Säuger* hervorgehoben werden:

Bei allen in Tabelle 4 angeführten Spezies lassen sich in der Bulbärzone 3 bis 4 Fasertypen unterscheiden. Ein distinkter Fasertyp mit multipler Innervation und den Ultrastrukturmerkmalen der „slow fibers" ist histochemisch enzymarm, vor allem ATPase-negativ. Daneben existiert ein Spektrum einfach innervierter Fasern, das sich in 2 bis 3 Fasertypen mit inversem Verhalten von Durchmesser und Mitochondriengehalt untergliedern läßt, nämlich dicke, mitochondrienärmere Fasern, intermediäre (die bei der Maus fehlen sollen) und dünne, mitochondrienreiche Fasern; ultrastrukturell sind alle Fasern dieses Spektrums „twitch type fibers", histochemisch sind sie mehr

Tabelle 3. Histochemische Eigenschaften der Augenmuskelfasertypen der Ratte

	Bulbärzone				Orbitalzone	
	1	2	3	4[d]	5	6[d]
Succinodehydrogenase[a]	++	+++	++++	+	++++	++
Phosphorylase[b]	blau	blau	blau	mahagoni	blau	blau
(Inkub. mit 20% Alk., Jodfärbung)	++	+++	+++		++	+++
ATPase[c]						
alk. Vorinkub. (pH 10,4)	++	+++	+++	−	+++	++
saure Vorinkub. (pH 4,35)	−	−	+	++++	±	+++

[a] Nachlas et al., 1957
[b] Pearse, 1972
[c] Guth u. Samaha, 1970
[d] Multipel inerviert

Tabelle 4. Übersicht über die einander entsprechenden Augenmuskel-Fasertypen jener Autoren, die mindestens 5 Fasertypen unterscheiden

		Mayr (1971, 1973) Ratte	Harker (1973) Schaf	Alvarado u. V. Horn (1975) Katze	Pachter et al. (1976) Maus	Asmussen et al. 1971 Katze, Kaninchen
Bulbärzone	1. (large) pale		large A	1	light SIF	3
	2. intermediate		intermediate C	2	−	4
	3. (small) dark		small C	3	dark SIF	5
	4. clear[a]		large G[a]	4[a]	MIF[a]	6[a]
Orbitalzone	5. dark		small C	3	dark SIF	1
	6. clear[a]		small G[a]	5[a]	MIF[a]	2[a]
	−		intermediate C	−	−	−

[a] Multipel innervierte Fasertypen

oder weniger enzymreich, vor allem ATPase-positiv. — In der Orbitalzone werden generell 2 (nur beim Schaf 3) Fasertypen unterschieden. Ein Typ ist multipel innerviert und hat Ultrastrukturmerkmale von „slow fibers", der andere, zahlenmäßig dominierende Fasertyp ist einfach innerviert, sehr mitochondrienreich und nach der Ultrastruktur vom „twitch type"; beide Fasertypen der Orbitalzone sind dünn und nach Durchmesser und Mitochondriengehalt nicht immer deutlich voneinander zu unterscheiden. Histochemisch sind meist gewisse Unterschiede im Enzymmuster festzustellen, am deutlichsten in der ATPase-Reaktion nach saurer Vorinkubation.

Korrelation zu physiologischen Befunden

1. Multipel innervierte Fasern. Die bekannte Diskrepanz zwischen Hess und Pilar (1963) einerseits und Bach-y-Rita und Ito (1966) andererseits in der Frage, ob die „slow fibers" des Katzenaugenmuskels imstande sind, Aktionspotentiale fortzuleiten oder nicht, veranlaßte Peachey (1968) zu der Vermutung, daß man es mit zwei verschiedenen Arten multipel innervierter Fasern zu tun haben könnte. Durch die Beschreibung unterschiedlicher Typen multipel innervierter Fasern in Bulbär- und Orbitalzone (Tabelle 4) wurde diese Hypothese seitens der Morphologie gestützt. In jüngster Zeit konnte Lennerstrand (1975) an der Katze auch physiologisch zwei verschiedene Arten von „slow"-Einheiten nachweisen, von denen eine Aktionspotentiale fortleitet, die andere nicht. Aufgrund der Befunde Lennerstrands wäre zu vermuten, daß seine „multiply innervated non conducting units" den „slow fibers" von Hess und Pilar (1963) und morphologisch den multipel innervierten Fasern der Bulbärzone entsprechen, und daß seine „multiply innervated conducting units" den „slow, multiinnervated twitch fibers" von Bach-y-Rita und Ito (1966) und morphologisch den multipel innervierten Fasern der Orbitalzone entsprechen. Allerdings existieren noch gewisse Vorbehalte gegenüber Lennerstrands „multiply innervated conducting units" (siehe später; auch Browne, 1976), so daß die Korrelation zwischen den beiden Arten multipel innervierter Fasern und den beiden „slow"-Komponenten von Lennerstrand noch nicht als absolut gesichert betrachtet werden kann. *2. Einfach innervierte Fasern.* Nach den Kontraktionseigenschaften soll es sich bei den einfach innervierten Fasern der Augenmuskeln um eine ziemlich einheitliche Population sehr schneller Fasern mit Kontraktionszeiten von 5—8 msec und Fusionsfrequenzen von 250 bis 425 handeln (Close u. Luff, 1974, Ratte; Hanson u. Lennerstrand, 1977, Ratte und Katze). Auch morphologische Befunde sprechen dafür, daß alle einfach innervierten Fasern „fast twitch fibers" sind: sie weisen alle eine alkalistabile, jedoch säurelabile ATPase auf (Mayr, 1973, Ratte; Hanson u. Lennerstrand, 1977, Ratte und Katze) und haben nach eigenen morphometrischen Analysen (Mayr, 1973) alle einen sehr hohen Gehalt an sarkotubulärem System. — Worin unterscheiden sich nun aber die einfach innervierten Fasern funktionell? Der unterschiedliche Gehalt an Mitochondrien und an oxydativen Enzymen läßt nach Kugelberg (1975) darauf schließen, daß diese Fasern unterschiedlich gut für Dauerleistung ausgestattet und verschieden schnell ermüdbar sind.

Dafür, daß verschiedene Augenmuskelfasern in vivo tatsächlich in verschiedenem Ausmaß aktiviert und gebraucht werden, also zu mehr oder weniger „tonischen" oder „phasischen" Leistungen herangezogen werden, sprechen außer den bereits erwähnten EMG-Befunden von Scott und Collins (1973) auch Untersuchungen von Henn und Cohen (1972). Diese Autoren haben die Aktivität der Okulomotorius-Motoneurone während spontaner Augenbewegungen am Affen studiert. Danach unterschieden sie 5 Arten von Motoneuronen, solche mit tonischer Aktivität, 3 Übergangsformen und solche mit phasischem Entladungsmuster. Es ist anzunehmen, daß die dicken, mitochondrienarmen Muskelfasern der Bulbärzone zu phasisch feuernden und weniger häufig aktivierten motorischen Einheiten gehören, daß hingegen die Muskelfasern umso mitochondrienreicher und dünner sind, je tonischer ihre Motoneurone feuern und je häufiger sie aktiviert werden. Die verschiedenen Fasertypen dürften in einer bestimmten Reihenfolge rekrutiert werden (s. Robinson, dieses Symposium), wobei von den einfach innervierten Fasern wohl die mitochondrienreichsten zuerst, die mitochondrienärmsten zuletzt und am seltensten eingesetzt werden.

Die Architektur der Augenmuskeln

Bis vor wenigen Jahren war die Ansicht weit verbreitet, daß im Augenmuskel alle Muskelfasern die ganze Muskellänge durchlaufen. Faserzählungen an Querschnitten (Alvarado u. Van Horn, 1975, Katze; Mühlendyck, 1974, Mensch) haben jedoch in Muskelmitte wesentlich höhere Werte ergeben als im proximalen oder distalen Muskel-abschnitt. Diese Befunde sind mit der Ansicht, daß alle Fasern von Sehne zu Sehne reichen, nicht vereinbar. Als Erklärung kommt die *Endigung von Muskelfasern noch innerhalb des Muskels* in Frage, wie sie schon von Hines (1931) am Kaninchen und in neuester Zeit wieder von Pachter et al. (1976) an der Maus beobachtet wurde. Aber auch eine *Verzweigung von Muskelfasern* (Hines, 1931, Kaninchen; Harker, 1972, Schaf) kann mit im Spiele sein. Weiters erscheint die Existenz von *Muskelfaserverbindungen* (Mayr et al., 1967; Teräväinen, 1969; Floyd, 1970) in diesem Zusammenhang von Bedeutung. Solche Verbindungen, von Teräväinen „myomyous junctions" genannt, lassen sich morphologisch gut erfassen, da sie Cholinesterase-positiv sind. Sie sind am Augenmuskel von Ratte (Teräväinen, 1969; Mayr, 1971), Katze (Floyd, 1970) und Schaf (Harker, 1972) beschrieben, nach eigenen unveröffentlichten Beobachtungen aber auch bei Meerschweinchen, Kaninchen und Mensch vorhanden.

Bei näherer Untersuchung Cholinesterase-inkubierter Augenmuskeln der Katze mittels Mikrodissektion ergaben sich folgende interessante Befunde über die Muskel-Architektur (Mayr et al., 1975):

In der *Bulbärzone* des Augenmuskels der Katze laufen die multipel innervierten Fasern regelmäßig von Sehne zu Sehne. Die einfach innervierten Fasern sind meist wesentlich kürzer, verzweigt und über „myomyous junctions" mehr oder weniger vernetzt und in Serie geschaltet. Es bestehen auch Verbindungen von einfach innervierten mit multipel innervierten Fasern. Durch diese Serienschaltung bzw. Staffelung der einfach innervierten Fasern erklärt sich auch das Vorhandensein von 5 bis 6 zwischen Ursprung und Ansatz verteilten Endplattenbändern (= Endplatten der einfach innervierten Fasern) an der bulbärseitigen Muskeloberfläche. Demgegenüber bestehen in der *Orbitalzone* einfache Verhältnisse: einfach und multipel innervierte Muskelfasern verlaufen parallel zueinander durch die ganze Länge dieser Muskelportion, die allerdings insgesamt deutlich kürzer ist als die Bulbärzone. Die motorischen Endplatten der einfach innervierten Fasern dieser Zone sind in *einem* breiten Endplattenband etwa in Muskelmitte angeordnet.

Über die Bedeutung dieser besonderen Architektur wissen wir bisher nichts Sicheres. Man könnte spekulieren, daß eine derartige Serienschaltung einen rascheren Kontraktionsanstieg gewährleistet. Die Erregungsleitung in markhaltigen Nervenfasern erfolgt ja wesentlich rascher als in Muskelfasern, so daß ein System, das aus hintereinandergeschalteten individuell innervierten kurzen „twitch"-Muskelfasern zusammengesetzt ist, eine schnellere Koppelung von Exzitation und Kontraktion gewährleistet als ein aus langen einfach innervierten „twitch"-Fasern bestehendes.

Eine Erregungsübertragung von einer Faser zur anderen dürfte an den „myomyous junctions" nicht stattfinden (Bach-y-Rita, 1975).

Aus der Sicht der Muskelarchitektur sind nun gewisse Vorbehalte gegen Lennerstrands (1975, Katze) „multiply innervated conducting units" angebracht. Lennerstrand schloß auf multiple Innervation dieser Einheiten vor allem aufgrund der Tatsache, daß er die zu einer gereizten motorischen Einheit gehörigen Endplatten elektromyographisch in regelmäßigen Abständen an 4 bis 5 Stellen zwischen proximalem und distalem Muskelende lokalisiert fand. Ich halte es aufgrund unserer Befunde für möglich, daß er es mit mehr oder weniger in Serie geschalteten einfach innervierten Muskelfasern zu tun hatte, die derselben motorischen Einheit zugehörten, deren Endplatten jedoch in verschiedenen Endplattenbändern lagen. Auch Browne (1976) hält es für wahrscheinlich, daß die von Lennerstrand festgestellten Endplatten eher an benachbarten Muskelfasern als an derselben Muskelfaser lagen.

Die Muskelarchitektur ist bisher nur an der Katze genau untersucht. Obwohl „myomyous junctions" bei mehreren Spezies beobachtet wurden, sind Speziesunter-

schiede in der Muskelarchitektur zu erwarten. Wir wissen nämlich, daß bei Meerschweinchen (Hess, 1961), Ratte (Mayr, 1971) und Maus (Kaczmarski, 1974) die motorischen Endplatten der einfach innervierten Fasern auch in der Bulbärzone auf ein
einziges Band im mittleren Muskeldrittel beschränkt sind.

Literatur

Alvarado, J. A., Van Horn, C.: Muscle cell types of the cat inferior oblique. In: Basic mechanisms of
ocular motility and their clinical implications. Lennerstrand, G., Bach-y-Rita, P. (eds.), p. 15—43.
Oxford: Pergamon Press 1975

Asmussen, G.: Über das Vorkommen von zwei motorischen Systemen im okulomotorischen Apparat der
Säuger (eine Literaturübersicht). Wiss. Z. Karl-Marx-Univ. Lpz. **23**, 125—141 (1974)

Asmussen, G., Kiessling, A., Wohlrab, F.: Histochemische Charakterisierung der verschiedenen Muskelfasertypen in den äußeren Augenmuskeln von Säugetieren. Acta anat. **79**, 526—545 (1971)

Bach-y-Rita, P.: Structural-functional correlations in eye muscle fibers. Eye muscle proprioception. In:
Basic mechanisms of ocular motility and their clinical implications. Lennerstrand, G., Bach-y-Rita, P.
(eds.), p. 91—109, Oxford: Pergamon Press 1975

Bach-y-Rita, P., Ito, F.: In vivo studies of fast and slow muscle fibers in cat extraocular muscles. J. Gen.
Physiol. **49**, 1177—1198 (1966)

Browne, J. S.: The contractile properties of slow muscle fibres in sheep extraocular muscle. J. Physiol.
(Lond.) **254**, 535—550 (1976)

Chiarandini, D. J.: Activation of two types of fibres in rat extraocular muscles. J. Physiol. (Lond.) **259**,
199—212 (1976)

Close, R. I., Luff, A. R.: Dynamic properties of inferior rectus muscle of the rat. J. Physiol. (Lond.) **236**,
259—270 (1974)

Dietert, S. E.: The demonstration of different types of muscle fibers in human extraocular muscle by
electron microscopy and cholinesterase staining. Invest. Ophthal. **4**, 51—63 (1965)

Dubowitz, V., Pearse, A. G. E.: Reciprocal relationship of phosphorylase and oxidative enzymes in skeletal muscle. Nature (Lond.) **185**, 701 (1960)

Durston, J. H. J.: Histochemistry of primate extraocular muscles and the changes of denervation. Brit. J.
Ophthal. **58**, 193—216 (1974)

Floyd, K.: Junctions between muscle fibers in cat extraocular muscles. Nature (Lond.) **227**, 185—186
(1970)

Gauthier, G. F.: On the relationship of ultrastructural and cytochemical features to color in mammalian
skeletal muscle. Z. Zellforsch. **95**, 462—482 (1969)

Guth, L., Samaha, F. J.: Procedure for the histochemical demonstration of actomyosin ATPase. Exp.
Neurol. **28**, 365—367 (1970)

Hanson, J., Lennerstrand, G.: Contractile and histochemical properties of the inferior oblique muscle in
the rat and in the cat. Acta Ophthal. **55**, 88—102 (1977)

Harker, D. W.: The structure and innervation of sheep superior rectus and levator palpebrae muscles. I.
Extrafusal muscle fibers. Invest. Ophthal. **11**, 956—969 (1972)

Henn, V., Cohen, B.: Eye muscle motor neurons with different functional characteristics. Brain Research
45, 561—568 (1972)

Hess, A.: The structure of slow and fast extrafusal muscle fibers in the extraocular muscles and their nerve
endings in guinea pigs. J. Cellular Comp. Physiol. **58**, 63—80 (1961)

Hess, A.: The structure of vertebrate slow and twitch muscle fibers. Invest. Ophthal. **6**, 217—228
(1967)

Hess, A.: Vertebrate slow muscle fibers. Physiol. Rev. **50**, 40—62 (1970)

Hess, A., Pilar, G.: Slow fibres in the extraocular muscles of the cat. J. Physiol. (Lond.) **169**, 780—798
(1963)

Hines, M.: Studies on the innervation of skeletal muscles. III. Innervation of the extrinsic eye muscles of
the rabbit. Amer. J. Anat. **47**, 1—53 (1931)

Kaczmarski, F.: Motor end-plates in the extraocular muscles of small mammals. Acta anat. **89**, 372—386
(1974)

Kato, T.: Über histologische Untersuchungen der Augenmuskeln von Menschen und Säugetieren. Okaji-
mas Folia Anat. Japon. **16**, 131—145 (1938)

Kern, R.: A comparative pharmacologic-histologic study of slow and twitch fibers in the superior rectus muscle of the rabbit. Invest. Ophthal. **4**, 901–910 (1965)

Kugelberg, E.: The motor unit: Histochemical and functional correlations. In: Basic mechanisms of ocular motility and their clinical implications. Lennerstrand, G., Bach-y-Rita, P. (eds.), p. 85–89. Oxford: Pergamon Press 1975

Lennerstrand, G.: Motor units in eye muscles. In: Basic mechanisms of ocular motility and their clinical implications. Lennerstrand, G., Bach-y-Rita, P. (eds.), p. 119–143. Oxford: Pergamon Press 1975

Mayr, R.: Structure and distribution of fibre types in the external eye muscles of the rat. Tissue and Cell **3**, 433–462 (1971)

Mayr, R.: Morphometrie von Ratten-Augenmuskelfasern. Verh. Anat. Ges. **67**, 353–358 (1973)

Mayr, R., Stockinger, L., Zenker, W.: Elektronenmikoskopische Untersuchungen an unterschiedlich innervierten Muskelfasern der äußeren Augenmuskulatur des Rhesusaffen. Z. Zellforsch. **75**, 434–452 (1966)

Mayr, R., Zenker, W., Gruber, H.: Zwischensehnenfreie Skeletmuskelfaser-Verbindungen. Z. Zellforsch. **79**, 319–325 (1967)

Mayr, R., Gottschall, J., Gruber, H., Neuhuber, W.: Internal structure of cat extraocular muscle. Anat. Embryol. **148**, 25–34 (1975)

Mühlendyck, H.: Histologische Untersuchungen über die Länge der Muskelfasern in den äußeren Augenmuskeln des Menschen. Ber. deutschen ophthalm. Ges. **73**, 295–298 (1975)

Nachlas, M. M., Tsou, K. C., De Souza, E., Cheng, C. S., Seligman, A. M.: Cytochemical demonstration of succinic dehydrogenase by the use of a new p-nitrophenyl substituted ditetrazole. J. Histochem. Cytochem. **5**, 420–436 (1957)

Pachter, B. R., Davidowitz, J., Breinin, G. M.: Light and electron microscopic serial analysis of mouse extraocular muscle: Morphology, innervation and topographical organization of component fiber populations. Tissue and Cell **8**, 547–560 (1976)

Peachey, L. D.: Muscle. Ann. Rev. Physiol. **30**, 401–440 (1968)

Peachey, L. D.: The structure of the extraocular muscle fibers of mammals. In: The control of eye movements. Bach-y-Rita, B., Collins, C. C., Hyde, J. E. (eds.), p. 47–66. New York: Academic Press 1971

Peachey, L. D., Huxley, A. F.: Structural identification of twitch and slow striated muscle fibers of the frog. J. Cell Biol. **13**, 177–180 (1962)

Pearse, A. G. E.: Histochemistry. Theoretical and applied. Vol. 2, 3rd ed., p. 1327. Edinburgh, London: Churchill Livingstone 1972

Pilar, G., Hess, A.: Differences in internal structure and nerve terminals of the slow and twitch muscle fibers in the cat. Anat. Rec. **154**, 243–252 (1966)

Salpeter, M. M., McHenry, F. A., Feng, H. H.: Myoneural junctions in the extraocular muscles of the mouse. Anat. Rec. **179**, 201–224 (1974)

Scott, A. B., Collins, C. C.: Divison of labor in human extraocular muscle. Arch. Ophthal. **90**, 319–322 (1973)

Teräväinen, H.: Localization of acetylcholinesterase activity in myotendinous and myomyous junctions of the striated skeletal muscles of the rat. Experientia (Basel) **25**, 524–525 (1969)

Yellin, H.: Unique intrafusal and extraocular muscle fibers exhibiting dual actomyosin ATPase activity. Exp. Neurol. **25**, 153–163 (1969)

Aussprache

Herr Mühlendyck (Gießen):
Herr Mayr hat darauf hingewiesen, daß die von ihm beschriebenen 5 bis 6 verschiedenen Muskelfaserarten bisher nur in Augenmuskeln von Tieren nachgewiesen worden sind. Wir haben die Augenmuskeln
von Kindern und älteren Individuen, die im Laufe von Enukleationen gewonnen worden waren, elektronenmikroskopisch untersucht. Die bei Kindern vorgefundenen Muskelfaserarten sind vollkommen mit denen
identisch, die Herr Mayr beschrieben hat. Bei älteren Individuen kommt es dagegen zu stärkeren degenerativen Veränderungen, die sich bei den verschiedenen Faserarten unterschiedlich auswirken. Dies ermöglicht
aber eine weitere Differenzierung. So werden z. B. die sogenannten Ringbinden, die man regelmäßig in
Augenmuskeln älterer Individuen vorfindet (Mühlendyck, 1976), nur bei den einfach innervierten Muskelfasern der bulbären Schicht angetroffen. Wie ein Blick auf die desintegrierten Myofibrillen dieser Faserarten zeigt, scheint dies dadurch bedingt zu sein, daß die einzelnen Myofibrillen der einfach innervierten
Muskelfasern voneinander getrennt die Muskelfaser durchlaufen und nur selten Verbindungen mit benachbarten Myofibrillen eingehen. Zwischen den Myofibrillen der multipel innervierten Muskelfasern besteht
dagegen sogar eine dreidimensionale Verbindung. Kommt es zu einem Riß innerhalb der Myofibrillen,
können sich die Myofibrillen der einfach innervierten Muskelfasern gut voneinander trennen und die Ringbinden bilden. Bei den multipel innervierten ist dies durch die intermyofibrillären Verbindungen nicht
möglich.

Da man die gleichen Veränderungen auch bei Muskelerkrankungen, wie z. B. der Dystrophia myotonica, antrifft, ist es wichtig, diese zu kennen, damit sie nicht fälschlicherweise als pathologisch bewertet
werden.

Die Größe der motorischen Einheiten der unterschiedlich innervierten Augenmuskelfasern

The Size of Motor Units in Reference to Eye-Muscle Fibres of Different Innervation

H. Mühlendyck

Klinikum der Justus-Liebig-Univ., Abt. für Pleoptik, Orthoptik und Motilitätsstörungen, Gießen

Schlüsselwörter: Motorische Einheiten (Größe), Muskelfaseranzahl, Nervenfaseranzahl.

Key words: Motor units (size), muscle fibres (number), nerve fibres (number).

Summary: The size of the motor units, i.e. the number of muscle fibres supplied by one neuron, was hitherto calculated on the assumption that all eye-muscle fibres ran through the entire length of the muscle, and that only one form of muscle fibre was present. However, in the muscle-belly, substantially more muscle fibres have been found than at the insertion, and one can distinguish between the singly and multiply innervated muscle fibres. The first are supplied by thick nerve fibres (more than 8 μ), and the latter by thin nerve fibres (less than 8 μ).

A new calculation of the motor units was made by taking into consideration the different muscle fibres, and the distribution of nerve fibres with thicknesses of above and below 8 μ, at the base of the brain. It was found that the value for the singly innervated muscle fibres was above, and that for the multiply innervated fibres was below the hitherto specified values.

Die von einem Neuron innervierten Muskelfasern bilden einen funktionellen Gesamtkomplex, den man nach Eccels und Sherrington (1930) als motorische Einheit bezeichnet. Die Größe dieser Einheit ergibt sich aus der Division der Gesamtzahl der Muskelfasern eines Muskels durch die Anzahl der motorischen (efferenten) Nervenfasern, die diesen versorgen. Im Skelettmuskel werden hiernach bis zu 300 Muskelfasern von einem Neuron innerviert. Die für die Augenmuskel errechneten Werte sind wesentlich niedriger (s. Tabelle 1). Von Tergast (1873) wurde mit 1 : 1,7 beim Rectus internus des Menschen sowohl der niedrigste als auch mit 1 : 15,0 beim Rectus externus des Schafs der höchste Wert gefunden. Diese schon 1873 angegebenen Werte unterscheiden sich nur gering von denen, die in neuerer Zeit von Goldschmidt (1969) beim menschlichen Rectus internus, bzw. von Torre (1953) beim Rectus externus von Hund und Katze gefunden wurden. Nach allen Autoren bestehen auffällige Unterschiede zwischen den verschiedenen Muskeln sowie bei ein und demselben Muskel einer Spezie. Bei der Bewertung dieser Angaben ist allerdings zu bedenken, daß die Untersuchungen unter der Annahme erfolgt sind, daß alle Muskelfasern den ganzen Muskel durchlaufen, die den Muskel versorgenden Nerven rein motorisch sind und nur eine Muskelfaserart vorliegt.

Zählt man die Muskelfasern in verschiedenen Bereichen eines Muskels, so werden im Muskelbauch die meisten Muskelfasern angetroffen (s. Tab. 2). Die Anzahl nimmt um so mehr ab, um so näher man zum Ansatz bzw. zum Ursprung kommt. Wir haben im menschlichen Rectus internus in Ansatznähe ca. 44%, Alvarado und van Horn (1974) im distalen bzw. proximalen Teil des Obliquus inferior der Katze sogar zwischen 50 und 72% weniger Muskelfasern angetroffen. Auch Goldschmidt (1969) hat bei gering voneinander entfernt liegenden Schnitten eine Differenz von ca. 7% gefunden, was im Gegensatz zu der Schlußfolgerung dieses Autors ebenfalls für eine Abnahme der Muskelfaseranzahl spricht. Aufgrund von Querschnittsserien sind Mühlendyck (1973)

Tabelle 1. Zusammenstellung sämtlicher Angaben über die Größe der motorischen Einheiten in den Augenmuskeln beim Mensch und Tier

	Spezies	R. int.	R. ext.	R. inf.	R. sup.	Obl. inf.	Obl. sup.
Tergast (1873)	Mensch	1 : 1,7	1 : 3,3	1 : 2,0	—	—	—
Bors (1926)	Mensch	1 : 4,8	1 : 5,8	1 : 6,3	1 : 4,3	1 : 7,0	1 : 5,2
Torre (1953)	Mensch I	—	1 : 4,9	—	—	—	1 : 5,4
	Mensch II	—	1 : 6,0	—	—	—	1 : 6,8
Goldschmidt (1969)	Mensch	1 : 3,9	1 : 6,6	—	—	—	—
Tergast (1873)	Schaf I	1 : 6,2	1 : 5,5	1 : 7,4	—	1 : 3,2	1 : 3,6
	II	1 : 6,6	1 : 10,1	—	—	—	1 : 5,5
	III	1 : 11,4	1 : 15,0	—	—	—	1 : 5,1
	IV	1 : 11,5	—	—	—	—	1 : 8,8
	V	1 : 4,4	—	—	—	—	1 : 6,0
Torre (1953)	Hund I	—	1 : 8,6	—	—	—	—
	II	—	1 : 11,6	—	—	—	1 : 7,5
	Katze I	—	1 : 9,2	—	—	—	1 : 7,1
	II	—	1 : 10,4	—	—	—	1 : 5,8
	III	—	1 : 11,2	—	—	—	1 : 11,3
	IV	—	1 : 7,7	—	—	—	1 : 9,1
	M. Schw.	—	—	—	—	—	1 : 3,7
Omoto (1962)	Kanin.	—	—	—	—	—	1 : 5,6

Tabelle 2. Differenz der im Muskelbauch und im distalen bzw. proximalen Teil der äußeren Augenmuskeln vorgefundenen Muskelfaseranzahl

	Muskel	Maxi. (M. bauch)	Mini. (dist./prox.)	Diff.
Goldschmidt (1969) Mensch	R. int.	41 575	38 689	6,9%
Mühlendyck (1973) Mensch	R. int.	25 932	14 587	43,8%
Alvarado u. Horn (1974) Katze	Obl. inf. I	8 938	3 193	64,3%
	II	9 182	4 563	50,3%
	III	10 032	2 795	72,1%

sowie Alvarado und van Horn (1974) der Ansicht, daß die Abnahme der Muskelfaseranzahl hauptsächlich dadurch zustande kommt, daß die zentralen dicken Muskelfasern den Muskel in seiner ganzen Länge durchlaufen, die peripheren dünnen dagegen später beginnen und früher enden.

Außer dieser Anordnung werden auch noch sog. Myo-myous junctions (Mayr, 1971, 1975; Mühlendyck, 1977) und Verzweigungen (Tergast, 1873; Schwarz, 1925; Harker, 1972a) der Muskelfasern angetroffen. In einem Querschnitt aus dem Muskelbauch wird man somit wohl die meisten, aber auch nicht alle Muskelfasern erfassen. *Eine Berechnung der motorischen Einheiten ist deshalb nur annäherungsweise möglich und sollte auf jeden Fall auf der Anzahl basieren, die im Muskelbauch angetroffen wird.*

Tabelle 3. Anzahl der Muskel- und Nervenfasern in den verschiedenen menschlichen Augenmuskeln. Liegen beide Werte vor, stimmen diese mit den überein, die jeweils der Berechnung der motorischen Einheiten zugrunde gelegt wurden

Autor	R. int.	R. ext.	R. inf.	R. sup.	Obl. inf.	Obl. sup.
Tergast (1873)	5 580	11 965	10 351	—	—	—
	(3 300)	(3 610)	(5 206)	—	—	—
Bors (1926)	21 950	27 214	20 889	16 862	9 470	9 254
	(4 552)	(4 698)	(3 313)	(3 936)	(1 358)	(1 782)
Kato (1938) Erwachsener	28 631	35 058	25 880	20 156	17 557	14 866
	—	—	—	—	—	—
Neugeborenes	45 529	22 602	23 795	28 084	15 488	16 135
	—	—	—	—	—	—
Torre (1953) Erwachsener I	—	24 400	—	—	—	13 140
	—	(5 000)	—	—	—	(2 440)
Erwachsener II	—	19 760	—	—	—	14 220
	—	(3 300)	—	—	—	(2 100)
Goldschmidt (1969) Erwachsener	41 575	31 639	—	—	—	—
	38 689[a]	31 735[b]	—	—	—	—
	(10 733)	(4 800)	—	—	—	—
Neugeborenes	41 515	28 075	—	—	—	—
	—	—	—	—	—	—
Mühlendyck (1973/76) 1,5 Jahre	25 932	23 327	—	—	—	—

[a] Anderer Querschnitt, (—) = Anzahl der Nervenfasern   [b] 2. Zählung

Wie eine Zusammenstellung der beim Menschen gefundenen Ausgangswerte zeigt, traf dies nur in beschränktem Maße zu (s. Tabelle 3). So wurden von Tergast (1873) im Rectus internus nur 5580, von Goldschmidt (1969) dagegen 41575 Muskelfasern gefunden. Wenn auch große individuelle Schwankungen möglich sind, können diese Differenzen nur dadurch zustande gekommen sein, daß in einem Fall ein Querschnitt von den Muskelenden und in dem anderen vom Muskelbauch untersucht wurde. Doch auch die Anzahl der Nervenfasern — das sind die mit Klammern versehenen Werte — ist kritisch zu bewerten. Sie wurde bis auf Torre (1953) von allen Autoren am Muskelhilus bestimmt. Dort werden jedoch wesentlich mehr Nervenfasern angetroffen als am Austritt der Nerven aus dem Gehirn (s. Tabelle 4). Die höchste Differenz hat Torre mit 43% beim Nervus abducens der Katze gefunden. Beim Menschen schwankten in diesem Nerven die Werte zwischen 18 und 29%.

Dieser Unterschied kommt einmal dadurch zustande, daß im Verlauf des Nerven einige Nervenfasern sich aufzweigen (Eccels u. Sherrington, 1930; Björkmann u. Wohlfart, 1936; Steinacker u. Bach-y-Rita, 1968), zum anderen afferente Fasern über eine kürzere oder längere Strecke mit den Augenmuskelnerven zusammen verlaufen. So konnten bei einigen Spezies Äste vom Ramus ophthalmicus des Trigeminus nachgewiesen werden, die im Bereich des Sinus caversosus zu den Augenmuskelnerven stoßen (Winckler, 1937; Cooper et al, 1955; Whitteridge, 1955; Manni et al, 1966, 1968). Es gibt aber auch Hinweise dafür, daß sich afferente Fasern schon vor, bzw. im Bereich des Austritts der Nerven aus dem Gehirn mit den motorischen Fasern vereinen (Sher-

Tabelle 4. Differenz der in den Augenmuskelnerven an der Hirnbasis und am Muskelhilus vorgefundenen Nervenfaseranzahl

	III		IV		VI	
	Hirnst.	Mu. hil.	Hirnst.	Mu. hil.	Hirnst.	Mu. hil.
Bors (1926) Mensch	−	−	1602 Diff. = 10%	1782	3862 Diff. = 18%	4698
Torre (1953) Mensch II	−	−	−	−	3300 Diff. = 29%	4650
Hund I	−	−	−	−	1996 Diff. = 13%	2300
Katze	−	−	−	−	790 Diff. = 43%	1390
Omoto (1962) Kaninchen	4827 Diff. = 12%	5471	867 Diff. = 1%	875	1413 Diff. = 4%	1473
Steinacker, Bach-y-Rita (1968) Katze	−	−	−	−	− Diff. ca. 30%	−

Tabelle 5. Verhältnis von einfach- zu multipel innervierten Muskelfasern im bulbären bzw. orbitalen Teil des Augenmuskels

	bulbär		orbital	
	einf. %	mult. %	einf. %	mult. %
Mayr, Stockinger u. Zenker (1966) Rhesus-Affe	86	14	83	17
Mayr (1971) Ratte	90	10	80	20
Harker (1972) Schaf	93	7	66	34
Alvarado u. Horn (1974) Katze	77	23	57	43

rington, 1897; Nicholson, 1924; De Groot, 1958; Manni et al, 1970; Stefani, 1970; Bach-y-Rita, 1975). Sie versorgen beim Menschen, höheren Affen und den Ungulaten die vom Skelettmuskel als Dehnungsrezeptoren bekannten Muskelspindeln (z. B. Cooper u. Daniel, 1949; Voss, 1957; Harker, 1972b; Mühlendyck, 1974). Wenn solche auch bei vielen Laboratoriumstieren wie z. B. der Katze nicht gefunden werden, sind bei diesen aber ebenfalls afferente Impulse nachgewiesen worden (z. B. Sherrington, 1897; Cooper u. Fillenz, 1955; Bach-y-Rita, 1975). *Um Fehler bei einer Berechnung der motorischen Einheiten möglichst klein zu halten, sollten deshalb nur die an der Gehirnbasis gefundenen Werte zugrunde gelegt werden.*

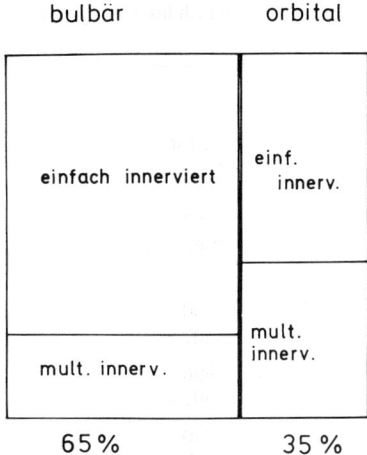

Abb. 1. Schematische Darstellung der Größe des bulbären und orbitalen Anteils eines Augenmuskels und der dort vorliegenden Verhältnisse der unterschiedlich innervierten Muskelfasern, nach Angaben von Alvarado u. van Horn (1975)

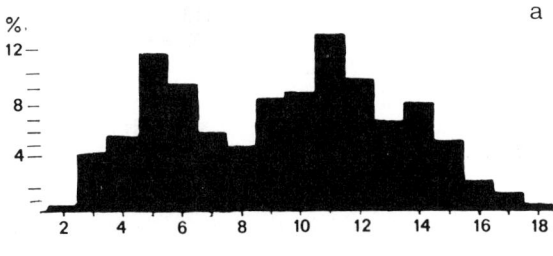

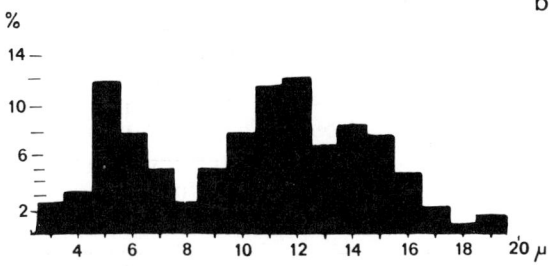

Abb. 2. Verteilungsverhältnis der an der Hirnbasis im menschlichen Augenmuskelnerven vorgefundenen Nervenfaserdicke in μ. (a) N. trochlearis, (b) N. abducens (nach Torre, 1953)

Doch auch das reicht nicht aus, da der Augenmuskel zwischen 5—6 verschiedene Muskelfaserarten enthält (Mayr, 1971; Harker, 1972a; Alvarado u. van Horn, 1975). Es ist anzunehmen, daß für jede Art eine unterschiedlich große motorische Einheit besteht. Wenn man diese vom morphologischen Befund her auch nicht im einzelnen definieren kann, ist jedoch eine Unterteilung zwischen den einfach- und den multipel innervierten Muskelfasern möglich.

Das Verhältnis dieser Faserarten ist allerdings im bulbären und orbitalen Teil des Muskels nicht gleich (s. Tabelle 5). Wir fanden im bulbären Teil des kindlichen Augenmuskels 86% einfach- und 14% multipel innervierte Muskelfasern. Einen gleichen Prozentsatz haben dort Mayr und Mitarbeiter (1966) beim Rhesus-Affen gefunden. Bei der Ratte und dem Schaf war der Anteil der multipel innervierten Muskelfasern noch niedriger und bei der Katze dagegen etwas höher. Im orbitalen Teil haben alle Autoren insgesamt mehr multipel innervierte Muskelfasern angetroffen. Bei einer Berechnung der Gesamtverteilung muß man aber beachten, daß der bulbäre und orbitale Anteil

Tabelle 6. Verhältnis von einfach- zu multipel innervierten Muskelfasern im gesamten Augenmuskel, berechnet nach den Angaben der aufgeführten Autoren unter Berücksichtigung der Größe des orbitalen und bulbären Anteils

	einfach innerviert %	multipel innerviert %
Mayr, Stockinger u. Zenker (1966) Rhesus-Affe	85	15
Mayr (1971) Ratte	86	14
Harker (1972) Schaf	84	16
Alvarado u. Horn (1974) Katze	70	30

eines Augenmuskels unterschiedlich groß ist (s. Abb. 1). Er beträgt nach Alvarado und van Horn (1974) in dem einen Fall ca. 65 und in dem anderen 35%.

Berücksichtigt man diese Verhältnisse, so enthält der Gesamtmuskel zwischen 70 und 86% einfach bzw. zwischen 14 und 30% multipel innervierte Muskelfasern (s. Tabelle 6). Den folgenden Berechungen haben wir den Mittelwert von ca. 80 bzw. 20% zugrunde gelegt. Wir gehen dabei weiterhin von der auch durch selektive Nervenstimulationen (z. B. Browne, 1976) belegten Tatsache aus, daß die einfach innervierten Muskelfasern von dicken; die multipel innervierten dagegen von dünnen Nervenfasern innerviert werden.

Im Bereich der Endplatten haben die Nerven der multipel innervierten Muskelfasern einen Durchmesser von 3—5 μ und die der einfach innervierten zwischen 7—13 μ (s. Tabelle 7).

An der Hirnbasis findet man, wie die von Torre (1953) stammenden Histogramme des menschlichen Nervus trochlearis und abducens zeigen, ebenfalls eine zweigipflige Verteilung (s. Abb. 2). Der erste Gipfel entspricht dem Faserspektrum, das die multipel innervierten und der zweite dem, das die einfach innervierten Muskelfasern versorgt.

Um vergleichbare Werte zu erhalten, haben wir die Histogramme der verschiedenen Autoren ausgewertet und aus den jeweiligen Zahlenwerten die Mittelwerte für die einzelnen Spezies berechnet (s. Tabelle 8).

Danach waren im Nervus trochlearis der Katze und des Menschen durchschnittlich über 50% der Fasern dünner als 8 μ. Im Nervus abducens der Katze waren es sogar 77%, bei dem von Menschen dagegen nur 38%.

Da im Augenmuskel der Katze keine Muskelspindel gefunden werden, wird man hier nicht annehmen müssen, daß ein Teil dieser dünnen Nervenfasern zum γ-Fasersystem der Muskelspindeln gehören.

Beim Obliquus superior dieses Tieres würden demnach die *80% einfach innervierter Muskelfasern von 47% der Nervenfasern* bzw. *die 20% multipel innervierter Muskelfasern von 53% der Nervenfasern* versorgt. Beim Rectus externus entfielen sogar auf die *80% einfach innervierter Muskelfasern nur 23% der Nervenfasern.*

Berücksichtigt man diese Verhältnisse bei den Befunden von Torre (1953), die unter den oben erwähnten Einschränkungen am ehesten einer Berechnung der motorischen Einheiten zugrunde gelegt werden können, erhält man eine wesentliche Veränderung der angegebenen Werte (s. Tabelle 9). Beim Rectus externus werden hiernach zwischen

Tabelle 7. Dicke der Nervenfasern im Augenmuskel, die die einfach — bzw. multipel innervierten Muskelfasern versorgen

	einfach innerviert	multipel innerviert
Zenker u. Anzenbacher (1964) Rhesus-Affe	7—13 μ	3,9 μ
Mayr, Stockinger u. Zenker (1966) Rhesus-Affe	7—11 μ	3—5 μ

Tabelle 8. Mittelwerte des Prozentsatzes der bis zu 8 μ bzw. über 8 μ dicken Nervenfasern im IV und VI Hirnnerven an der Gehirnbasis beim Mensch und der Katze. Werte des Menschen von: Björkmann u. Wohlfart (1936), Torre (1953); Werte der Katze von: Björkmann u. Wohlfart (1936), Torre (1953), Pilar und Hess (1966), Steinacker u. Bach-y-Rita (1968)

	N. trochlearis		N. abducens	
	bis 8 μ	8 μ und mehr	bis 8 μ	8 μ und mehr
Katze	53%	47%	77%	23%
Mensch	57%	43%	38%	62%

Tabelle 9. Größe der motorischen Einheiten der einfach- bzw. multipel innervierten Muskelfasern beim M. rectus externus und M. obliquus superior der Katze, berechnet nach den Werten von Torre (1953)

Katze	M. rectus externus			M. obliquus superior		
	angegebene Werte	einfach	multipel	angegebene Werte	einfach	multipel
I	1 : 9,5	1 : 32,6	1 : 2,4	1 : 7	1 : 13,5	1 : 2,7
II	1 : 10,7	1 : 38,3	1 : 2,9	1 : 5,8	1 : 9,9	1 : 2,2
III	1 : 11,2	1 : 39,1	1 : 2,9	1 : 11,3	1 : 19,2	1 : 4,4
IV	1 : 7,7	1 : 26,8	1 : 2	1 : 9	1 : 15,5	1 : 3,4

27 und 39 und beim Obliquus superior zwischen 10 und 19 der einfach innervierten Muskelfasern von einem Neuron versorgt. Bei den multipel innervierten sind es in beiden Muskeln dagegen nur zwischen 2 und 4 Muskelfasern.

Dieses Ergebnis stimmt gut mit den physiologischen Vorstellungen überein. Die einfach innervierten, phasischen Muskelfasern unterliegen dem „alles-oder-nichts-Gesetz". Sie sind für die schnellen Augenbewegungen verantwortlich. Hierbei werden gleichzeitig relativ viele Muskelfasern benötigt. Die multipel innervierten, tonischen Muskelfasern führen eine lokalisierte Kontraktion durch. Da hierdurch schon der Einzelfaser eine abgestufte Funktion zukommt, wäre es unverständlich, wenn gleichzeitig viele Muskelfasern über das gleiche Neuron innerviert werden. Wenn auch Bach-y-Rita (1975) bei den tonischen Muskelfasern mit fortgeleiteter Erregung keine polyneurale Innervation finden konnte, wird jedoch eine solche für diese Augenmuskelfasern diskutiert (Mayr et al, 1966; Zenker u. Gruber, 1967; Peachay, 1971). Es ist von daher sogar möglich, daß ein Teil der multipel innervierten Muskelfasern von mehreren Neuronen versorgt wird.

Literatur

Alvarado, J. A., van Horn, C.: Muscle cell types of the cat inferior oblique. In: Basic mechanisms of ocular motility and their clinical implications. Proc. int. Sympos., Stockholm 1974. Lennerstrand, Bach-y-Rita (eds.), p. 15—43. New York, London: Pergamon Press 1975

Bach-y-Rita, P.: Structural-functional correlations in eye muscle fibers. Eye muscle proprioception. In: Basic mechanisms of ocular motility und their clinical implications. Proc. int. Sympos., Stockholm 1974. Lennerstrand, Bach-y-Rita (eds.), p. 91—109. New York, London: Pergamon Press 1975

Björkmann, A., Wohlfart, G.: Faseranalyse der Nn. oculomotorius, trochlearis und abducens des Menschen und des N. abducens verschiedener Tiere. Zeitschr. mikrosk. Forsch. **39**, 631—647 (1936)

Bors, E.: Über das Zahlenverhältnis zwischen Nerven- und Muskelfasern. Anat. Anz. **60**, 415—416 (1926)

Browne, J. S.: The contractile properties of slow muscle fibres in sheep extraocular muscle. J. Physiol. **254**, 535—550 (1976)

Cooper, S., Daniel, P. M.: Muscle spindles in human extrinsic eye muscles. Brain **72**, 1—24, Pl. I—IV (1949)

Cooper, S., Daniel, P. M., Whitteridge, D.: Muscle spindles and other sensory endings in the extrinsic eye muscles; the physiology and anatomy of these receptors and of their connexions with the brain-stem. Brain **78**, 564—583 (1955)

Cooper, S., Fillenz, M.: Afferent discharges in response to stretch from the extraocular muscles of the cat and monkey and the innervation of these muscles. J. Physiol. **127**, 400—413 (1955)

De Groot, J.: Note on the proprioceptive innervation of the extrinsic ocular muscles. Acta morphol. neerl.-scand. **1**, 363—368 (1958)

Eccles, J. C., Sherrington, Ch. S.: Numbers and contraction — values of individual motor-units examined in some muscles of the limb. Proc. roy. Soc. B. **106**, 326—357 (1930)

Goldschmidt, M.: Beitrag zur Anatomie des Musculus rectus externus und des Musculus rectus internus bei Hund und Mensch. Ophthalmologica (Basel) **157**, 381—390 (1969)

Harker, D. W.: The structure and innervation of sheep superior rectus and levator palpebrae extraocular muscles, I. Extrafusal muscle fibers. Invest. Ophthal. **11**, 956—969 (1972)

Harker, D. W.: The structure and innervation of sheep superior rectus and levator palpebrae extraocular muscles, II. Muscle spindles. Invest. Ophthal. **11**, 970—979 (1972)

Kato, T.: Über histologische Untersuchungen der Augenmuskeln von Menschen und Säugetieren. Folia Anatom. Jap. **16**, 131—145 (1938)

Manni, E., Bortolami, R., Desole, C.: Eye muscle proprioception and the semilunar ganglion. Exp. Neurology **16**, 226—236 (1966)

Manni, E., Bortolami, R., Desole, C.: Peripheral pathway of eye muscle proprioception. Exp. Neurology **22**, 1—12 (1968)

Manni, E., Desole, C., Palmieri, G.: On whether eye muscle spindles are innervated by ganglion cells located along the oculomotor nerves. Exp. Neurology **28**, 333—343 (1970)

Mayr, R.: Structure and distribution of fibre types in the external eye muscles of the rat. Tissue & Cell **3**, 433—462 (1971)

Mayr, R., Gottschall, J., Gruber, H., Neuhuber, W.: Internal structure of cat extraocular muscle. Anat. Embryol. **148**, 25—34 (1975)

Mayr, R., Stockinger, L., Zenker, W.: Elektronenmikroskopische Untersuchungen an unterschiedlich innervierten Muskelfasern der äußeren Augenmuskulatur des Rhesusaffen. Zeitschr. f. Zellforsch. **75**, 434—452 (1966)

Mühlendyck, H.: Aufbau und Verteilung von Muskelspindeln in den äußeren Augenmuskeln des Menschen. Verh. dtsch. ophthal. Ges. **72**, 440—445 (1971)

Mühlendyck, H.: Die Veränderung der Muskelfaserquerschnittswerte der äußeren Augenmuskeln des Menschen in Abhängigkeit vom Alter und von der Lage der Muskelfasern. Tagung Berliner Augenärztl. Ges. 1976

Mühlendyck, H.: Histologische Untersuchungen über die Länge der Muskelfasern in den äußeren Augenmuskeln des Menschen. Verh. dtsch. ophthal. Ges. **73**, 292—298 (1975)

Mühlendyck, H.: Vorkommen, Erscheinungsbild und Entstehung der sog. Ringbinden in den äußeren Augenmuskeln des Menschen. (in Vorbereitung)

Nicholson, H.: On the presence of ganglion cells in the third and sixth nerves of man. J. comp. Neurol. **37**, 31—36 (1924)

Omoto, S.: The histological investigation on the nerves of the extrinsic ocular muscles of the rabbit. Jap. J. Ophthal. **4**, 152—162 (1962)

Peachey, L. D.: The structure of the extraocular muscle fibers of mammals. In: The control of eye movements. Bach-y-Rita, P., Collins, C. C., Hyde, J. E. (eds.), p. 47—66. New York, London: Academic Press 1971

Pilar, G., Hess, A.: Differences in internal structure and nerve terminals of the slow and twitch muscle fibers in the cat superior oblique. Anat. Rec. **154,** 243—247, Pl. 1—2 (1966)

Schwarz, M.: Über das Vorkommen quergestreifter Ringbinden bei den Augenmuskeln. Zeitschr. f. Anat. Entwickl.-Gesch. **75,** 361—381 (1925)

Sherrington, C. S.: Further note on the sensory nerves of muscles. Proc. roy. Soc. **61,** 247—249 (1897)

Stefani, F. H.: „Aberrante" Ganglienzellen in der Wurzel des Nervus oculomotorius des Menschen. Graefes Arch. klin. exp. Ophthal. **181,** 320—328 (1971)

Steinacker, A., Bach-y-Rita, P.: The fiber spectrum of the VI nerve to the lateral rectus and retractor bulbi muscles. Experientia (Basel) **24,** 1254—1255 (1968)

Tergast, P.: Über das Verhältnis von Nerv und Muskel. Arch. mikrosk. Anat. **9,** 36—46, Taf. I (1873)

Torre, M.: Nombre et dimensions des unités motrices dans les muscles extrinsèques de l'oeil et, en général, dans les muscles squélettiques reliés à des organes de sens. Schweiz. Arch. Neurol., Neurochir. u. Psych. **72,** 362—376 (1953)

Voss, H.: Beiträge zur mikroskopischen Anatomie der Augenmuskeln des Menschen. Anat. Anz. **104,** 345—355 (1957)

Whitteridge, D.: A separate afferent nerve supply from the extraocular muscles of goats. Quart. J. exp. Physiol. **40,** 331—336 (1955)

Winkler, G.: L'innervation sensitive et motrice des muscles extrinsèques de l'oeil chez quelques ongulés. Arch. Anat., Strasbourg **23,** 219—234 (1937)

Zenker, W., Anzenbacher, H.: On the different forms of myo-neural junction in two types of muscle fiber from the external ocular muscles of the rhesus monkey. J. Cell. comp. physiol. **63,** 273—285 (1964)

Zenker, W., Gruber, H.: Über Form, Anordnung, Zahl und Größe der myoneuralen Synapsen multipel innervierter Skelettmuskelfasern. Zeitschr. mikrosk.-anat. Forsch. **76,** 361—377 (1967)

Aussprache

Herr Lang (Zürich):
Goldschmidt hat in seinen Arbeiten gefunden, daß der M. rectus internus gleichviel Muskelfasern aber doppelt soviel Nervenfasern aufweist wie der M. rectus externus. Wie beurteilen Sie diesen bedeutungsvollen Befund?

Herr Mühlendyck (Gießen):
Bei der Bewertung der Ergebnisse von Goldschmidt (1969) muß als erstes bedacht werden, daß von diesem Autor ausdrücklich darauf hingewiesen wurde, daß die Querschnitte nicht vom Muskelbauch stammen. Es ist weiterhin nicht auszuschließen, daß die Schnitte vom Rectus internus und Rectus externus von nicht identischen Stellen kommen. An diese Möglichkeit ist vor allem auch deshalb zu denken, weil von uns im Rectus internus bei gleicher Methode an identischen Stellen ca. 11%, von Goldschmidt dagegen ca. 30% mehr Muskelfasern als im Rectus externus angetroffen wurde. Hierdurch könnte schon zu einem Teil die zwischen beiden Muskeln angetroffene Differenz erklärt werden.

   Goldschmidt hat darüber hinaus die den Rectus internus bzw. Rectus externus versorgenden Nervenfasern am Muskelhilus ausgezählt. Aus den von uns dargelegten Gründen sollte zur Bestimmung der motorischen Einheiten der Augenmuskelfasern jedoch die Anzahl der Nervenfasern an der Gehirnbasis bestimmt werden. Für den Rectus internus ist dies allerdings nicht möglich, da nicht bestimmt werden kann, welcher Anteil des Oculomotorius diesen Muskel versorgt. Geht man allerdings von der Annahme aus, daß der Fehler der am Muskelhilus gewonnenen Werte bei allen Muskeln ca. gleich ist, können diese zu einem Vergleich zwischen den verschiedenen Muskeln herangezogen werden. Unter diesem Gesichtspunkt ist es sicher bedeutsam, wenn von Goldschmidt, wie auch von anderen Autoren, beim Menschen ein Unterschied zwischen Rectus internus und Rectus externus festgestellt worden ist. Das Zustandekommen dieser Differenz glauben wir über einen weiteren Befund erklären zu können: die Gesamtfläche eines vom Rectus internus gewonnenen Querschnittes ist trotz der größeren Anzahl an Muskelfasern kleiner, als beim Rectus externus (Goldschmidt 1969, Mühlendyck 1973). Nach dem Ergebnis, das man bei einer

Division der Gesamtzahl der Muskelfasern durch die Gesamtfläche des Muskelfaserquerschnittes erhält, müßten im Rectus internus die Muskelfasern durchschnittlich dünner sein, als im Rectus externus. Da aufgrund von planimetrischen Messungen das Spektrum der Muskelfaserquerschnittswerte in beiden Muskeln ca. gleich ist (Mühlendyck, 1976), ist dies nur möglich, wenn der Rectus internus mehr dünne Muskelfasern enthält. Nun sind aber hauptsächlich die dünnen Muskelfasern multipel innerviert. Die multipel innervierten Muskelfasern sind wiederum, wie wir gezeigt haben, zu wesentlich kleineren motorischen Einheiten zusammengefaßt. Der Unterschied zwischen Rectus internus und Rectus externus käme somit dadurch zustande, daß im Rectus internus der Anteil der multipel innervierten tonischen Muskelfasern größer als im Rectus externus ist. Dies erscheint uns aber auch nötig zu sein, wenn man bedenkt, wie lange die Augen häufig unverändert in einer bestimmten Konvergenzstellung gehalten werden müssen.

Herr Jaeger (Heidelberg):
Bei Schieloperationen ist man immer wieder beeindruckt von dem Unterschied im Volumen des Rectus internus und Rectus externus. Aus den Tabellen, die Herr Mühlendyck zeigte, muß man vermuten, daß dieses Übergewicht des Internus über den Externus bei Kleinkindern größer ist als bei Erwachsenen, daß also der Externus im Laufe des Lebens den Rückstand aufholt. Da die Konvergenz mit zunehmendem Lebensalter stärker beansprucht wird, hätte man eher erwartet, daß das Übergewicht des Internus zunimmt.

Herr Mühlendyck (Gießen):
Es erscheint uns nicht wahrscheinlich, daß sich in der Zeit von der Geburt bis zum Erwachsensein die Anzahl der Muskelfasern in den äußeren Augenmuskeln verändert. Aufgrund unserer eigenen Befunde, die wir von Querschnitten aus dem Muskelbauch gewonnen haben, glauben wir sagen zu können, daß der Rectus internus immer mehr Muskelfasern als der Rectus externus enthält. Hiervon abweichende Ergebnisse können nur dadurch zustandekommen, daß einmal ein Querschnitt von den Muskelenden und das andere Mal vom Muskelbauch ausgewertet wurde. Beispielhaft für diese Annahme sind die Angaben von Kato (1938). Beim Neugeborenen hat dieser Autor ähnliche Werte wie Goldschmidt (1969) und Mühlendyck (1973/76) gefunden. Beim Erwachsenen war das Ergebnis gerade umgekehrt (s. Tab. 3). Dies unterstreicht noch einmal, wie wesentlich es ist, zur Berechnung der motorischen Einheiten nur die im Muskelbauch gefundene Anzahl der Muskelfasern zugrunde zu legen.

Zur Organisation des Energiestoffwechsels äußerer Augenmuskeln

Enzymes of Energy-Supplying Metabolism in Extraocular Muscles

W. Rüßmann, E. Schäfer, C. Schrick
Univ.-Augenklinik, Köln

Schlüsselwörter: Äußere Augenmuskeln, Citrat-Zyklus, Energiestoffwechsel, Enzymmuster, Extraktanalyse, Glykolyse, Histochemie, mitochondrialer Stoffwechsel, roter Muskel, weißer Muskel.

Key words: Muscle (red, white), citric acid cycle, energy supplying metabolism, enzymes of eye muscle, glycolysis, histochemistry, mitochondria (muscle metabolism).

Zusammenfassung: In Extrakten äußerer Augenmuskeln des Kaninchens (Mm. recti und obliqui) und des Menschen (M. obl. inf., ganzer Querschnitt oder makroskop. sagittal gespalten) wurden repräsentative Enzyme des energieliefernden Stoffwechsels gemessen. Ergebnisse: (1) Wie in den „roten" Skelettmuskeln ist beim Kaninchen der mitochondriale Anteil an der Energieproduktion in den äußeren Augenmuskeln hoch. (2) Die mitochondriale Kapazität des menschlichen M. obl. inf. scheint noch größer. (3) Der äußere Anteil des menschlichen M. obl. inf. hat größere Enzymaktivitäts-Gehalte als der bulbusnahe; das gilt besonders für die nichtglykolytischen Enzyme. Schlußfolgerungen: (1) Ähnlich dem „roten" Muskel ist der Energiestoffwechsel äußerer Augenmuskeln für Dauerbelastung ausgelegt. (2) Dies gilt besonders für die orbitalen Anteile des menschlichen M. obl. inf.

Summary: Extracts prepared from extraocular muscles of rabbits (recti and obliques) and men (inferior oblique, full size or dissected in a sagittal plane) have been assayed for representative enzymes of energy supplying metabolism: (1) glycolysis — glyceraldehyde-3-phosphate-dehydrogenase (EC 1.2.1.12), lactic dehydrogenase (EC 1.1.1.27), (2) citric acid cycle/malic shuttle — isocitric dehydrogenase (NADP-specific/EC 1.1.1.42), malic dehydrogenase (EC 1.1.1.37), (3) pentose phosphate cycle — glucose-6-phosphate dehydrogenase (EC 1.1.1.49), (4) c-glycerophosphate shuttle — c-glycerophosphate dehydrogenase (EC 1.1.1.8). Results: (1) Similar to "red" skeletal muscles, the extraocular muscles of the rabbit seem to depend largely on mitochondrial energy production. (2) Mitochondrial capacity looks even bigger in human inferior obliques. (3) The outer (orbital) portions of human inferior obliques show higher levels of enzyme activity than the inner (global) layers; this affects especially the non-glycolytic enzymes. Conclusions: (1) Similar to "red" muscle, patterns of enzyme activity of extraocular muscles are shaped to manage continuous action. (2) Even with rather crude separation this seems especially valid for the orbital layers of human inferior obliques.

Elektromyographische, licht- und elektronenmikroskopische Untersuchungen zeigen, daß die äußeren Augenmuskeln entsprechend ihrer hochdifferenzierten Arbeitsweise aus verschieden spezialisierten Fasertypen zusammengesetzt sind (Hess, 1961; Mayr, 1971; Peachey, 1971; Harker, 1972; Alvarado u. Horn 1975; Collins, 1975). Dabei wurden in Anlehnung an die klassischen Untersuchungen Ranvier's (1874) zunächst zwei Fasertypen unterschieden: „rote", gut durch Kapillaren versorgte, ausdauernde Muskelfasern mit langsamer (tonischer) Kontraktion und „weiße" leicht ermüdbare mit schneller (phasischer) Tätigkeit. Neuere Untersuchungen haben nachgewiesen, daß viele Skelettmuskeln aus mehr als zwei Fasertypen bestehen (vgl. Burke et al., 1973; Kugelberg, 1973, 1975). Dabei können die bemerkenswerten Eigenschaften der Grundformen „rot" und „weiß" auch in einer Faser kombiniert auftreten. So wurden schnelle Muskelfasern beschrieben, die ebenso ausdauernd arbeiten können wie die langsamen. Auch enzymhistochemische Studien äußerer Augenmuskeln (Miller, 1967; Asmussen et al., 1971) haben ebenso wie die erwähnten licht- und elektronenmikroskopischen Untersuchungen bewiesen, daß in diesen Muskeln 6 oder mehr Fasertypen vorkommen.

Dabei scheinen die langsamen dünnen Fasern als C-förmiger orbitaler Mantel die bulbusnahen schnellen Fasern zu umhüllen.

Lange ist bekannt, daß die Energie für die Muskelkontraktion aus der Spaltung von Adenosintriphosphat (ATP) gewonnen wird, das der Energiestoffwechsel der Muskelfasern liefert. Eine sehr wichtige Rolle spielt dabei der Glucoseabbau anaerob durch Glykolyse oder aerob durch Glykolyse und Atmung. Der Wirkungsgrad der Glykolyse ist klein. Je Glucosemolekül werden nur 2 Moleküle ATP gewonnen.

$$\text{Glucose} + 2\ P_i + 2\ ADP \rightarrow 2\ \text{Lactat} + 2\ ATP$$

Das Endprodukt ist Milchsäure. Dabei werden die Energievorräte (Glykogen) rasch aufgezehrt. Der glykolytische Glucoseabbau ist vom Sauerstoffangebot unabhängig, damit auch von der Blutversorgung, die sich bei ausgiebiger Kontraktion erheblich vermindern kann. Die Atmung liefert demgegenüber unter Mitwirkung des Citrat-Zyklus je Glucosemolekül zusätzlich weitere 34 Moleküle ATP. Sie arbeitet mit großem Wirkungsgrad.

$$\text{Glucose} + 6\ O_2 + 36\ P_i + 36\ ADP \rightarrow 6\ CO_2 + 42\ H_2O + 36\ ATP$$

Gute Sauerstoff- und Blutversorgung sind dabei unentbehrlich. Neben der Glucose können auch andere Substrate oxydativ abgebaut werden wie Fettsäuren. Physiologische, histochemische und biochemische Untersuchungen haben tatsächlich gezeigt, daß Muskeln mit Daueranforderungen und geringer Ermüdbarkeit — z. B. „rote" Muskeln — höhere oxydative Stoffwechselkapazität besitzen als Muskeln, denen kurzfristige Höchstleistungen abgefordert werden (vgl. Pette u. Bücher, 1963; Pette, 1965; Kugelberg, 1975). Eine analoge Faserdifferenzierung ist nach den bisherigen elektronenmikroskopischen und histochemischen Befunden auch bei den äußeren Augenmuskeln vorhanden. Verfahren mit Gewebsaufschluß und in vitro-Messung verschiedener Enzymaktivitäten wurden für vergleichende Untersuchungen des energieliefernden Stoffwechsels äußerer Augenmuskeln unseres Wissens bisher nicht eingesetzt. Sie stehen im Mittelpunkt der folgenden Betrachtungen.

Die grobschematische Darstellung des Untersuchungsgangs (Abb. 1) zeigt, daß die Histochemie über Gefrierschnitt — Schnittinkubation — Mikroskopie Enzyme unmittelbar in situ nachweist. Demgegenüber müssen einer gleichwertigen in vitro-Analyse komplizierte Präparations- und Aufschlußverfahren vorgeschaltet werden (vgl. Lowry u. Passoneau, 1971). Die Differenzierung von Zellen und Zellorganellen ist bei histochemischen Verfahren einfach, bei analytischen sehr aufwendig (Tabelle 1). Die Vorteile der Extraktanalyse liegen in der quantitativen Auswertung, in der Rekonstruktion des Zellstoffwechsels in Modellrechnungen und im Vergleich verschiedener Gewebe (vgl. Bücher u. Rüßmann, 1963; Pette, 1965).

Wir extrahierten den ganzen Querschnitt bei 20 äußeren Augenmuskeln des Kaninchens und 10 menschlichen Mm. obliqui inferiores. Bei 10 weiteren menschlichen Mm. obliqui inferiores wurden orbitaler und bulbusnaher Anteil in der Sagittalebene makro-

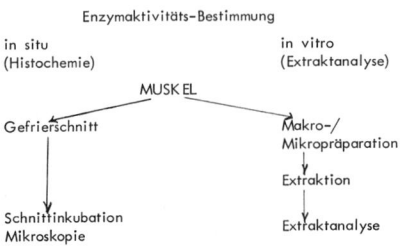

Abb. 1. Untersuchungsgang bei histochemischer und analytischer Enzymaktivitäts-Bestimmung

Tabelle 1. Auswertungsmöglichkeiten bei histochemischen und analytischen Methoden der Enzymaktivitäts-Bestimmung

	Histochemie	Extraktanalyse
Differenzierung von Zellorganellen	+	(+)
Differenzierung von Zellen	+	(+)
Quantitative Auswertung	−	+
Rekonstruktion des Zellstoffwechsels	(+)	+
Vergleich mit anderen Geweben	(+)	+

+ leicht   (+) schwierig   − unmöglich

skopisch getrennt. Alle Muskelstücke wurden grob zerkleinert und danach mit Ultraschall (20 kHz, 50 VA 6 × 20 s) homogenisiert. Die Homogenate wurden 10 min in einem mittleren Schwerefeld von $100\,000 \times g$ bei 4° C zentrifugiert. Im Überstand wurden mit dem optischen Test unter Standardbedingungen (vgl. Bücher et al., 1964; Rüßmann u. Heisig, 1972) folgende repräsentative Enzyme gemessen: Glycerinaldehyd-3-phosphat-Dehydrogenase (GAPDH, EC 1.2.1.12) und Lactat-Dehydrogenase (LDH, EC 1.1.1.27) für die Glykolyse, NADP-spezifische Isocitrat-Dehydrogenase (T-ICDH, EC 1.1.1.42) und Malat-Dehydrogenase (MDH, EC 1.1.1.37) für Citrat-Zyklus bzw. Malat-Shuttle, Glucose-6-phosphat-Dehydrogenase (G-6-PDH, EC 1.1.1.49) für den Pentosephosphat-Zyklus und Glycerin-3-phosphat-Dehydrogenase (GDH, EC 1.1.1.8) für den Glycerinphosphat-Shuttle. Das Stoffwechselschema (Abb. 2) zeigt, daß dieses Enzymspektrum hauptsächlich zytoplasmatische Reaktionen erfaßt, während der wichtige mitochondriale Teil des energieliefernden Stoffwechsels (Atmungskette) mehr indirekt berührt wird: (1) GDH und MDH sind für den Wasserstofftransport aus dem Zytoplasma in die Mitochondrien wichtig, weil sie die Bildung von Glycerinphosphat und Malat katalysieren. Diese Transportmetabolite werden so rasch umgesetzt zu Dihydroxyacetonphosphat und Aspartat, daß man von einem Webschiffchenmechanismus des Wasserstofftranfers − von Glycerinphosphat- und Malat-Shuttle − spricht (Bücher u. Klingenberg, 1958; Pette, 1965; Lehninger, 1975). (2) Unser Extraktionsverfahren erfaßt gleichzeitig mitochondriale und zytoplasmatische Anteile der MDH (m-MDH und c-MDH). GDH- und MDH-Aktivität spiegeln deshalb in einem gewissen Umfang die mitochondriale Stoffwechselkapazität.

Die Enzymaktivitäts-Bestimmungen können als Enzymaktivitäts-Gehalte oder relative Ezymaktivität ausgewertet werden. Enzymaktivitäts-Gehalte entsprechen dem Substratumsatz je Einheit Frisch- oder Trockengewicht unter Standardbedingungen in vitro. Zur Berechnung relativer Enzymaktivitäten wählt man ein Schlüsselenzym als Bezugsgröße (z. B. GAPDH = 1). Vergleichbare Methodik vorausgesetzt lassen sich verschiedene Gewebe über die relative Enzymaktivität leicht beurteilen. Dies zeigt Abbildung 3 für „weiße" und „rote" Skelettmuskeln des Kaninchens (Pette u. Bücher, 1963) und ungeteilte äußere Augenmuskeln des Kaninchens und des Menschen. Als einheitliche Bezugsgröße dient der jeweilige GAPDH-Aktivitäts-Gehalt. Sein Wert ist unter den Enzymkürzeln eingetragen. Mit 1200 mU/mg Frischgewicht liegt die GAPDH-Aktivität des „weißen" Muskels weit über den übrigen. Die GAPDH-Aktivitäts-Gehalte der „roten" Skelettmuskulatur und der äußeren Augenmuskeln des Kaninchens sind gleich (175 bzw. 180 mU/mg Frischgewicht), die des menschlichen M. obl. inf. deutlich geringer (65 mU/mg Frischgewicht). Die relativen Enzymaktivitäten zeigen folgendes Bild: (1) Im Vergleich zur GAPDH enthalten alle Muskeln gleich viel

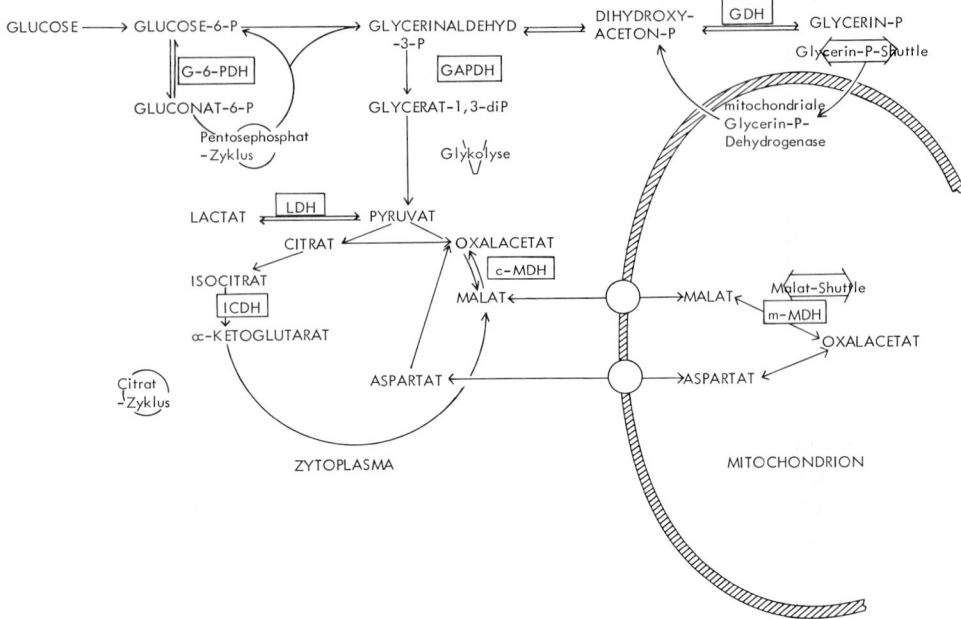

Abb. 2. Stoffwechselschema. P = Phosphat, weitere Abkürzungen im Text erläutert

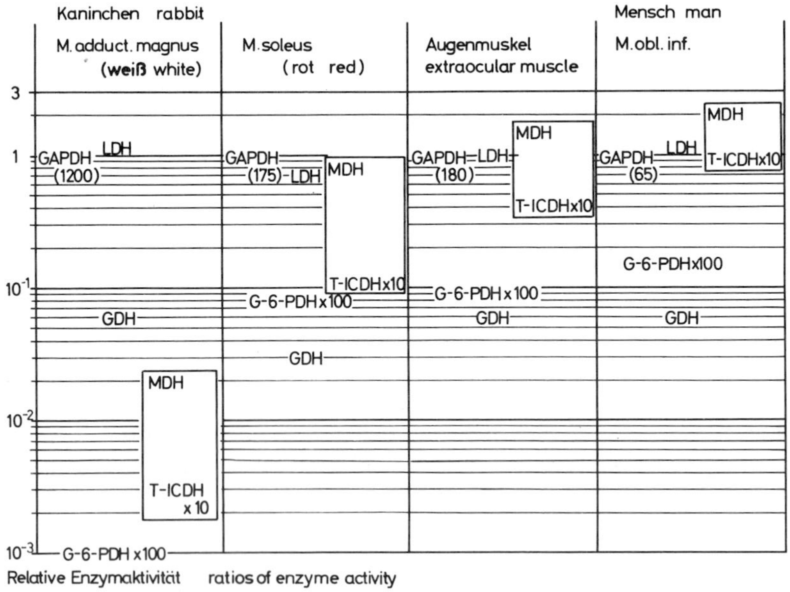

Abb. 3. Relative Enzymaktivität (GAPDH-Aktivitäts-Gehalt = 1) verschiedener Muskeln. Enzym-Kürzel (Erläuterung im Text) markieren die Mittelwerte in logarithmischem Maßstab. Unter GAPDH-Kürzel Aktivitäts-Gehalte mU/mg Frischgewicht = nMol Umsatz/min/mg Frischgewicht

LDH und GDH. (2) Im Vergleich zu den glykolytischen Enzymen GAPDH und LDH ist die Aktivität der G-6-PDH im „weißen" Muskel sehr klein; ihre relative Aktivität nimmt in der Reihenfolge „roter" Muskel, äußere Augenmuskeln des Kaninchens, äußere Augenmuskeln des Menschen zu. Da „rote" Muskeln und Augenmuskeln ge-

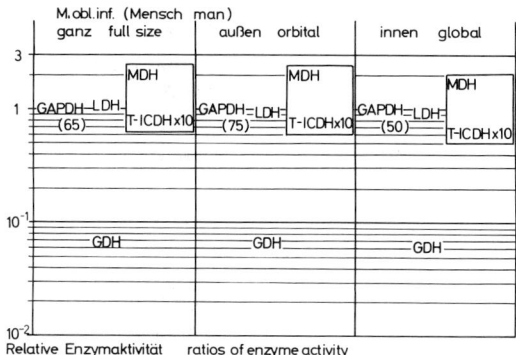

Abb. 4. Relative Enzymaktivität ganzer und sagittal gespaltener Mm. obliqui inferiores des Menschen. Vgl. Erläuterung zu Abb. 3

fäßreich sind, könnte der G-6-PDH-Aktivitäts-Gehalt durch Verunreinigung mit Erythrozytenenzym verfälscht sein. Wir gehen deshalb auf dieses Enzym nicht weiter ein. (3) Auch die relativen MDH- und T-ICDH-Aktivitäten sind im „weißen" Muskel klein. Die Beziehungen der MDH zum mitochondrialen Stoffwechsel wurden soeben erörtert. Ihre relative Aktivität wächst in der Reihenfolge „roter" Muskel, äußere Augenmuskeln des Kaninchens, menschliche Augenmuskeln und liegt stets über der relativen LDH-Aktivität. Die Unterschiede in den relativen Aktivitäten der MDH und T-ICDH in den äußeren Augenmuskeln des Kaninchens und des Menschen sind gering aber statistisch signifikant.

Die Unterschiede zwischen orbitalem und bulbusnahen Anteil des menschlichen M. obl. inf. (Abb. 4) sind noch kleiner als die Species-Differenzen: Die mittleren GAPDH-Aktivitäts-Gehalte des orbitalen Anteils liegen 50% über denen des bulbusnahen. Die übrigen Enzyme verhalten sich sehr ähnlich, wie ihre relativen Aktivitäten zeigen. Nur die relativen MDH- und T-ICDH-Aktivitäten des orbitalen Anteils scheinen größer, ein Hinweis auf die größere Kapazität des mitochondrialen Systems dieser Muskelschicht.

Unsere Untersuchungen haben das Differenzierungsvermögen mikroskopischer, histochemischer und elektrophysiologischer Methoden noch nicht erreicht. Trotzdem besteht Übereinstimmung der Befunde in folgenden Punkten: (1) Hohe relative MDH-Aktivitäten bedeuten, daß die mitochondriale Energiegewinnung in den äußeren Augenmuskeln dominiert. Entsprechend überwiegen im Muskelquerschnitt nach elektronenmikroskopischen Untersuchungen (Alvarado u. Horn, 1975) Fasern mit vielen Mitochondrien und histochemisch (Miller, 1967; Asmussen et al., 1971) oxydative Enzyme. (2) Die orbitalen Anteile des menschlichen M. obl. inf. enthalten je Gewichtseinheit mehr Enzyme des energieliefernden Stoffwechsels als die bulbusnahen.

Literatur

Alvarado, J. A., van Horn, C.: Muscle cell types of the cat inferior oblique. In: Basic mechanisms of ocular motility and their clinical implications. Lennerstrand, G., Bach-y-Rita, P. (eds.), p. 15. Oxford: Pergamon Press 1975

Asmussen, G., Kiessling, A., Wohlrab, F.: Histochemische Charakterisierung der verschiedenen Augenmuskelfasertypen in den äußeren Augenmuskeln von Säugetieren. Acta anat. (Basel) **79**, 526 (1971)

Bücher, T., Klingenberg, M.: Wege des Wasserstoffs in der lebendigen Organisation. Angew. Chemie **70**, 552 (1958)

Bücher, T., Luh, W., Pette, D.: Einfache und zusammengesetzte optische Tests mit Pyridinnukleotiden. In Hoppe-Seyler und Thierfelder: Handbuch der physiologisch- und pathologisch-chemischen Analyse, Bd. 6 A, S. 292, 10. Aufl. Berlin, Göttingen, Heidelberg, New York: Springer-Verlag 1964

Bücher, T., Rüßmann, W.: Gleichgewicht und Ungleichgewicht im System der Glykolyse. Angew. Chemie **75**, 881 (1963)

Burke, R. E., Levine, D. N., Tsairis, P., Zajac, F. E.: Physiological types and histochemical profiles in motor units of the cat gastrocnemius. J. Physiol. **234**, 723 (1973)

Collins, C. C.: The human oculomotor control system. In: Basic mechanisms of ocular motility and their clinical implications. Lennerstrand, G., Bach-y-Rita, P. (eds.), p. 145. Oxford: Pergamon Press 1975

Harker, D. W.: The structure and innervation of sheep superior rectus and levator palpebrae extraocular muscles. I. Extrafusal fibers. Invest. Ophthal. **11**, 956 (1972)

Hess, A.: The structure of slow and fast extrafusal muscle fibers in the extraocular muscles and their nerve endings in guinea pigs. J. Cell. Comp. Physiol. **58**, 63 (1961)

Kugelberg, E.: Histochemical composition, contraction speed, and fatiguibility of rat soleus motor units. J. Neurol. Sci. **20**, 177 (1973)

Kugelberg, E.: The motor unit: histochemical and functional correlations. In: Basic mechanisms of ocular motility and their clinical implications. Lennerstrand, G., Bach-y-Rita, P. (eds.), p. 85. Oxford: Pergamon Press 1975

Lehninger, A. L.: Biochemie. Weinheim: Verlag Chemie 1975

Lowry, O. H., Passoneau, J. V.: Some recent refinements of quantitative histochemical analysis. In: Recent advances in quantitative histo- and cytochemistry — Methods and applications. Dubach, U. C., Schmidt, U. (Hrsg.), p. 63. Bern, Stuttgart, Wien: Hans Huber Publishers 1971

Mayr, R.: Structure and distribution of fiber types in the external eye muscles of rat. Tissue Cell **3**, 433 (1971)

Miller, J.: Cellular organization of rhesus extraocular muscle. Invest. Ophthal. **6**, 18 (1967)

Peachey, L.: The structure of the extraocular muscle fibers of mammals. In: The control of eye movements. Bach-y-Rita, P., Collins, C., Hyde, J. (eds.), p. 45. London, New York: Academic Press 1971

Pette, D.: Plan und Muster im zellulären Stoffwechsel. Naturwissenschaften **52**, 597 (1965)

Pette, D., Bücher, T.: Proportionskonstante Gruppen in Beziehung zur Differenzierung der Aktivitätsmuster von Skelettmuskeln des Kaninchens. Hoppe-Seylers Z. physiol. Chem. **331**, 180 (1963)

Rüßmann, W., Heisig, B.: Analogy and difference in ciliary process enzyme systems. Ophthal. Res. **3**, 215 (1972)

Aussprache

Herr Aust (Kassel):
Warum untersuchten Sie nur den M. obl. inf. beim Menschen nach Enukleationen?

Herr Rüßmann (Köln):
Die Auswahl des menschlichen M. obl. inf. hatte technische Gründe. Das Material wurde bei Enukleationen mit Plombe entnommen. Eine Schädigung der M. recti sollte vermieden werden. Für die Auswahl des M. obl. inf. sprach auch die ansatznahe Lage von Muskelsubstanz. Beim Kaninchen handelte es sich um verschiedene Muskeln. Signifikante Unterschiede fanden wir nicht.

Muskelansatz-Limbusdistanz und Sehnenlänge der Musculi recti in Abhängigkeit von der Bulbusgröße bzw. vom Alter

Distance Between Muscle-Attachment and Limbus and the Tendon-Lengths of the M. Recti in Relation to the Size of the Eye-Ball and Age

R. Stangl, H. Mühlendyck, E. Kraus-Mackiw

Univ.-Augenklinik, Heidelberg; Univ.-Augenklinik, Gießen; Univ.-Augenklinik, Abt. für Orthoptik, Pleoptik und Motilitätsstörungen des Auges, Heidelberg

Schlüsselwörter: Musculi recti, Limbus-Ansatz-Distanz, Sehnenlängen, Altersabhängigkeit (Augenmuskeln).

Key words: Eye muscle (growth), muscle attachment (position), tendon-length.

Zusammenfassung: Die Ansatzverhältnisse und Sehnenlängen der geraden Augenmuskeln wurden erneut vermessen. Dabei kam es darauf an, Fehlermöglichkeiten technischer Art, die in früheren, in der Literatur erschienenen Arbeiten nicht immer genügend berücksichtigt wurden, zu umgehen.

Es bestehen Anhaltspunkte dafür, daß Muskelansatz-Limbusdistanzen und Sehnenlängen von der Größe des Bulbus und somit auch von Wachstumsprozessen abhängig sind. Das Ausmaß der Abrollstrekke der Augenmuskeln läßt erwarten, daß eine derartige Korrelation besteht.

Summary: Muscle-attachments and tendon-lengths of the recti muscles were measured, with care to avoid technical errors that had not always been taken into account in the earlier literature.

There is evidence that the distance between muscle-attachment and limbus, as well as the tendon-length, depend on the size of the eye-ball, and hence on growth processes. The arc of contact between the eye-muscles and the eye-ball indicates the existence of such a correlation.

Bereits vor der Jahrhundertwende wurden von Volkmann (1869) Messungen zur Bestimmung der Limbus-Ansatz-Distanz der geraden Augenmuskeln vorgenommen. Bis heute kennen wir zahlreiche Einzeldaten, die in neuerer Zeit von Gat (1947), Thiel (1955), Hentsch (1969) und uns (Kraus u. Immich, 1975; Zitzke, 1975) ergänzt wurden. Diese Untersuchungen hatten verschiedene Fragestellungen. Teils sollten damit grundlegende Probleme der Bulbusmotilität verständlicher werden, teils eine mutmaßliche Beziehung zwischen den Muskelansätzen und der Pars-plana-Zone des Ciliarkörpers hergestellt werden. Der wichtigste Beweggrund betraf indes die Klärung einer bestimmten Fragestellung aus der Problematik des Schielens, denn immer wieder wurde ein scheinbarer Zusammenhang zwischen Insertionsabstand und Schielstellung gefunden. Diese Überlegung veranlaßte auch uns, die in der Literatur niedergelegten Werte noch einmal kritisch zu durchleuchten und anhand eigener Untersuchungen die Ergebnisse zu diskutieren.

Die in die Literatur eingegangenen Werte zur Limbus-Ansatz-Distanz und zu den Sehnenlängen der geraden Augenmuskeln, z. B. in den Handbüchern von Schieck-Brückner oder Duke-Elder entsprechen arithmetischen Mitteln großer Kollektive, ohne daß dabei die Bulbusgröße oder das Wachstum berücksichtigt wurden. So gehen in die Serien von Thiel Werte eines Säuglings mit einem sagittalen Bulbusdurchmesser von 19,5 mm und die eines Myopen von 28 mm ein. Dazwischen liegen alle anderen Ergebnisse.

Wie aus den Wachstumskurven hervorgeht, die wir aus den Bestimmungen des sagittalen Durchmessers und den gleichzeitig erhobenen Ansatzwerten der Mm. recti

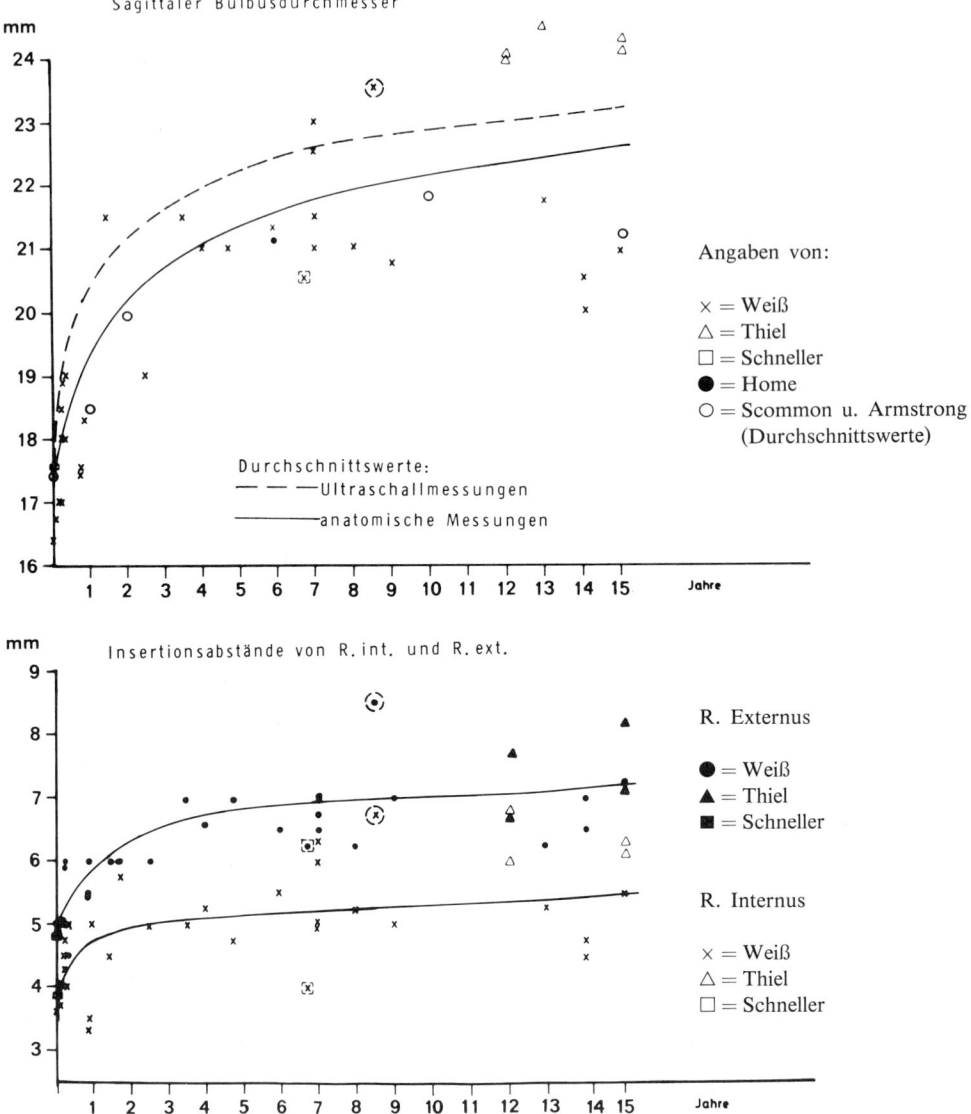

Abb. 1. Zunahme des sagittalen Bulbusdurchmessers und der Insertionsabstände vom M. rect. int. et externus vom Limbus in Abhängigkeit vom Alter nach anatomischen Daten aus der Literatur (siehe Symbole) ohne Berücksichtigung der Refraktion. Vergleich mit Ultraschallmessungen von Gernet et al. (gestrichelte Linie)

interni und externi zusammengestellt haben, besteht eine Relation zwischen Bulbuswachstum und der Entfernung der Muskelansätze zum Limbus (Abb. 1). Bei zwei 6- bzw. 8Jährigen haben wir je zwei Extremwerte herausgegriffen: man erkennt, daß dem minimalen Wert kleinere Ansatzentfernungen entsprechen, dem maximalen größere.

Alle diese Daten basieren auf Messungen vom Limbus aus. Dieser Wert ist am genauesten in der kürzesten Entfernung vom Hornhautrand. Er stimmt bei den horizontalen Muskeln in der Ansatzmitte überein. An den Ansatzrändern hingegen nimmt in Abhängigkeit von der Sehnenbreite die Fehlermöglichkeit ausgesprochen zu. Um diese

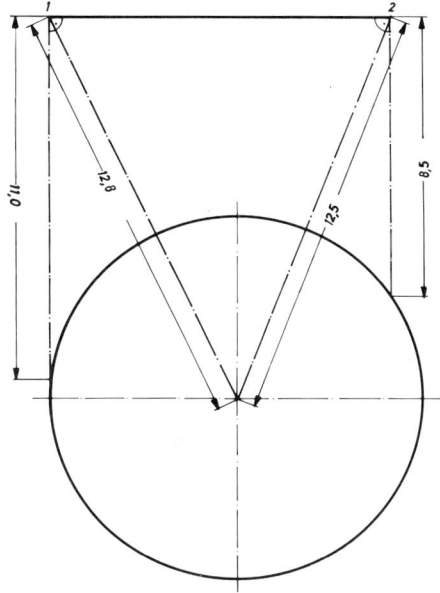

Abb. 2. Die Bestimmung der Muskelansatz-Limbus-Distanz wird exakter bei Verwendung des Hornhautscheitels als Bezugspunkt. Die von den Sehnenenden in gerader Richtung zum Limbus gemessene Distanz wird umso ungenauer, je breiter die Sehne ist

gering zu halten, haben wir als Bezugspunkt den Hornhautscheitel gewählt, dessen Position sich mit genügender Sicherheit schätzen läßt. Um das Ausmaß der Fehlermöglichkeiten zu erkennen, wurden sowohl Bestimmungen zum Limbus wie zum Hornhautscheitel durchgeführt. In Abbildung 2 sind die Ergebnisse am M. rectus superior bei einem 8 Jahre alt gewordenen Kind eingetragen. Die von den Sehnenendpunkten 1 und 2 zum Hornhautscheitel gewonnenen radiären Distanzen unterscheiden sich nur um 0,3 mm, hingegen ergibt die vom Punkt 1 in gerader Richtung zum Limbus abgemessene Strecke einen Wert von 11 mm, ist also fast so lang wie das radiäre Stück. Dieses Vorgehen würde ein Zerrbild der tatsächlichen Gegebenheiten widerspiegeln.

Die Messungen von den Sehnenendpunkten 1 und 2 halten wir indes für notwendig und sinnvoller als nur eine einfache Bestimmung von der Sehnenansatzmitte zum Limbus, weil nur dadurch ein Bild der unterschiedlichen Winkelstellung der Ansätze, hauptsächlich der Vertikalmotoren gewonnen werden kann. Die Messungen müssen dann allerdings zum Hornhautscheitel geführt werden. Darüber hinaus sind die Sehnenansätze im Einzelfalle außerordentlich variabel und würden auch deshalb mit einem Meßpunkt nicht richtig wiedergegeben werden können.

Wir haben bei dem Volkmann-Auge die maßstabsgerechten Werte eines Erwachsenen und eines Säuglings aufeinanderprojiziert (Abb. 3).

Übereinstimmend sind bei kleinem Bulbus die Insertionsabstände kleiner, entsprechen aber dem gleichen Winkel und haben somit den gleichen Abrolleffekt (Mühlendyck u. Linnen, 1975). Hieraus ergibt sich, daß es nicht statthaft ist, die aus der Literatur bekannten Werte zugrunde zu legen, ohne hierbei die Bulbusgröße und das Alter zu berücksichtigen. So ist es verständlich, wenn z. B. bei einem 5jährigen convergenten Schielpatienten, bei dem meistens eine Hyperopie vorliegt, physiologischerweise eine kleinere Limbus-Ansatz-Distanz im M. rectus internus gefunden wird. Wenn dieser Wert in Bezug zum bisher angenommenen Normwert von 5,5 mm gesetzt wird, ist er möglicherweise zu klein. Hieraus einen Rückschluß auf die Schielstellung zu ziehen, wie zuletzt von Hentsch (1969) in seiner Analyse, trägt den tatsächlichen Verhältnissen nicht Rechnung.

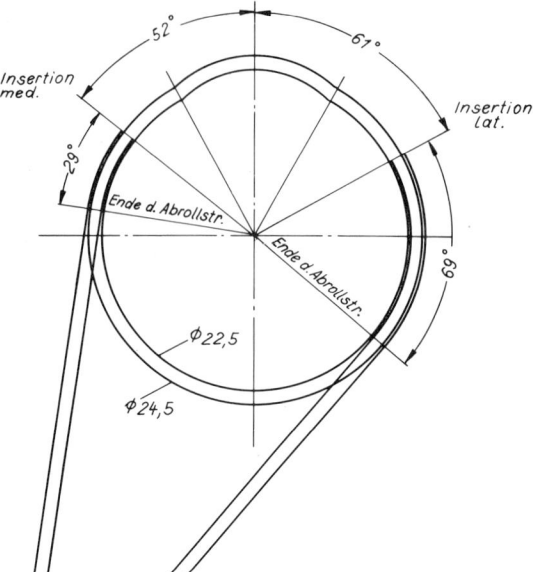

Abb. 3. Maßstabsgerechte Projektion der Werte eines Erwachsenen und eines Säuglings. Die Insertionsabstände des kleinen Bulbus sind kleiner, der Winkel und das Ausmaß der Abrollung sind jedoch gleich

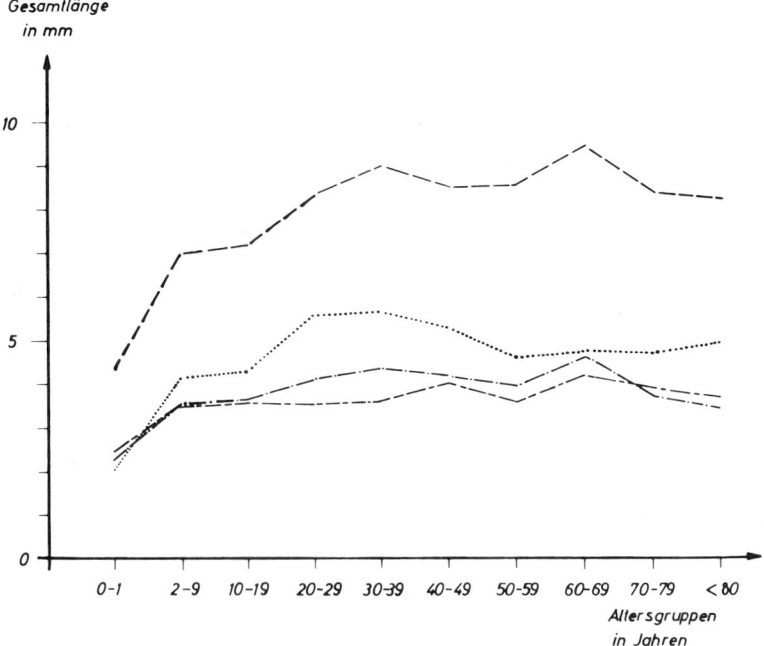

Abb. 4. Schwankungen der Sehnenlänge der geraden Augenmuskeln in Abhängigkeit vom Alter. Bulbusgröße hierbei nicht berücksichtigt. – – – – Musculus rectus latereralis, ... Musculus rectus superior, – · – · – Musculus rectus inferior, – · – – – Musculus rectus internus

Bei den Angaben der Sehnenlängen ist ebenfalls das Alter in der Literatur bisher nicht berücksichtigt worden.

Wir haben nochmals die Sehnenlängen bei 106 Muskeln ohne Berücksichtigung dieses Faktors aufgetragen und können dabei die bisherigen Werte insgesamt bestätigen. Die längste Sehne besitzt der M. rectus externus, M. rectus superior und inferior sind annähernd gleich lang, die kürzeste Sehne wird am M. rectus internus gemessen. Legt man das Alter zugrunde, variieren die Längen, man hat bei Betrachtung der zweiten Lebenshälfte fast den Eindruck einer Zunahme (Abb. 4).

Es ist bemerkenswert, daß bei den höheren Altersgruppen stärkere Schwankungen auftreten. Der Übergang Sehne—Muskulatur verläuft selten scharf begrenzt, meistens umgreift die Sehne noch ein kurzes Stück einen zentral gelegenen Muskelkeil (Mühlendyck, 1975). In späteren Lebensjahren finden sehnig-fibröse Umwandlungen der Muskulatur besonders an dieser Stelle statt, die eine scheinbare Längenzunahme der Sehnen zur Folge haben (Mühlendyck, unveröffentlicht). Es ist verständlich, daß neben der starken Variabilität der Sehnenansätze diese Veränderungen degenerativer Art sich auf das äußere Erscheinungsbild des Muskels übertragen und eine exakte Längenmessung beeinflussen können.

Im Hinblick auf unser operatives Vorgehen bedeutet dies: solange man im Sehnengewebe bleibt, werden die Werte relativ konstant sein, sobald Muskelgewebe mit entfernt wird, können in Abhängigkeit von der Dehnung unterschiedliche Ergebnisse zustandekommen. Das heißt, man wird bei einer Myektomie von 5 mm bei einem Kind im Internus auch Muskelmasse erfassen, beim Erwachsenen aber möglicherweise noch im Sehnenbereich bleiben. Da die Muskelmasse im Gegensatz zur Sehne dehnbar ist, können dadurch unterschiedliche Ergebnisse bei Myektomien zustandekommen.

Literatur

Gat, L.: Ein Beitrag zur Topographie des Ansatzes der vier geraden Augenmuskeln. Ophthalmologica (Basel) **114**, 43—51 (1947)

Gernet, H., Hollwich, F.: Oculometrie des Kindlichen Glaukoms. Ber. Dtsch. ophthal. Ges. 69. Bd., S. 341—348. München: J. F. Bergmann 1969

Hentsch, R.: Über die Beziehungen der metrischen Verhältnisse der Limbusabstände der geraden horizontalen Augenmuskeln zur Größe des Schielwinkels, zur Refraktion und zum Alter der Schieloperierten. Albrecht v. Graefes Arch. ophthal. **178**, 162—168 (1969)

Kraus, E., Immich, H.: Ansatzverhältnisse und Sehnenlängen der geraden Augenmuskeln in Abhängigkeit vom Alter. Ber. dtsch. ophthal. Ges. **73**, 666—673 (1975)

Mühlendyck, H.: Histologische Untersuchungen über die Länge der Augenmuskelfasern in den äußeren Augenmuskeln des Menschen. Ber. dtsch. ophthal. Ges. **73**, 292—298 (1975)

Mühlendyck, H., Linnen, H. J.: Die operative Behandlung nystagmusbedingter schwankender Schielwinkel mit der Fadenoperation nach Cüppers. Klin. Mbl. Augenheilk. **167**, 273—290 (1975)

Thiel, H. L.: Zur topographischen und histologischen Situation der Ora serrata. Albrecht v. Graefes Arch. ophthal. **156**, 590—629 (1955)

Volkmann, A. W.: Zur Mechanik der Augenmuskeln. Sitzungsberichte der sächs. Gesellschaft der Wissenschaften, S. 28—69, 1869

Zitzke, M.: Inaugural-Dissertation, Heidelberg 1975

Aussprache

Herr De Decker (Kiel):
Wie haben Sie die Sehnenlänge gemessen?

Herr Stangl (Heidelberg):
Messungen wurden an Leichenaugen in situ vorgenommen. Die Lidspalten mußten maximal mit Lidsperren erweitert werden. Die Conjunktiva mußte beiseite geschoben werden. Die Sehne wurde daraufhin mit einem Meßzirkel von der Insertionsmitte zum Mittelpunkt des Übergangs Sehne—Muskulatur abgegriffen, nachdem sie vorher mit einem Schielhaken unterfahren worden war.

Herr Harms (Tübingen):
Sind die Muskelansätze an Leichenaugen vermessen worden? Sind andere Einflüsse auf die Funktion der
Muskeln genügend ausgeschlossen? Bulbusgröße und -wachstum ist doch wohl nur ein wesentlicher Faktor. Auch die Lage des Bulbus in der Orbita und die Beziehung zum Ursprung der geraden Augenmuskeln
müssen doch von Bedeutung sein.

Frau Kraus-Mackiw (Heidelberg):
Die Ansatzverhältnisse der einzelnen Probanden schwanken in einem großen Bereich. Das zeigt auch sehr
anschaulich die Abbildung von Howe. Für den Einzelfall lassen sich daher keine sicheren Vorhersagen aus
den statistisch ermittelten Werten machen bzw. das operative Vorgehen ableiten.

   Allerdings sind in Abhängigkeit vom Alter und der Göße des Bulbus bestimmte Relationen zwischen
den einzelnen Muskelansätzen des Individuums zu erwarten.

Herr Aichmair (Wien):
Herr Stangl wies darauf hin, daß der Effekt einer Schieloperation auch davon abhängig sein kann, ob man
in der Sehnenzone oder der muskulären Zone operiert. Er meinte, daß bei letzterer auch eine Dehnung des
Muskels vorkommen könne. Eine eigene Beobachtung dazu: Wir haben bei einem Rectus lateralis (bei
$3 \times$ Operation) 21 mm reseziert und keine wesentliche Beeinträchtigung der Motilität gefunden, was nur
unter dem Aspekt der Dehnung zu erklären ist.

Der Bindegewebe-Apparat in der menschlichen Orbita

The Human Orbital Connective Tissue Apparatus

L. Koornneef

Univ.-Klinik für Augenheilkunde, Amsterdam

Schlüsselwörter: Bindegewebe-Apparat, Orbita des Menschen, „Blow-out" Fraktur, operationstechnische Konsequenzen.

Key words: Connective tissue apparatus, orbit (human), blow out fracture, orbital surgery.

Summary: As a consequence of some clinical enquiries we developed a new anatomical and embryological approach to the human orbit. This new approach revealed unknown connective tissue septa inside the orbit (Fig. 1). Both in foetal and adult orbits a highly organized connective tissue system was found. These connective tissue septa are present between the eyeball and the orbital walls and have a specific spatial architecture. Recent biomechanical investigations and literature data provide support to the assumption that the specific architecture of human orbital connective tissue is to be considered as a result of normal eye movements. Bearing this theory in mind a new operation technique was developed for cases of traumatic diplopia. The inferior rectus muscle was freed from the aberrantly organized scar connective tissue and early postoperative eye movement practice was stimulated.

The postoperative results of a gradual reduction of diplopia and an improvement of eye movements obtained, are promising (Figs. 2, 3 and 4).

Aus Anlaß einiger klinischer Fragen, die im Orbita-Zentrum der Amsterdamer Klinik für Augenheilkunde aufgetaucht waren, wurden die Bindegewebestrukturen der menschlichen Orbita mit Hilfe neuartiger Techniken untersucht.

Bei „chirurgischer" Präparation der Orbita von vorne her zeigten sich radiär und sagittal ausgerichtete, bisher unbekannte, etwa 0,5 mm dicke Bindegewebescheiden. Diese Strukturen wurden mit Hilfe von frontalen Serienschnitten weiter analysiert. Um die dritte Dimension beurteilen zu können, wurde eine Schnittdicke von 50 bis 5000 µ gewählt. Die Schnitte wurden photographiert und auf Karton vergrößert. Auf den Photographien wurden die Bindegewebescheiden eingefärbt und die zwischen ihnen liegenden Fettkompartimente ausgeschnitten. Durch Aufstapeln der Photographien entstand ein räumliches Modell des Bindegewebeapparates.

Es zeigte sich, daß jeder Augenmuskel sein eigenes Bindegewebesystem besitzt. Die den einzelnen Augenmuskeln zugeordneten Bindegewebeapparate wurden in Einzelmodellen räumlich rekonstruiert und gezeichnet (Koornneef, 1977). Insgesamt fand sich eine bilaterale Symmetrie und eine interindividuelle Uniformität.

Embryologische Untersuchungen ließen erkennen, daß die Bindegewebescheiden in einem Foetalalter von 3 Monaten entstehen. Dies entspricht dem Zeitpunkt der ersten Augenbewegungen (Humphrey, 1959). Offenbar wird der spezifische Aufbau des Bindegewebeapparates durch die Augenbewegungen induziert, in ähnlicher Weise, wie sich z. B. die Bälkchen in einem Knochen abhängig von äußerer Druckbelastung entwickeln.

Neue Untersuchungen an nicht fixierten Orbitae ließen erkennen, daß sich die Gewebe an den Bindegewebescheiden verschieben, wenn man z. B. den Bulbus durch Zug am Rectus medialis adduziert. Wahrscheinlich sind die Bindegewebescheiden der Orbita als „Gleitgewebe-Scheiden" aufzufassen, in ähnlicher Weise, wie dies von Lang (1960) an den Bindegewebescheiden der Achillessehne gezeigt wurde. In diesem Zu-

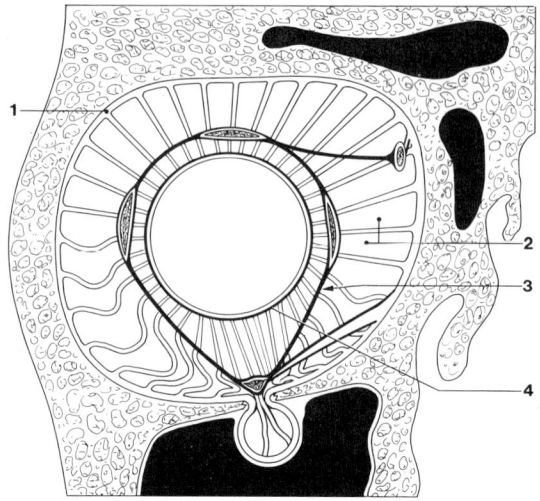

Abb. 1. Schematische Zeichnung des eingeklemmten Motilitätsapparates (Bindegewebe — Scheiden und Muskeln) bei „blow-out"-Fraktur der rechten Orbita. 1: Periorbita, 2: Bindegewebescheiden, 3: intermuskuläre Membran, 4: Vagina bulbi

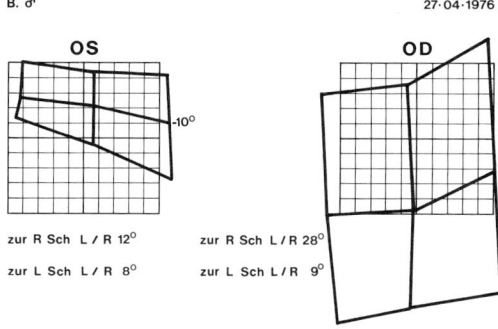

Abb. 2. Motilitätsschema zwei Monate nach Orbitotomie. Parese des Muskulus rectus inferior? EMG, aber Funktionierung des Muskels

sammenhang ist auch bemerkenswert, daß histochemisch große Mengen von Hyaluronsäure in der Orbita gefunden wurden (Singh, 1976). Hyaluronsäure ist immer dort anzutreffen, wo Bewegungen stattfinden.

Welche Rolle spielen die neuentdeckten Bindegewebestrukturen bei der „blow-out"-Fraktur? Man muß wohl annehmen, daß nicht nur die Muskeln, z. B. der Rectus inferior oder der Obliquus inferior, in den Frakturspalt eingeklemmt werden, sondern auch die mit den Muskeln äußerst eng verbundenen Bindegewebescheiden (Abb. 1). Diese Auffassung wird durch die Art der klinisch gefundenen Bewegungseinschränkungen gestützt (Bleeker, 1975). Das soll an einer Krankengeschichte erläutert werden:

Herr B., geb. 1938, fiel beim Schlittschuhlaufen mit seiner linken Orbita gegen einen Holzstock. Bei der Aufnahme bot sich eine Hypertropie und eine erhebliche Senkungsbehinderung des linken Auges. Beim Traktionstest zeigte sich ein erheblicher passiver Widerstand. Es wurde eine Orbitotomie vorgenommen. Dabei fand sich eine Orbitaboden-Fraktur. Der Prolaps wurde frei präpariert und der Defekt mit Teflon bedeckt. Zwei Monate später hatte sich die Beweglichkeit gebessert, der Patient gab aber immer noch Doppelbilder entsprechend einer Rectus inferior-Parese an (Abb. 2). Die EMG-Untersuchung zeigte aber eine Funktion des Muskels. Ein röntgenologisch nachgewiesener Schatten im Bereich des Orbitabodens und die einander widersprechen-

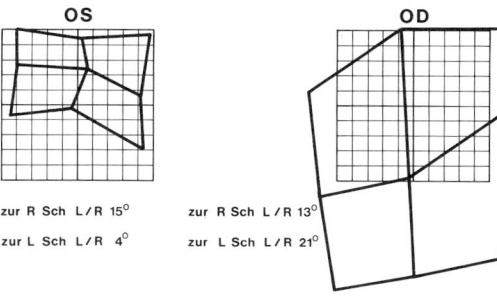

zur R Sch L / R 15°   zur R Sch L / R 13°

zur L Sch L / R 4°   zur L Sch L / R 21°

Abb. 3. Orthoptische Untersuchung nach Entfernung der Teflonplatte und Freipräparieren des Muskulus rectus inferiors

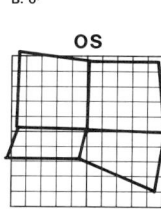

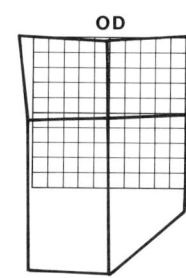

Abb. 4. Motilitätsschema drei Monate postoperativ, keine Doppelbilder mehr beim Geradeaussehen

den Resultate der orthoptischen und elektromyographischen Untersuchung ließen daran denken, daß abnormes Bindegewebe für die gestörte Motorik verantwortlich sein könnte. Die Teflonplatte wurde via einer konjunktivalen Inzision entfernt und der mit Bindegewebe verwachsene Rectus inferior so weit wie möglich nach hinten frei präpariert. Ein Cortison-Präparat (Albicort) wurde lokal appliziert. Post operationem konnte das Auge etwas besser gesenkt werden (Abb. 3). Im Laufe der folgenden Monate besserte sich die Funktion weiter, so daß beim Blick geradeaus keine Doppelbilder mehr wahrgenommen wurden (Abb. 4). Vermutlich hat sich in drei Monaten um den freipräparierten Teil des Rectus inferior herum unter dem Einfluß der Augenbewegungen wieder ein fast normaler Bindegewebeapparat entwickeln können.

Literatur

Bleeker, G. M.: In einem Vortrag, Bologna 1975

Humphrey, T., Hooker, D.: Double simultaneous stimulation of human fetuses and the anatomical patterns underlying the reflexes elicited. J. comp. neurol. **112,** 75—102 (1959)

Koornneef, L.: Spatial aspects of human orbital musculo-fibrous tissue in man, p. 1—168. Amsterdam: Swets and Zeitlinger B. V. 1977

Lang, J.: Über das Glitgewebe der Sehnen, Muskeln, Fascien und Gefäße. Zeitschr. f. Anat. und Entw. **122,** 197—231 (1960)

Singh, S. P., Nikifosak, M.: The biochemical composition of human retrobulbar connective tissue. Separatum Experientia 32. Bd., p. 395—396. Basel: Birkhäuser 1976

Aussprache

Herr Roggenkämper (München):
Did you find great inter-individual differences of the connective tissue in the orbita?

Herr Koornneef (Amsterdam):
After comparing about 25 human specimens an interindividual uniformity was indeed pointed out. Only minor differences exist between your connective tissue apparatus in the orbit and mine. That is why we could make the drawings of human orbital connective tissue which I showed you during my lecture.

Herr Roggenkämper (München):
You considered that the improvement of the clinical status of your patient was caused by new connective tissue. Are there not other factors for example the decrease of inflammation and adaptation of the ligaments?

Herr Koornneef (Amsterdam):
As to your second question in which you express your disbelief in a re-formation of normal orbital connective tissue, your question itself gives the answer. While stating that motility improvement is due to diminishing edema and other tissue reactions, we are on exactly the same wavelength. These very factors indeed permit normal connective tissue development. I myself am convinced that normal connective tissue development is only possible as a result of an optimal permitance of normal eye movements. This can be illustrated by the disharmony between the results of early and late surgery after blow-out fractures. When the eye is caught in a cage of aberrant connective tissue, no normal tissue and eye movements will develop unless we free the eye. Perhaps my overshoot in pointing out the importance of connective tissue is induced by the fact that in my opinion orbital connective tissue has been unjustly neglected in the past decennia. However, the future will tell us more ...

Herr Piper (Lübeck):
Läßt Vernarbung in der unteren Orbita nicht eher gerade einen Defekt der Bulbushebung erwarten? Wie war der Duktionstest?

Herr Koornneef (Amsterdam):
We were surprised ourselves at first about the fact that three months after the second operation the eye was still limited only in the downward gaze. On the other hand this operation was the first operation in which we specifically attacked the aberrant connective tissue around the inferior rectus muscle. In those days we were still scared of interfering with orbital vessels near the apex so we did not reach back far enough to take away the scar connective tissue up to the orbital apex. The limitation in downward gaze must be due to aberrant connective tissue running from the inferior proximal surface of the inferior rectus muscle anteriorly to the orbital floor. This course of the aberrant fibres is not surprising, bearing in mind the normal direction in which the connective tissue septa runs beneath the inferior rectus muscle, and along which an intraorbital haemorrhage turning into connective tissue might have spread anterior.

Herr De Decker (Kiel):
Für die Vorstellungen von Herrn Koornneef spricht, daß Hemmungsdoppelbilder auch ohne Muskeladhärenz vorliegen können, z. B. bei Orbitarandbrüchen.
    Die frühe Repositin beseitigt die Diplopie oft schlagartig; doch wohl darum, weil der „verspannte" Bandapparat wieder entspannt wird.

Herr Kaufmann (Bonn):
Wahrscheinlich gibt es keine typische Motilitätseinschränkung bei blow-out-Fraktur. Es ist nicht nur wichtig, welche Muskel- bzw. Bindegewebsanteile inkarzeriert sind, sondern auch, welche Blickrichtung das betroffene Auge im Moment der Inkarzeration einnahm. Befand sich beispielsweise bei Inkarzeration des M. rectus inf. bzw. seiner Bindegewebe das Auge in Elevation, so resultiert ein Höherstand dieses Auges mit Senkungseinschränkung; befand sich das Auge aber in Infraduktion, so wird die Hebung eingeschränkt sein, zumeist mit Einschränkung der passiven Beweglichkeit, Retraktion und Erhöhung des Augeninnendruckes.

Funktion des peripheren okulomotorischen Apparates

The Functional Behavior of the Peripheral Oculomotor Apparatus: A Review

Der periphere okulomotorische Apparat

D. A. Robinson

Wilmer Institute, Dept. of Ophthal., Johns Hopkins Univ., Baltimore

Schlüsselwörter: Augenmuskeln, Motoneurone, Mechanik (Augenmuskeln), Muskelfaser-Typen, Adaptation (supranukleäre motorische), Dysmetrie der Sakkaden, Innervation (multiple), Strabismus, Gemeinsame Endstrecke.

Key words: Final common pathway, extraocular muscles, motoneurons, muscle mechanics, muscle fiber types, plastic adaptation, saccadic dysmetria, multi-innervated fibers, strabismus.

Zusammenfassung: Der Augapfel stellt zusammen mit seinen Muskeln und deren Nerven den peripheren okulomotorischen Apparat dar. In der Terminologie der Regeltechniker sprechen wir von „the oculomotor plant". Der periphere okulomotorische Apparat stellt dasjenige neuromuskuläre System dar, welches bisher am besten untersucht worden ist. Über die Neurophysiologie und die Mechanik des peripheren okulomotorischen Apparates wissen wir bereits so viel, daß wir die Art der okulomotorischen Störungen voraussagen können, welche aus Läsionen der Nerven, Muskeln und des orbitalen Bindegewebsapparates resultieren müssen. Wäre es möglich, einen künstlichen Augenmuskel zu implantieren, so könnten wir sogar die an diesen Muskel zu stellenden Anforderungen quantitativ angeben. Trotzdem bleiben noch Probleme. In dieser Übersicht soll dargestellt werden, was wir bereits wissen und wo noch ungelöste Fragen liegen.

An den Augenmuskeln unterscheiden wir eine dem Augapfel abgewandte „orbitale" von einer dem Augapfel zugewandten „bulbären" Schicht. Wir wissen, daß bei der Anspannung eines Augenmuskels zuerst die dünnen, roten, „langsamen" Fasern der orbitalen Schicht und dann erst die dicken, weißen, „schnellen" Fasern der bulbären Schicht rekrutiert werden. Es ist noch unbekannt, warum die Fasertypen in Schichten zusammengefaßt sind und warum es mindestens 4 statt nur 2 Typen von Muskelfasern gibt. Wir wissen auch noch nicht, warum viele „twitch"-Fasern multipel innerviert sind und wie die verschiedenen Fasertypen zu den mechanischen Eigenschaften des Gesamtmuskels beitragen. Auf diesem Gebiet ist der Fortschritt langsam, da entsprechende Experimente technisch schwierig sind.

Über die mechanischen Eigenschaften des Gesamtmuskels wissen wir dagegen bereits recht gut Bescheid. Wir kennen genau die Beziehung zwischen der Länge, der Spannung und der Innervation des Muskels sowie die Feder-Konstanten der übrigen orbitalen Gewebe. Aus dieser Kenntnis ist es möglich, die Innervationsmuster aller 12 Muskeln für jede beliebige Blickrichtung auszurechnen. Wichtiger erscheint, daß wir auch die Schielabweichungen berechnen können, welche durch verschiedene pathologische Veränderungen, wie etwa Muskellähmungen, narbige Verdichtungen oder Orbitaboden-Frakturen entstehen. Auch können wir die zu erwartende Reduktion des Schielwinkels nach Augenmuskeloperationen kalkulieren. Obwohl diese Berechnungen bei Patienten bisher noch nicht erprobt wurden, ist zu erwarten, daß sie eine theoretische Basis für die Schieloperationen darstellen werden. Wenn man die Länge eines Muskels operativ verändert, kommt es zu einem Wandel seiner mechanischen Eigenschaften. Die Art und Weise dieser Änderungen ist bisher noch nicht untersucht worden. Es ist aber anzunehmen, daß sie einen großen Einfluß auf das Endresultat einer Schieloperation ausüben.

Die Beziehung zwischen Kraft und Geschwindigkeit der Augenmuskeln ist noch nicht gemessen worden. Daher muß man die Verteilung der Viskositäten zwischen Agonist, Antagonist und passiven orbitalen Geweben vorerst abschätzen. Trotzdem ist es gelungen, Modelle für die raschen Augenbewegungen zu beschreiben, welche sich bei der Anwendung auf kompliziertere Störungen des peripheren okulomotorischen Apparates bewährt haben.

Das Innervationsmuster der Motoneurone ist jetzt genau bekannt. Bei einer vorgegebenen Augenposition feuert jedes Neuron mit einer ihm eigenen, bestimmten Frequenz. Bei Augenpositionen in der Zugrichtung des Muskels ist die Frequenz höher, in der Gegenrichtung niedriger. Bei der Entspannung des Muskels gibt es eine für jedes Neuron spezifische Augenposition, in welcher die Innervation erlischt. Wir sprechen dann von der „Schwelle" des Motoneurons. Die Frequenz der Motoneurone ändert sich auch proportional zur Geschwindigkeit der Augenbewegungen. Besonders eindrucksvoll ist die Erhöhung der Frequenz während rascher Augenbewegungen (Sakkaden). Der Frequenzanteil, welcher proportional zur Augenposition ist, dient zur Überwindung des elastischen Widerstandes der orbitalen Gewebe; der andere Frequenzanteil, welcher proportional zur Augengeschwindigkeit ist, dient zur Überwindung des viskösen Widerstandes. Oberhalb ihrer Schwelle nehmen alle Motoneurone an allen Arten von Augenbewegungen teil, also z. B. an Vergenzen, Augenfolgebewegungen oder vestibulär ausgelösten Bewegungen. Die Motoneurone unterscheiden sich aber erheblich nach ihrer Schwelle; die Reihenfolge, in der die einzelnen Motoneurone rekrutiert werden, bleibt konstant. Motoneurone mit niedriger Schwelle innervieren die dünnen, roten Muskelfasern. Diese „motorischen Einheiten" sind fast dauernd aktiv; in der Literatur werden sie deswegen oft als „tonisch" bezeichnet. Motoneurone mit hoher Schwelle, welche die dicken, weißen Fasern innervieren, werden vor allem während rascher Augenbewegungen (Sakkaden) aktiviert. Man spricht von den „phasischen" Einheiten. Am deutlichsten lassen sich die beiden Typen motorischer Einheiten auf Grund ihrer Resistenz gegenüber Ermüdung unterscheiden.

Obwohl Spindeln und afferente Strecksignale nachgewiesen wurden, gibt es im Augenmuskel keinen Streck-Reflex. Afferente Strecksignale wurden im Obliquus superior, in der Formatio reticularis und im Cerebellum gefunden; ihre funktionelle Bedeutung ist aber noch völlig unklar. Die Lokalisation des Gesehenen erfolgt jedenfalls nicht mit Hilfe der afferenten Signale, sondern durch Verrechnung der efferenten Muskelimpulse. Möglicherweise spielen die afferenten Signale bei der nichtvisuellen Stabilisierung der Augenpositionen eine Rolle. Bisher wurde noch kein experimenteller Zugang gefunden, um die Frage nach der Bedeutung der afferenten Signale zu lösen.

Wir wissen, daß die Befehle über die Augen-Position und die -Geschwindigkeit auf verschiedenen Wegen dem Motoneuron zugeführt werden. Bei einer Sakkade z. B. kommen der Befehl über die Positionsänderung (in Form einer „Stufe") und der Befehl über die Geschwindigkeit, in der die Positionsänderung erfolgen soll (in Form eines „Pulses") von zwei verschiedenen Gebieten des Pons. Die beiden Gebiete können getrennt geschädigt sein. Geht die „Stufe" verloren und bleibt der „Puls" erhalten, so entsteht der sog. Blickrichtungs- bzw. blickparetische Nystagmus; ein Verlust des „Pulses" bei erhaltener „Stufe" dagegen führt z. B. zu der verlangsamten Adduktions-Sakkade, welche wir von der internukleären Ophthalmoplegie kennen. — Alle diese supranukleären Motilitätsstörungen können wir nur in Kenntnis des peripheren okulomotorischen Apparates richtig interpretieren.

Bei Störungen des peripheren okulomotorischen Apparates kommt es zu zentral-nervösen Anpassungsvorgängen, welche noch nicht ausreichend untersucht worden sind. Wenn die Wirkung der zentralen Innervation auf die Augenbewegung herabgesetzt ist, z. B. bei der Myasthenia gravis, so ist das Gehirn in der Lage, das Verhältnis von Innervationsänderung zur Exzentrizität des Netzhautbildes zu verstärken. Injiziert man einem solchen Patienten Cholinesterasehemmer, so wird plötzlich der periphere okulomotorische Apparat normalisiert, und die zentrale Kompensation erweist sich in überschießenden Blickbewegungen. Der Verstärkungsfaktor (gain = eye movement/retinal error) wird dann größer als 1,0. Wir haben diesen Anpassungsvorgang quantitativ am Affen untersucht, indem wir Tenotomien an Horizontalmotoren ausführten. — Der Kliniker sollte sich darüber im klaren sein, daß er bei einem Patienten mit einer chronischen Bewegungsstörung immer auch schon das Ergebnis der zentral-nervösen Kompensationsversuche sieht, so daß die Störungen geringer erscheinen als sie ursprünglich waren.

I have been asked by the Deutsche Ophthalmologische Gesellschaft to review our current understanding of the peripheral oculomotor apparatus. My own interest is in the central organization of oculomotor signals and I regard the peripheral apparatus simply as a neuromuscular machine that translates these signals into eye movements. My original concern, then, was to be able to describe this translation process in a fairly exact way so that if one knew the time course of a signal coming to the motoneurons one could predict the eye movement that it would produce. In the terminology of control systems analysis, the thing which is to be controlled is called the plant; in this case, the globe, its suspensory tissues, the muscles and the motoneurons. The mathematical relationship between the input (motoneuron firing rate) and the output (eye position) is called the transfer funtion. Thus, in short, the problem was to find the transfer function of the plant. For all practical purposes, this problem has been solved.

The problem of the plant can be broken into two parts. One concerns the dynamics of eye movements and, for simplicity, considers only movements in the plane of a single pair of muscles, usually horizontal. It is this part of the problem which is essentially solved. The other concerns positioning the eye by all six muscles with three degrees of freedom but, for simplicity, considers only the statics of the problem and not the dynamics. This is the classical problem of strabismus. It is not yet completely solved although much progress has been made. I will describe the current status in both these areas. Finally, plasticity in the oculomotor system has recently received considerable attention and new, interesting discoveries have been made. They have implications for the neuroophthalmologist and strabismus surgeon and I will discuss them briefly.

The Dynamics of the Oculomotor Plant

Simplifying factors. We have a great advantage over the spinal cord physiologist because the neuromuscular machine with which we work is much simpler than those controlling skeletal muscles. The fibers in eye muscles are straight and parallel (as opposed, for example, to a bipennate arrangement), the muscle tendons wrap around the globe like a pulley so that their force acts with the same moment arm whether the muscles are shortened or lengthened (this problem is the worst source of nonlinearity in skeletal muscle), and only two muscles act in push-pull in a given plane. These features account for much of the linearity between neural activity, muscle force, and eye position.

But the greatest simplification is the fact that the eye lives a sheltered life in the protection of the bony orbit. It is free from external mechanical forces. In skeletal muscles, the stretch reflex helps to overcome the disturbing effects of external forces, load changes, and nonlinearities in both the load and the muscles themselves. Since the eye is relatively free of these problems, it is not surprising that there is no stretch reflex in extraocular muscles (Keller and Robinson, 1971). In skeletal muscle systems, then, the discharge rate of motoneurons is influenced by the necessity for cocontraction and the large proprioceptive signals (from joint, spindle, and tendon receptors) that arrive reflexively from synergist and antagonist muscles. Because these features are missing in ocular motoneurons, their discharge rate has a one-to-one relationship with eye position, the muscles need never cocontract, they may rigorously obey the law of reciprocal innervation (a law seldom obeyed in the spinal cord) and its motor units are always recruited in a fixed order. All of these features would make one guess that the transfer function of the oculomotor plant might be rather simple, as, in fact, it is.

Plant dynamics. To determine the mechanical nature of the plant, the simplest approach is to apply forces to the eyeball and observe the subsequent movement. When one does this (Robinson, 1964) several things become clear. The moment of inertia of the globe is so small relative to other tissue forces, that it can be neglected for all practical purposes. The dominant forces are an elasticity and a viscosity. The elasticity of the human intact eye is about 1.25 g/deg. In later investigations during strabismus surgery, when the muscles were removed (Robinson et al., 1969), it was discovered that about 0.5 g/deg were due to the passive, nonmuscular tissues. The remaining 0.75 g/deg were divided between the horizontal recti and represent the slope of their length-tension relationship.

The viscosity of the tissues was surprisingly large. Its value gave the eyeball a time constant of about 0.2 sec. That is, if the brain changed its innervation in a stepwise manner, from one level to another, the eye would take 0.2 sec to go 63% of the way to its final new position and would take 0.6 sec to essentially complete the movement. Thus, the eye is slower than one might suppose. As we will see, it gets its speed by having powerful muscles that apply large forces for brief periods of time. Actually, if we know the mechanical properties of the eye, it is possible to predict the time course of neural activity needed to produce any kind of eye movement. This meant that in 1964 one could already anticipate how motoneurons would behave during eye movements. Of course, it was important to record from the neurons to be certain, but, in retrospect, from all the recordings made from ocular motoneurons in alert monkeys from 1967 to about 1973, we actually learned little that was really new; most of it was already predicted because we knew the mechanical nature of the plant.

Motoneuron activity. It is now ten years ago that I first put a microelectrode into the oculomotor nucleus of the alert monkey and heard the amazing sounds that Schaefer (1965) had already heard in the ocular motor nuclei of the rabbit. He described the "Lokomotivgeräusch" made by the neurons during vestibular nystagmus. During spontaneous eye movements in monkeys, the nucleus sounds more like a nest of bees and as Fuchs and Luschei (1970) said, individual neurons had a singing quality. The first reports of the behavior of ocular motoneurons were by Fuchs and Luschei (1970), Robinson (1970), and Schiller (1970). They described behavior during fixation and saccades. My own report included pursuit movements and unified the results in the form of an equation. Keller and I (1972) extended the findings to include vergence movements and Skavenski and I (1973) included vestibularly induced movements.

I reviewed these findings at the last oculomotor symposium in Freiburg (Robinson and Keller, 1972) but will repeat them here for convenience (summarized in Fig. 1).

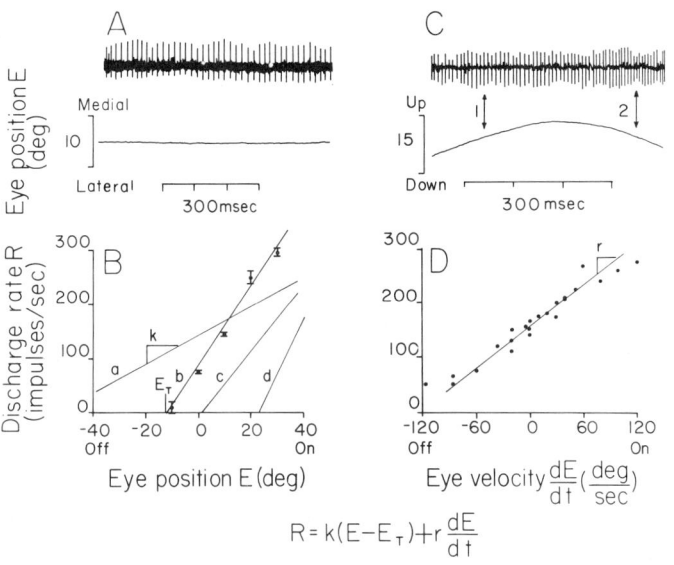

$$R = k(E - E_T) + r\frac{dE}{dt}$$

Fig. 1. The behavior of the firing rate R of an eye muscle motoneuron in creating eye position E and eye velocity dE/dt. In A the neuron fires steadily during fixation. In B, R is plotted against E in a rate-position curve for four cells showing extremes of threshold, E_T, and slope, k. Typical means and standard deviations of R are shown for cell b. In C the eye has the same position at times 1 and 2 but the relationship between R and dE/dt causes R to be quite different, because eye velocity is quite different, at the two times. The rate-velocity relationship for a motoneuron is shown in D. Its slope is r. These relationships can be simply expressed by the equation at the bottom

During fixation (Fig. 1A) motoneurons fire at quite constant rates; the variability in the rate is only about 6% of the mean rate. The discharge rate R increases, approximately linearly, as the eye fixates positions further in the on-direction or pulling direction of the muscle (Fig. 1B). R is usually about 100 spikes/sec in the primary position and increases to between 200 and 300 spikes/sec in extreme on-deviation which, for the monkey, is about 45 deg. In the off-direction, R goes to zero at some gaze angle E_T which is the threshold or deviation at which the motor unit is first recruited into activity. As Figure 1B shows, there is a wide variety of thresholds and slopes from cell to cell. R also increases or decreases, at any position E, in proportion to the eye velocity, $\dot{E}$, in the on- or off-direction (Fig. 1, C, and D).

The simplicity of the oculomotor plant is best illustrated by the fact that the behavior of any motoneuron during all types of eye movements can be described by the simple equation,

$$R = k(E-E_T) + r\dot{E} \tag{1}$$

where k is the slope of the rate-position relationship (Fig. 1B), r is the slope of the rate-velocity relationship (Fig. 1D). From a large population of cells studied by the above authors, k has a mean value of about 4 (spikes/sec)/deg and r a value of about 0.9 (spikes/sec)/(deg/sec). E_T is typically -25 deg so the average motoneuron is described by,

$$R = 4(E + 25) + 0.9\,\dot{E} = 100 + 4\,E + 0.9\,\dot{E}. \tag{2}$$

So, for example, during fixation in the primary position (E and $\dot{E}$ zero), R is typically 100 spikes/sec. For extreme on-deviation (E equal to +45 deg) R is about 280 spikes/sec. During an on-saccade at a typical velocity of 500 deg/sec, the extra burst in firing rate due to the $r\dot{E}$ term is 450 spikes/sec. Thus, we are able to say quantitatively as well as qualitatively what the average motoneuron is doing during any kind of eye movement.

Of course, there is a wide range of values for k, r, and E_T from one cell to another so that one motoneuron may appear to act quite differently from another. However, it is important to note that, contrary to some earlier theories about the function of fast and slow muscle fibers, all motoneurons obey their particular equation regardless of whether the eye is fixating, making a vergence movement, a pursuit movement, or a saccade. With few exceptions, they participate in all types of movements from the fastest to the slowest. Motor units generate force; when the brain wants to move the eye, the motor units supply the necessary force and do not ask why that force is needed.

Figure 2 illustrates the time course E(t) of eye movements produced by several common motoneuron discharge patterns R(t), both as predicted from equation (1) and as actually observed in the alert monkey. Figure 2a shows that a step command produces an exponential response with a 0.2 sec time constant [the time constant in equations (1) and (2) is r/k which has the value 0.225]. This is how vergence movements are made in response to a step in retinal disparity. To make a saccade one must apply a large force for a short time. This is the pulse-step in Fig. 2b. The pulse overcomes viscous forces and moves the eye quickly; the step overcomes elastic forces and holds the eye in place. A ramp input (Fig. 1c) provides a slowly accelerating movement. To change velocity more quickly and produce a ramp eye movement (e.g., a pursuit movement or a slow phase of nystagmus), R(t) must be a step-ramp (Fig. 1d).

In every case the motoneurons must be supplied by the brain with two signals, one the time course of desired eye position, the other the time course of desired eye velocity.

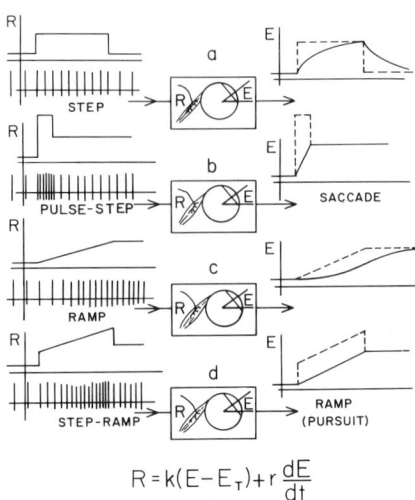

$$R = k(E - E_T) + r\frac{dE}{dt}$$

Fig. 2. The eye movement E produced by various simple types of neural commands R from the motoneurons in accordance with the equation shown at the bottom

This fact has helped us considerably in understanding the central processing of oculo-motor signals (see Robinson, 1975a, for a review). It is pleasant to report that, by recording from single muscle fibers in human extraocular muscles, Collins (1975) and Scott and Collins (1973) have shown that human motor units behave in the same way as I have reported for the monkey. Naturally, the fact that motor units obey an equation as simple as equation (1), also means, as has been mentioned, that they obey reciprocal innervation with mathematical precision, muscles apparently do not cocontract, and rank order of recruitment is the rule.

This remarkable, simple relation between R(t) and E(t) allows one to know what the eye will do if one knows what the motoneurons are doing and *vice versa*. Because we also know the distributions of k, r, and E_T among the motoneuron population we can even estimate the number of motoneurons active and what their firing rates will be. Having reached this point, it is not surprising that no one is recording from motoneurons in the alert monkey now because there is little left to learn.

Variations. Naturally, equation (1) is only a first-order approximation. Minor variations from it are only to be expected as in any biological system. Skavenski and I (1973), for example, found cells that were slightly more responsive to velocity commands (the $r\dot{E}$ term) from the vestibular system than from the pursuit system and *vice versa*. This probably reflects statistical variability in synaptic density of fibers from these two systems. A second simplification is that the $r\dot{E}$ term saturates at high saccadic velocities. Monkey saccades can reach 1,000 deg/sec but motoneuron firing rate saturates around 200 to 600 spikes/sec depending on individuall cell characteristics.

Eckmiller, at this Symposium, reminds us of his evidence for hysteresis in motoneurons. The fact that many other investigators have not observed it suggests that its effect is small. If, for example, the hysteresis were about 6% of mean firing rate, it could only be resolved from the noise by careful analysis and would not seriously detract from using equation (1) for practical purposes. Eckmiller also gives evidence that the $r\dot{E}$ term is nonlinear. Again, Keller, Skavenski, and I have looked at many rate-velocity curves (Fig. 1D) and found a reasonably linear relationship although there is a larger scatter in the data than in the R-E relationship which could hide a nonlinearity. However, we also studied much larger velocities, up to $\pm$ 120 deg/sec, which should have revealed such nonlinearities, but failed to do so. We mainly studied abducens neurons. It is interesting that the vertical-gaze fibers in the mlf (see Pola's and my report in this Symposium) have very nonlinear rate-velocity curves during pursuit. Since these fibers contact vertically acting motoneurons it is not entirely unexpected that, by an accidental, unequal distribution of fibers with one type of nonlinearity compared to those with the opposite type, a net nonlinearity could be left over. However, one would guess that across the population of neurons as a whole, the nonlinearities would cancel out. The important question in each of these examples of variability is: are we looking at something which has physiological significance or is this just a little sloppiness in the system? My feeling at the moment is that these phenomena are not significant and equation (1) is still a reliable first order approximation which allows us to relate motoneuron activity to eye movements with reasonable accuracy.

Muscle mechanics. Naturally, bioengineers have made more detailed models of the oculomotor plant (Collins, 1975; Clark and Stark, 1974). These models worry about such things as nonlinearities in the length-tension curves and force-velocity curves of the muscles, the series elastic elements of muscle, the nonlinearities of the orbital suspensory elasticities, and so on. Not all these things have been carefully measured but one can make pretty good guesses at them and the models are reasonably successful in predicting various normal and experimental rapid eye movements. Unfortunately, many parameters in these models can be traded off against each other so they suffer from a considerable amount of indeterminacy. From a clinical standpoint, their complexity (usually they are described by a fourth order, nonlinear, time-varying differential equation) greatly reduces their usefulness without adding anything very important. The model represented by equation (1) is more than adequate to describe almost everything one can see or record that is useful in a clinical examination.

The plant in pathology. Naturally, once basic scientists had elucidated the normal operation of the oculomotor plant, it did not take long for clinicians to begin interpreting abnormal eye movements in the light of these findings. The most obvious disorders of plant dynamics can be seen during a saccade. Its neural command is a pulse-step (Fig. 2b). The pulse and step originate in different cell groups in the pons as shown in Fig. 3A (see, for example, Robinson, 1975a, for a review of prenuclear organization in the pons). When the pulse generator [pontine burst cells, B(t), Fig. 3A] is defective, slow saccades occur (Fig. 3B) which are occasionally seen in certain disorders such as spinocerebellar degeneration (Zee et al., 1976). When the pulse is not properly transmitted to the eye (lesion at site 2, Fig. 3A) the eye makes a slow drifting movement toward its goal (Fig. 2a and Fig. 3C). This is seen, for example, in internuclear ophthalmoplegia (Pola and Robinson, 1976).

Often the step is not generated properly (lesion at site 3, Fig. 3A) and fails to hold the eye in its new position. The eye slips back toward the primary position (Fig. 3D). This is called gaze nystagmus and is seen in a variety of specific and nonspecific brain lesions. When a muscle palsy exists (lesion at site 4 in Fig. 3A) the agonist pulse-step is missing for a movement in the direction of action of that muscle. The best the antagonist can do is just release the eye so the eye moves under a step with no pulse (Fig. 2a and Fig. 3E). After an operation, scar tissue or fibrosis in a muscle can increase the stiffness of the elastic tissues of the orbit without altering viscosity (lesion at site 5 in Fig. 3A) so the pulse, which overcomes viscosity, gets the eye in place but the step is inadequate to oppose the new stiffness and the eye drifts backward (Fig. 3F). I will

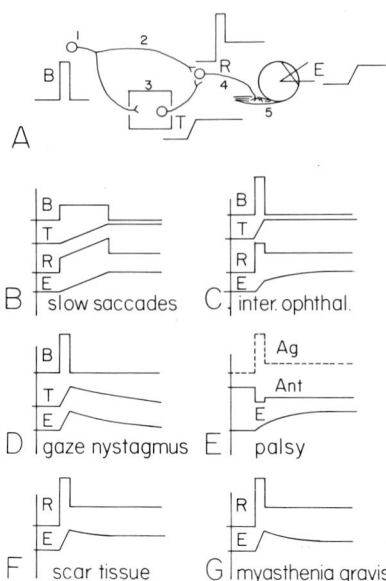

A

B | slow saccades   C | inter. ophthal.

D | gaze nystagmus   E | palsy

F | scar tissue   G | myasthenia gravis

Fig. 3. Disorders of saccadic eye movements created by a variety of lesions. A shows the normal situation. A pulse of activity B is generated by burst cells. It is integrated somewhere in the brain stem to produce a step of activity seen on tonic cells T. B and T are added on motoneurons to produce a pulse-step of discharge rate R which (see Fig. 2b) creates a normal saccadic eye movement E. In B, the burst cell activity is greatly diminished creating a long slow saccade seen in various disorders. In C a lesion interferes with the transmission of the pulse to the motoneuron causing a small saccade followed by a slow drifting movement. This is the slow adduction saccade seen in internuclear ophthalmoplegia. In D the integrator fails to hold the step. The eye slides back toward the primary position as seen in gaze paretic nystagmus. In E a muscle palsy removes the pulse-step of the agonist (Ag) muscle. The inhibition of the antagonist (Ant) is primarily just a step. The result is a slow drifting movement. In F scar tissue increases the elasticity of the eye. The step part of the normal command is now inadequate and the eye drifts backward. See Fig. 7 for an example. In G tonic fibers are depleted of transmitter causing the step of force to be inadequate and again the eye drifts backward

show an example of this later and I would predict that such movements would not be uncommon immediately after strabismus surgery if anyone cared to look for them. Such movements would quickly disappear after the patient began using that eye because of central readjustments. Figure 3G shows another source of backward drifting, this time in myasthenia gravis (Yee et al., 1976). In this situation, the large fibers in the global layer of the muscles are presumed to be able to fire during the short duration of a saccade because they are usually resting and can save up stores of transmitters. But the small tonic fibers cannot maintain the necessary force because of constant transmitter depletion and the eye slides back.

These examples illustrate that mechanistic explanations that were not available ten years ago can now be given to a variety of abnormal eye movement patterns. It seems reasonable that quantitative refinements can help further in diagnosing the mechanical state of the periphery or the integrity of the neural signals, but even here it seems that the main benefits have already accrued. The great majority of problems in eye *movements* are central, not peripheral. The major peripheral problem is not the dynamics of movement, but the statics of positioning. So here again, the usefulness of our new knowledge about the dynamics of the oculomotor plant in diagnosis is also nearly a closed chapter. The exciting advances will either take place elsewhere (central pathways) or, one hopes, in the way in which peripheral disorders can be *cured*, not just diagnosed. For example, we understand the mechanics of eye position well enough that it would be quite easy to design an artificial muscle. Its length-tension diagram would be that of a negatve spring and could be specified quite precisely. It would not require an energy source and could probably be designed to fit into the available space and be compatible with tissue. I do not know if it would be surgically possible to install or if it would be worth the trouble. However, I do know that ten years ago it would not have been possible to specify the necessary mechanics of such a device; today it is.

The fiber type problem. Before leaving the subject of plant dynamics, there is one aspect of extraocular muscles that remains a mystery and still causes confusion in functional interpretations: why are there five types of fibers in our eye muscles and what is their relationship to the terms "tonic" and "phasic"? I pick particularly on these two terms because for many years they have been used to refer to types of movements, types of motoneurons, and types of muscle fibers in such a loose way that confusion results. In the days before one wrote equations for motoneurons, phasic and tonic were useful because one more or less meant "transient, associated with movement, of brief duration" while the other meant "steady, associated with holding a position, maintained for long periods". These definitions were just vague enough to suit everybody because no one had to define the terms more rigorously. Now that we write equations for motoneurons, classifying them into phasic and tonic is a more dangerous game since the equation seems to demand a more exact and self-consistent definition.

The problem is well illustrated by the apparent differences in the description of motoneurons by myself (1970) and Henn and Cohen (1973). The latter authors stated that because I had used a single equation to describe all motoneurons [equation (1)], I had also said "there was only one type of motoneuron which subserved all different functions". Their opinion was that they had found a quite different result and divided motoneurons up into four categories; tonic, predominately tonic, predominately phasic, and phasic. The irony of this was that, of course, the results of both studies were the same. They had to be. There is, after all, only one set of motoneurons in a given nucleus and there is nothing complicated about how they discharge.

What was different, and this is often the case, was the training of the investigators which determines their particular prejudices. People in the physical sciences are trained to unify diverse phenomena by showing that they all stem from a common root. Thus, I was delighted to see that a single unifying formula could characterize the behavior of all motoneurons. Now a life scientist, on the other hand, is trained to differentiate things whether it be butterflies, synaptic vesicles, or nerve cells. His first question always is, how many different types are there?

The tonic fibers of Henn and Cohen are, in terms of equation (1), cells with a very small value of r so that their firing rate is proportional mainly to E and very little to $\dot{E}$. These cells burst weakly during saccades and investigators in my laboratory have called them "weak bursters". Predominately tonic cells have a larger value of r but, presumably, a value less than the population mean of 0.9 (spikes/sec)/(deg/sec) while predominately phasic cells have a value of r larger than 0.9. So far, the classification seems largely based on r. Unfortunately, if one plots a histogram of r for the population, it is unimodal and broad ranging from about 0.25 to 3.7. At the low end, the burst is so weak, it barely adds one or two extra spikes to a "burst", the so-called tonic cells. At the high end, even a small saccade is accompanied by a vigorous burst; the so-called predominately phasic cells.

The problem of defining phasic and tonic in terms of r is that 80% of all cells (excluding the 10% fringes of "pure tonic" and "pure phasic") fall into an almost uniform distribution of r. They all participate in fixation, the slowest of all movements and in saccades, the fastest. To divide them into those cells with r smaller or greater than the mean value seems rather arbitrary. If one has two cells with the same values of E_T and k, but one bursts at 350 spikes/sec while the other bursts at 550 spikes/sec during a 500 deg/sec saccade, to call one predominately tonic and the other predominately phasic seems to be a not very useful distinction. Of course, all of this is just a matter of definition and one is free to do what one likes.

But still, one feels that the terms tonic and phasic should have some more fundamental meaning in neuromuscular physiology and this feeling stems from the fact that these terms must surely be reflected in the different types of muscle fibers one sees.

After all, large, pale fibers are also called phasic and small, red fibers are called tonic. What should be the connection between "phasic" motoneurons and "phasic" muscle fibers? I would like to rephrase the problem in the following way. When nature invented different types of muscle fibers, what was the problem to which they were the answer? In my opinion, Burke et al. (1971) laid his finger on the key to this question; fatigability. Fibers which fire without rest for long periods of time must be fatigue resistant. Fibers which only act intermittently can afford to be fatigable. The greatest morphological difference in muscle fiber types seems to be associated with metabolism, logically enough; that is, capillary supply, longitudinal tubule system, and, especially, the content of mitochondria. As usual, the machine-like nature of the oculomotor system makes this type of differentiation unusually clear in ocular motor units. The essential point is that we spend most of our time looking straight ahead. Bahill et al. (1975) showed that during natural eye movements (made while walking on the Berkeley campus), 85% of all saccades were less than 15 deg. When we see peripheral objects of interest, we almost always turn both head and eyes so that the eyes are only briefly deviated in the head. Or, in the few cases where we do not turn our head, the eccentric glance is usually brief.

Consequently, a motoneuron with a threshold of 20 deg or more in the off-direction is almost never silent. It probably fires close to 100% of the waking day. At the other extreme, neurons with thresholds greater than 20 deg in the on-direction rarely hold the eye during fixation. They normally participate only in saccades. If we make about three saccades a second, only half of which are in the on-direction, and they have an average duration of 50 msec, such cells would then fire only 7.5% of the time and do so only in brief bursts. They need not be fatigue resistant. Between these extremes, the percentage of time active falls from nearly 100% in the off-direction, through 50% for a cell with a threshold just at 0 deg, to nearly zero on the other side in the on-direction, as shown in Fig. 4. The central region could be occupied by the third class of cells described by Burke et al. (1971), the moderately fatiguing fibers.

Now if we chose the simple rule that all units with thresholds below zero are tonic and all those recruited beyond zero are phasic, we are dividing them on the basis of their resistance to fatigue which is reflected in their metabolic requirements and the morphological correlates that go with it. This is, of course, the same basic idea presented by Rüssmann, Schäfer, and Schrick at this Symposium. It so happens that tonic fibers do spend a great deal of their time in holding the eye stationary but this is not the main thing that accounts for their existence as a separate fiber type. They also participate vigorously in all pursuit movements and saccades. They are small fibers; according to Lennerstrand (1975), their tetanic force is about 0.1 g so they do not contribute much to the large forces generated during saccades although they do their best. High threshold or phasic units on the other hand are large (0.3 g per unit) and generate most of the force during saccades which is what they spend most of their time doing. However, they are perfectly capable of holding the eye in fixation when required to do so.

Consequently, it seems to me that there is a logical correlation between fiber types and the metabolic demands put upon them and, functionally, this is reflected quite directly into the threshold at which the motor unit is recruited. It is not reflected into the type of movement that is being requested by the central nervous system. Once the unit is recruited, it moves or holds the eye in fixation, vergence, pursuit, or saccadic movements with complete indifference. Because we spend much more time holding our eyes than moving them, there is a weaker correlation between tonic activity (as defined in Fig. 4) and slow movements or maintaining eye position and between phasic activity and fast movements and generating eye velocity. But the natural division among fiber

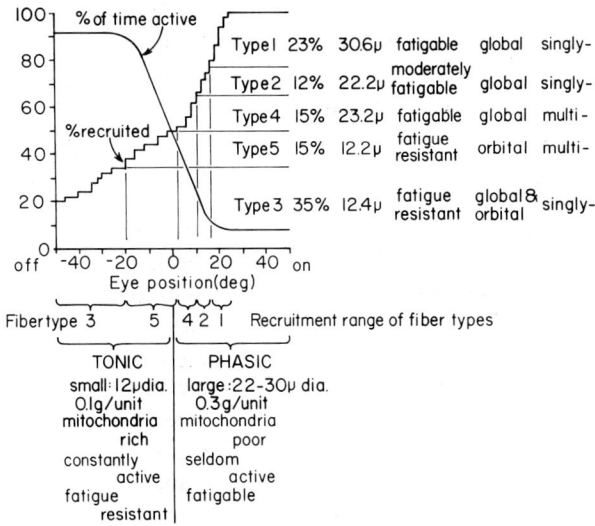

Fig. 4. An hypothetical functional arrangement of eye muscle fiber types. Data on the five types are taken from Alvarado and Van Horn (1975) and shown in the upper right. They are the percent of the number of fibers of each type, their average diameter, their fatigability, their location in the global or orbital layer and whether they are singly- or multi-innervated. At upper left, one curve indicates the percentage of motor units recruited into activity for any angle of gaze. The other curve estimates the percent of time (e.g., in a day's activity) that a motor unit is active for units recruited at different thresholds. Below this is indicated the eye position ranges over which various fiber types are recruited. It is proposed that type 3 is recruited first, type 1 last, and the two multi-innervated types, 4 and 5, around the primary position. It is suggested that the most useful definition of tonic and phasic is to distinguish fatigable from fatigue resistant fibers which in turn means that fibers that are recruited below the primary position are tonic, those above are phasic

types, the reason nature invented different types, is not on the basis of velocity but on the basis of fatigability and this is directly correlated with threshold. I suggest that if one must use the terms tonic and phasic, that the scheme in Figure 4 is the most logical way to define them.

Multi-innervated fibers. Now, the additional puzzle we have in eye muscles, one not found in most other muscles, is the multi-innervated fiber type. What is their function? Why are these peculiar innervation patterns found only in muscles attached to the eye and in the inner ear; the two main sensory gateways? Until recently almost nothing was known about these fibers except their morphology which, as usual, gave no clue to their function. However, Lennerstrand (1975) was able to stimulate single motor units in cat extraocular muscles, record their isometric tension and demonstrate, by analyzing the surface potentials, whether a particular motor unit was singly- or multi-innervated. He found one difference that stood out above all others which had to do with fusion frequency.

When a conventional or singly-innervated muscle fiber is stimulated at different frequencies, maximum tension occurs at the same frequency at which the tension fuses. In order to operate the fiber over a useful range of forces it must be driven in an unfused state. This will produce a large amount of mechanical ripple on the mean force produced by this fiber. If such a fiber were attached to the ossicular chain of the middle ear, as in the case of the stapedius, why don't we hear the mechanical vibration it must produce? Of course, if hundreds of fibers are firing all out of synchrony, there is a smoothing effect because the ripple goes up only as the root mean square of the number of active fibers. The problem still arises when a large fiber has just been recruited and is firing at a low frequency. Its individual twitches may not be insignificant compared to mean muscle force. It could very well create an audible vibration on the exquisitely sensitive oval window.

In the eye, for example, the force of a muscle in the primary position is 12 g (Robinson, 1975b). If a large twitch fiber, capable of pulling 0.3 g, with a twitch-tension ratio of 1 : 3, is just recruited at 0 deg, it would introduce individual, 0.1 g pulses of force. The net spring constant of the eye is 1.25 g/deg so each pulse could wiggle the eye by as much as 4.8 min arc. This might not disturb vision although it is, by itself, on the order of the eye drifts measured during fixation. But if several such fibers, free running, fell momentarily into phase, they could cause enough eye tremor to interfere with vision.

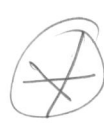

Lennerstrand found that while singly-innervated fibers fused and reached maximum isometric tension at about 200 impulses/sec, multi-innervated fibers fused at only 50 impulses/sec but continued to develop more force at higher rates until they too saturated at 200 impulses/sec. Thus, muscle force can be varied over a wide range for these fibers with no mechanical ripple. As far as we know, then, this seems to be the most unique functional feature of multi-innervation. Another unique feature of eye muscles is their ability to smoothly hold the eye in place; the line of sight can be held to within 6 min arc which is 0.1% of the maximum movement range (100 deg). This requires fine gradation of muscle force and it does not seem unreasonable to guess that these two unusual features might be related.

In that case, multi-innervated fibers ought to be recruited just around the primary position where mechanical ripple from newly recruited units could most interfere with vision. This hypothesis is illustrated in Figure 4. I have used the classification of Alvarado and Van Horn (1975) who provided data on the percentage of all cells in a muscle which belong to a given fiber type. Three of the types correspond to those normally found in any skeletal muscle and are all singly-innervated. Type 1 are large, pale fibers, have a low mitochondria content and are, no doubt, fatigable. Type 2 are a little smaller and are probably the moderately fatiging type. These fibers are obviously phasic and are very probably the last two groups to be recruited as the muscle is asked to generate its maximum force.

Type 3 correspond to what are commonly called slow, red, tonic fibers in skeletal muscle. They have the largest mitochondria content of all and are undoubtedly fatigue resistant. They must be motor units with low thresholds and are probably the units first recruited for any type of eye movement. They would not introduce much mechanical ripple at the primary position because there, they would all be firing at rather high rates (e.g., 100 spikes/sec). Types 4 and 5 are multi-innervated so, in this hypothesis, they are assumed to be recruited near the primary position. Type 5 is smaller and more fatigue resistant than 4 (judging by the mitochondria). Therefore, type 5 would be recruited first and should be recruited just below the primary position so that they introduce the least mechanical ripple at the primary position and for gaze just slightly in the off-direction. Type 4 should be recruited, as ripple free force is required for gaze slightly in the on-direction. Obviously, the % recruited curve in Figure 4 has been modified from actual data for purposes of illustration since recruitment has been studied in the monkey, mostly in the lateral rectus, while the data of Alvarado and Van Horn apply to cat inferior oblique so that exact quantitative correspondence is not expected.

The arrangement in Figure 4 is obviously highly speculative and is only offered as a target for future research. It does conform to several observations that certainly hold in other muscles. Small fibers are recruited before large fibers and mitochondria rich fibers before mitochondria poor. Unfortunately, experiments to test this hypothesis for the function of multi-innervated fibers are almost impossible to do with present techniques since they require that one determine the threshold of a motor unit in an animal alert enough to make some kind of more or less natural eye movement and then determine if that motor unit is singly- or multi-innervated. It may be quite a while before this hypothesis can be confirmed or denied. At any rate, this scheme (Fig. 4) at least tries to find some rhyme or reason for having five different types of fibers in our eye muscles. As indicated in Figure 4, these fiber types are often sequestered into the orbital or global regions of the muscle. This is another mystery: what is the purpose of that?

A Model Eye for Strabismus

If there is little left to discover about the dynamic operation of the eye and its motoneurons, the situation is not all so well developed for the way in which six muscles cooperate to hold the eye in various positions of gaze. Naturally, the latter is of more practical concern clinically, because it forms the mechanical basis for diagnosis and surgery in the management of squint. I have recently presented a description of and a tentative solution to this mechanical problem (Robinson, 1975b), mentioned here only to bring it to the attention of those attending this Symposium who are interested in basic research in strabismus and may not be familiar with it.

I suppose most would agree that strabismus surgery is a very empirical practice. Operations are done in a certain way for the very good reason that it works, but these strategies are arrived at by trial and error rather than the laws of physics. Of course, a surgeon might well say why bother with a lot of mathematics, there is too much variability from one operation to another and one patient to another to make it worthwhile. However, according to statistics in the United States, 40% of strabismus surgery must be repeated. This certainly suggests room for improvement in both the accuracy and reproducibility of what is actually done surgically as well as being sure that the surgery that is planned is actually optimum from a mechanical standpoint.

It's surprising in a way that this problem has not been attacked with greater vigor since it is a fairly straightforward application of the laws of mechanics. If a muscle runs from its insertion to its origin (Fig. 5), it first passes over the globe in some contact arc L_c, then leaves it tangentially at some point T, and passes straight to its origin 0. The muscle will attempt to rotate the globe about an axis perpendicular to the plane CTO. The action vector m is a vector along that axis, normalized so its magnitude is 1.0. Consequently, its components, m_x, m_y, m_z are dear to the hearts of those who study

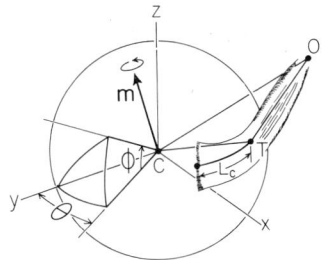

Fig. 5. Diagram of the variables involved in determining the torque a muscle exerts on the globe. Given the horizontal and vertical gaze angles θ and ϕ it is possible to locate a muscle's insertion point. The muscle runs from this point along a contact arc L_c and leaves the globe tangentially at point T on its way to the origin 0. The muscle seeks to rotate the globe around the unit action vector m. C, center of globe; x, y, z, lateral, anterior, superior

squint because they express directly the percentage of a muscle's force that acts to depress or elevate the eye ($\pm m_x$), intort or extort the eye ($\pm m_y$), or abduct or adduct the eye ($\pm m_z$). These action vectors were studied by Krewson (1950).

If the muscle exerts force F, the torque on the eye is Fm (it is convenient to ignore the globe radius of 12.4 mm so that all torques are measured in equivalent grams at the globe's surface). If we number the muscles 1, 2, 3, . . , 6 for lateral rectus, medial rectus, superior rectus, . . , inferior oblique and put all the forces of the passive tissues together (Tenon's capsule, conjunctiva, optic nerve, and so on) as a passive torque vector P, then the basic law of mechanics states that the eye will remain in place only if the sum of all the torques are zero;

$$P + \sum_{i=1}^{6} F_i\, m_i = 0 . \tag{3}$$

Now it happens that P and m_i can be estimated if one only knows the direction of gaze which is specified by the horizontal (θ) and vertical (ϕ) gaze angles. So, if one is given θ and ϕ, the only thing in equation (3) which is not known is F_i. The force of a muscle depends on its innervation, I, and length L. Now the length can be found by calculating the change in length ΔL of the contact arc L_c which is the change in length of the whole muscle since the distance from T to 0 is constant. In fact, Boeder (1962) has already given an estimate for these length changes. One can estimate ΔL by only knowing the gaze position, θ and ϕ. This means that innervation, I, to the six muscles are the real unknowns in equation (3).

It was here that the progress halted because, unless one knew the family of curves $F(L_i, I_i)$ quantitatively, it is impossible to solve equation (3) for the unknown quantities I_i. In 1968 I had the opportunity to collaborate with C. C. Collins, A. Jampolsky, D. M. O'Meara, and A. B. Scott in determining the length-tension curves of human extraocular muscles (Robinson et al., 1969). The results were the key that unlocked the rest of the problem. It could now be solved. Of course, equation (3) is a vector equation so it represents three equations (one for each component, x, y, z). But there seem to be six unknowns, $I_1, \ldots, I_6$. However, since muscles obey reciprocal innervation, only three of these six innervations are really independent.

The end result was that if one specified eye position, the equations could be solved to produce the innervation of all six muscles as well as the active and passive forces of all the muscles, their lengths and action vectors. In short, one could know the entire neural and mechanical state of the orbit. What is more interesting is that one can now introduce pathology by changing the equations that describe the muscles and tissues to reflect palsies, fibrotic muscles, scar tissue, blow-out fractures, and so on. One could now turn around and solve equation (3) backwards. That is, the innervations, I_i, are known but the gaze angle of the eye (under cover) is unknown. This problem can also be solved and one can observe at once, on the model eye, the tropias (on a Hess chart) that these disorders produce. Thus, the model eye is useful in diagnosis. Figure 6 shows an example of the tropias, calculated by the model eye, that would be produced by a superior rectus palsy. This, by itself, is not very exciting since such a palsy can be easily diagnosed without mathematics. It is only intended to illustrate that the model eye does give reasonable results in a known situation. What might be even more useful is that one can move the muscles around on the model eye and attempt to predict the results of surgery.

However, we still lack a good deal of physiological data about how the muscles travel along the globe and through the orbit on their way to their origins. This path is determined by connective tissue attachments between the muscle, its capsule, the globe,

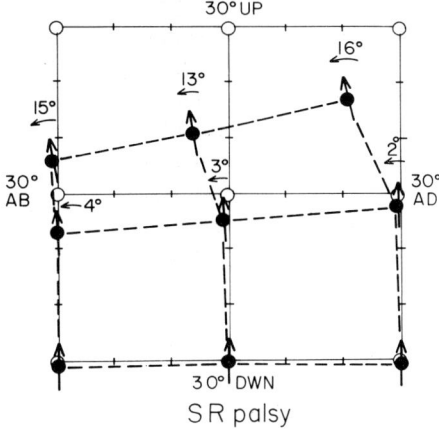

30° UP

SR palsy

Fig. 6. An example of the tropias produced in the model eye by a superior rectus palsy. Open circles indicate position of normal eye in looking up, down, left, and right by 30 deg. Filled circles indicate paretic eye position under cover. Numbers and arrows indicate torsion when it is significant. AB, AD, abduction, and adduction

and the orbit as described by Koornneef at this Symposium. It is important to estimate these mechanical constraints and test the model further for its ability to predict the tropias of, first simple, then more complex types of pathology.

An important influence on surgical results is the reaction of the tissues, particularly the muscles, to the displacement of the insertions. It seems that whatever the surgeon does, nature tries to undo it, so that the surgeon must guess at the amount of this plastic reaction and overcorrect a muscle by that amount. This fact probably accounts for the large percentage of initial failures in squint surgery. Yet, oddly, no one seems to study this phenomenon quantitatively. A model eye might be useful in such an investigation and the model must incorporate such tissue reactions if it is to be used to predict the results of strabismus surgery. Much work on this model, such as that reported in this Symposium by Haase and Kusel, still remains to be done to explore the limits of its usefulness in clinical practice.

Central Repair of Peripheral Pathology

It is well known in neurology that often the only thing the attending physician can do is to make the patient as comfortable as possible during the time it takes for the patient's brain to repair itself. This process is, of course, the doctor's greatest ally but the diagnostician's worst enemy since it hides the observable signs of a slowly growing lesion until it is so big that the repair mechanisms are exhausted. There has been recent interest in the basic physiology of this process which may be called motor learning or plastic adaptation.

A simple demonstration of this occurs every time you prescribe an increase in the strength of a patient's glasses (or your own). With the new glasses one notices a slight disorienting effect that can even create dizziness, headaches, and nausea. The explanation of this is well known. The glasses disrupt the eye-head coordination of the vestibuloocular reflex. If the new glasses magnify by 20% then, when the head turns at 100 deg/sec to the left, the visual environment appears to move at 120 deg/sec to the right relative to the head. The usual vestibular eye movement is no longer compensatory and, worst of all, the world seems to move at 20 deg/sec to the right. This creates oscillopsia and all the attending discomforts of visual-vestibular conflict (i.e., motion sickness).

Plasticity of saccades

Of course, this discomfort disappears in a few days because the brain compensates for the new glasses; it turns up the gain of the vestibuloocular reflex from 1.0 to 1.2. This phenomenon was first investigated by Gonshor and Melvill Jones (1976) who used reversing prisms and forced the reflex to reverse! It has since been verified in rabbit (Ito et al., 1974), monkey (Miles and Fuller, 1974) and cat. The cerebellum seems to be involved in the process since removing the flocculus and nodulus in the cat abolished its ability to change the gain (Robinson, 1976).

The saccadic system is also plastic. Both the shape and size of the saccade that occurs in response to a stimulus at a given retinal displacement can change (Kommerell et al., 1976). L. M. Optican and I (unpublished observations) performed a variation of Kommerell's experiment. We tenotomized the horizontal recti in a monkey's left eye. Eventually the muscles reattached but were weaker. The gain of the eye, which can be defined as the size of the saccade divided by the size of the innervation (deduced from the movement of the normal eye) was reduced to 0.3, as shown in Fig. 7A. Thus, when the normal eye made a 10 deg saccade, the operated eye, kept under a patch, made only a 3 deg saccade. At that time, the patch was shifted to the right eye. Of course, the monkey at first made a staircase of saccades to get on target because the first saccade was very hypometric.

During the next few days, the saccades of the left eye became more and more orthometric until, at the end of about five days, the saccades of the tenotomized eye were normal. Of course, the eye under cover now went much too far; evidently the repair mechanism obeys Hering's law. If the patch is now put back on the left eye, the monkey makes grossly hypermetric saccades to a target and then makes saccades back and forth around it, in the form of damped, square-wave oscillations. During subsequent visual experience, the brain slowly changes its gain (change in innervation/retinal error) back to 1.0 in another five days. This simply demonstrates, in a more controlled fashion, what one would already guess from clinical experience; when a sudden lesion creates saccadic dysmetria, it is usually compensated.

Another important form of adaptation can be seen in Figure 7. After tenotomy a large amount of scar tissue evidently formed which increased the elastic stiffness but not the viscosity. Thus, the dynamic part of the movement was larger than the steady-state component and the eye under cover drifted backward at the end of the saccade, as shown in Figure 7A (similar to the example in Fig. 3F). This drifting movement has been called a glissade (Weber and Daroff, 1972; Easter, 1973) and it would seriously

Increased elastic stiff not viscosity

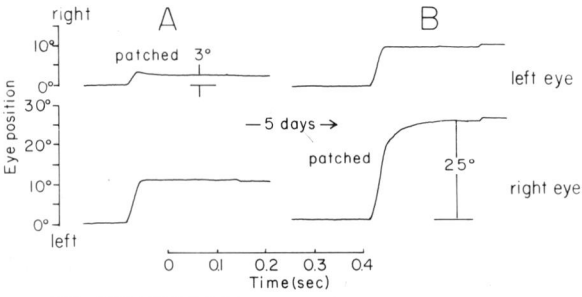

Fig. 7. Saccadic plasticity. A, the left horizontal recti of a monkey were tenotomized and that eye was patched. The muscles reattached and the left eye (upper trace) made a 3 deg saccade when the normal eye made a 10 deg saccade. Note that a pulse-step mismatch causes the left eye to drift backward. B, eye movement five days after the patch was switched to the right eye. The operated eye now makes normal 10 deg saccades. The normal eye under cover makes a 25 deg saccade with drift in the opposite direction

interfere with vision for at least 100 msec after each saccade. In fact, eliminating glissades may be more important for clear vision than making the initial saccade orthometric since glissades probably create oscillopsia.

At any rate, in our experiment, when the visual system was forced to view the world through this glissading eye, the brain also reacted by readjusting the relative amplitude of the pulse and the step to eliminate the glissade. In control systems terminology, a saccade which is not followed by any drifting movement is called a dead-beat response and this type of response was finally achieved (Fig. 7B, for the left eye). The readjustment could also be seen in the normal eye under cover which now had a pulse which was too small relative to the step. Consequently, after the fast part of the movement, the eye continued in the same direction in a glissade (Fig. 7B, for the right eye) similar to the example in Figure 3C.

So there are at least two types of plastic adaptation going on continuously in our saccadic system; one to adjust the size of the pulse so that our eye initially gets on target, another to adjust the size of the step so that the eye stays on target. Evidently, the system that adjusts the pulse-step ratio also obeys Hering's law because when there are pulse-step mismatches in opposite directions in the two eyes, it cannot seem to repair it. This occurs, for example, in internuclear ophthalmoplegia. The abducting eye has a glissadic drift back similar to the wave form in Figure 3F, the adducting eye a drift forward (Fig. 3C) (see Pola and Robinson, 1976 for a discussion of the etiology of these movements). Thus, relative to the step, the pulse should be turned up in one eye and down in the other. It is not clear to what extent the brain can do this.

When an eye is subjected to muscle surgery it is very likely that the elasticities of muscles and passive tissues will be altered. This is unavoidable in any form of resection or recession because of the length-tension relationships of the muscles. The result should be abnormal saccades, both glissadic and dysmetric, just after surgery. These effects may be small but, since an abducens palsy causes striking glissades (e.g., Scott, 1975), greatly weakening a muscle by recession should have similar, if lesser, effects. One suspects that these types of eye movements have not been seen because, understandably, they have not been looked for. One would have to record eye movements almost on the day after surgery to see them and this is unwarranted. The surgeon is looking for a correction in eye position and is not much interested in eye dynamics.

Now the saccadic repair mechanisms are faced with the problem of repairing the damage done by the surgeon to eye dynamics and it becomes suddenly rather important whether or not these mechanisms must really obey Hering's law completely. One hopes not, since any monocular surgery would pose an awkward problem; any attempt to correct pulses and steps in one eye would force the other eye out of correct balance. Since it is very likely that surgery *does* cause dynamic dysmetria (remember, a small glissade in an eog trace may not seem important to you but can interfere considerably with visual acuity in the patient) and, since dynamic dysmetria is not reported in strabismus patients several months after surgery (maybe because it is never looked for), it is tempting to hope that the brain can repair disconjugacies in eye movements as well; even if only over a small range.

If such plastic adaptation to peripheral disconjugacies by central mechanisms could be demonstrated, it would make repair by the brain a friend of the strabismus surgeon as well as the neurologist. The main point, I think, is that because repair mechanisms in the oculomotor system have only recently had attention focussed on them, the strabismus surgeon suddenly discovers that he does not know whether such mechanisms, that might affect what he does, even exist, never mind whether they work for him or against him. It seems to me that much needs to be discovered about plastic adaptation in strabismus and I suggest that the monkey is probably a reasonable model in which to study these phenomena.

Acknowledgement: The author's laboratory is supported by Research Grant EY00598 from the National Eye Institute, The National Institutes of Health of the U.S. Public Health Service.

References

Alvarado, J. A., Van Horn, C.: Muscle cell types of the cat inferior oblique. In: Basic Mechanisms of Ocular Motility and Their Clinical Implication. Lennerstrand, G., Bach-y-Rita, P. (eds.), p. 15–43. Oxford: Pergamon Press 1975

Bahill, A. T., Adler, D., Stark, L.: Most naturally occurring human saccades have magnitudes of 15 degrees or less. Invest. Opththal. **14**, 468–469 (1975)

Boeder, P.: Co-operative action of extraocular muscles. Brit. J. Ophthal. **46**, 397–403 (1962)

Burke, R. E., Levine, D. N., Zajac, F. E. III: Mammalian motor units: Physiological-histochemical correlation in three types in cat gastrocnemius. Science **174**, 709–712 (1971)

Clark, M. R., Stark, L.: Control of human eye movements: I. Modelling of extraocular muscles, II. A model for the extraocular plant mechanism, III. Dynamic characteristics of the eye tracking mechanism. Math. Biosci. **20**, 191–265 (1974)

Collins, C. C.: The human oculomotor control system. In: Basic Mechanisms of Ocular Motility and Their Clinical Implications. Lennerstrand, G., Bach-y-Rita, P. (eds.), p. 145–180. Oxford: Pergamon Press 1975

Easter, S. S., Jr.: A comment on the glissade. Vis. Res. **13**, 881–882 (1973)

Fuchs, A. F., Luschei, E. S.: Firing patterns of abducens neurons of alert monkeys in relationship to horizontal eye movement. J. Neurophysiol. **33**, 382–392 (1970)

Gonshor, A., Melvill Jones, G.: Extreme vestibuloocular adaptation induced by prolonged optical reversal of vision. J. Physiol. **256**, 381–414 (1976)

Henn, V., Cohen, B.: Quantitative analysis of activity in eye muscle motoneurons during saccadic eye movements and positions of fixation. J. Neurophysiol. **36**, 115–126 (1973)

Ito, M., Shiida, T., Yagi, N., Yamamoto, M.: The cerebellar modification of rabbit's horizontal vestibulo-ocular reflex induced by sustained head rotation combined with visual stimulation. Proc. Jap. Acad. **50**, 85–89 (1974)

Keller, E. L., Robinson, D. A.: Abducens unit behavior in the monkey during vergence movements. Vision Res. **12**, 369–382 (1972)

Keller, E. L., Robinson, D. A.: Absence of a stretch reflex in extraocular muscles of the monkey. J. Neurophysiol. **34**, 908– 919 (1971)

Kommerell, G., Olivier, D., Theopold, H.: Adaptive programming of phasic and tonic components in saccadic eye movements. Investigations in patients with abducens palsy. Invest. Ophthal. **15**, 657–660 (1976)

Krewson, W. E.: The action of the extraocular muscles. A method of vector analysis with computations. Trans. Amer. Ophthal. Soc. **48**, 443–486 (1950)

Lennerstrand, G.: Motor units in eye muscles. In: Basic Mechanisms of Ocular Motility and Their Clinical Implications. Lennerstrand, G., Bach-y-Rita, P. (eds.), p. 119–143. Oxford: Pergamon Press 1975

Miles, F. A., Fuller, J. H.: Adaptive plasticity in the vestibulo-ocular responses of the rhesus monkey. Brain Res. **80**, 512–516 (1974)

Pola, J., Robinson, D. A.: An explanation of the eye movements seen in internuclear ophthalmoplegia. Arch. Neurol. **33**, 447–452 (1976)

Robinson, D. A.: Adaptive gain control of vestibuloocular reflex by the cerebellum. J. Neurophysiol. **39**, 954–969 (1976)

Robinson, D. A.: A quantitative analysis of extraocular muscle cooperation and squint. Invest. Ophthal. **14**, 801–825 (1975b)

Robinson, D. A.: Oculomotor control signals. In: Basic Mechanisms of Ocular Motility and Their Clinical Implications. Lennerstrand, G., Bach-y-Rita, P. (eds.), p. 337–374. Oxford: Pergamon Press 1975a

Robinson, D. A.: Oculomotor unit behavior in the monkey. J. Neurophysiol. **33**, 393–404 (1970)

Robinson, D. A.: The mechanics of human saccadic eye movement. J. Physiol. **174**, 245–264 (1964)

Robinson, D. A., Keller, E. L.: The behavior of eye movement motoneurons in the alert monkey. Bibl. Ophthal. **82**, 7—16 (1972)

Robinson, D. A., O'Meara, D. M., Scott, A. B., Collins, C. C.: Mechanical components of human eye movements. J. Appl. Physiol. **26**, 548—553 (1969)

Schaefer, K. P.: Die Erregungsmuster einzelner Neurone des Abducens-Kernes beim Kaninchen. Pflügers Arch. ges. Physiol. **284**, 31—52 (1965)

Schiller, P. H.: The discharge characteristics of single units in the oculomotor and abducens nuclei of the unanesthetized monkey. Exp. Brain Res. **10**, 347—362 (1970)

Scott, A. B.: Strabismus — Muscle forces and innervations. In: Basic Mechanisms of Ocular Motility and Their Clinical Implications. Lennerstrand, G., Bach-y-Rita, P. (eds.), p. 181—191. Oxford: Pergamon Press 1975

Scott, A. B., Collins, C. C.: Division of labor in the human extraocular muscle. Arch. Ophthal. **90**, 319—322 (1973)

Skavenski, A. A., Robinson, D. A.: Role of abducens neurons in the vestibuloocular reflex. J. Neurophysiol. **36**, 724—738 (1973)

Weber, R. B., Daroff, R. B.: Corrective movements following refixation saccades: type and control system analysis. Vis. Res. **12**, 467—475 (1972)

Yee, R. D., Cogan, D. G., Zee, D. S., Baloh, R. W., Honrubia, V.: Rapid eye movements in myasthenia gravis. II. Electro-oculographic analysis. Arch. Ophthal. **94**, 1465—1472 (1976)

Zee, D. S., Optican, L. M., Cook, J. D., Robinson, D. A., Engel, W. K.: Slow saccades in spinocerebellar degeneration. Arch. Neurol. **33**, 243—251 (1976)

Aussprache

Herr Jung (Freiburg):

Das „size-principle" der Motoneurone von Henneman ist jetzt für die Somatomotorik auch beim Menschen sicher nachgewiesen: kleine Motoneurone werden immer vor den großen aktiviert, und die großen rasch leitenden machen vor allem die kräftigen phasischen Kontraktionen. Es würde mich interessieren, ob auch an Augenmuskeln und -Nerven ähnliche Unterschiede zwischen großen und kleinen Neuronen mit dünnen und dickeren Fasern bestehen.

Herr Robinson (Baltimore):

I have no opinion about the size principle in *motoneurons*. It is probably true in general but exceptions may exist. However, it appears to be well supported in *muscle fibres;* small fibres are always recruited first. That this is true in ocular muscles as well as skeletal muscles has been demonstrated by C. Collins. It is also a pleasant simplification that the rule of rank order of recruitment of motoneurons is rigidly obeyed by ocular motoneurons.

Herr Jaeger (Heidelberg):

Herr Robinson hat sehr eindrucksvoll gezeigt, daß das periphere okulomotorische System unter normalen Bedingungen abgeklärt und weitgehend erforscht ist. Für die von ihm geforderte Applikation seiner Ergebnisse auf pathologische Zustände ist möglicherweise die Untersuchung der Sehschärfe für bewegte Objekte eine Hilfe. Wir haben mit unseren Untersuchungen in Heidelberg (gemeinsam mit H. Honegger und W. D. Schäfer) absichtlich von vorne herein eine komplizierte Bewegung gewählt (kreisförmige Folgebewegungen), um einen empfindlichen Indikator zur Verfügung zu haben, der auch auf geringere Störungen schon anfällig ist. Der Nachteil der Methode ist lediglich die Abhängigkeit von der Sehschärfe. Deshalb ist die Methode nur beschränkt auf Schielpatienten anwendbar.

Über die Analyse von langsamen Augenbewegungen und der zugehörigen Aktivität von okulomotorischen Neuronen bei wachen Affen[1]

Concerning the Analysis of Slow Eye Movements and the Corresponding Activity of Single Oculomotor Units in Alert Monkeys

R. Eckmiller

Inst. für Physiologie an der FU, Berlin

Schlüsselwörter: Augenfolgebewegungen, Augenmuskelkerne, Primaten, konditionierte Augenbewegungen, gemeinsame Endstrecke, mathematische Beschreibung, Modell.

Key words: Pursuit eye movements, eye muscle nuclei, monkey, conditioned eye movements, final common pathway, mathematical description, model.

Zusammenfassung: Es wurden Einzelzellregistrierungen aus den Augenmuskelkernen bei wachen Affen während spontanem Umherblicken und während konditionierter Augenfolgebewegungen analysiert. Die Resultate führen zu dem Schluß, daß für eine adäquate mathematische Beschreibung der „Gemeinsamen Endstrecke" für jeden Funktionszustand des okulomotorischen Systems (z. B. Fixation oder Folgebewegungen) jeweils ein Paar von linearen Differentialgleichungen erster Ordnung zur Berücksichtigung der Agonist-Phase und der Antagonist-Phase angegeben werden muß.

Es wird ein Modell vorgestellt, welches die gemessenen Kennlinien für die Impulsrate als Funktion der Augenposition und der Geschwindigkeit erklärt, als eine Folge von Superpositionen von Positions- und Geschwindigkeits-Signalen auf der supra-nukleären und der nukleären Ebene.

Summary: Single unit activity in the regions of the oculomotor, trochlear, and the abducens nuclei in alert monkeys (Macaca fascicularis) was recorded together with various visual stimulus time functions to elicit saccadic eye movements (EMs) and smooth pursuit EMs and the EM time functions (DC-EOG). In some cases the monkeys were conditioned to perform sinusoidal tracking EMs in the horizontal and vertical plane. During recording sessions the animals were seated with the head fixed in a primate chair.

The presented results lead to the conclusion that the hypothesis for a mathematical description of the "final common pathway" by means of one single first order differential equation (Robinson, 1970) can be replaced now by pairs of differential equations for each functional state of the oculomotor system (e.g. fixation or tracking) for the following reasons:

1. During fixation there exist two linear characteristics for the impulse rate (IR) versus eye position because of the "static hysteresis" (Eckmiller, 1974), which describes the IR-difference between positions reached in the agonist phase (IR-increase) and those reached in the antagonist phase (IR-decrease).

2. Changes from fixation to visual tracking movements lead to changes in the impulse rate level at a given eye position (Eckmiller, 1975). Therefore a mathematical description can be valid only for a given functional state of the oculomotor system.

3. During visual tracking movements there exist different slopes in the characteristic for IR versus eye velocity at a given eye position in the agonist phase compared to the antagonist phase (Eckmiller and Mackeben, 1976).

A model is presented which explains the measured characteristics for IR versus eye position and velocity of the motoneurons in terms of a supra-nuclear and a nuclear superposition of eye position and velocity signals.

In der wissenschaftlichen Literatur erscheinen ständig neue Beschreibungen von Versuchen, in denen langsame Augenbewegungen durch vestibuläre Reize oder durch visuelle Reize auf verschiedenen Teilen der Retina oder sogar ohne derartige Reize in totaler Dunkelheit ausgelöst werden können (Cheng u. Outerbridge, 1975; Gauthier u. Hoffe-

---

[1] Gefördert durch die Deutsche Forschungsgemeinschaft, Ec 43/4

rer, 1976; Grüsser u. Behrens, s. dieses Symposium; Miles u. Fuller, 1975; Morgan et al., 1976; Rashbass, 1961; Robinson, 1965; Skavenski u. Robinson, 1973; Trincker et al., 1961; Westheimer, 1954; Yasui u. Young, 1975). Die hier vorliegende Arbeit bezieht sich jedoch nur auf diejenigen Augenfolgebewegungen, die durch kleine, langsam bewegte Lichtmuster auf der Fovea centralis ausgelöst werden. Dabei geht es speziell um die Erzeugung derartiger „fovealer" Augenfolgebewegungen im okulomotorischen System.

Aufgrund von Einzelzell-Registrierungen in den Augenmuskelkernen von wachen Affen, die zum Teil gemeinsam mit Dr. M. Mackeben durchgeführt wurden, bin ich zu Ergebnissen und Schlußfolgerungen gekommen, die sich in drei Thesen fassen lassen. Diese Thesen beziehen sich auf die verschiedenen von Dr. D.A. Robinson (1970) eingeleiteten Versuche, eine mathematische Beschreibung zu finden für die Beziehung zwischen der Impulsrate einzelner okulomotorischer Motoneurone und der zugehörigen Augenbewegung.

1. These. Man muß bei einer mathematischen Beschreibung spontane Fixationen beim Umherblicken und foveale Augenfolgebewegungen als zwei verschiedene Funktionszustände des okulomotorischen Systems unterscheiden. Diese Unterscheidung folgt aus dem Befund, daß einzelne Motoneurone bei Fixationen auf einem anderen Impulsraten-Niveau mit der Augenposition korreliert sind, als während Augenfolgebewegungen (Eckmiller, 1975).

2. These. Sowohl bei Fixationen als auch bei Augenfolgebewegungen muß man bezüglich der mathematischen Beschreibung unterscheiden zwischen der Agonist-Phase und der Antagonist-Phase. In der Agonist-Phase wurde eine gegebene Augenposition durch eine Impulsraten-Zunahme des betreffenden Motoneurons und in der Antagonist-Phase durch eine Impulsraten-Abnahme erreicht.

3. These. Die gegenwärtigen neurophysiologischen Ergebnisse führen zu der Hypothese, daß die okulomotorischen Motoneurone auch während Folgebewegungen die Superposition von einer Augenpositions-Komponente und einer Augengeschwindigkeits-Komponente an die äußeren Augenmuskeln weiterleiten. Die Augengeschwindigkeits-Komponente setzt sich wiederum aus einem Anteil für die Agonist-Phase und einem Anteil für die Antagonist-Phase zusammen.

Diese drei Thesen sollen im folgenden erläutert werden: es wurden Java-Affen (Macaca fascicularis) mit Hilfe eines in Microprocessor-Technologie aufgebauten Trainings-Automaten darauf konditioniert, einen horizontal sinusförmig bewegten Lichtpunkt von 4′ oder 8′ (Winkelminuten) Durchmesser bei Helladaptation auf einem homogenen Hintergrund visuell zu verfolgen.

Die erste Abbildung zeigt die Registrierung eines Motoneurons aus dem Oculomotorius-Kernkomplex, welches sehr wahrscheinlich zum M. rectus medialis des linken Auges gehörte. Der Verlauf der momentanen Impulsrate IR(t) dieses Motoneurons in Impulsen pro Sekunde [Imp./s] ist während dieser untrainierten horizontalen Folgebewegungs-Episode darunter dargestellt. Jeder einzelne Punkt ist der Kehrwert eines Impulsintervalles. Ganz unten ist der Verlauf der zugehörigen Augenbewegung Θ als Electrooculogramm (DC-EOG) dargestellt. Im oberen Diagramm ist einmal dargestellt, daß sich während Fixationen eine statische Kennlinie für die Agonist-Phase mit den (+)-Werten und eine zweite für die Antagonist-Phase mit den (−)-Werten ergibt. Dieser Befund einer statischen Hysterese (Eckmiller, 1974) konnte kürzlich durch Untersuchungen am wachen Menschen bestätigt werden (Collins et al., 1975). Der geschlossen

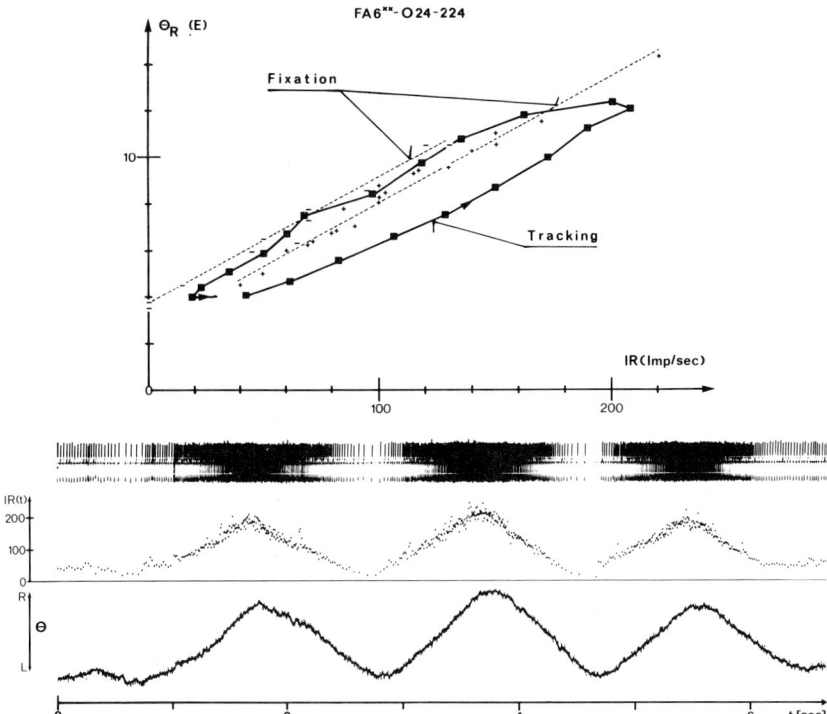

Abb. 1. Oberes Diagramm: Augenposition Θ in rel. Einheiten [E] als Funktion der neuronalen Impulsrate für ein okulomotorisches Motoneuron im Nucl. n. III während verschiedener Fixationslagen (+ und − Werte siehe Text) und während einer Augenfolgebewegung nach rechts und zurück nach links. Untere Registrierung: Impulsfolge des Motoneurons; Zeitfunktion der momentanen Impulsrate IR(t) in [Imp./s]; Zeitfunktion der zugehörigen horizontalen Augenbewegung (DC-EOG)

dargestellte Kurvenzug gilt nun für einen Teil der unten im Bild dagestellten Folgebewegungs-Episode zuerst nach rechts und dann zurück nach links. Die als ausgefüllte Quadrate notierten Meßwerte wurden in festen Zeitabständen von 100 Millisekunden aufgenommen. Dieses hier exemplarisch gezeigt Motoneuron führt Augenfolgebewegungen also auf einem deutlich höheren Impulsraten-Niveau aus als Fixationen.

In der Abbildung 2 sind zwei Registrierbeispiele nach einer mehrwöchigen Konditionierung auf horizontale sinusförmige Folgebewegungen (8′ Punkt) dargestellt. Beide Motoneurone waren im Oculomotorius-Kernkomplex lokalisiert. Die oft geübten horizontalen Folgebewegungen in der oberen Registrierung (Neuron O 34−518) sind sehr viel seltener von Saccaden unterbrochen als die nicht geübten vertikalen Folgebewegungen in der unteren Registrierung (Neuron O 33−417). Bitte beachten Sie, daß bei dem oberen Neuron die Impulsrate IR(t) in der Agonist-Phase etwas flacher ansteigt als sie in der Antagonist-Phase abfällt. Bei dem unteren Neuron ist dagegen umgekehrt der Impulsraten-Anstieg steiler als der Impulsraten-Abfall.

Derartige Unterschiede zwischen Agonist- und Antagonist-Phase sind im nächsten Bild quantitativ erfaßt. Entsprechend dem von Robinson (1970) vorgeschlagenen Verfahren sind in Abbildung 3 Impulsrate und Augengeschwindigkeit korreliert, und zwar während Augenfolgebewegungen, die gerade jeweils die gleiche Augenposition Θ = C durchliefen. In dem linken Diagramm (gleiches Neuron wie in Abb. 2) wurden sogar zum Vergleich Werte für zwei verschiedene konstante Positionen Θ = C_1 und C_2 no-

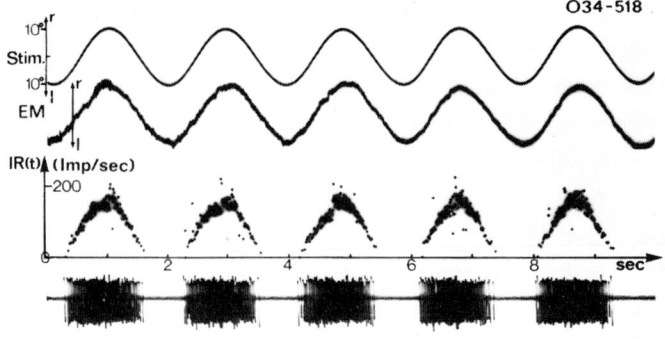

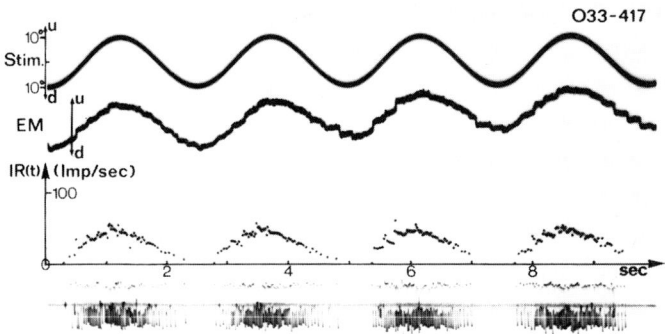

Abb. 2. Zwei Registrierungen von okulomotorischen Motoneuronen aus dem Nucl. n. III während konditionierter sinusförmiger Verfolgung eines 8′ Lichtpunktes. Es sind jeweils untereinander dargestellt: Lichtreizbewegung; Augenbewegung; Verlauf der momentanen Impulsrate; Impulsfolge des Motoneurons. r-l und u-d sind englische Abkürzungen der Bewegungsrichtungen

tiert. Ferner wurden die (+)· und (−)-Fixationswerte der Impulsrate für $\Theta = C_2$ zum Vergleich mit eingetragen. Die Diagramme der beiden hier exemplarisch gezeigten Motoneurone unterstreichen also den Befund, daß die Geschwindigkeits-Komponenten (dargestellt durch die Steigungen der Kennlinien) dieser Neurone in der Agonist- und Antagonist-Phase unterschiedlich groß sind und möglicherweise aus verschiedenen Quellen stammen (Eckmiller u. Mackeben, 1976).

In Abbildung 4 ist ein neuronales Verknüpfungs-Modell dargestellt, welches unsere Befunde mit ähnlichen Untersuchungen von Keller (1974) in Übereinstimmung bringt.

Nach Befunden von Keller zeigen fast alle Augenpositions-codierten Neurone in der pontinen Formatio reticularis (PRF) zwar eine Impulsraten-Zunahme für positive Augengeschwindigkeiten (Agonist-Phase) während Augenfolgebewegungen, aber keine Impulsraten-Änderungen für negative Geschwindigkeiten. Wir deuten diesen Befund von Keller so, daß diese prämotorischen Neurone getrennte Signalzuflüsse für die Augenposition Θ und für die Augengeschwindigkeit $\dot{\Theta}$ allerdings nur in eine Richtung erhalten. Diese Geschwindigkeits-Komponente $\dot{\Theta} > O$ könnte von Geschwindigkeits-codierten Neuronen im afferenten visuellen System hergeleitet werden (obwohl natürlich die Geschwindigkeits-Komponente nicht unmittelbar aus der Relativ-Bewegung des Reizes auf der Retina, die sich ja auch bewegt, hergeleitet werden kann), die Richtungs-

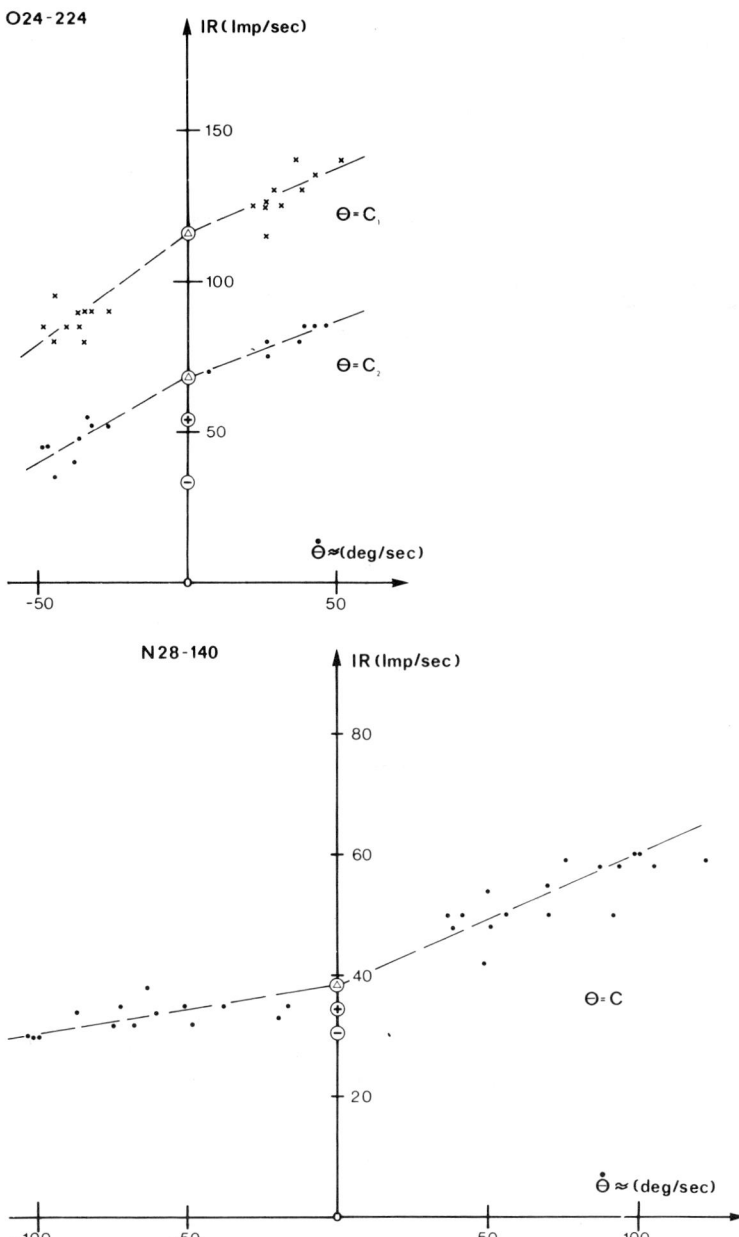

Abb. 3. Impulsrate als Funktion der Augenbewegungs-Geschwindigkeit Ө für zwei okulomotorische Moto-neurone während Augenfolgebewegungen. Die als offene Dreiecke notierten Meßwerte für Ө = O wurden jeweils der Kennlinie für Ө = O (Meßwerte wurden jeweils bei den Maxima und Minima der Folgebewe-gung aufgenommen) entnommen und sind daher besonders gesichert

selektiv sind, also zum Beispiel auf Reizbewegungen nach rechts, nicht aber nach links reagieren. Ein Motoneuron erhält entsprechend diesem Modell einerseits den erregen-den Signalzufluß von dem ipsilateralen PRF-Neuron und andererseits den hemmenden Signalzufluß von dem contralateralen PRF-Neuron über ein hemmendes Interneu-ron.

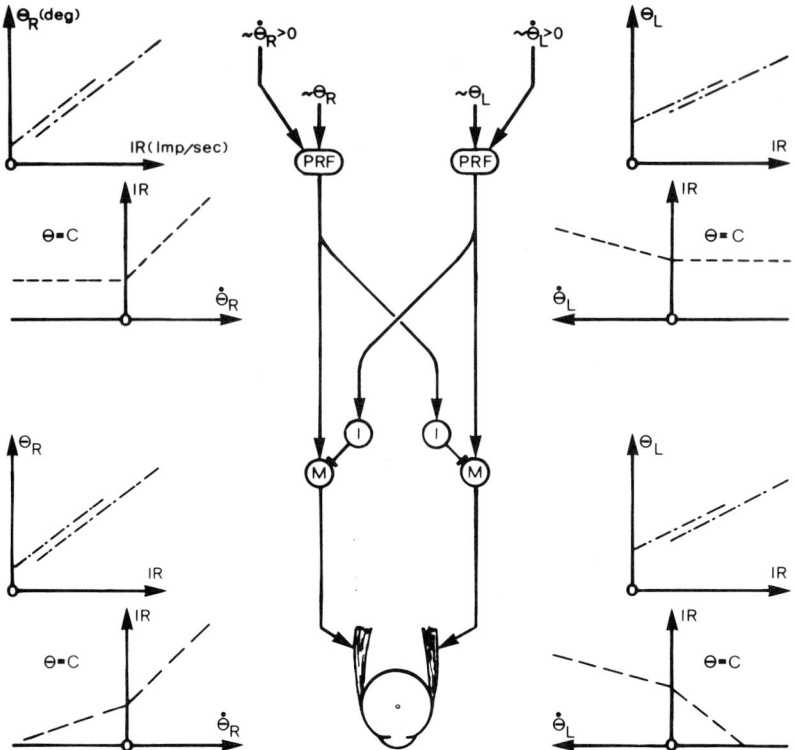

Abb. 4. Neuronales Verknüpfungsmodell, welches unsere Befunde mit denen von Keller (1974) in Übereinstimmung bringt. Die beiden oberen Kennlinien gehören jeweils zu dem rechten und linken prämotorischen PRF-Neuron und die unteren Kennlinien zu dem rechten und linken Motoneuron. Die angedeuteten äußeren Augenmuskeln sind z. B. der M. rectus lateralis und medialis

Zusammenfassend gesagt ergibt sich aus den hier dargelegten Befunden, daß zur formalen Beschreibung der Beziehung zwischen der Impulsrate einzelner Motoneurone und der Augenbewegung eine einzelne Differentialgleichung (s. Beitrag von Robinson, in diesem Symposiums-Bericht) nicht ausreicht, sondern daß für jeden Funktionszustand getrennt jeweils ein Paar von linearen Differentialgleichungen erster Ordnung der Form:

Impulsrate $IR = K \cdot$ Position $\Theta + R \cdot$ Geschwindigkeit $\dot{\Theta}$

mit verschiedenen Werten für die Konstanten K und R zur Berücksichtigung der Agonist- und der Antagonist-Phase angegeben werden muß.

Literatur

Cheng, M., Outerbridge, J. S.: Optokinetic nystagmus during selective retinal stimulation. Exp. Brain Res. **23**, 129–139 (1975)

Collins, C. C., O'Meara, D., Scott, A. B.: Muscle tension during unrestrained human eye movements. J. Physiol. **245**, 351–369 (1975)

Eckmiller, R.: Hysteresis in the static characteristics of eye position coded neurons in the alert monkey. Pflügers Arch. **350**, 249–258 (1974)

Eckmiller, R.: Differences in the activity of eye position coded neurons in the alert monkey during fixation and tracking movements. In: Basic mechanisms of ocular motility and their clinical implications. Lennerstrand, G., Bach-y-Rita, P. (eds.), p. 447–451. Oxford: Pergamon Press 1975

Eckmiller, R., Mackeben, M.: Single unit activity in the oculomotor system of the monkey during slow eye movements. Pflügers Arch. **365,** Suppl. R 41 (1976)

Gauthier, G. M., Hofferer, J.-M.: Eye tracking of self-moved targets in the absence of vision. Exp. Brain Res. **26,** 121–139 (1976)

Grüsser, O.-J., Behrens, F.: Auslösung gleitender und sakkadischer Augenbewegungen durch Flickerbelichtung unbewegter Muster. (Siehe Beitrag in diesem Symposium)

Keller, E. L.: Participation of medial pontine reticular formation in eye movement generation in monkey. J. Neurophysiol. **37,** 316–332 (1974)

Miles, F. A., Fuller, J. H.: Visual tracking and the primate flocculus. Science **189,** 1000–1003 (1975)

Morgan, M. J., Ward, R. M., Brussell, E. M.: The aftereffect of tracking eye movements. Perception **5,** 309–317 (1976)

Rashbass, C.: The relationship between saccadic and smooth tracking eye movements. J. Physiol. **159,** 326–338 (1961)

Robinson, D. A.: The mechanics of human smooth pursuit eye movement. J. Physiol. **180,** 569–591 (1965)

Robinson, D. A.: Oculomotor unit behavior in the monkey. J. Neurophysiol. **33,** 393–404 (1970)

Skavenski, A. A., Robinson, D. A.: Role of abducens neurons in vestibuloocular reflex. J. Neurophysiol. **36,** 724–738 (1973)

Trincker, D., Sieber, J., Bartual, J.: Schwingungsanalyse der vestibulär, optokinetisch und durch elektrische Reizung ausgelösten Augenbewegungen beim Menschen. 1. Mitteilung. Stetige Augenbewegungen: Frequenzgänge und Ortskurven. Kybernetik **1,** 21–28 (1961)

Westheimer, G.: Eye movement responses to a horizontally moving visual stimulus. Arch. Ophthal. **52,** 932–941 (1954)

Yasui, S., Young, L. R.: Perceived visual motion as effective stimulus to pursuit eye movement system. Science **190,** 906–908 (1975)

Aussprache

Herr Jaeger (Heidelberg):
Die von Herrn Eckmiller geschilderte Differenz zwischen horizontalen und vertikalen Folgebewegungen wird von ihm darauf zurückgeführt, daß der Affe die horizontalen Bewegungen trainiert hat, die vertikalen nicht. Könnte man nicht auch vermuten, daß die horizontalen Bewegungen deshalb glatter verlaufen, weil dabei nur zwei Muskeln (R. externus und R. internus) in Aktion treten, bei den mit kleinen Sakkaden verlaufenden vertikalen Bewegungen aber vier Muskeln (R. inf. und sup., Obl. sup. und inf.) benötigt werden.

Herr Honegger erklärt die günstigere Leistung der Blickfolgebewegungen bei leicht gesenktem Blick mit der Übung durch das tägliche Leben. Könnten vielleicht auch die Voraussetzungen anatomischer und mechanischer Art bei leicht gesenktem Blick etwas günstiger sein?

Herr Eckmiller (Berlin):
Der Affe war nur auf horizontale Folgebewegungen konditioniert und mußte die neue Aufgabe, nun plötzlich Belohnungen nur für vertikale Folgebewegungen verdienen zu können, zunächst völlig ungeübt ausführen. Die Zahl der Korrektur-Sakkaden nahm nach einiger Übung deutlich ab. Unabhängig davon ist es durchaus möglich, daß für das okulomotorische System vertikale Folgebewegungen eine schwierigere Aufgabe bedeuten, als horizontale Folgebewegungen und daher häufiger zu kleinen Fehlern führen, die dann z. B. durch Korrektur-Sakkaden ausgeglichen werden.

Herr Grüsser (Berlin):
Dr. Robinson, could you comment on the problem raised by Dr. Eckmiller about the existence of a static hysteresis in the relationship between neuronal impulse rate of oculomotor neurons and the eye position?

Herr Robinson (Baltimore):
Hysteresis in motoneurons is a problem. Many investigators have failed to observe hysteresis in examining hundreds of cells. This means that it must be very small (about 3% of the mean firing rate). However, hysteresis is observed in nervemuscle preparations artificially stimulated suggesting that it might occur also in the normal situation. Dr. v. Henn has looked for hysteresis in his data and failed to find it. Consequently, the situation is unclear and it would be desirable if other investigators could confirm its existance and if we had a good estimate of its magnitude in a large sample. Until then, my guess is that it may exist as a general property but is probably so small that for practical purposes it can be neglected.

Der funktionelle Wert von Augenbewegungen bei Blickhebung und Blicksenkung

The Functional Value of Eye Movements in the Upper and Lower Fields of Gaze

H. Honegger, H. Werry[1]

Med. Hochschule, Augenklinik, Hannover

Schlüsselwörter: Führungsbewegungen, Sehschärfe bei Führungsbewegungen, Sakkaden, Blickfeld (oberes, unteres).

Key words: Dynamic visual acuity, pursuit movements, saccadic movements, movements of elevation and depression.

Zusammenfassung: Horizontale Augenbewegungen sind nur innerhalb eines Blickwinkels von 10° nach oben und 20° nach unten funktionell vollwertig. Außerhalb dieses Bereiches nimmt die Leistung, gemessen am Erkennen von Objekten, gesichert ab. Bei geführten Augenbewegungen wurde dies mit Hilfe der Sehschärfe für bewegte Objekte untersucht, bei Blickbewegungen durch das Erkennen von stehenden Objekten in wechselnder Darbietung.

Die Untersuchung zeigt darüber hinaus, daß bei Ermüdung der Funktionsabfall außerhalb dieses Bereiches wesentlich stärker ist als innerhalb. Bei hohen Anforderungen sollte man deshalb berücksichtigen, daß nur innerhalb dieser Zone für Augenbewegungen die volle Funktion besteht.

Summary: Horizontal eye movements are functionally only of full value within a visual angle of 10° of evelation and 20° of depression. Outside this area the performance, measured by recognition of objects, is definitely reduced. This was established for smooth pursuit movements by testing the visual acuity for moving objects. Saccadic eye movements were tested by checking visual acuity for objects presented in rapid alternation. In addition, the investigation showed that by fatigue the decrease in function outside this area is substantially greater than inside. With higher demands, one should take into consideration that full function only exists within this zone of ocular movements.

In einer früheren Untersuchung (Honegger et al., 1969) haben wir die Spurlinien von Augenbewegungen registriert und dabei einfache Augenbewegungen komplizierten gegenüber gestellt. Bei einer einfachen Augenbewegung, z. B. einer horizontal geführten Bewegung, bei der nur die Horizontalmotoren beteiligt sind, ist die Spurlinie verhältnismäßig genau. Sie wird jedoch durch vermehrte Korrekturbewegungen komplizierter, wenn zusätzlich Heber oder Senker mitbeteiligt sind. Um von dieser rein deskriptiven Betrachtungsweise zu einer quantitativen Aussage zu gelangen, haben wir die Sehschärfe für bewegliche Objekte bei einfachen und komplizierten Augenbewegungen bestimmt.

Zur Untersuchung geführter Augenbewegungen wurden Sehzeichen vor eine halbrunde Wand projiziert und mit ansteigender Geschwindigkeit bewegt, bis der Proband sie nicht mehr erkennen konnte. Für jede Sehzeichengröße ergab sich eine gut definierte Grenzgeschwindigkeit, wobei zwischen Sehschärfe und Geschwindigkeit (in Grad/Sekunde) eine fast lineare Abhängigkeit bestand (Honegger u. Schäfer, 1970).

Werden im Rahmen dieser Untersuchung die Sehzeichen bei fixiertem Kopf unter verschiedenen Winkeln für Blickhebung und Blicksenkung angeboten, so kann bei einer Blickhebung um mehr als 10° oder einer Blicksenkung um mehr als 20° eine statistisch

---

[1]   Sonderdruckanfragen sind zu richten an Herrn Dr. H. Werry

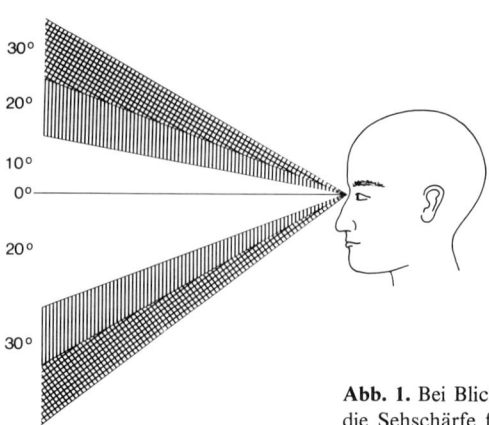

Abb. 1. Bei Blickhebung über 10° und Blicksenkung unter 20° sinkt die Sehschärfe für bewegte Objekte

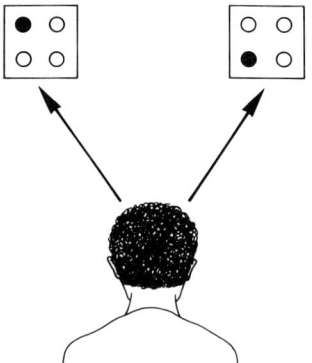

Abb. 2. Proband vor den unter einem horizontalen Sehwinkel von 40° angeordneten Tafeln mit je 4 Glühbirnen, die alternierend aufleuchten. Entscheidung hier: ungleiche Lampen leuchten auf

signifikante Abnahme der Sehschärfe für bewegte Objekte registriert werden. Dagegen werden horizontal bewegte Sehzeichen in dem dazwischenliegenden Bereich (also bis zu 10° Blickhebung bzw. 20° Senkung) optimal erkannt.

Die im Prinzip gleiche Untersuchung haben wir jetzt auch für Blickbewegungen durchgeführt, um eine quantitative Aussage über die Sehschärfe für bewegte Objekte bei Blick- und Führungsbewegungen machen zu können. Dazu haben wir je 4 rot aufleuchtende Birnen auf 2 Tafeln unter einem horizontalen Sehwinkel von 40° vor dem Prüfling angeordnet. Über einen elektronischen Zufallsgenerator wurde wechselweise je ein Lämpchen eingeschaltet. Der Proband hatte nun zu entscheiden, ob auf beiden Tafeln die jeweils entsprechend angeordnete Birne aufgeleuchtet hat oder nicht. Die Lichtzeichen wurden zunächst in langsamem und dann schnellerem Rhythmus alternierend dargeboten und die Zahl der getroffenen Fehlentscheidungen registriert. Diese Untersuchung haben wir bei fixiertem Kopf für verschieden große Blickhebung und -senkung durchgeführt.

Auch bei dieser Untersuchung ergab sich, daß die Fehlzahl innerhalb eines Winkels von 10° nach oben und 20° nach unten geringer ist.

Es ist gut bekannt, daß Augenbewegungen verhältnismäßig ungenau sind, dieses gilt gleichermaßen für Führungs- und Blickbewegungen. Bei zunehmender Geschwindigkeit nehmen die Korrekturbewegungen zu, zusätzlich werden Sparbewegungen ausgeführt. Die Sehschärfe für bewegte Objekte nimmt dann ab, wenn diese Korrekturbewegungen nicht mehr in ausreichendem Maße möglich sind. Es ist verständlich, daß

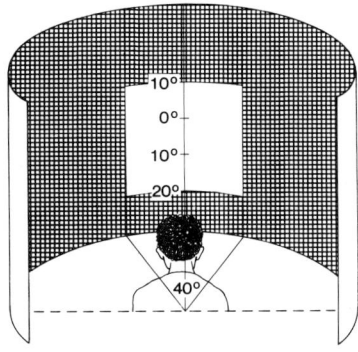

Abb. 3. Darstellung des Gebrauchsblickfeldes an einer Projektionswand, Ausdehnung nach oben 10°, nach unten und zu den Seiten je 20°

diese Korrekturbewegungen in einem Bereich, in dem sie am häufigsten ausgeführt werden, am besten sind. Die im täglichen Leben am häufigsten eingeübte Blickrichtung liegt etwas unterhalb der Horizontalen, nämlich dort, wo wir unsere Hände kontrollieren und die Orientierung am Boden haben. So ist also die von der anatomischen Horizontalen leicht nach unten abweichende die eigentlich physiologische Blickrichtung. Dem entspricht auch der in unseren Untersuchungen gefundene Mittelwert der funktionell günstigsten Blickrichtungen mit 5° Blicksenkung.

Bei den unter Hebung oder Senkung stattfindenden horizontalen Blickbewegungen führt die Augenbewegung von einer Sekundärstellung in eine andere Sekundärstellung. Führt die Blickbewegung jedoch aus einer Primärstellung in eine Sekundärstellung, ist der Leistungsabfall besonders ausgeprägt, wie dieses demonstrierte Beispiel zeigt. Hier ist also der Leistungsabfall stärker, als wenn die Augenbewegung unter der gleichen Blickhebung horizontal ausgeführt worden wäre.

In früheren Untersuchungen (Honegger u. Schäfer, 1970) hatten wir uns mit dem Gebrauchsblickfeld befaßt. Wir haben hierzu Sehzeichen auf eine 180° große Projektionswand projiziert, die allmählich von der rechten und linken Seite her eingeengt wurde, bis es zum Abfall der Sehschärfe für bewegte Objekte kam. Hierbei zeigte sich erstaunlicherweise, daß man bis 40° von rechts für eine Projektion der Sehzeichen von rechts her einblenden kann. Dies ist gerade der Bereich, den man mit der Blickbewegung des Auges noch ausmachen kann. Kopfbewegungen spielen für das Erkennen schnell bewegter Sehzeichen nur eine untergeordnete Rolle. Die Kopfbewegung hat hierbei lediglich die Funktion, das Auge auf einen mittleren Bewegungsausschlag einzustellen, um dadurch die Augenbewegungen zu erleichtern.

Fügen wir zu diesen früher publizierten die jetzt gewonnenen Ergebnisse noch hinzu, dann ergibt sich ein Gebrauchsblickfeld, das nach oben bis etwa 10° und nach unten sowie nach den Seiten bis etwa 20° reicht. Bei allen Leistungsanforderungen für das Sehen sollen die Objekte möglichst innerhalb dieses Bereiches angeordnet sein.

Literatur

Honegger, H., Schäfer, W. D.: Funktionelle Untersuchung des Blickfeldes mit Hilfe der Sehschärfe für bewegte Objekte. Klin. Mbl. Augenheil. **157,** 801—806 (1970)

Honegger, H., Schäfer, W. D.: Sehschärfe für bewegte Objekte bei Blickhebung und Blicksenkung. Ber. dtsch. ophthalmol. Ges. **68,** 419—426 (1968)

Honegger, H., Schäfer, W. D., Jaeger, W.: Untersuchungen über die Sehschärfe für bewegte Objekte. II. Vergleich von horizontaler und kreisförmiger Projektion der Sehzeichen. Albrecht v. Graefes Arch. klin. exp. Ophthal. **178,** 132—146 (1969)

Aussprache

Herr De Decker (Kiel):

Wir haben früher ausführliche Studien über die Verteilung von Kopf- und Augenmotilität angestellt (teils mit J. Küper, teils mit anderen Kollegen publiziert). Wenn man diesem Verteilungsstreben freien Lauf läßt und dabei eine visuelle Forderung von 0,6—0,7 stellt, wählen die Probanden niemals eine Blickbewegung, die 15—20° bei 40° Bewegungsforderung überschreitet. Im Aufblick sind es nur 12—15°. Größer ist das frewillig benutzte Gebrauchsblickfeld also nicht. Die Messung der anteiligen Kopfbewegung läßt sich mit einem nach hinten gekehrten Harms-Stirnprojektor (am Scheitel) leicht ausführen. Das Supplement zu 40° Gesamtforderung haben jeweils die Augenmuskeln geleistet.

Elektromyographie

Einzelfaser-Elektromyographie der Augenmuskeln

Single Fiber Electromyography of Eye Muscles

A. Huber, H. H. Schiller
Univ.-Augenklinik, Zürich; Neurolog. Univ.-Klinik, Zürich

Schlüsselwörter: Einzelfaserelektromyographie, Augenmuskeln, Sicherheitsfaktor der neuromuskulären Übertragung, Einzelfaserelektrode, Einzelfaserpotential, Jitter, Neuromuskulärer Übergang, Peripher-neurogene Paresen, Myopathien, Myasthenia gravis, Endplatten-Potential.

Key words: Single fiber electromyography, eye muscle, neuro-muscular transmission, electrode (for single muscle fibers), jitter, end plate potential, paresis (neurogenic), myopathy, myasthenia.

Zusammenfassung: 1. Die Einzelfaser-Elektromyographie der Augenmuskeln gestattet eine Verfeinerung der Differentialdiagnose der verschiedenen Niveau-Typen der Augenmuskelstörungen, insbesondere eine verbesserte Abgrenzung der Myasthenie gegenüber Myopathien und peripher-neurogenen Paresen.
2. Mit der Bestimmung des Jitter-Wertes in der Einzelfaser-Elektromyographie ist es möglich, ein Maß für den neuromuskulären Sicherheitsfaktor zu bekommen und damit Störungen des neuromuskulären Überganges nachzuweisen, bevor klinisch sichtbare Blockierungen (resp. Paresen) auftreten.
3. Patienten mit rein okulären Myasthenien haben in vermehrtem Maße auch in klinisch gesunden Skelettmuskeln einen erhöhten neuromuskulären Jitter. Bei Verdacht auf okuläre Myasthenie wird deshalb vielfach die Bestimmung des Jitter-Wertes in der Skelettmuskulatur zur Diagnosestellung genügen, ohne daß ein Elektromyogramm der direkt befallenen Augenmuskeln nötig wäre.

Summary: 1. The single fiber electromyography of eye muscles makes possible a refined differential diagnosis of the different types of eye muscle palsies (myopathic, myasthenic, and peripheral neurogenic), especially a better differentiation between myasthenia and myopathies, and peripheral neurogenic pareses.
2. The determination of the jitter value (the latency variability between action potentials of two muscle fibers belonging to the same motor unit) gives information about the safety factor of the neuromuscular transmission and thus makes it possible to register disorders of the neuromuscular transmission before clinically visible blockings (pareses) occur.
3. Patients with purely ocular myasthenia manifest also in clinically healthy skeletal muscles a distinctly increased neuromuscular jitter. If ocular myasthenia is suspected, the measurement of the jitter values in the peripheral skeletal muscle is very often sufficient for the diagnosis, without the necessity of an EMG of the affected eye muscles themselves.

Die Einzelfaser-Elektromyographie ist eine wertvolle Methode für die Untersuchung der Physiologie und Pathophysiologie der motorischen Einheit. Sie wurde entwickelt von Ekstedt 1964 und Stålberg 1966: ihre Verwendung in der klinischen Diagnostik neuromuskulärer Erkrankungen hat in den letzten Jahren erheblich zugenommen (Ekstedt u. Stålberg, 1973; Stålberg u. Ekstedt, 1973). Die Einzelfaser-Elektromyographie ist besonders wertvoll für die Diagnose von Neuropathien (Thiele u. Stålberg, 1975) und der Myasthenia gravis (Stålberg et al., 1974; Schiller, 1977); ihr Beitrag für die Analyse von Myopathien ist lohnend (Stålberg, in Vorbereitung). Die Einzelfaser-Elektromyographie ermöglicht den Nachweis von Störungen des neuromuskulären Überganges, bevor Blockierungen — die im konventionellen EMG bekanntlich die Voraussetzung für die Diagnose darstellen — auftreten, also sozusagen im subklinischen Zustand. Mit der Einzelfaser-Elektromyographie kann der Sicherheitsfaktor der neuromuskulären Übertragung am Menschen in vivo (Stålberg et al., 1975) bestimmt und ein indirektes Maß für die Amplitude des Endplattenpotentials (Lundh et al., 1977) gewonnen werden.

Bis vor kurzem hat die Einzelfaser-Elektromyographie in der Elektrodiagnostik von Augenmuskelstörungen noch keine Verwendung gefunden. Die vorliegende Mitteilung bringt die *ersten Resultate der Einzelfaser-Elektromyographie an Augenmuskeln,* und zwar bei gesunden Individuen sowie bei Patienten mit peripher-neurogenen, myasthenischen und myopathischen Augenmuskelparesen.

Methode

Beträgt bei der konventionellen, für die Augen-Elektromyographie verwendeten Nadel die Elektrodenoberfläche 540×180 μm und repräsentiert somit das registrierte elektrische Potential die Summation aller Vektoren der umliegenden zahlreichen Muskelfasern, so kann durch Verkleinerung dieser Oberfläche auf z. B. 25 μm — wie dies bei der Einzelfaserelektrode (Medelec SF 25) der Fall ist — die Selektivität stark erhöht werden. Mit der Einzelfaserelektrode haben elektrodennahe Generatoren eine wesentlich höhere Amplitude, die jedoch mit der Entfernung viel rascher abnimmt als bei der konventionellen Elektrode. Somit wird die Registrierung von Einzelmuskelfasern leichter. Die Selektivität der Einzelfaserelektrode trägt zur besseren Unterscheidung verschiedener motorischer Einheiten bei (mit dem konventionellen EMG der Augenmuskeln können einzelne tonisch entladende motorische Einheiten nicht differenziert werden). Folgendes sind die *Kriterien eines Einzelfaserpotentials* (Ekstedt, 1964): Formkonstanz sukzessiver Entladungen, schnelle Phase rascher als 300 ms und Amplitude höher als 200 μV.

Nach lokaler Oberflächenanästhesie der Bindehaut (z. B. mit Novesin 0,4%) wird die Einzelfaser-Nadel (mit 25 μm großer seitlicher aktiver Oberfläche aus Silber oder Platin) durch die Conjunctiva tangential entlang der Sehne in den Augenmuskelbauch eingeführt, wobei eine leichte willkürliche Aktivierung des zu untersuchenden Muskels (z. B. Mittelstellung) wünschenswert ist (Abb. 1). Durch sachtes Vor- und Rückschie-

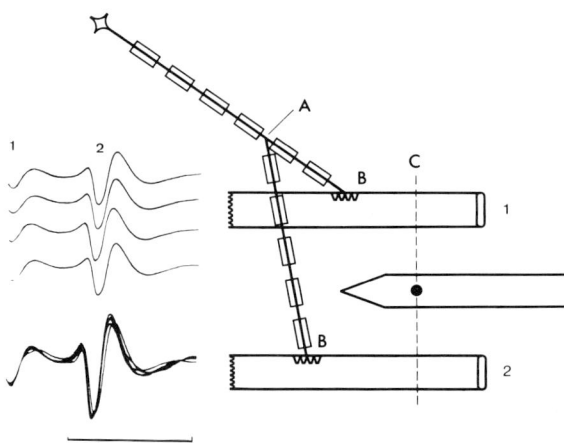

1ms

Abb. 1. Schematische Darstellung der einzelfaserelektromyographischen Ableitung. Vorderhornzelle mit Axon und 2 Muskelfasern (1 und 2). Einzelfaserelektrode bei C. Linke Bildhälfte: Registrierung der Einzelfaserpotentiale (Muskelaktionspotentiale), 2 entsprechend der längeren Strecke später als 1. Das Oszilloskop wird an der raschen Steigphase von potential 1 getriggert. Potential 2 stellt sich mit einer diskreten Latenzzeitvariabilität in nacheinanderfolgenden Entladungen dar (= Jitter). Der Jitter kommt zustande durch irgendeine Variabilität zwischen A und C, die größte Komponente liegt bei B am neuromuskulären Übergang vor

ben sowie axiales Drehen der Elektrode wird *eine Stelle gesucht, wo zwei oder mehr Potentiale, welche die erwähnten Kriterien von Einzelfasern erfüllen, in aufeinanderfolgenden Entladungen zeitgebunden zueinander registriert werden können.* Dies sind Potentiale von Muskelfasern ein- und derselben motorischen Einheit. In Anbetracht der Kleinheit der motorischen Einheiten und des Faserdurchmessers sowie der tonischen Innervation der Augenmuskeln ist das Auffinden solcher Potentiale nicht leicht und erfordet ein geduldiges Variieren der Elektrodenposition.

Die Einzelfaser-Elektromyographie der Augenmuskeln wurde mit einer Medelec Nadel-Elektrode (SF 25) unter Verwendung eines Disa-Verstärkers und eines Tektronix D 13 Oszillographen durchgeführt. Die Filter des Verstärkers wurden auf 500 Hz und 30 kHz eingestellt. Die registrierten Potentiale wurden auf Analogband (Tandberg 9100X) gespeichert. Die Analyse erfolgte auf einem PDP 11/40 Computer durch einen Hewlett-Packard Zeitintervall-Zähler.

Wird der Elektrodenstrahl auf eine konstante und rasch ansteigende Phase eines Potentials getriggert, so weisen die andern aufeinanderfolgenden Entladungen eine gewisse zeitliche Latenzvariabilität — man nennt diese *Jitter* — auf. Diese Variabilität kann irgendwo zwischen terminaler Axonaufzweigung und Elektrode zustande kommen; die *Hauptkomponente dafür entsteht am neuromuskulären Übergang,* weshalb der Jitter gleichzeitig ein wichtiges Maß für den *Sicherheitsfaktor der neuromuskulären Übertragung* (Stålberg et al., 1975) darstellt. Der Jitter wird am besten mit einem Computer als „mean consecutive difference" (MCD) 50 konsekutiver Entladungen berechnet (Ekstedt et al., 1974). Am normalen Auge beträgt der Jitter 45 µs, ein Wert, der mit demjenigen bei der Skelettmuskulatur ziemlich übereinstimmt (Stålberg et al., 1971) (Abb. 2A).

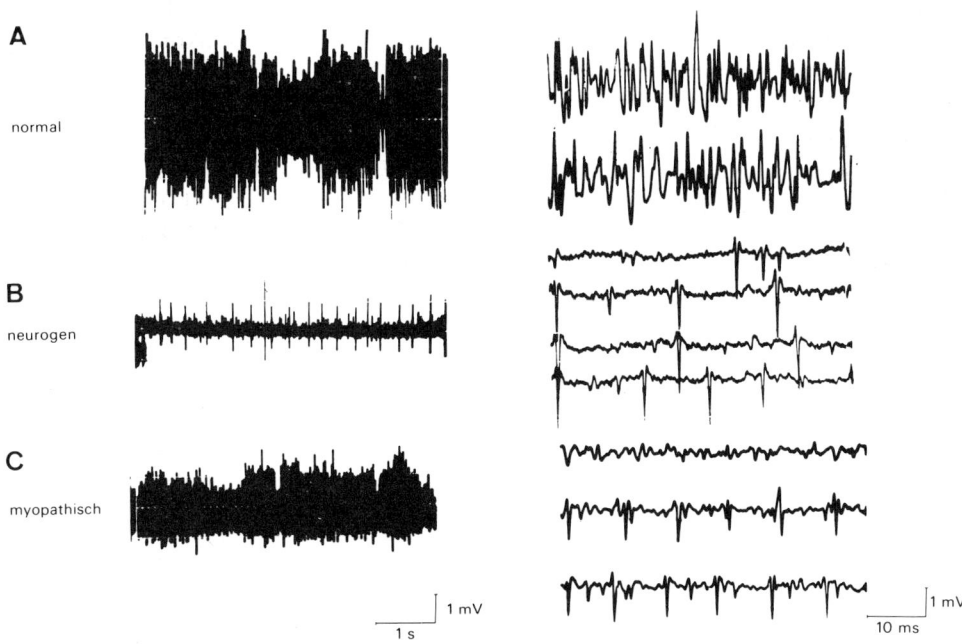

Ab. 2. Einzelfaserelektromyogramm der Augenmuskeln. Linkes Bild mit langsamer, rechtes Bild mit rascher Kippgeschwindigkeit. (A) normaler M. rectus internus, (B) frische Abducensparese, stark gelichtetes Interferenzmuster, es sind lediglich 2 distinkte Einheiten ersichtlich, (C) Augenmuskelmyopathie mit klinisch kaum sichtbaren Muskelexkursionen. Volles Interferenzmuster, zahlreiche motorische Einheiten, in Linie 2 und 3 pseudomyotone Entladung einer Einheit

Material

Es wurden im ganzen 13 Patienten mit der Einzelfaser-Augenmuskelelektromyographie untersucht, davon 6 Männer und 7 Frauen, im Alter von 20—65 Jahren. Darunter befanden sich zwei gesunde Individuen, 3 Patienten mit Myasthenia gravis (2 davon mit rein okulärer Symptomatik), 5 Patienten mit peripher-neurogenen Paresen und 3 Patienten mit chronisch progressiver okulärer Muskeldystrophie (v. Graefe).

Resultate

a) Peripher-neurogene Paresen (Abb. 2B). Das konventionelle, mit der großen Elektrode aufgenommene EMG peripher-neurogener Augenmuskellähmungen zeigt in charakteristischer Weise einen dem Parese-Grad entsprechenden *Ausfall motorischer Einheiten,* der soweit gehen kann, daß bei maximaler Innervation kein Interferenzbild mehr zustande kommt und in der Ruhestellung nur noch einzelne motorische Einheiten entladen. Das Einzelfaser-EMG zeigt das Ausfallmuster in noch deutlicherer Weise, gleichsam in Karikatur. Die *Reinnervation* manifestiert sich durch das Auftreten von hochpolyphasischen Aktionspotentialen verlängerter Dauer und geringer, unregelmäßiger Entladungsfrequenz sowie ausgesprochene Ermüdbarkeit. Die Grundkonzeption der Selektivität der Einzelfaser-Elektrode macht bei der Reinnervation die zur Polyphasie führende *Desynchronisierung früher und deutlicher sichtbar,* eine Tatsache, die bei der Skelettmuskulatur eindeutig nachgewiesen wurde (Stålberg et al., 1975). Grosso modo erweist sich der neuromuskuläre *Jitter bei peripher-neurogenen Augenmuskelparesen als normal.*

b) Myopathien (Abb. 2C). Wichtigstes Kriterium im konventionellen EMG der Augenmuskel-Myopathien ist das *Vorhandensein intensiver elektrischer Aktivität bis zum Interferenzbild trotz geringer oder gar fehlender Bewegung des befallenen Muskels* bei maximaler Innervation. Reduktion der Amplitude und Verkürzung der Potentialdauer sind bei den Augenmuskeln eher schwierig zu beurteilen. Gelegentlich werden bei Augenmuskel-Myopathien auch spontane myotone Entladungssalven beobachtet (z. B. Myositis, Myotonie). Wir haben gefunden, daß diese Kriterien auch für die Einzelfaser-Elektromyographie gelten, wobei uns die Häufigkeit myotoner Salven überrascht hat. Die Bestimmung des neuromuskulären Jitters stößt auf Schwierigkeiten zufolge der eingangs erwähnten Besonderheiten der Augenmuskeln (kleine motorische Einheiten, hochfrequente Innervation, kleiner Durchmesser der Muskelfasern).

Bei Myopathien ist die Entladungsfrequenz der einzelnen motorischen Einheiten für einen bestimmten Kraftaufwand höher als normal. Es stören somit ständig Fasern benachbarter Einheiten, so daß die zur Analyse des Jitters notwendige Isolierung der Einheiten unmöglich wird.

c) Myasthenien (Abb. 3). Charakteristisch für das konventionelle EMG eines myasthenischen Augenmuskels ist die kontinuierliche *Abnahme von Frequenz und Amplitude der Aktionspotentiale bei prolongierter Willkürinnervation* (Ermüdungsmuster), dies eventuell in rhythmisch ablaufenden Aktivitätsschwankungen infolge wechselweisem Ausfall und Wiederaktivierung einzelner Muskelfasern. In schwereren Fällen verschwindet mit der Willkürinnervation sehr rasch ein so großer Teil der motorischen Einheiten, daß das Interferenzbild sich sogleich auflöst und nur einzelne wenige motorische Einheiten in Aktion bleiben (*neuromuskulärer Block*).

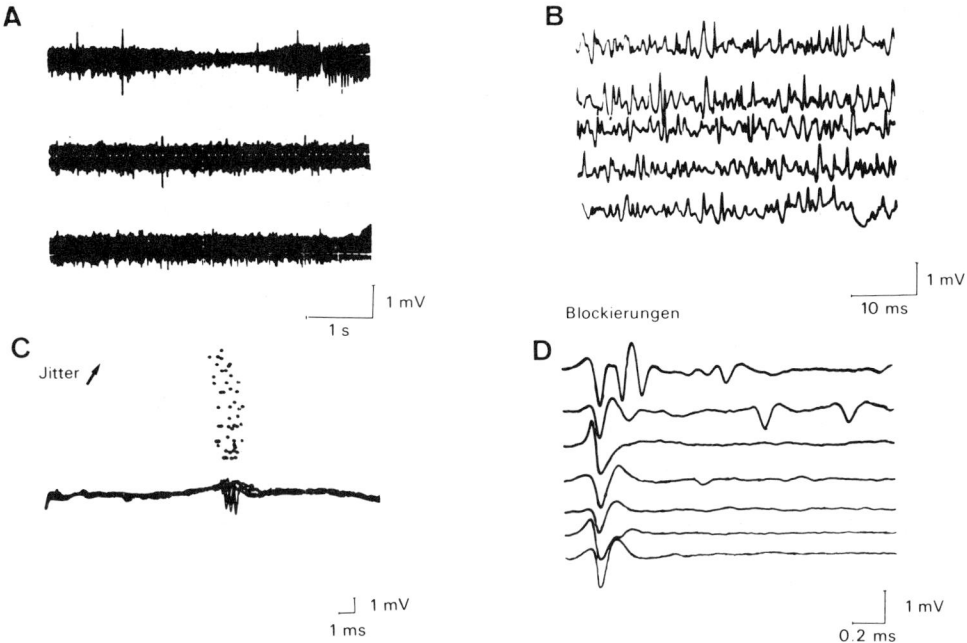

Abb. 3. Oculäre Myasthenia gravis (erhöhter Jitter in der Extremitätenmuskulatur). A. langsame, B. rasche Kippgeschwindigkeit, C. erhöhter Jitter (400 µs); langes Intervall zwischen den beiden Muskelaktionspotentialen. Darüber Darstellung des zweiten Potentiales als Punkte, die entsprechend dem Jitter zeitlich variieren. D. Impulsblockierungen und Facilitierung. Das Oszilloskop wird stets durch dasselbe Potential getriggert. In Zeile 3 und 6 triggert ein anderes Potential, das neu hinzugekommen ist

Das Charakteristikum der Myasthenie ist eine Reduktion des *neuromuskulären Sicherheitsfaktors, wofür der mittels der Einzelfaser-Elektromyographie ermittelte Jitter das Maß darstellt* (Stålberg et al., 1975). Tatsächlich läßt sich auch am myasthenischen Augenmuskel ein erhöhter Jitter bis 400 µs nachweisen. Von Bedeutung ist die Tatsache, daß *bei rein okulärer Symptomatik in klinisch nicht befallenen Muskeln der Skelettmuskulatur stets ein erhöhter Jitter nachgewiesen* werden kann. Impulsblockierung ist Voraussetzung für das Auftreten des Symptoms Schwäche, resp. Ermüdung, sowie für den Nachweis eines Dekrementes bei repetitiver Nervenstimulation im konventionellen EMG. Bekanntlich ist bei der Myasthenia gravis das Endplatten-Potential vermindert (Elmquist et al., 1964), was sich aus dem erhöhten Jitter-Wert ableiten läßt. Zwischen Endplattenpotential-Amplitude und Jitter besteht eine Korrelation, die zeigt, daß mit Hilfe der Einzelfaser-Elektromyographie in vivo beim Menschen ein Einblick in die Endplattenphysiologie und -pathophysiologie gewonnen werden kann (Lundh et al., 1977).

Ein Endplatten-Potential mit niedriger Amplitude verläuft weniger steil und triggert das Muskelaktionspotential später, d. h. der Jitter wird größer. Blockierung tritt ein, wenn das Endplattenpotential den Schwellenwert nicht erreicht; sie ist das elektrophysiologische Korrelat des Amplitudenabfalls des Summationspotentials.

Beim Vorliegen von normalen Befunden in der Einzelfaser-Elektromyographie ist eine Myasthenia gravis praktisch auszuschließen. Ein erhöhter Jitter dagegen ist nicht unbedingt spezifisch für eine Myasthenia gravis. Die Erfahrung zeigt jedoch, daß die positive Diagnose der Myasthenie mit der Einzelfaser-Elektromyographie praktisch immer gestellt werden kann.

Literatur

Ekstedt, J.: Human single muscle fibre action potentials. Acta physiol. scand. **61,** Supp. 226 (1964)

Ekstedt, J., Nilsson, G., Stålberg, E.: Calculation of the electromyographic jitter. J. Neurol. Neurosurg. Psychiat. **37,** 526—539 (1974)

Ekstedt, J., Stålberg, E.: Single fibre Electromyography for the study of the microphysiology of the human muscle. In: New Developments in EMG and Clinical Neurophysiology. Desmedt, J. E. (ed.), Vol. I, p. 89—112. Basel: Karger 1973

Elmquist, D., Hofmann, W. W., Kugelberg, J., Quastel, D. M. J.: An electrophysiological investigation of neuromuscular transmission in myasthenia gravis. J. Physiol. (Lond.) **174,** 417—434 (1964)

Esslen, E.: In Elektromyographie. Stuttgart: Thieme 1974

Esslen, E., Papst, W.: Bedeutung der Elektromyographie für die Analyse von Motilitätsstörungen der Augen. Bibl. ophthal. Fasc. 57. Basel, New York: Karger 1961

Huber, A.: Elektromyographie. In: Bücherei des Augenarztes: Augenmuskellähmungen. Hamburger, F. A., Hollwich, F. (Hrsg.). Stuttgart: Enke 1977

Huber, A.: Elektromyographie der Augenmuskeln. Ophthalmologica **169,** 111—126 (1974)

Lundh, H., Schiller, H. H., Elmquist, D.: Correlation between single fibre EMG jitter and end plate potentials studied in mild experimental botulinum poisening. Acta Scand. neurol. (1977)

Schiller, H. H.: Einzelfaser-Elektromyographie. In: Myasthenia gravis. Hertel, G., Mertens, H. G., Ricker, K., Schimrigk, K. (Hrsg.), p. 68—71. Stuttgart: Thieme 1977

Stålberg, E.: Propagation velocity in human muscle fibres in situ. Acta physiol. scand. **70,** Suppl. 287

Stålberg, E., Ekstedt, J.: Single fibre EMG and microphysiology of the motor unit in normal and diseased human muscle. In: New Developments in EMG and clinical Neurophysiology. Desmedt, J. E. (ed.), Vol. I, p. 113—129. Basel: Karger 1973

Stålberg, E., Ekstedt, J., Broman, A.: Neuromuscular transmission in myasthenia gravis studied with single fibre EMG. J. Neurol. Neurosurg. Psychiat. **37,** 540—547 (1974)

Stålberg, E., Ekstedt, J., Broman, A.: The electromyographic jitter in normal human muscles. Electroencephyl. clin. neurophysiol. **31,** 429—438 (1971)

Stålberg, E., Schiller, H. H., Schwartz, M. S.: Safety factor in single human motor end plates studied in vivo with single fibre EMG. J. Neurol. Neurosurg. Psychiat. **38,** 799—800 (1975)

Thiele, B., Stålberg, E.: Single fibre EMG in polyneuropathies of different etiology. J. Neurol. Neurosurg., Psychiat. **38,** 881—887 (1975)

Obliquus superior-Myokymie: Eine klinische und elektromyographische Studie[1]

Superior Oblique Myokymia: A Clinical and Electromyographical Study

V. Herzau, F. Körner, G. Kommerell, B. Friedel

Univ. Augenklinik, Tübingen; Univ. Augenklinik, Bern; Univ. Augenklinik, Freiburg; Univ. Nervenklinik, Tübingen

Schlüsselwörter: Myokymie, Obliquus superior, Obliquus superior-Myokymie, Elektromyographie, Riesenpotentiale.

Key words: Myokymia, superior oblique, superior oblique myokymia, electromyography, giant motor units.

Zusammenfassung: Bei der Obliquus superior-Myokymie handelt es sich um einen periodisch auftretenden rotatorischen oder vertikalen Tremor eines Auges, der durch unregelmäßige Kontraktionen des Musculus obliquus superior bedingt ist. Die subjektiven und klinischen Symptome werden an 9 eigenen Fällen dargestellt.

Bei 2 von 4 Patienten, die mit Carbamazepin (Tegretal) behandelt wurden, trat eine deutliche Besserung der Symptome auf. Einer der therapierefraktären Fälle wurde durch eine Tenotomie der Obliquus superior-Sehne und 2 anschließende Schieloperationen beschwerdefrei.

Bei der elektromyographischen Registrierung der Aktionspotentiale des Musculus obliquus superior von 7 Patienten zeigten sich während des klinisch sichtbaren Tremors Riesenpotentiale. Diese schienen mit der tonischen Aktivierung des Muskels korreliert. Bei phasischer Aktivierung während Sakkaden wurden dagegen nur wenige Riesenpotentiale registriert.

Wegen der Hemmbarkeit der Myokymie bei Blickwendung nach oben und aufgrund der charakteristischen Form der Augenmuskelpotentiale nehmen die Autoren an, daß der Sitz der Störung im Kern des betroffenen Nerven gelegen ist.

Summary: The superior oblique myokymia is a periodic manifestation of an irregular rotatory or vertical tremor in one eye caused by spontaneous contractions of the superior oblique muscle. The signs and symptoms of 9 cases are described.

In 2 of the 4 patients who were treated with Carbamazepin (Tegretal) a notable improvement was seen. In one of the cases resistant to Carbamazepin therapy, a tenotomy of the superior oblique muscle stopped the tremor of the eye.

Electromyographic recordings of action potentials from the superior oblique muscle showed giant potentials during the visible tremor in all 7 cases examined. In 2 cases, polyphasic units were found. There was a close correlation between these giant potentials and tonic activation of the muscle. However, with phasic activation during saccades, the pathological potentials were not recorded.

The characteristic eye muscle potentials and their inhibition with upgaze suggests to the authors that the site of the lesion is to be in the nucleus of the afflicted nerve.

Im Jahre 1970 haben Hoyt und Keane einen episodisch auftretenden monokularen Mikrotremor als eigenes Krankheitsbild an fünf Fällen beschrieben. Je einen einzelnen derartigen Fall hatten schon Duane 1906, Clark 1966 und Körner 1970 veröffentlicht.

Das betroffene Auge der Patienten zeigte nach unterschiedlichem Intervall ein feines vertikales und rotierendes Zittern, das mehrere Sekunden lang anhielt. Die Patienten beobachteten während dieser Attacke eine torsionelle Diplopie und spürten die Bewegung am Auge selbst.

---

[1] Gefördert von der Deutschen Forschungsgemeinschaft SFB 70, B4

Bei einem der fünf Patienten wurde eine elektromyographische Ableitung der Mm. obliqui superior und inferior durchgeführt. Beide Muskeln zeigten bei Führungsbewegungen ein normales Interferenzmuster. Zusätzlich fanden sich im Obliquus superior-Myogramm episodische Entladungen verbreiterter Potentiale ohne entsprechende reziproke Hemmung des Antagonisten. Wegen starker subjektiver Beschwerden wurden bei diesem Patienten eine Obliquus superior-Tenotomie und eine kompensatorische sklerale Rücklagerung des M. obliquus inferior durchgeführt. Nach der Operation trat kein Augenzittern mehr auf.

Die beschriebene motorische Störung ist also durch eine pathologische Aktivität des M. obliquus superior verursacht. Hoyt und Keane schlugen deshalb vor, das Phänomen Obliquus superior-Myokymie oder intermittierender monokularer Mikrotremor zu nennen.

Susac und Mitarbeiter (1973) beschrieben erfolgreiche Behandlungen der Obliquus superior-Myokymie mit dem Antiepilepticum Carbamazepin (Tegretal) an sieben Patienten.

In dieser Arbeit soll über neun weitere Fälle berichtet werden. Besonderer Wert wird auf die elektromyographischen Befunde gelegt, die an sieben Patienten erhoben werden konnten.

Kasuistik

Es handelt sich um 9 Patienten der Universitäts-Augenklinik in Bern (B), Freiburg (F) bzw. Tübingen (T). Alle Patienten zeigten einen regelrechten morphologischen Augenbefund, keine höhere Ametropie und eine normale Sehschärfe. Die Konsultation der Klinik erfolgte wegen einer plötzlich aufgetretenen oder schon seit Jahren bestehenden, intermittierenden Oszillopsie mit dem Gefühl des Zittern eines Auges. Internistische (Fall 2 u. 5) und neurologische (Fall 1, 2, 5, 8 u. 9) Untersuchungen bei einzelnen Fällen ergaben keine zusätzlichen krankhaften Befunde; die übrigen Patienten boten ebenfalls anamnestisch und vom Aspekt her keinen Hinweis für ein allgemeines Grundleiden.

Fall 1. M. W. (F, geb. 9. 9. 19). 54jährige Patientin. Seit 15 Jahren häufig schräg versetzte und verkippte Doppelbilder und Zitterns des Bildes des linken Auges.

Befund: Obliquus superior-Parese des linken Auges. In Primärposition in etwa 1minütigen Abständen rotatorisches Zittern des linken Auges mit tonischer Stellungsänderung im Sinne eines Ausgleichs der Obliquus superior-Parese. Hemmung dieser Störung bei Blickhebung und Kopfneigung zur nichtbetroffenen Seite, Auslösung bei Blicksenkung und Kopfneigung zur betroffenen Seite.

Therapieversuch mit Carbamazepin, 400 mg/die, ohne ausreichenden Effekt.

Operative Therapie: Tenektomie des linken Obliquus superior in subkonjunktivaler Anästhesie. Bei Blickintention nach unten ist ein unregelmäßiges Zucken der Sehne nachweisbar. Postoperativ stabile Obliquus superior-Paralyse, völlig ohne Zittern. Durch kompensatorische Schwächung des homolateralen Antagonisten sowie des kontralateralen Synergisten großes Fusionsblickfeld.

Fall 2. E. J. (F, geb. 10. 3. 34). 41jährige Patientin. Seit 1 Jahr intermittierendes Zittern des Bildes des rechten Auges.

Befund: Anfallsartig auftretendes rotatorisches Zittern des rechten Auges etwa alle 3 Minuten in unregelmäßigen Abständen für ca. 3 Sekunden Dauer. Hemmung und Auslösung wie bei Fall 1.

Unter Carbamazepin (2 Monate 400, 5 Monate 100 mg/die) Rückgang der Beschwerden. Nach Absetzen des Medikamentes im Laufe der folgenden 8 Monate völlige Beschwerdefreiheit.

Fall 3. Th. F. (F, geb. 23. 10. 52). 23jähriger Patient. Seit 3 Wochen unregelmäßiges Zittern des Bildes des rechten Auges, besonders nach Blickwendungen.

Befund: Rotatorisches Zittern des rechten Auges unmittelbar nach Blicksenkung und nach Kopfneigung zur rechten Schulter für die Dauer von etwa 3 Sekunden.

15 Monate später teilt Patient mit, daß die Beschwerden ohne Behandlung im Laufe von 1 Monat nach der Untersuchung völlig zurückgegangen seien.

Fall 4. G. B. (F, geb. 29. 5. 58). 18jährige Patientin. Seit einigen Monaten gelegentliches Verschwommensehen des linken Auges.

Befund: Rotierendes Zittern des linken Auges nach Blickwendungen nach unten für ca. 3 Sekunden, sehr unregelmäßig auslösbar. Strabismus divergens intermittens ohne zeitlichen Zusammenhang mit der Myokymie.

Fall 5. D. St. (T, geb. 22. 9. 51). 25jährige Patientin, seit $\frac{1}{2}$ Jahr immer häufiger auftretende vertikale und torsionelle Doppelbilder mit vertikaler Oszillopsie, vor allem nach Blickwendungen. Dabei Gefühl der Spannung am rechten Auge.

Befund: In Primärposition anfallsartig auftretende Senkung und Einwärtsrollung des rechten Auges mit vertikalem und rotatorischem Zittern. Bewegung bei Adduktion des rechten Auges überwiegend vertikal, bei Abduktion rotierend. Hemmung und Auslösung wie bei Fall 1, keine Änderung bei geschlossenen Augen oder unter Rotglas. Maximale Abweichung: 10 Grad Tieferstand des rechten Auges.

Therapieversuch mit Amuno, Aspirin 3 × 1 g pro Tag, Valium 4 mg i.v. ohne Besserung. Unter Carbamazepin 600 mg/die geringe Besserung, nach Steigerung auf 1 000 mg/die fast völlige Beschwerdefreiheit, die auch nach Absetzen des Medikaments 3 Monate nach Beginn der Behandlung wegen Gravidität angehalten habe. Postpartal seien die Beschwerden wieder häufiger geworden. Wegen Müdigkeit unter der Carbamazepinmedikation nehme sie zur Zeit Clonazepam (Rivotril).

Fall 6. B. St. (T, geb. 2. 8. 44). 32jährige Patientin. Seit 3 Monaten häufig auftretende und mehrere Sekunden bestehende vertikale Doppelbilder, das Bild des linken Auges wiche nach oben ab und spränge auf und ab. Die Beschwerden seien häufiger in der Woche vor und während der Menstruation.

Befund: Unregelmäßig auftretendes vertikales und rotatorisches Zittern des linken Auges.

Nach telephonischer Auskunft 9 Monate nach der Untersuchung seien die Beschwerden bald spontan zurückgegangen und träten nur noch selten auf.

Fall 7. K. B. (T, geb. 13. 12. 48). 25jähriger Patient. Seit ca. 1 Woche gelegentlich torsionelle Oszillopsie des linken Auges, besonders bei Linksblick.

Befund: In Primärposition und bei Linksblick feinschlägiges rotatorisches Zittern des linken Auges mit rascher Phase nach innen, bei Rechtsblick vertikaler Tremor mit rascher Phase nach unten.

Spontaner Rückgang der Beschwerden innerhalb von 5 Monaten. Im Laufe der folgenden 4 Jahre nur noch ganz selten auftretende Oszillopsie mit mehrwöchigen symptomfreien Intervallen.

Fall 8. E. F. (T, geb. 2. 1. 32). 36jähriger Patient. Seit 13 Jahren periodisch auftretende vertikale Oszillopsie des linken Auges vor allem bei Rechtsblick, die in den letzten Monaten sehr viel häufiger geworden sei.

Befund: Periodisch auftretendes Zittern des linken Auges, in Primärposition und Abduktion vorwiegend innenrotierende Komponente, bei Adduktion rein vertikal mit primärer Phase nach unten schlagend.

Bei der Kontrolle 9 Jahre nach der ersten Untersuchung war eine eindeutige Myokymie nicht mehr nachweisbar. Die Beschwerden seien in den letzten Jahren nach der ersten Untersuchung spontan zurückgegangen. Er habe nur noch in mehrmonatigen Abständen einige Tage lang einzelne Attacken für ca. 2–3 Minuten.

Über diesen Fall wurde bereits 1969 als monokulär-intermittierenden Nystagmus mit Oszillopsie berichtet (Körner, 1970).

Fall 9. E. T. (B, geb. 23. 2. 41). 35jährige Patientin, seit 2 Jahren episodisches Flimmern am rechten Auge mit vertikaler Oszillopsie. Keine Änderung bei Lidschluß oder im Dunkeln. Perioden mit ganztägigen Beschwerden würden mit Tagen ohne Symptome wechseln. Mögliche Verstärkung um die Zeit der Menstruation.

Befund: Periodisches Auftreten eines sehr feinschlägigen hochfrequenten Zitterns des rechten Auges; in Adduktion vertikal, in Primärposition und Abduktion innenrotierend.

Therapieversuch mit Carbamazepin ohne Änderung der Symptome. Eine Dosiserhöhung verbot sich durch subjektive Unverträglichkeit.

Zusammenfassung der subjektiven Symptome und des klinischen Bildes

Die charakteristischen Merkmale der Obliquus superior-Myokymie bei den 13 bisher bekannten und den 9 eigenen Fällen stimmen weitgehend überein und sind in der folgenden Tabelle dargestellt.

Tabelle 1. Subjektives und klinisches Bild bei Obliquus superior-Myokymie

Beginn	spontan
Alter bei Beginn	überwiegend zwischen 22 und 45 Jahren (14–61 Jahren)
Geschlecht	Frauen häufiger befallen (14 Frauen, 8 Männer)
Symptome	1. vertikale und/oder torsionelle Diplopie 2. „Zittern" und „Wackeln" eines Auges mit Oscillopsie
Häufigkeit	episodisch für mehrere Sekunden auftretend, mit unterschiedlichen Intervallen und zeitweiser Beschwerdefreiheit
Objektiver Befund	Zittern eines Auges, zum Teil mit tonischer Stellungsänderung Bewegungsrichtungen: in Adduktion: vertikal in Primärposition und Abduktion: rotierend
Provokation	durch Blickbewegungen besonders nach unten oder durch Kopfneigung zur betroffenen Seite
Hemmung	bei Blick nach oben oder Kopfneigung zur nicht betroffenen Seite
Verlauf	individuell unterschiedlich: zum Teil Remissionen, zum Teil keine Besserung über Jahre

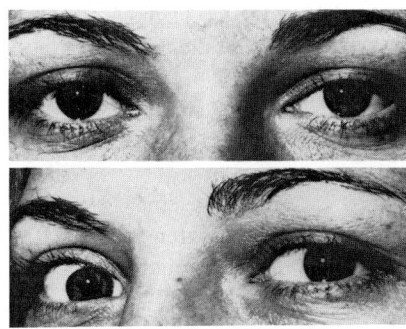

Abb. 1. Obliquus superior-Myokymie des rechten Auges. Oben: normale Augenstellung im symptomfreien Intervall. Unten: Provokation der Myokymie durch Linksblick: Tieferstand des rechten Auges (Fall 5)

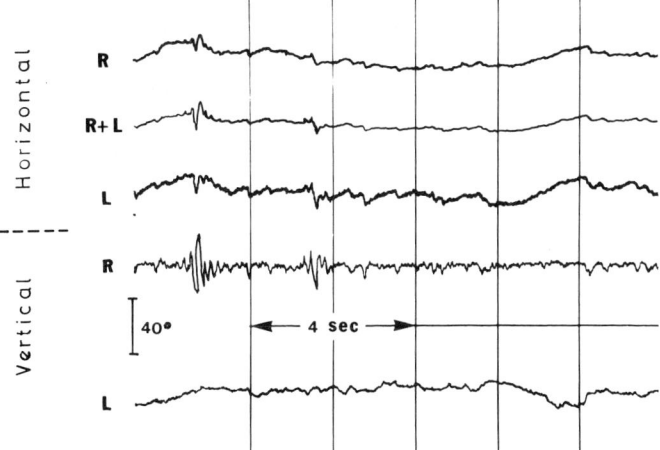

Abb. 2. Nystagmogramm bei geschlossenen Augen während der Myokymie. Episodisch auftretender vertikaler Tremor des rechten Auges (Fall 5)

Rechtes und linkes Auge scheinen gleich häufig betroffen zu sein. Aber auch bei jahrelangem Verlauf handelt es sich stets um ein monokulares Phänomen am selben Auge.

Eine Dokumentation der Bewegungsstörung gelingt naturgemäß am besten durch eine Filmaufnahme, in den Fällen mit Mikrotremor nur bei entsprechender Vergrößerung. Die häufig während der Myokymie sichtbare tonische vertikale Stellungsänderung in Adduktion des betroffenen Auges zeigt Abbildung 1. Im Nystagmogramm läßt sich das Phänomen auch bei Lidschluß nachweisen (Abb. 2).

Elektromyographische Untersuchungen

Bis auf eine einzelne Mitteilung von Hoyt und Keane 1970 fehlen bisher elektromyographische Befunde bei der Obliquus superior-Myokymie. Wir haben deshalb bei 7 unserer Patienten eine Myographie des betroffenen Muskels, teilweise auch seines Antagonisten durchgeführt. Die coaxiale Nadel wurde beim M. obliquus superior transcutan durch das Oberlid, beim M. obliquus inferior transconjunctival in den Muskelbauch eingeführt. Beide Muskeln zeigten im symptomfreien Intervall ein normales Innerva-

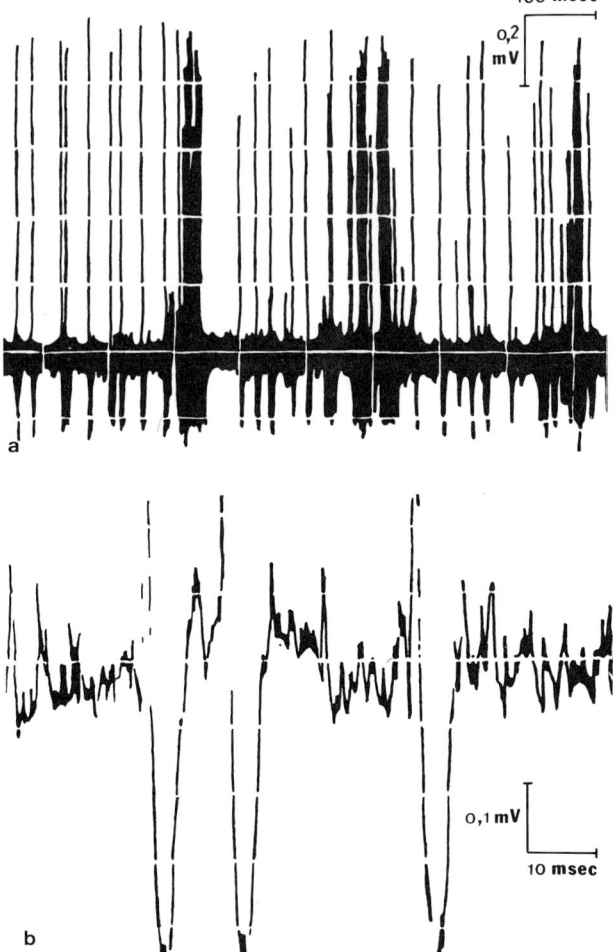

Abb. 3. Elektromyogramm des M. obliquus superior während der Myokymie. Riesenpotentiale, bei (a) in langsamer, bei (b) in schneller Registriergeschwindigkeit (Fall 5)

tionsmuster und eine regelrechte reziproke Hemmung, sowohl bei Führungsbewegungen als auch bei Sakkaden. Während der Myokymie traten am M. obliquus superior zusätzliche Riesenpotentiale auf, ohne Änderung der Potentiale des Antagonisten. Abbildung 3 und 4 zeigen derartige Riesenpotentiale bei normaler Grundinnervation während der Myokymie. Entsprechend dem klinischen Bild konnten die pathologischen Potentiale nur bei Aktivität des M. obliquus superior beobachtet werden. Je stärker dieser Muskel innerviert wurde, desto häufiger traten sie auf und zeigten bei maximaler Innervation eine hochfrequente Entladungsfolge. Die registrierten Amplituden bis zu 4 mV und die Dauer dieser Potentiale um 10 msec sind für den Skelettmuskel etwa normal, für den Augenmuskel liegen diese Werte aber eindeutig über der Norm. Die in Abbildung 5 wiedergegebenen pathologischen Potentiale zeigen zwar nur eine Amplitude von 0,1 mV. Es ist jedoch sehr wohl möglich, daß die Nadelelektrode zu ungünstig lag, um die volle Spannung abgreifen zu können.

Die Intervalle zwischen den pathologischen Potentialen sind meist unregelmäßig, was sich vor allem bei fortlaufender Registrierung gut erkennen läßt (Abb. 5).

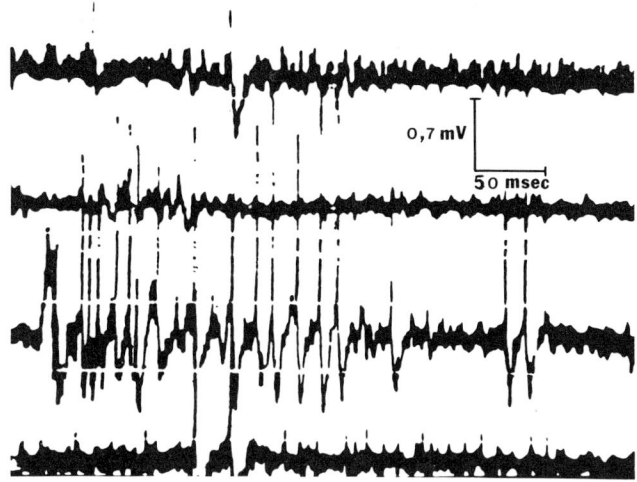

Abb. 4. Riesenpotentiale (Fall 7)

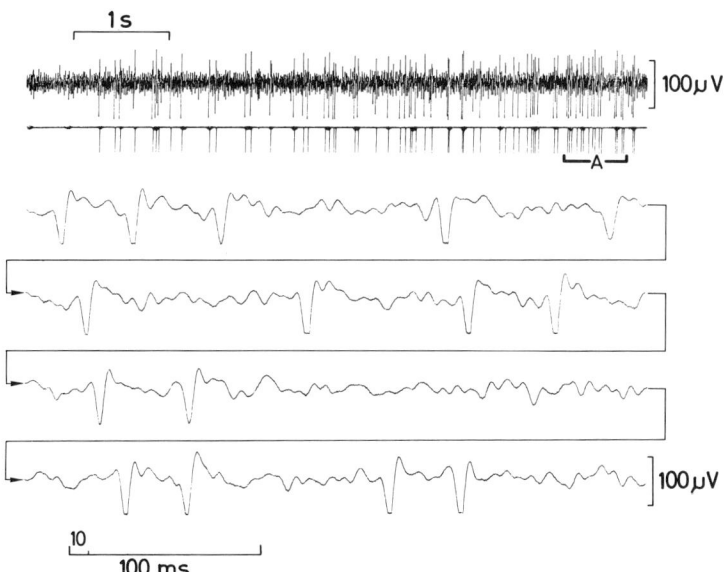

Abb. 5. Elektromyogramm (Fall 2). In der ersten Spur Originalkurve. In der zweiten Spur ist die pathologische Einheit mit Hilfe eines Peak-Detektors isoliert. Der mit A markierte Ausschnitt ist unten zeitlich gedehnt wiedergegeben

Abbildung 6 (Fall 9) zeigt ein fortlaufendes Myogramm mit Blick geradeaus und — nach einer Sakkade — bei konstantem Blick nach nasal unten. Trotz eines ausgeprägten „burst" während der Sakkade kommt es erst nach der phasischen Innervation zu einer allmählichen Frequenzzunahme der pathologischen Potentiale, bis die maximale Dichte nach ca. 1 sec erreicht ist. Dieser bei den anderen Patienten möglicherweise nicht beachtete Befund konnte im vorliegenden Fall mehrfach reproduziert werden.

OD

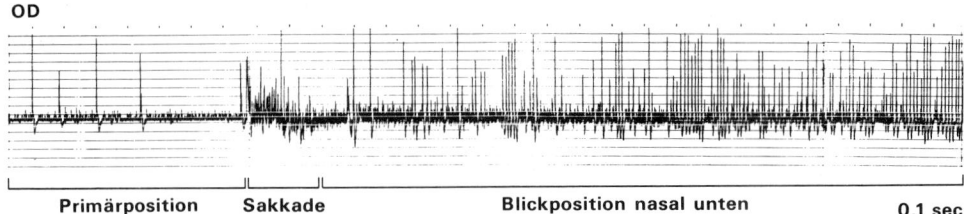

| Primärposition | Sakkade | Blickposition nasal unten | 0,1 sec |

] 0,5 mV

Abb. 6. Die pathologischen Entladungen häufen sich nicht sofort, sondern erst allmählich nach einer Sakkade in die Zugrichtung des M. obl. superior (Fall 9)

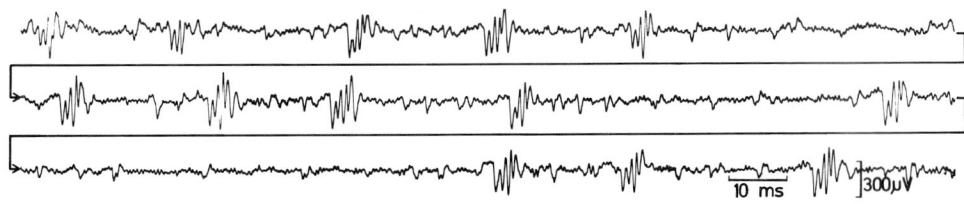

10 ms   300 µV

Abb. 7. Polyphasische Einheit (Fall 1)

Während die Riesenpotentiale bei 5 Patienten stets monophasisch waren, bestand bei 2 Patienten Polyphasie. Besonders deutlich war die Polyphasie in Fall 1 nachweisbar, der gleichzeitig eine Parese des betroffenen M. obliquus superior hatte (Abb. 7).

Behandlung

Wegen Geringfügigkeit der Beschwerden (Fall 4 u. 6) oder einem spontanen Rückgang der Symptome (Fall 3, 6, 7 u. 8) wurde bei 5 unserer Patienten keine Behandlung durchgeführt. Vier Patienten (Fall 1, 2, 5 u. 9) erhielten Carbamazepin (Tegretal) in unterschiedlicher Dosierung. Dabei richtete sich die verabfolgte Höchstdosis nach der Tolerierbarkeit der Nebenwirkungen dieses Medikaments. Zwei dieser Patienten zeigten keinen ausreichenden Effekt, die beiden anderen erreichten weitgehende Beschwerdefreiheit, die nach Absetzen des Medikaments in einem Fall (Fall 2) bisher bestehen blieb. Bei der zweiten Patientin (Fall 5) traten nach einer Schwangerschaft erneut häufige Beschwerden auf, die wegen Müdigkeit unter Carbamazepin zur Zeit mit Clonazepam (Rivotril) behandelt werden. Eine Patientin, die auf Carbamazepin nicht ansprach, wurde einer Tenektomie des M. obliquus superior unterzogen. Die Tatsache, daß die Zitterbewegungen nach diesem Eingriff vollständig verschwunden waren, belegt, daß die Myokymie nur auf den M. obliquus superior beschränkt war. Nach kompensatorischer Schwächung des homolateralen Antagonisten und des kontralateralen Synergisten wurde bei ihr Beschwerdefreiheit erzielt.

Diskussion

Nach den bisherigen Mitteilungen der Literatur und den eigenen Beobachtungen handelt es sich bei der Obliquus superior-Myokymie um eine besondere Motilitätsstö-

rung mit einer typischen und unverwechselbaren Symptomatik. Die Ätiologie und
Pathogenese der Erkrankung bleibt aber auch aufgrund der elektromyographischen
Befunde noch unklar. Unverständlich erscheint derzeit vor allem die Tatsache, daß die
bisher bekannten Fälle einer Augenmuskelmyokymie nur den M. obliquus superior
betreffen.

Da der Beginn der Symptome frühestens im zweiten Lebensjahrzehnt liegt, müssen
wir annehmen, daß es sich um eine erworbene Störung handelt. Die bisher stets nachweisbaren charakteristischen Riesenpotentiale zeigen uns weiter, daß der Sitz der
Läsion wenigstens teilweise im Kerngebiet oder im Axon des motorischen Neurons
gelegen sein muß. Dabei werden die Riesenpotentiale nach unseren Erfahrungen in
einem Fall (Fall 9) offenbar überwiegend bei einer tonischen, nicht jedoch bei einer
phasischen Aktivierung rekrutiert. Nach Henn und Cohen (1972) können im Kern und
im peripheren Neuron der Augenmuskeln tonische und phasische elektrische Einheiten
unterschieden werden. Eine episodisch auftretende Schwellenerniedrigung pathologisch
veränderter tonischer Neurone im Kerngebiet des Nervus trochlearis wäre demnach als
Ursache für die intermittierende Myokymie des M. obliquus superior denkbar.

Eine Abgrenzung der Obliquus superior-Myokymie von anderen episodisch auftretenden Stellungsanomalien eines Auges dürfte schon vom klinischen Bild her stets möglich sein, da bei ihnen das charakteristische Zittern fehlt.

Die Art der Störung läßt noch am ehesten an eine okuläre Neuromyotonie denken,
bei der ebenfalls ein intermittierender Spasmus äußerer Augenmuskeln mit anfallsarti-
ger Diplopie auftritt und die durch membranstabilisierende Medikamente wie Carbamazepin günstig beeinflußbar ist (Ricker, Mertens, 1970; Papst, 1972). Diese Erkrankung betrifft jedoch überwiegend mehrere Muskeln im Versorgungsgebiet des N. oculomotorius. Elektromyographisch besteht dabei eine wechselnd starke Spontanaktivität
der betroffenen Muskeln, die im Unterschied zur Obliquus superior-Myokymie keine
auffällige Veränderung der Einzelpotentiale und keine reziproke Hemmbarkeit zeigt.
Als Ursache wird von den Autoren eine pathologische Übererregbarkeit des peripheren
Neurons angenommen.

Auch bei der Myokymie im Versorgungsbereich des N. facialis, die bei multipler
Sklerose und pontinen Tumoren beobachtet wird, sind die Einzelpotentiale normal, ihre
Entladung ist regelmäßig und weitgehend unabhängig von der Willküraktivität (Rup-
recht, 1974; Hjorth, Willison, 1973).

Bei der zyklischen Okulomotorius-Parese werden ebenfalls episodisch auftretende
Spasmen der äußeren Augenmuskeln beobachtet. Im Intervall zeigen hier meist mehrere Muskeln eine ausgeprägte Parese, die ja bei der Neuromyotonie und der Obliquus
superior-Myokymie in der Regel nicht beobachtet wird. Nur in einem Fall der Freiburger Klinik (Fall 1) bestand neben einer heftigen Myokymie eine eindeutige Parese des
betroffenen M. obliquus superior. Die paretisch bedingte Vertikalvergenz wurde bei
dieser Patientin während der Myokymie etwa ausgeglichen. Wie Loewenfeld und
Thompson (1975) für die zyklische Okulomotorius-Parese könnte man in diesem Fall
von Obliquus superior-Myokymie annehmen, daß hier eine partielle Degeneration motorischer Neurone zu einer manifesten Parese, gleichzeitig aber auch zu einer pathologischen Erregbarkeit der entsprechenden Ganglienzellen geführt hat. Das gesamte klinische Bild der zyklischen Okulomotorius-Parese unterscheidet sich jedoch in seinem
zeitlichen und motorischen Ablauf so weitgehend von der Obliquus superior-Myokymie, daß für die Entstehung und die Pathogenese beider Erkrankungen zunächst
nicht gleichartige Mechanismen angenommen werden können.

Literatur

Clark, E.: A case of apparent intermittent overaction of the left superior oblique. Brit. orthopt. J. **23**, 116–117 (1966)

Duane, A.: Unilateral rotary nystagmus. Zitiert nach F. Hoyt, J. R. Keane. Amer. Ophthal. Soc. **11**, 63–67 (1906)

Henn, V., Cohen, B.: Activity in eye muscle motoneurons and brainstem units during eye movements. In: Basic mechanisms of ocular motility and their clinical implications. Lennerstrand, G., Bach-y-Rita, P. (eds.), p. 303–324. Oxford: Pergamon Press 1975

Hjorth, R. J., Willison, R. G.: The electromyogram in facial myokymia and hemifacial spasm. J. neurol. Sci. **20**, 117–126 (1973)

Hoyt, F., Keane, J. R.: Superior oblique myokymia. Arch. Ophthalmol. **84**, 461–467 (1970)

Körner, F.: Über einige seltene elektronystagmographische Befunde. Klin. Mbl. Augenheilk. **156**, 148 (1970)

Loewenfeld, I. E., Thompson, H. S.: Oculomotor paresis with cyclic spasms. A critical review of the literature and a new case. Survey Ophthal. **20**, 81–124 (1975)

Papst, W.: Zur Diagnose der okulären Neuromyotonie. Ophthalmologica **164**, 252–263 (1972)

Ricker, K., Mertens, H. G.: Okuläre Neuromyotonie. Klin. Mbl. Augenheilk. **156**, 837–843 (1970)

Ruprecht, E. O.: Befunde bei Neuropathien. In: Elektromyographie, Lehrbuch und Atlas. Hopf, H. C., Struppler, A. (Hrsg.), S. 37–65. Stuttgart: Thieme 1974

Susac, J. O., Smith, J. L., Schatz, N. J.: Superior oblique myokymia. Arch. Neurol. **29**, 432–434 (1973)

Aussprache

Herr Grüsser (Berlin):
1. Sind Ihnen die Serum-Kalium-Werte, besonders von jenen Patienten mit der Spontanremission, bekannt? 2. Haben Sie überprüft, ob die Patienten während der Obliquus superior-Myokymien Scheinbewegungen wahrnahmen? Für den Fall einer nuclearen Genese müßte man die Wahrnehmung einer Scheinbewegung eines Lichtpunktes im Dunkeln und *keine* Scheinbewegung eines langdauernden Nachbildes erwarten.

Herr Herzau (Tübingen):
Die Kalium-Konzentration im Serum und die Nachbildlokalisation während der Myokymie wurden nicht untersucht. Scheinbewegungen werden von den Patienten stets angegeben.

Herr Piper (Lübeck):
„Tic"-artiges Muskelwogen in der Unterlidmuskulatur ist ein häufigeres Bild. Bestehen hier Ähnlichkeiten?

Herr Kommerell (Freiburg):
Ich habe in der elektromyographischen Literatur vergeblich nach Registrierungen dieser harmlosen Unterlidzuckungen gesucht.

Herr Huber (Zürich):
Ergaben sich in der Vorgeschichte der Patienten Anhaltspunkte für eine Parese?

Herr Herzau (Tübingen):
Nur einer der 9 untersuchten Fälle zeigte eine deutliche Parese am betroffenen Muskel. Bei den übrigen Patienten konnte weder klinisch noch anamnestisch ein Hinweis für eine früher durchgemachte Trochlearisparese gefunden werden. Wir glauben daher nicht, daß die Obliquus superior-Myokymie als Restzustand einer Trochlearisparese aufzufassen ist.

Herr Kommerell (Freiburg):
Mir erscheint es durchaus möglich, daß in dem Fall mit Parese die Erkrankung prinzipiell gleichartig war wie in den anderen Fällen, daß aber die Anzahl der betroffenen Motoneurone besonders groß war. Offenbar waren die betroffenen Neurone von der supranuklearen Kontrolle weitgehend „abgehängt". So erklärt sich die Parese, welche bei pathologischer Aktivität der betroffenen Neurone gerade ausgeglichen wurde.

Muskelchirurgie

Rechnerische und klinische Ergebnisse von Schieloperationen

Theoretical and Clinical Results of Eye Muscle Surgery

W. Haase, R. Kusel
Univ.-Augenklinik, Hamburg

Schlüsselwörter: Mechanische Muskelwirkung, mathematische Modelle, Drehmoment, Insertionspunktverlagerung.

Key words: Ocular muscle mechanics, mathematical models, torque, displacement of insertions.

Summary: The authors demonstrate individual muscle action in different gaze positions. They show the consequences of displacements of the muscles using different theoretical models, and compare the result with clinical findings.

Die bisherigen Bemühungen, die mechanische Wirkung der äußeren Augenmuskeln rechnerisch zu erfassen, führten nur teilweise zu mit der klinischen Erfahrung über die Muskelaktion übereinstimmenden Ergebnissen (Krewson, 1950; Boeder, 1961).

Für die Berechnungen wurde jeweils ein Modell zugrunde gelegt, das für den Muskelverlauf zwischen Ursprung und Ansatz am Bulbus den direkten, kürzesten Weg annahm (Abb. 1). Wir bezeichnen dieses Modell künftig als *Fadenmodell*. Verläßt der Bulbus die Primärposition, treten erhebliche Gleitbewegungen der Horizontalmotoren in vertikaler Richtung und der vertikalen Mm. recti seitlich auf. Dieser Effekt ist in verschiedenen Graden in der Abbildung 1 mit I—III gekennzeichnet.

Robinson legte 1975 ein verbessertes Modell vor, das die Einbettung der äußeren Augenmuskeln in die Bulbushüllen und damit ihre Teilfixierung berücksichtigt. Der Effekt wird in der Abbildung 1 durch die Kurve II dargestellt.

Die mathematischen Ableitungen nach Robinson sollen hier nicht wiederholt werden. Unsere Berechnungen werden wir eingehender an anderer Stelle schriftlich niederlegen. Nur einige kurze Bemerkungen möchten wir in diesem Rahmen anhand einer Skizze anführen:

Der berechnete Vektor $\vec{m}$ stellt die momentane Drehachse des betrachteten Muskels in der angegebenen Bulbusstellung dar (Abb. 2). In der klinischen Terminologie wird die Wirkung eines Augenmuskels durch die Angabe seiner drehenden, hebenden und rollenden Teilwirkung beschrieben. Die Drehung ist dabei als Bewegung um die im Kopf feste senkrechte Achse $\mathfrak{D}$ definiert. Die Hebung und Senkung des Auges erfolgt um die Achse $\mathfrak{H}$, die in Primärposition nach temporal weist, bei Drehung des Auges jedoch in der Horizontalebene mitgedreht wird. Die Achse der Rollung $\mathfrak{R}$ weist in die Blickrichtung. Zur Interpretation der Wirkungsweise des Drehmomentvektors $\vec{m}$, muß er auf die Bezugsachsen der Bewegung $\mathfrak{D}$, $\mathfrak{H}$ und $\mathfrak{R}$ projiziert werden (Abb. 2). Es ist zu beachten, daß dieses Bezugsystem nicht immer kartesisch ist, die Achsen also nicht für jede Blickposition paarweise orthogonal sind.

Bereits nach dem Robinsonschen Modell läßt sich die Wirkungsweise der vier geraden Augenmuskeln in guter Übereinstimmung mit den klinischen Vorstellungen be-

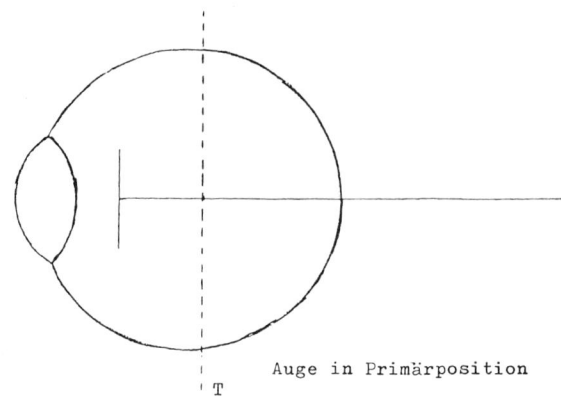

Auge in Primärposition

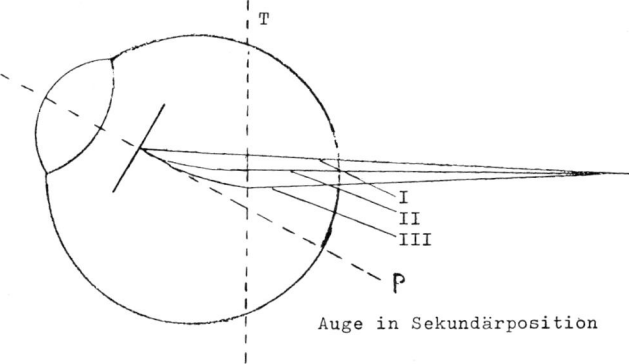

Auge in Sekundärposition

Abb. 1. Verlauf des Muskels in den drei benutzten Rechenmodellen. I Muskelverlauf im Fadenmodell, II Muskelverlauf im Bändermodell nach Robinson, III Muskelverlauf im verschärften Bändermodell, T Tangentialebene

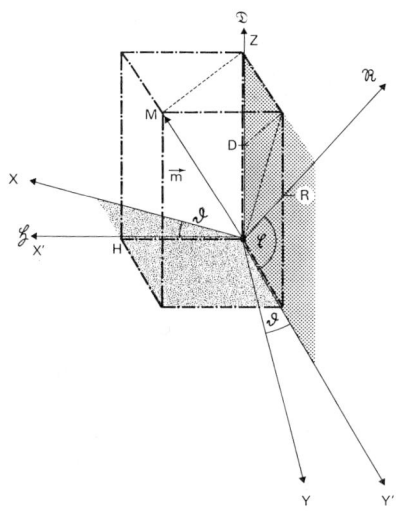

Abb. 2. Erläuterung der verwendeten Bezeichnungen: $\mathfrak{D}$ Bezugsachse der Drehung, $\mathfrak{H}$ Bezugsachse der Hebung, $\mathfrak{R}$ Bezugsachse der Rollung − Blickrichtung, x Temporale Achse, y Blickrichtung in Primärposition, z Senkrechte Achse, x′ Mitgedrehte x-Achse, y′ Mitgedrehte y-Achse. Beispiel des Verlaufs: $\tilde{m}$ − Drehachse des Muskels, D Drehanteil des Vektors $\tilde{m}$, H Hebungs-/Senkungsanteil des Vektors $\tilde{m}$, R Rollanteil des Vektors $\tilde{m}$, ϑ Drehwinkel, φ Hebewinkel, ψ Rollwinkel (hier $\psi = 0$)

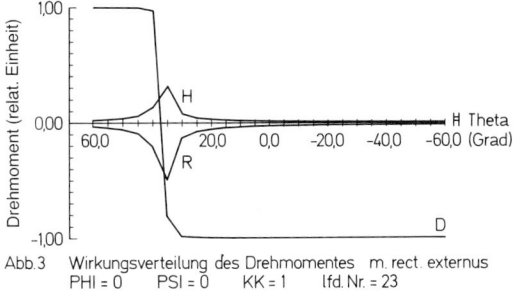

Abb.3   Wirkungsverteilung des Drehmomentes m. rect. externus
PHI = 0   PSI = 0   KK = 1   lfd. Nr. = 23

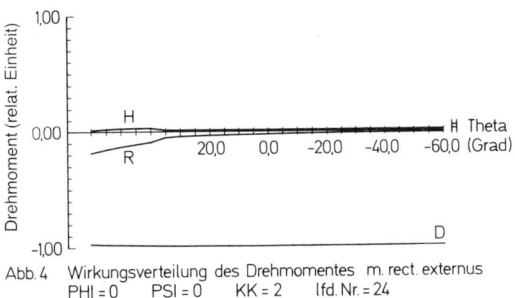

Abb.4   Wirkungsverteilung des Drehmomentes m. rect. externus
PHI = 0   PSI = 0   KK = 2   lfd. Nr. = 24

Abb. 3 und 4. Darstellung der Wirkungskomponenten des M. rectus externus bei normaler Insertion im Fadenmodell (Abb. 3) und Bändermodell (Abb. 4). Abszisse: Horizontale Primärebene — 60° Adduktion (links in der Skizze) bis 60° Abduktion. D = Drehung um die vertikale, orbitafeste Achse, in Abb. 4 Abduktion, in Abb. 3 bis 37° Adduktionsposition, ebenfalls Abduktion, danach plötzlicher Umschlag in Adduktion. H = Hebung bzw. Senkung, positiv = Hebung. R = Rollung, positiv = Extorsion, negativ = Intorsion. Ordinate: Auf 1 normiertes Drehmoment

schreiben. Dies zeigt ein Vergleich zwischen dem sogenannten Fadenmodell, welches Krewson zugrunde gelegt hat, und demjenigen von Robinson, das wir fernerhin als Bändermodell bezeichnen wollen (Abb. 3, 4).

Kehrt man nicht wie in der Krewsonschen Rechnung bei der Darstellung der Wirkungsweise des M. rectus externus ein Vorzeichen um, resultiert für diesen Muskel in einer Adduktionsposition des Bulbus von etwa 37° ein plötzlich auftretender paradoxer Effekt: Er wird zum Adduktor (Abb. 3). Die nach Robinson angenommene Teilfixierung der äußeren Augenmuskeln in ihrem Bänderapparat beseitigt diese offenkundig unsinnige Konsequenz (Abb. 4). Der M. rectus externus bleibt in der gesamten horizontalen Primärebene ein praktisch reiner Abduktor.

Die Unterschiede zwischen beiden Modellen sind keineswegs in jedem Falle so deutlich ausgeprägt. So ergeben sich für Faden- und für Bändermodell bei den Mm. recti verticales nur geringfügige Unterschiede. Dies gilt auch für verschiedene Sekundär- und Tertiärpositionen des Bulbus, die wir nach beiden Verfahren rechnerisch ermittelt und verglichen haben.

Nach dem allgemeinen mathematischen Formalismus lassen sich auch die Wirkungen von Schieloperationen rechnerisch vorherbestimmen und mit klinischen Ergebnissen vergleichen. Beispielsweise verändert der M. rectus internus durch eine Versetzung seiner Insertion um 5 mm nach oben (Knapp) seine Funktion in folgender Weise (Abb. 5, 6, 7).

Das Drehmoment der Adduktion bleibt zwar erhalten, es entsteht jedoch eine deutliche positive Hebewirkung, die erwünscht ist und zur Einführung dieser Operation geführt hat. Daneben zeigt sich aber eine unerwünschte Intorsionskomponente im adduktorischen Bereich. Dieser Effekt der Verlagerung ließ sich auch an Patienten durch Messung der Cyclotorsion vor und nach der Operation nachweisen. Diese Rollungskomponente wird bei einer Hebung des Bulbus noch verstärkt (Abb. 6), während der Bulbussenkung jedoch praktisch wieder auf 0 reduziert (Abb. 7).

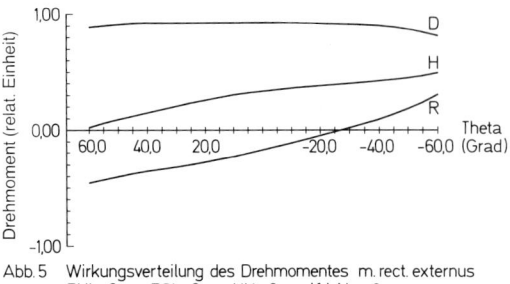

Abb. 5 Wirkungsverteilung des Drehmomentes m. rect. externus
        PHI = 0   PSI = 0   KK = 2   lfd. Nr. = 8

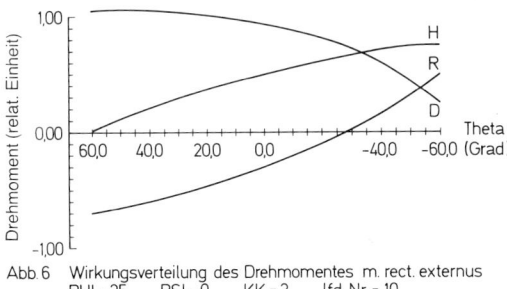

Abb. 6 Wirkungsverteilung des Drehmomentes m. rect. externus
        PHI = 25   PSI = 0   KK = 2   lfd. Nr. = 10

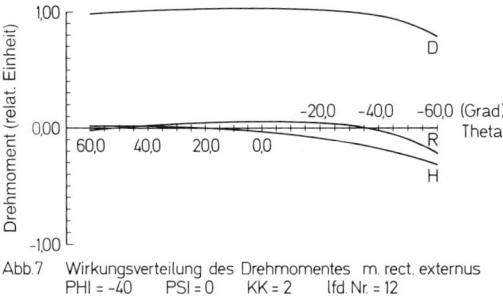

Abb. 7 Wirkungsverteilung des Drehmomentes m. rect. externus
        PHI = -40   PSI = 0   KK = 2   lfd. Nr. = 12

Abb. 5–7. Abszisse: Abb. 5 M. rectus internus bei 5 mm hochgelegtem Insertionspunkt, Primärebene. Abb. 6. M. rectus internus bei 5 mm hochgelegtem Insertionspunkt 25° Hebung. Abb. 7 M. rectus internus bei 5 mm hochgelegtem Insertionspunkt 40° Senkung. Übrige Bezeichnungen wie in Abb. 3 und 4. Darstellung der Wirkungskomponenten des M. rectus internus nach einer Versetzung seiner Insertionslinie um 5 mm nach oben

Sowohl Faden- wie auch Bändermodell erlauben für die Mm. obliqui in der Primärebene bereits eine Darstellung der Anteile des Drehmomentes, die mit der klinischen Erwartung und den Ergebnissen von Jampel gut übereinstimmen. Während der Hebung und Senkung jedoch ergeben sich rechnerisch noch paradoxe Effekte:

Auf Grund klinischer Erfahrungen muß beispielsweise dem M. obliquus superior im unteren Blickfeld eine abduktorische Komponente zugeschrieben werden. Rechnerisch resultiert dagegen ein adduktorischer Effekt. Möglicherweise wird die Sehne des M. obliquus superior durch ihren Aufhängeapparat zu einem anderen Verlauf gezwungen, als er der Rechnung zugrunde liegt. Über die Morphologie der Bindegewebsstrukturen in der Orbita ist noch viel zuwenig bekannt, und Untersuchungen darüber wurden erst in jüngerer Zeit wieder aufgenommen (Koornneef, 1976). Die Darstellung der Wirkungskomponenten der Mm. obliqui ist von so erheblichem klinischen Interesse, daß wir darauf in Kürze näher eingehen werden.

Wir möchten abschließend noch einmal darauf hinweisen, daß die gezeigten Wirkungskomponenten äußerer Augenmuskeln normierte Drehmomentanteile darstellen und nicht etwa Kräfte symbolisieren. Unseres Erachtens muß bei dem Versuch, ein mathematisches Modell zur Beschreibung der mechanischen Wirkungen äußerer Augenmuskeln zu formulieren, zunächst einmal nach qualitativer Übereinstimmung mit der klinischen Evidenz gesucht werden. Danach erst erscheint uns der Versuch, Kräfte zu berechnen, sinnvoll.

Literatur

Boeder, P.: The co-operation of extraocular muscles Amer. J. Ophth. **51**, 469—481 (1961)

Jampel, R. S.: The fundamental principle of the action of the oblique muscle. Amer. J. Ophth. **69**, 623 (1970)

Koornneef, L.: The development of the connective tissue in the human orbit. Acta Morphol. Neerl.-Scand. **14**, 263—290 (1976)

Krewson, W. E. III: The action of the extraocular muscles. Tr. Amer. Ophth. Soc. **48**, 443—386 (1950)

Robinson, D. A.: A quantitative analysis of extraocular muscle cooperation and squint. Invest. Ophthal. **14**, 801—825 (1975)

Aussprache

Herr Sradj (Gießen):

Inbegriff des Listing-Gesetzes ist die Gewährleistung einfacher und radiantentreuer Bulbusbewegungen, auch in Tertiärstellungen. Ausgangspunkt dieser Bewegungen ist die Primärstellung. Deswegen werden Bewegungen aus Sekundärstellung in Tertiärstellung grundsätzlich — wegen des Auftretens von Rollungen — vermieden. Es erscheint uns daher notwendig, daß die Untersuchungsbedingungen den natürlichen Verhältnissen entsprechen.

Herr Crone (Amsterdam):

Ich möchte an den Helmholzschen Begriff der „effektiven Muskellänge" erinnern. Zum Beispiel wird beim nach oben gewendeten Blick die untere Hälfte des M. rectus medialis gedehnt. Das effektive Zentrum der Insertion verschiebt sich dadurch abwärts. Durch diesen Mechanismus (und durch die intermuskulären Membranen) bleiben die Muskelachsen während der Augenbewegungen unbeweglich in der Orbita.

Vertical Strabismus from Horizontal Muscles

Höhenschielen, ausgelöst durch Horizontal-Muskeln

A. B. Scott

Smith-Kettlewell Eye Research Foundation, Dept. of Ophthalmology, Pacific Med. Center, San Francisco

Key words: Strabismus, Duane's Syndrome, Faden operation.

Schlüsselwörter: Strabismus, Duane-Syndrom, Faden-Operation.

Summary: Horizontal rectus muscles may give rise to vertical deviations by slipping vertically upward or downward when abnormal mechanics or innervation create high forces. This occurs especially in Duane's syndrome, in exotropia, and in the tight lateral rectus syndrome. This paper will explicate this mechanism and present a useful treatment approach based upon analysis of it, the Faden operation.

Zusammenfassung: Bei Bewegung des Auges nach oben könnten die horizontalen Recti zusätzlich ein vertikales Drehmoment entwickeln, da ihre Ansätze über die transversale Bulbusachse gelangen. Dieses vertikale Drehmoment wird aber weitgehend durch zwei Mechanismen verhindert. Erstens halten die intermuskulären Membranen den Muskel so, daß er nicht nach oben abrutschen kann, und zweitens führt die Kippung der Ansatzlinie dazu, daß die oberen Muskelfasern ent- und die unteren Fasern gespannt werden, so daß die Hauptkraftlinie weitgehend in der horizontalen Ebene bleibt. Einen weiteren Beitrag liefern die besondere Steifigkeit und Spannung der Muskeln sowie die Breite und Anordnung des Muskelansatzes.

Während wir an normalen Muskeln Kräfte zwischen 12 und 15 g gemessen haben, stellten wir beim Duane-Syndrom während Kokontraktion Werte bis zu 80 g fest. Ähnlich hohe Werte fanden wir bei isometrischer Kontraktion des Rectus medialis gegen mechanische Behinderungen. So hohe Kräfte überwinden die oben besprochenen Hemm-Mechanismen und führen zu verstärkter Hebung bzw. Senkung, wenn die Horizontalmotoren im oberen oder unteren Blickfeld innerviert werden. Bei der Operation solcher Fälle vermißt man eine kräftige intermuskuläre Membran, welche den „Schlupf" der Muskeln verhindern könnte. Die Behandlung zielt erstens auf eine Reduzierung der Muskelkraft durch Rücklagerung und zweitens darauf, den vertikalen Schlupf durch Rücklagerung oder durch die Fadenoperation an beiden Horizontalmotoren zu verhindern. Die alleinige Fadenoperation führt zum Erfolg, wenn die Augen bei Hebung und Senkung überschießen, in Primärposition aber kein wesentlicher Strabismus vorhanden ist. Eine Rücklagerungsoperation allein oder in Kombination mit einem Faden ist dann indiziert, wenn in Primärposition ein Strabismus vorhanden ist oder auch bei Duane-Syndromen, die bei Adduktion eine erhebliche Retraktion aufweisen.

Normal Mechanics

With supraduction a vertical lever arm seems added to the horizontal rectus muscles as their insertions are translated superiorly (the same argument, inverted, goes for infraduction). We have measured the force at each margin and at the center of the horizontal rectus muscle insertions, and find that the normal muscle width, force (about 12 grams in the primary position), and stiffness act together to slack off tension of upper muscle fibers and tighten the lower muscle fibers, thus shifting the effective point of muscle insertion toward the lower edge of the muscle during supraduction. As Helmholtz predicted, this maintains the effective point of insertion of the horizontal muscle near the horizontal plane of the orbit, abolishing the tendency to create a vertical effect. The intermuscular membrane is important to hold the muscle from sliding upward over the globe, and thus adds stability to the mechanism (Scott, 1975).

Even assuming the muscles acted as a single line and could slip vertically upward to take a great circle path over the globe, the effects would not be major. For example, at 15° of upward gaze there is a supraduction torque of only 5% from each horizontal muscle, giving only 1° of supraduction, 5% vertical torque; 2 muscles; 12 gms. tension each muscle; stiffness of the globe 1.2 gms/degree, or

$$\frac{0.05 \times 2 \times 12 \text{ gms}}{1.2 \text{ gms/degree}} = 1.0°. \tag{1}$$

As both eyes are equally affected, there is no binocular difficulty. In 30° of upward gaze the vertical torque of the hypothetically slipped horizontal rectus muscles has increased to about 15%. In this position the effect of both horizontal muscles is approximately 3 degrees:

$$\frac{0.15 \times 2 \times 12 \text{ gms}}{1.2 \text{ gms/degree}} = 3°. \tag{2}$$

As the eye moves into oblique elevation-adduction, the rotation in Listing's plane moves the medial rectus insertion to the horizontal plane. Thus the high tension (50 gms) on this muscle in adduction has no force whatsoever for elevation. This is, perhaps, the most important physiological attribute of Listing rotations. In this position the lateral rectus, if able to slide up over the globe, has a significant vertical effect: the lateral rectus tension is increased to 15 grams due to passive stretching from the medial rectus. The vertical gaze vector is much increased to 67%! Thus,

$$\frac{0.67 \times 1 \times 15 \text{ gms}}{1.2 \text{ gms/degree}} = 8° \tag{3}$$

of supraduction tendency from the lateral rectus. The medial rectus does not have this same tendency to slip upward due to its shorter arc of contact; thus the intermuscular membrane is an important consideration in holding the line of the lateral rectus towards the horizontal and not allowing slip upward over the globe even in normal circumstances for these gaze positions.

Abnormal Movements

Tension may be enormously increased due to co-contraction of the medial and lateral rectus together or when a lateral restriction is present. We have measured forces as high as 80 gms in both horizontal muscles in these circumstances. In the oblique supraduction-adduction position of the eye, the vertical effect of the lateral rectus is then very great:

$$\frac{0.67\% \times 1 \times 80 \text{ gms}}{1.2 \text{ gms/degree}} = 45° \text{ of supraduction!} \tag{4}$$

At surgery we have identified the lack of intermuscular membrane tissue in such cases holding the lateral rectus (and the medial rectus in some cases) in the normal pathway. This absence allows the muscle to slide upward. In some Duane's syndromes this occurs only in adduction and elevation, not in depression. We suppose this is caused by abnormal increase in innervation to the superior rectus and the inferior oblique creating slight elevation with adduction which allows the horizontal rectus muscles to begin their abnormal contribution. In the normal situation forces increasingly tend to restore the muscle back into horizontal line; in this abnormal situation the further the eye elevates or depresses the worse is the vertical tendency of the horizontal rectus muscles. If this force occurs only for a vertical gaze upward constantly, the intermuscular membranes are stretched in this one direction, allowing vertical contribution by the horizontal rectus muscle as it slips over the globe.

An additional factor in Duane's syndrome operating with vertical gaze is that co-contraction of the medial and lateral rectus may occur with gaze upward or downward (Papst, 1965; Scott and Wong, 1972). Thus, if the lateral rectus increases during upward gaze, this sets the stage for the high horizontal rectus tensions necessary to produce the overshoots. In such cases, the lateral rectus typically diminishes innervation in downgaze thus reducing the horizontal rectus force. Thus, the combination of "V" pattern with overshoot in elevation but not overshoot in depression is common. Less frequently one sees the reverse: "A" pattern Duane's syndrome with downshoot, but without upshoot. In the majority of cases, however, both upshoot and downshoot exist. It is not necessary that abnormal innervation occur. For example, most Duane's syndrome cases are physically tight to passive adduction (even without abnormal innervation) due to structural tightness of the lateral rectus muscle or lack of its relaxation during attempted adduction. In the tight lateral rectus syndrome with scar tissue or a tight lateral rectus from extensive and prolonged exotropia, the force is simply one of high tension produced by contraction of the medial rectus against unyielding lateral tissue. These concepts were mathematically modelled by Robinson (1975) and substantially support this description.

Treatment

Treatment may be directed in three avenues. The first is to reduce the abnormal forces by recessing the lateral rectus and medial rectus and lateral tissues posteriorly. This suffices in the tight lateral rectus syndrome and in large angle exotropia to reduce the vertical upshoot and downshoot. A substantial recession of these tissues to a point so the effective insertion will be approximately at the equator when the eye is in adduction, is appropriate. Recession of the lateral rectus alone in exotropia Duane's syndrome is effective on the overshoots.

Second, one may move the insertions of the horizontal recti to a point near the equator to prevent the upward sliding effect. Of course, this operation also works by reducing muscle tension and is the preferred manner of handling cases with marked retraction of the globe, but little strabismus tendency (Souza-Dias, 1977).

Third, in Duane's syndrome where these abnormal forces occur without strabismus deviation or marked retraction a Faden operation fixation suture posterior to the equa-

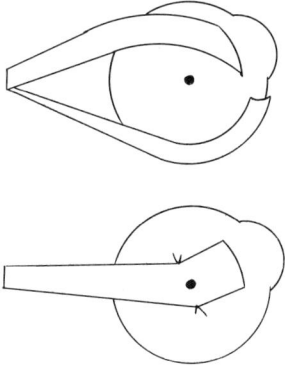

Fig. 1

tor on both horizontal rectus muscles prevents the upward slipping of the muscles over the globe and maintains them in a horizontal pathway so that the vertical upshoot cannot occur (Fig. 1). This has dramatically abolished the vertical upshoot and downshoot.

Acknowledgements: This work was supported in part by NIH Clinical Strabismus Center Grant EY01585; and by the Smith-Kettlewell Eye Research Foundation.

References

Cüppers, C.: The so-called Faden operation. Proceedings of the International Strabismological Association, p. 395—400. London: Kimpton 1975

Helmholtz, H. v.: Handbuch der Physiologischen Optik. Verlag Voss, Hamburg, 1910, III Band

Papst, W.: Paralytischer Strabismus infolge paradoxer Innervation. Ber. dtsch. ophthal. Ges. **67,** 84—101 (1965)

Robinson, D. A.: A quantitative analysis of extra-ocular muscle cooperation and squint. Invest. Ophthal. **14,** 801—825 (1975)

Scott, A. B., Wong, G. Y.: Duane's syndrome: an electromyographic study. Arch. Ophthal. **87,** 140—147 (1972)

Scott, A. B.: Strabismus — muscle forces and innervations. In: Basic Mechanisms of Ocular Motility and Their Clinical Implications. Lennerstrand, G., Bach-y-Rita, P. (eds.), p. 181—191. Oxford: Pergamon Press 1975

Souza-Dias, C.: Additional consequences of the muscular co-contraction in Duane's syndrome. V Congreso del Conselo Latino-Americano de Estrabismo (1976)

Aussprache

Herr Rüssmann (Köln):
What is the role of paradoxical innervation?

Herr Scott (San Francisco):
This is assumed to occur in adduction in these Duane syndrome cases with much retraction and vertical overshoots. Many EMG recordings support this assumption.

Changes in Saccadic Velocity Following Rectus Muscle Transposition Surgery

Veränderung der Sakkadengeschwindigkeit nach Muskel-Transpositionen

H. S. Metz

Smith-Kettlewell-Inst., Pacific Med. Center, San Francisco

Key Words: Muscle paralysis, limited ocular rotations, transposition surgery, saccadic velocity, force measurements.

Schlüsselwörter: Paralyse (Augenmuskel), Bewegungsstrecke (Einschränkung der), Transposition von Augenmuskeln, Sakkaden-Geschwindigkeit, Kraft-Messung, Traktions-Test.

Summary: Muscle transposition surgery is performed to improve the range of ocular rotation in patients with complete paralyses of a rectus muscle.

Saccadic velocity studies pre- and post-transposition surgery indicate a definite improvement in saccadic speed postoperatively, but not to normal levels. This parallels the improvement in ocular rotation.

When only recession-resection surgery was performed in patients with rectus muscle paralyses, no improvement in saccadic velocity was found and ocular rotation was not augmened in the field of action of the involved muscle.

Improvement in saccadic velocity and ocular rotation following muscle transposition surgery is probably due to a shift of the available mechanical forces, not to relearned function of the muscles.

Zusammenfassung: Muskel-Transpositionen werden durchgeführt, um den Bewegungsspielraum von Augen mit kompletter Paralyse eines geraden Augenmuskels zu verbessern. Die Messungen vor und nach Muskel-Transposition zeigen eine eindeutige Verbesserung der Sakkadengeschwindigkeit nach der Operation, allerdings nicht bis zu normalen Werten. Die Erhöhung der Sakkadengeschwindigkeit entspricht der Vergrößerung des Bewegungsspielraumes. Bei Beschränkung auf Rücklagerungs- und Verkürzungs-Operationen an Patienten mit Lähmung eines geraden Augenmuskels fand sich dagegen keine Verbesserung der Sakkadengeschwindigkeit, und die Augenmotilität war in Richtung des betroffenen Muskels nicht vergrößert.

Die Verbesserung der Sakkadengeschwindigkeit und des Bewegungsspielraumes nach Transpositionen beruht wahrscheinlich auf einer Verlagerung der verfügbaren mechanischen Kräfte und nicht auf einem „Umlernen" der Muskeln.

When a rectus muscle is extremely weak or paralytic, simple recession-resection surgery on the agonist-antagonist pair of muscles may serve to straighten the eye in the primary position, but will not provide rotation into the field of action of the paralytic muscle. To provide an increased range of ocular rotation, and to add stability to the end result of surgery, the ophthalmic surgeon may choose to do a muscle transposition procedure in patients with paralysis of a rectus muscle. This may be done by the complete transposition of the tendon insertions to a new position on the globe, by transposing only a portion of the tendon at its insertion, or by splitting a rectus muscle and transferring the belly of the muscle to a new position without disinserting any part of the muscle (a Jensen type procedure).

The clinical results of transposition surgery have often provided a significant increase in rotational ability in the field of action of a paralytic muscle. This study was performed on four patients with paralytic rectus muscles to assess the changes in saccadic velocity, resulting from the muscle transposition procedure.

Resection Methods

The four patients include a patient with inferior rectus paralysis secondary to an injury caused by an orbital floor fracture, a patient with Duane's Syndrome, a patient with a monocular lateral rectus paralysis, and a patient with a bilateral lateral rectus paralysis.

Vertical or horizontal saccadic velocity measurements were made by means of electrooculography both before and after muscle transposition surgery. The patient with the bilateral lateral rectus paralysis had a transposition procedure (a Jensen procedure) performed in the right eye while only a large medial rectus recession-lateral rectus resection was performed on the left eye.

Results

The pre-operative saccadic velocity in all patients studied in the direction of action of the weakened muscle was quite slow (Table 1). Following transposition surgery, there was a significant increase in saccadic velocity. This increase was not to the normal level (usually found to be 250 to 350 degrees per second).

The patient with the bilateral lateral rectus paralysis had a large angle esotropia with abduction limited to the midline or slightly short of midline in each eye (Fig. 1). A Jensen transposition procedure combined with a large medial rectus recession was performed in the right eye, while a large medial rectus recession-large lateral rectus resection was performed in the left eye. Postoperatively, only a very small esotropic deviation remained in the primary position. Abduction in the left eye was still limited to midline while abduction in the right eye extended 12 to 15 degrees lateral to the midline (Fig. 2). Saccadic velocity measurements before and after surgery (Fig. 3) indicate a marked improvement in abduction saccadic speed in the right eye. Similar measurements made in the left eye showed no change in abduction velocity (Table 1).

Two of the four patients studied had their first postoperative saccadic velocity measurements taken one day after surgery. This was done at the time the dressing was removed and no significant time was allowed for "patient adjustment" to the new muscle position.

Tabelle 1

Diagnosis	Surgery	Saccadic velocity (°/sec)	
		Pre-op	Post-op
Inferior rectus paralysis secondary to orbital floor fracture	Transposition	Down — 95	200
Duane's syndrome	Transposition	Lateral — 40	160
Bilateral rectus paralysis	Transposition OD Recession-resection OS	Lateral — 40 Lateral — 50	145 50
Lateral rectus paralysis	Transposition	Lateral — 65	140

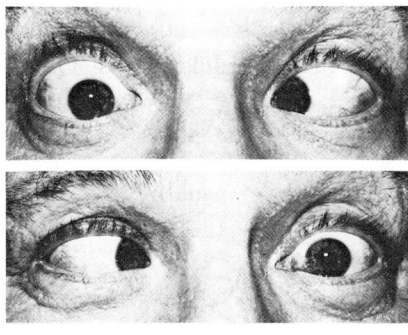

Fig. 1. Bilateral 6th Nerve paralysis. Upper photograph indicates right gaze and the right eye does not quite reach midline. The lower photograph indicates left gaze and the left eye comes to approximately the midline position

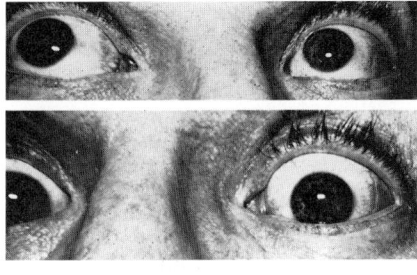

Fig. 2. Same patient as in Figure 1 with bilateral 6th Nerve palsy, following a Jensen transposition procedure on the right eye and a large medial rectus recession-lateral rectus resection procedure on the left eye. In the upper photograph, the patient is gazing to the right and a noticeable improvement in abduction is seen. In the lower photograph, left gaze is attempted and the left eye does not go beyond the midline

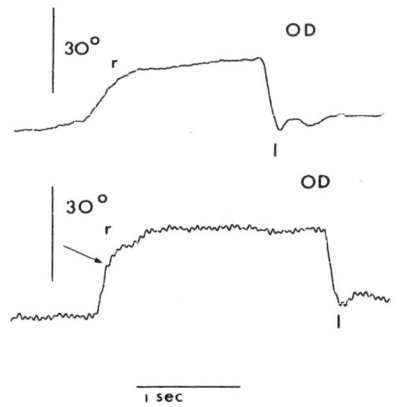

Fig. 3. Electrooculography tracing of the right eye. In the upper tracing, a 20° saccade to the right measures approximately 40° per second. In the lower tracing, following a Jensen procedure in the right eye, abduction saccadic velocity has improved to 145° per second

Discussion

The results, which indicate that saccadic velocity is improved following rectus muscle transposition surgery, are in accord with the clinical findings of increased rotation into the field of action of the paralytic muscle. Dr. Alan Scott of our laboratory has directly measured the force changes before and after transposition surgery and similarly found improvement in the postoperative condition. By transposing rectus muscles to a new position, the vector of the forces produced by these muscles is slightly altered into a more clinically useful position. It is this change in vector that Dr. Scott has been able to measure directly and that is likely reflected in increased saccadic velocity measurements postoperatively.

In two patients, these changes were measured very shortly postoperatively, before the patient had an opportunity to "relearn" the use of the transposed extraocular muscles. This strongly suggests that a relearning process is not part of the explanation for the changes seen. The change in saccadic velocity and in forces can probably be explained entirely on a mechanical basis, considering the changes produced at transposition surgery.

Aussprache

Herr Aust (Kassel):
What type of surgery was performed in cases of lateral rectus paralysis?

Herr Metz (San Francisco):
A Jensen procedure was performed, along with a medial rectus recession when the medial rectus was tight and restricted.
   In the Jensen procedure, the lateral half of both the superior and inferior rectus muscle was attached respectively to the upper and lower half of the paralytic lateral rectus muscle. This transposed some of the force of the superior and inferior rectus muscle to the lateral side of the globe.

Auswirkungen operativer Eingriffe am Musculus obliquus inferior auf die Motilität des Bulbus

Consequences of Operations on the Inferior Oblique Muscle for the Motility of the Globe

H. Aichmair
2. Univ.-Augenklinik, Wien

Schlüsselwörter: Abduzensparese, Musculus obliquus inferior, muskuläre Neurotisation, Paralyse (Augenmuskel).

Key words: Abducens paralysis, inferior oblique eye muscle, ocular rotations, neurotisation (eye muscle), paralysis.

Zusammenfassung: Es wird über neue Beobachtungen von Auswirkungen der muskulären Neurotisation bei Abduzenslähmungen berichtet: Bei einem Patienten gelang eine Reinnervation nach einer über 7 Jahre bestehenden Lähmung; der Einfluß der Transposition auf die Hebung ist nicht ausgeprägt und darüber hinaus rückbildungsfähig; Verklebungen können den Erfolg der Transposition verhindern, da sie die Beweglichkeit des Bulbus einschränken.

Summary: Report on new observations with respect to the effectiveness of muscular neurotisation (i.e., growth of preterminal nerve fibers from an implanted healthy muscle into the parctic host muscle) in cases of abducens pareses: in one patient a reinnervation was achieved although the onset of paralysis was about 7 years ago; the influence of the transposition (of the inferior oblique muscle into the paralyzed lateral rectus muscle) on elevation of the globe is rather unpronounced and, moreover, reversible; adhesions may prevent the success of the transposition as they restrict the motility.

In den letzten Jahren ist das Interesse an der funktionellen Behandlung von Augenmuskellähmungen in den Vordergrund des wissenschaftlichen Interesses von Augenärzten getreten, vor allem wegen der Zunahme der traumatischen Paresen, wie z. B. der Abduzensparesen. Da davon meist Erwachsene betroffen werden, bleiben die daraus resultierenden Doppelbilder sehr oft lange Zeit bestehen, ohne daß sie supprimiert werden können, wie etwa bei einem unserer Patienten, der seit 14 Jahren an Doppelbildern leidet.

Die bis jetzt üblichen Operationsverfahren bringen leider oft nicht den gewünschten Effekt. Wir (Aichmair et al., 1975) haben daher 1975 auf die Möglichkeit der Reinnervation eines gelähmten Rectus lateralis mit Hilfe der muskulären Neurotisation hingewiesen. Die Tierversuche waren in dieser Hinsicht recht ermutigend und bei 7 von 20 Patienten kam es zu einem ebenfalls sehr befriedigenden Erfolg, wenn es auch bis jetzt nicht gelungen ist, einen wissenschaftlich unwiderlegbaren Beweis für die Wirkungsweise dieser Methode am Menschen zu liefern. Um entscheiden zu können, ob der Erfolg der Operation auf der muskulären Neurotisation oder der rein mechanischen Wirkung des Obliquus inferior beruht, muß man darauf achten, wie nach der Abtrennung des Musculus obliquus inferior von der Sklera und Verlagerung auf den Rectus lateralis die Bulbusbeweglichkeit — entsprechend dem Funktionsausfall des Obliquus inferior — beeinträchtigt wird. Ist beim Blick nach innen und oben die Hebung und beim Blick nach außen und oben die Verrollung am geringsten, spricht dies für eine rein mechanische Wirkung. Soweit wir bei der kleinen Zahl der Fälle bereits sagen können, ist der Ausfall des Obliquus inferior bei dieser Operation so gering, daß der Patient keine wesentliche Beeinträchtigung der Hebung empfindet.

Es sind auch noch einige andere Fragen offen, vor allem die, wie lange überhaupt noch eine Chance besteht, nach dem Unfall eine Besserung zu erzielen und wann der günstigste Augenblick für eine Transposition eines Obliquus inferior in den gelähmten Rectus lateralis sei.

Gegen diese Methode wird vielfach der wissenschaftlich ebenfalls nicht unwiderlegbare Einwand erhoben, daß es sich bei den Erfolgen nicht um eine echte muskuläre Neurotisation, sondern um eine spontane Remission handeln dürfte. Wir haben bis jetzt diesen Einwand nicht restlos beseitigen können, vor allem, weil es sich bei unseren sehr guten Erfolgen um Patienten handelte, die zwischen 6 und 12 Monaten nach dem Unfall operiert wurden. Mangels eines eigenen Myographen konnten wir uns nur auf unsere klinischen Beobachtungen bzw. Erfahrungswerte stützen, die eine spontane Reinnervation ausschlossen. Wir hatten bisher keinen echten Erfolg bei länger zurückliegenden Lähmungen. Nun können wir über einen Patienten berichten, bei dem dies nicht zutraf.

Fallberichte

1. Bei dem Patienten P. F. wurde im Jahre 1969 wegen einer Abduzensparese eine Rücklagerung und eine Resektionsoperation durchgeführt. Bis zum Jahre 1977 war es dem Patienten nicht möglich, den Bulbus über die Mittellinie hinaus zu bewegen. Ende Dezember 1976 wurde eine Implantation des Obliquus inferior durchgeführt und nun, nach 3 Monaten, ist es dem Patienten schon möglich, aktiv den Bulbus eindeutig weiter hinaus zu bewegen. Auch subjektiv gibt der Patient an, daß er merkt, wie er von Tag zu Tag besser nach außen schauen kann. Der Schielwinkel hat sich von $+20°$ vor der Operation auf $+12°$ verringert und die Abduktion ist wesentlich besser geworden (Abb. 1).

2. Die Patientin P. E. wies 1 Jahr nach der Implantation zwar einen Parallelstand und gute Abduktion auf, hatte aber noch immer eine deutliche Einschränkung der Hebung. Diese war 2 Jahre nach der Operation völlig geschwunden (Abb. 2).

3. Bei dem Patienten S. W. war 1976 eine Transposition vorgenommen worden, die keine Besserung zufolge hatte. Es wurde daher eine Revision durchgeführt. Abbildung 3 zeigt den Musculus rectus lateralis, der vor dem eingepflanzten Obliquus inferior völlig atrophisch aussieht, während er hinter ihm zumindest makroskopisch nicht nur normal, sondern vielleicht sogar hypertrophisch erscheint. Leider ist die histologische Untersuchung noch nicht abgeschlossen, so daß wir darüber noch nicht berichten können. Der ganze Rectus lateralis war jedenfalls bis ca. 13 mm hinter dem Limbus fest mit der Sklera verwachsen, so daß er auch trotz Funktionstüchtigkeit seine Wirkung nicht entfalten hätte können.

Diskussion

Bei Fall 1 dürfte die Zeit von $7\frac{1}{2}$ Jahren ausreichend sein, um mit Sicherheit sagen zu können, daß hier keine spontane Reinnervation vorliegt. Wir können allerdings nicht sagen, ob dieser Erfolg auf der Auswirkung der muskulären Neurotisation beruht oder eine rein mechanische Wirkung des Obliquus inferior darstellt. Es ist zwar ein V-Syndrom zu sehen, aber kein rotatorischer Nystagmus beim Kopfneigetest. Auf jeden Fall wird es interessant sein, was die nächsten Monate noch an Veränderungen bringen werden. Subjektiv jedenfalls ist der Patient sehr zufrieden.

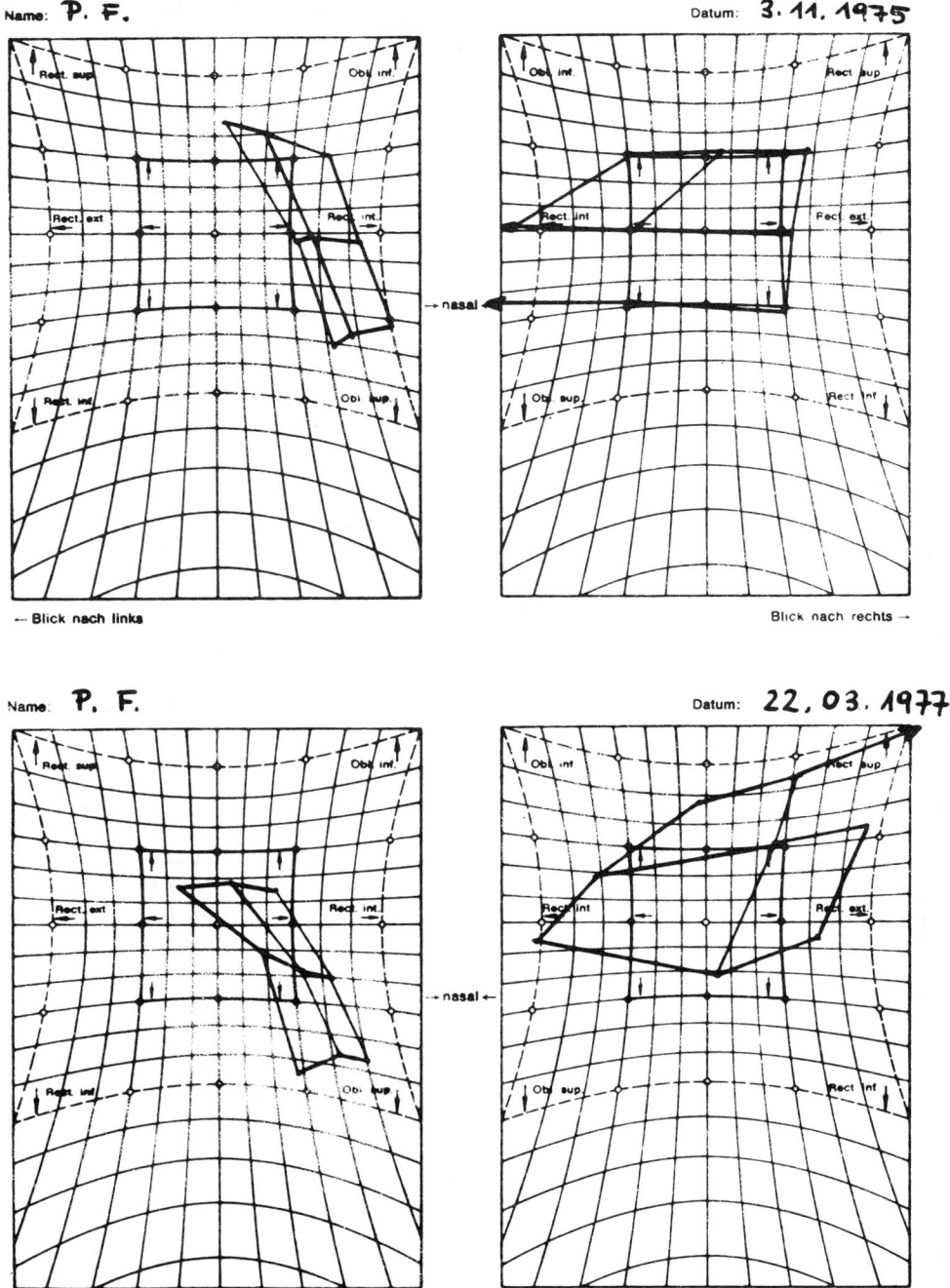

Abb. 1. Lees'Screen-Schema des Patienten P. F.: vor der Tranpositionsoperation und 3 Monate danach

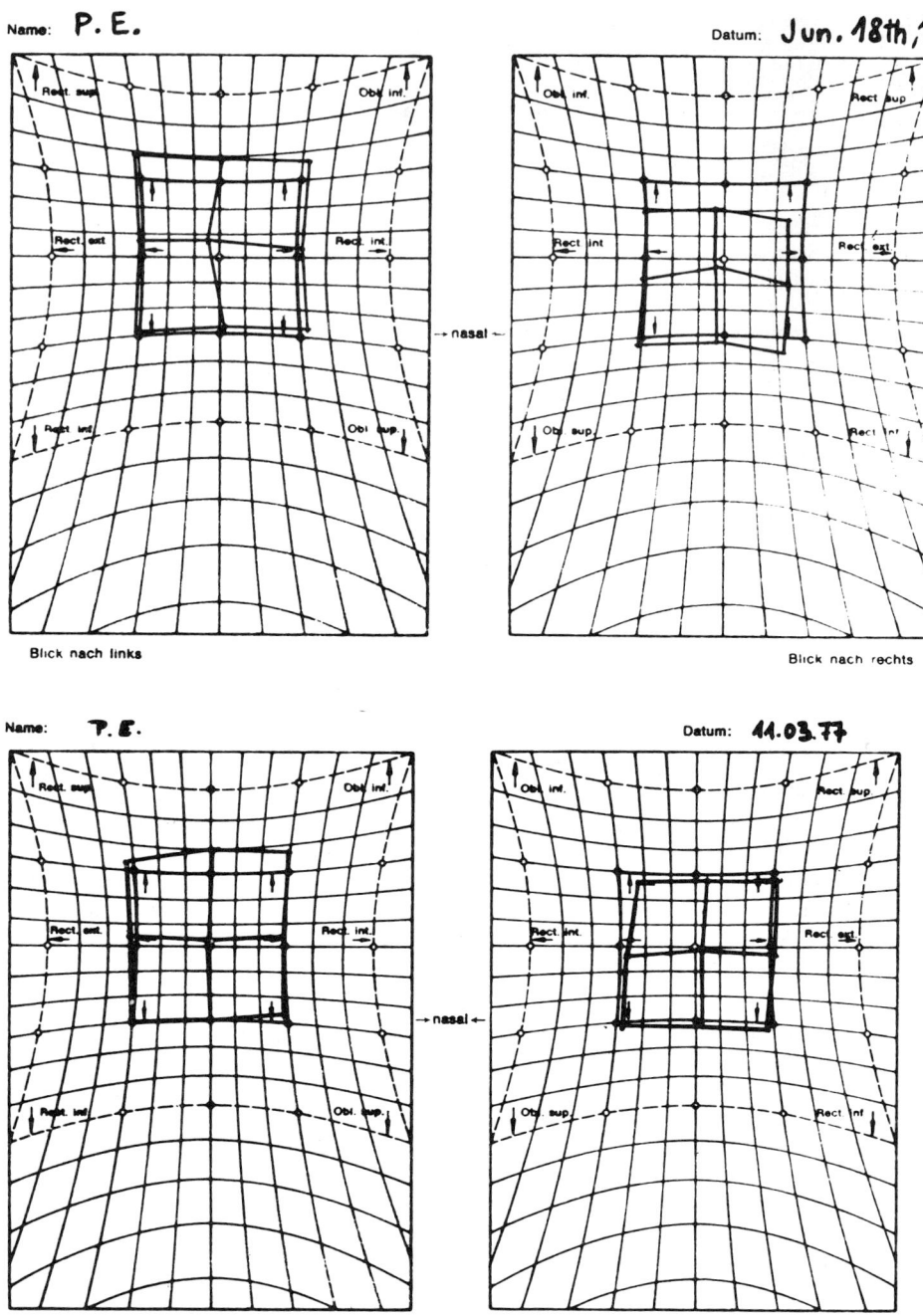

Abb. 2. Lees'Screen-Schema der Patientin P. E.: 1 Jahr und 2 Jahre nach der Transpositionsoperation

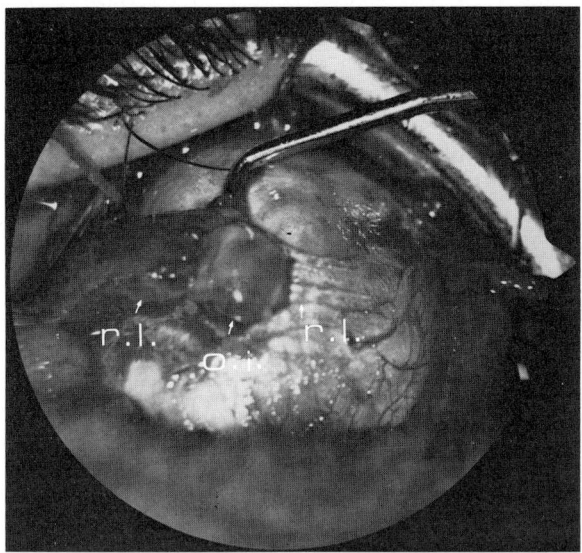

Abb. 3. Makroskopische Ansicht eines in einen gelähmten Musculus rectus lateralis transponierten Musculus obliquus inferior, aufgenommen anläßlich einer Revision 1 Jahr nach der Transposition. o. i. = Musc. obl. inf., r. l. = Musc. rect. lat.

Am Beispiel des Falles 2 konnte deutlich gezeigt werden, daß es auch nach längerer Zeit zum Ausgleich eines Höhendefizits kommen kann; mitunter dauert es auch Jahre, bis sich das Muskelgleichgewicht wieder einpendelt.

Fall 3 weist auf einen für uns neuen Aspekt bei der Transpositionsoperation hin, der dem Erfolg entgegenwirken kann. Es wäre folglich zu überlegen, ob man nicht in Anbetracht der Verklebungstendenz nach einer Möglichkeit suchen sollte, dies zu verhindern, z. B. durch Verwendung von Folien.

Zusammenfassend können wir zum jetzigen Zeitpunkt bereits sagen, daß die von uns angegebene Möglichkeit der muskulären Neurotisation bei der Behandlung der traumatischen Abduzensparesen keine Beeinträchtigung der Hebung in Adduktion bringt und daß man die Operation in Fällen, bei denen das Trauma schon Jahre zurückliegt und die übliche Operation keinen befriedigenden Erfolg gebracht hat, versuchen soll. Sie ist technisch einfach, bringt keine Nachteile und kann andererseits eine Verbesserung des bestehenden Zustandes herbeiführen.

Literatur

Aichmair, H., Freilinger, G., Holle, J., Mandl, H., Mayr, R.: Muskuläre Neurotisation bei traumatischer Abduzensparese. Ein neuer Weg der operativen Behandlung. Klin. Mbl. Augenheilk. **167**, 580–583 (1975)

Aussprache

Herr Aust (Kassel):
Es gibt sicher mehrere Erklärungen für die Befunde, die Sie hier in den Diapositiven zeigten.

Die geringe Abduktion, die die Patienten auf dem einen Bild postoperativ zeigten, könnte sich z. B. daraus erklären, daß durch die Operation der Muskel von dem ihn umgebenden Bindegewebe befreit wurde und so eine Restaktivität in Erscheinung treten konnte.

Auch der deutlich besser durchblutete Muskel auf dem anderen Dia nach Aufnähung des Obl. inf. braucht nicht Ausdruck einer Wiederbelebung zu sein. Ich sehe in der Hyperämie lediglich eine postoperative Gewebereaktion im Sinne einer Reizung.

Herr Aichmair (Wien):
Sie haben recht, darauf habe ich im Vortrag hingewiesen, daß ich derzeit nicht entscheiden kann, ob es die Wirkung einer muskulären Neurotisation ist, oder es auf eine Hyperämie des Muskels zurückzuführen ist.

Herr Keller (Bern):
Wurde nach der Transposition des Obl. inf. ein EMG gemacht (d. h. des Rect. externus, nachdem das EMG zuvor negativ war, wie angenommen werden muß)?

Herr Aichmair (Wien):
Wir konnten auch nach der Operation kein EMG machen, da wir keines besitzen.

Ansatzverlagernde Eingriffe am Obliquus superior bei Pseudoaplasie und erworbenen Störungen

Surgical Transposition of the Insertion of the Superior Oblique in Cases of Pseudoaplasia and Traumatic Disturbances

W. de Decker, H. G. Conrad

Augenklinik der Christian-Albrechts-Univ., Abt. für Orth- und Pleoptik, Kiel

Schlüsselwörter: Obliquus superior-Pseudoaplasie, V-Syndrom, motorische Schielätiologie, sensorische Schielätiologie.

Key words: Superior oblique pseudoaplasia, V-phenomenon, motoric onset of strabismus, sensoric onset of strabismus.

Zusammenfassung: Anhand von vier Fällen mit fehlerhaftem Ansatz des M. obl. superior (Pseudoaplasie) wird gezeigt, daß ein primär motorisches V-Syndrom nicht notwendig zur Entwicklung anomaler Korrespondenz führt. Die V-Syndrome Schielender werden deshalb nicht für die Ursache, sondern für die Folge „des Schielens" gehalten: Mangelnde sensorische Kontrolle läßt den Hirnstamm autonom-pathologische Motilitätsweisen ausbilden. — Die Chirurgie solcher Fehlbildungen und die Beziehungen zu traumatischen Störungen werden beschrieben.

Summary: Four cases with faulty insertions of the M. obl. superior (pseudoaplasia) may demonstrate that a primary motoric V-syndrome does not necessarily lead to the development of ARC. Therefore V-syndromes are not regarded as the reason but as a result following strabismus. Lack of sensorial control allows the brainstem to develop autonomous-pathologic forms of motility. The surgery of those deformations and the relation to traumatic disturbances are described.

Doden bewies (1957, 1958), daß fast die Hälfte der Fälle von Strabismus convergens Vertikalstörungen haben. Die Literatur über die V-Syndrome deutete diese Fehlfunktionen überwiegend nicht als Paresen. Wer an den Primat motorischer Störungen in der Ätiologie des Schielens glaubt, wird aber folgern, daß erhebliche Unterfunktionen gleich welcher Art geeignet sind, die Entwicklung eines sensorisch normalen Binokularsehens (BES) zu vereiteln. Diese Möglichkeit ist nicht zu widerlegen; die Zwangsläufigkeit einer sensorischen Anpassung an den motorischen Fehler läßt sich aber mit geeigneten Fallbeobachtungen stark in Zweifel ziehen.

Da sind einmal die Kinder mit Trochlearisparesen, die nicht schielen, sondern primär eine Zwangshaltung einnehmen und beim Bielschowsky-Neigeversuch einen Höherstand haben. Findet man aber bei der Operation normale anatomische Verhältnisse am Obliquus superior, dann sind solche Fälle nicht ganz schlüssig, weil man nicht weiß, ob die funktionelle Parese schon im Prägealter bestand.

Fälle mit anatomischen Defekten der Sehne und des Ansatzes geben klarere Auskunft, weil sie angeboren sind. Schon die physiologische Streuung der Ansatzverhältnisse ist erheblich (Howe, 1906; Fink, 1951). Weitgehende Fehlbildungen sind wiederholt mitgeteilt worden, so kürzlich von Mejer (1974) das Einstrahlen in den Rectus superior. Darüber hinaus ist das Fehlen des Muskels häufig beschrieben worden (frühe Literatur siehe bei Fink, kürzliche Mitteilungen von Schellenberg 1972; Kaufmann, Kluxen, 1972). Wir selbst glaubten früher wiederholt, Aplasien vor uns zu haben. Diese Beobachtungen erwiesen sich aber, soweit nachoperiert wurde, einige Jahre später stets als Fehldiagnose. Auch Goldstein (1974) vertritt die Ansicht, die Diagnose „Aplasie" des

Obliquus superior beruhe häufig auf ungenügender Darstellung. Seither suchen wir, wenn die Sehne am Ansatz fehlt, stets nasal-prätrochlear und haben dabei in den letzten zwei Jahren vier Fälle mit einer Fehlbindung gefunden, die unseres Wissens bisher nicht beschrieben ist.

1. Fall: S. L.; 4jähriges Mädchen, fiel mit zwei Jahren wegen ihrer Kopfzwangshaltung auf. Klinisch lag IV-Parese li. vor, voller Visus und Fusion in der Zwangshaltung.

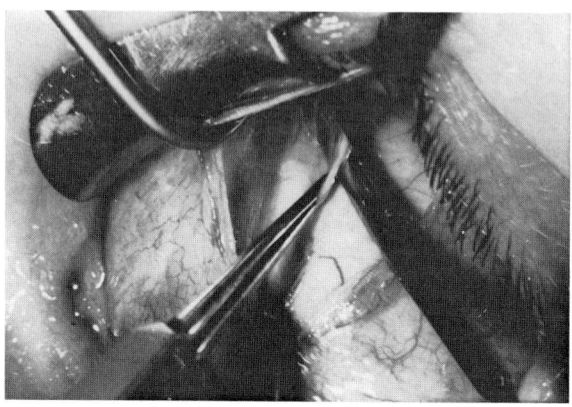

Abb. 1. Anstelle der fehlenden Sehne findet sich eine Gewebsbrücke von 8 mm Länge

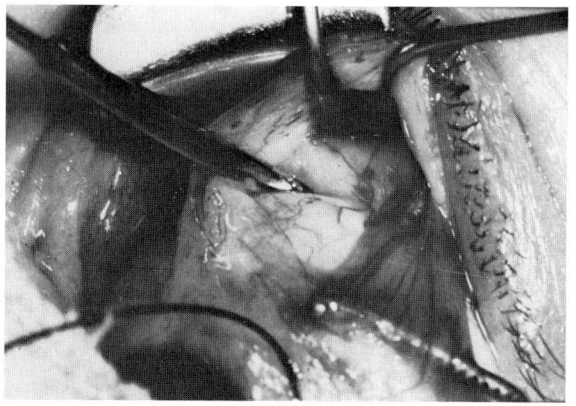

Abb. 2. Nasal oben (prätrochlear) verläuft die Sehne ohne echten Ansatz nach hinten in die Fascia bulbi

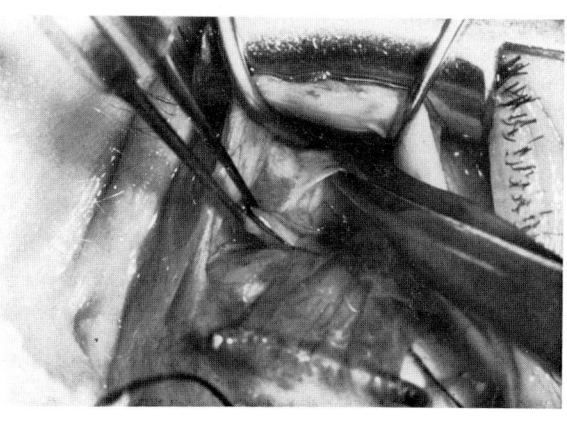

Abb. 3. Aufsuchen der Sehne nasal — prätrochlear

Am Ansatzort fehlte die Endsehne (Abb. 1). An ihrer Statt fanden wir eine 8 mm lange Faserbrücke ohne Beziehung zum Muskel. Nach Erweiterung des Bindehautschnittes ließ sich die Sehne prätrochlear darstellen (Abb. 2). Sie verlief von der Trochlea weit nach hinten in die Fascia bulbi ohne sicheren Ansatz am Bulbus selbst. Die Sehne wurde aus der Sehnenscheide herauspräpariert (Abb. 3 u. 4) und, da sie auch viel zu lang erschien, als Schleife unter dem Rectus superior durchgezogen (Abb. 5 u. 6). Die Schleife wurde 2 mm proximal von der Mitte der natürlichen Ansatzlinie skleral fixiert,

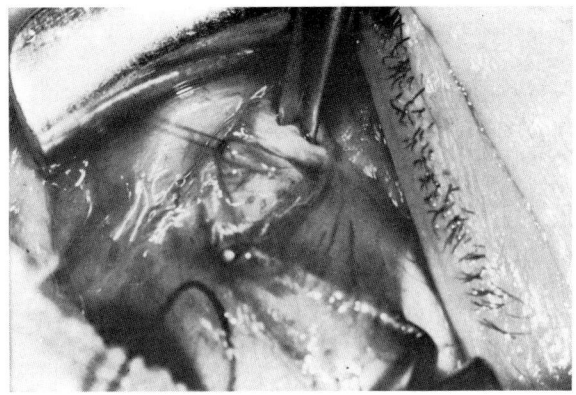

Abb. 4. Anschlingen, Bildung einer Sehnenschlaufe

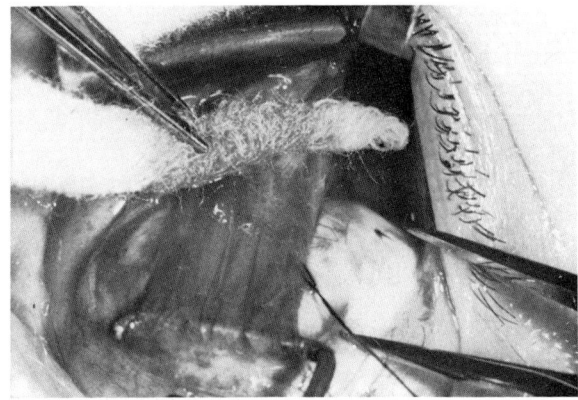

Abb. 5. Durchziehen der Schlaufe unter dem Rect. sup., Definition des Ansatzpunktes

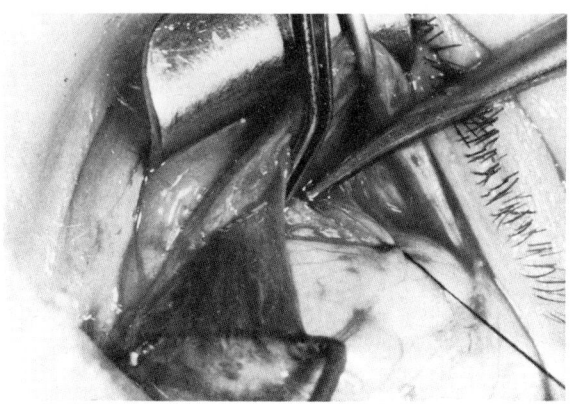

Abb. 6. Fixieren der Sehnenschlaufe am Ansatz

da wiederholter Traktionstest zeigte, daß eine weitere Verkürzung die Hebung in Adduktion behindern würde. Postoperativ war die Zwangshaltung beseitigt. Ein halbes Jahr später bestand eine geringe Unterfunktion in Endstellung bei ungestörtem Gebrauchsblickfeld mit Fusion.

2. Fall: A. W.; 30jährige Frau mit asthenopischen Beschwerden seit der Kindheit. Primär bestand wahrscheinlich ein V-Syndrom mit Exophorie im Aufblick und Esophorie im Abblick. Sechs Jahre vor Beginn unserer Behandlung war beiderseits der Externus rückgelagert worden. Als Folge trat ein V-Esophänomen mit Diplopie im Abblick ohne Excyklotropie und ohne Senkungsdefizit auf. Wir haben zunächst die Interni zurück und nach unten verlagert in der Absicht, das V-Phänomen zu mindern und zugleich künstlich soviel Excyklotropie einzuführen, daß die notwendige beidseitige Obliquus superior-Faltung ohne cyklorotatorischen Übereffekt möglich würde. Bei der Eröffnung zur Faltungsoperation fanden wir beiderseits die gleiche Fehlbildung wie beim ersten Fall, lediglich die ansatznahe Sehnenbrücke fehlte. Auch hier wurde die überlange Sehne beidseits als Schleife unter dem Rectus superior durchgezogen und, da sie sehr schlaff schien, in der Mitte der natürlichen Ansatzlinie befestigt. Dies führte zu einem erheblichen Übereffekt der Senkung wie der Rollung. Die Patientin vermochte offenbar präoperativ trotz der Mißbildung einen Teil der Funktion zu kompensieren. Die unverträgliche Herstellung „normaler" Verhältnisse mußte deshalb revidiert und die Verkürzung auf $\frac{1}{3}$ beschränkt werden. Seit zehn Monaten besteht nunmehr komfortables Binokularsehen. Ein kleines Vertikalprisma gleicht eine restliche Vertikaldivergenz aus, die geringe Esophorie stört nicht. Sie tritt in der Fixationsdisparitätskurve (Abb. 7) als Ruhedisparität hervor, eine obligate Fixationsdisparität als Ausdruck pathologischer Fusion fehlt. Der Länge der Kurve entspricht eine trainierte Fusionsbreite. Die Korrespondenz war präoperativ gemischt, d. h., unter vielen Kontrollen zweimal rivalisierend mikroanomal angegeben worden. Postoperativ fanden sich diese Spuren sensorischer Anpassung nicht mehr.

3. Fall: N. M.; 12jähriges Mädchen mit akutem Strabismus und Diplopie. Klinisch IV-Parese li., keine Zwangshaltung, normale Korrespondenz. Eine Schieloperation an geraden Muskeln durch den einweisenden Augenarzt hatte nicht geholfen. Beim Versuch der Obliquus superior-Faltung fanden wir eine hauchdünne Hauptsehne sowie ein sehr faserreiches hinteres Hemmband, dessen Fasern sich aber wiederum ohne sicheren Bulbuskontakt im Bindegewebe der Fascia bulbi verloren. Sie wurden – verkürzt – der Hauptsehne zugeschlagen. Das Ergebnis war völlig zufriedenstellend. Interessant ist, daß die Dekompensation erst mit 12 Jahren eintrat.

4. Fall: S. A.; 27jähriger Mann mit Strabismus convergens seit Geburt, beschwerdefrei. Im Aufblick Parallelstand und Fusion, im Abblick 20° Schielwinkel. Die Operation deckte eine dreifiedrige Sehne auf, deren beide hinteren Partien ohne echten Ansatz in die Fascia bulbi ausstrahlten. Diese hinteren Nebensehnen wurden ausgeschnitten, die

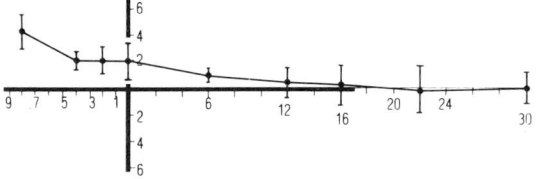

Abb. 7. Zu Fall 2: Fixationsdisparitätskurve mit Ruhe-Esodisparität, Einmünden in eine physiologische Null-Strecke, große motorische Fusionsbreite

Hauptsehne dagegen gefaltet. Das Ergebnis war enttäuschend, da postoperativ im Abblick noch ein Winkel von +10° zurückblieb. Besser wäre es wohl gewesen, auch hier die hinteren Partien zu nutzen.

Aus diesen Zufallsfunden lassen sich einige Schlüsse ziehen: 1. Wir vermuten, daß manche vermeintliche Aplasie des Obliquus superior durch eine derartige Mißbildung vorgetäuscht wird. Von Studien an Katzenembryonen ist bekannt, daß der Obliquus superior aus mehreren Inseln zusammenwächst. Wenn man die Möglichkeit einräumt, daß diese Anlagen sich verfehlen können, wird man auch Mißbildungen erwarten, die sich im klinisch interessierenden Ansatzbereich als Hypoplasie bis zur Aplasie darstellen (Gilbert, 1947).

2. Auch schwere anatomisch begründete Unterfunktionen vermögen nicht grundsätzlich das Binokularsehen sensorisch zu verformen. Die anomale Korrespondenz, die man so häufig bei V-Syndromen mit intakter Anatomie findet, kann deshalb nicht einfach als sensorische Anpassung an eine motorische Ursache gedeutet werden. Die Kombination von Schielen, V-Syndrom, dissoziiertem Höhenschielen, Kopfneigung zur Schulter und Nystagmus latens (Lang, 1967) ist so häufig, daß man die Pathogenese auch umgekehrt sehen kann. Wir stellen sie uns als Fehlleistung eines autonom wirkenden oder unreifen Hirnstamms vor, die manifest wird, wenn in der frühesten Kindheit die sensorische Kontrolle fehlt.

3. Aus der Therapie dieser vier normosensorischen Fälle kann man für die Traumatologie lernen. Stirnhöhlenoperationen mit Abschieben des Periostes hinterlassen oft eine Retroposition der Trochlea. Die Motilitätsanalyse deckt den Fehler nur auf, wenn man seine Auswirkungen kennt. Der äquatorparallele Verlauf der Sehne ermöglicht ausreichende Innenrollung, aber kaum Senkung (de Decker, 1972). Wenn der Durchlauf in der Trochlea nicht gestört ist, verschiebt man am besten die Sehne auf der Ansatzlinie ebenfalls nach hinten, meist mit leichter Verkürzung.

Spießungsverletzungen der prätrochlearen Region hinterlassen oft eine Sehne, die verkürzt ansetzt und manchmal korbartig einen Glassplitter einschließt. Eine Befestigung am natürlichen Ansatzort würde zum Brown-Syndrom führen. Man muß dann, abhängig vom Ausmaß der Verkürzung der Sehne, jeweils überlegen, wie weit nach hinten und wie weit rückwärts in der Verlaufsrichtung der neue Ansatzort gewählt werden soll. Verlagerung nach hinten bessert die Senkung in Adduktion. Genügende Rücklagerung hilft, ein Brown-Syndrom zu vermeiden, schafft aber ein Rotationsdefizit. Wir sagen den Patienten beim Vorliegen angeborener Defekte wie bei traumatischen Störungen immer deutlich, daß Revisionen aufgrund der Erfahrungen mit der ersten Operation wahrscheinlich nötig sein würden.

Literatur

de Decker, W.: Beitrag zur Chirurgie der Trochlealäsion. Klin. Mbl. Augenheilk. **161,** 445 (1972)

Doden, W.: Zur Aetiologie und Pathogenese des Strabismus concomitans. 18. Conc. Ophthalm. 1958. Acta Vol. II, Impr. Med. et Scient. S.A. (Brüssel) S. 1592, 1959

Doden, W.: Zur Entstehung des Begleitschielens. Ber. dtsch. ophth. Ges., S. 294 (1958)

Fink, W. H.: Surgery of the Oblique Eye Muscles. St. Louis: Mosby 1951

Gilbert, P. W.: The Extrinsic Ocular Muscles of the Cat. J. Morphol. **81,** 151 (1947)

Goldstein, J. H.: Temporal approach to superior oblique surgery. Arch. Ophthal. (Chic.) **92,** 224 (1974)

Howe, L.: The Muscles of the Eye. Vol. I: Anatomy and Physiology. New York, London: Putnam's Sons 1907

Kaufmann, H., Kluxen, M.: Ein Fall von Aplasie des M. obl. superior. Klin. Mbl. Augenheilk. **160,** 710 (1972)

Lang, J.: Der kongenitale oder frühkindliche Strabismus. Ophthalmologica (Basel) **154,** 201 (1967)

Mejer, F.: Über eine seltene Anomalie des M. obl. superior. Klin. Mbl. Augenheilk. **165,** 928 (1974)

Schellenberg, R.: Agenesie des M. obl. superior. Klin. Mbl. Augenheilk. **160,** 708 (1972)

Aussprache

Herr Herzau (Tübingen):
Welche Relation besteht zwischen vertikaler Verlagerung der horizontalen Mm. recti und der konsekutiven Verrollung der Augen zueinander nach Ihren Erfahrungen?

Herr de Decker (Kiel):
9 mm Abwärtsversetzung der Interni macht eine „Disklination" von 10—15°. Bei gleichzeitigem Rücklagern mindert sich dies; es reicht aber aus, einer chirurgischen Rekonklination von 5—6° Raum zu geben. Mit meiner Technik macht 1 mm Obl. sup.-Faltung 1° Inzykloduktion — eine bds. durchgeführte Obl. sup.-Faltung von 6 mm also 12° Konklination.

Adherence Syndrome Following Inferior Oblique Surgery

„Adhärenz-Syndrom" nach Eingriffen am Obliquus inferior

L. P. Steahly

Ophtalmol. Svc, US Army, 130th Station Hosp., Heidelberg

Key words: Inferior oblique surgery, adherence syndrome.

Schlüsselwörter: Obliquus inferior, Chirurgie, Adhärenz-Syndrom.

Zusammenfassung: Parks hat über 24 Fälle eines „Adhärenz-Syndroms" berichtet, die nach schwächenden Eingriffen am Obliquus inferior (entweder Myektomie oder Abtrennung des Ansatzes vom Bulbus) auftraten. Nach seinen Erfahrungen führten korrigierende Eingriffe kaum zu einer Besserung. Es wird über einen erfolgreich behandelten Fall berichtet.

Controversy continues in Ophthalmology as to the preferred type of inferior oblique surgery.

Parks has called attention to an "adherence syndrome" describing a pathologic situation infrequently encountered late in the post-operative period following weakening procedures of the inferior oblique involving myectomy or disinsertion. He describes generally poor results with additional surgery. A case is presented of a 4 year old male who developed such an adherence syndrome following unilateral oblique myectomy at the insertion. The patient's hypotropia and limitation of elevation eventually responded to surgery that included resection of proliferated fibrofatty tissue, reattachment of the inferior oblique to the sclera, resection of the superior rectus muscle, and recession of the inferior rectus muscle (with placement of a Supramid sleeve around the muscle) and the use of a restraining suture for one week to hold the eye in an elevated nasal position.

In 1950 Johnson used the term "adherence syndrome" to describe a disorder causing a pseudoparalysis of the lateral rectus muscle or superior rectus muscle. He described a dense adherence of the muscle capsule expansion involving the inferior oblique and lateral rectus muscle and the superior oblique and superior rectus muscle. Parks used this term to describe the findings in 24 collective cases following inferior oblique weakening surgery. These cases developed a progressive vertical imbalance with the hypotropic eye demonstrating restricted elevation. A similar case of an "adherence syndrome" is presented.

Case Report

A 4 year old male with a hypotropic right eye was evaluated at the U.S. Army Hospital Heidelberg, Ophthalmology Clinic 2 years following a unilateral inferior oblique myectomy. The original surgery was done at the Madigan Army Hospital Tacoma, Washington to treat a markedly overacting inferior oblique on the right. No vertical imbalance was described in primary position. At our evaluation, the right eye was noted to be some 20 prism diopters hypotropic in primary position. The child manifested restricted elevation in upgaze with over-elevation of the uninvolved eye on upgaze. Cycloplegic refraction was recorded as +1.00 sphrere OU. The remaining ocular examination including posterior pole examination was unremarkable.

At surgery forced ductions revealed a mechanical restriction in elevation. The myectomized inferior oblique in the hypotropic eye was not attached to the sclera. As in Parks' cases, the proximal end of the inferior oblique muscle was attached to fatty Tenon's tissue and there was proliferated fibrofatty tissue attached to the capsule of the inferior rectus muscle. In the first procedure, all proliferated fibrofatty tissue was removed and the inferior oblique muscle was reattached to the sclera at a point 3 mm posterior and 2 mm temporal to the insertion of the inferior rectus muscle. After removal of the proliferated tissue and adherent inferior oblique forced ductions were returned to normal. In the post-operative period the initial improvement in the degree of hypotropia and apparent restriction disappeared in a matter of weeks. 6 months later, the patient was returned to the operating room. Forced ductions were unchanged from the initial findings. Surgical exploration revealed the inferior oblique yet attached to the sclera but with an even greater amount of proliferated tissue now adherent to the inferior rectus muscle sheath and to the attached inferior oblique. The fibrofatty tissue proliferation that had re-occurred was removed. The superior rectus muscle was resected 4 mm and the inferior rectus muscle was recessed 4 mm. A Supramid 5 mm sleeve was placed around the inferior rectus muscle. The conjunctiva was recessed 4 mm from the limbus after developing a perilimbal inferior flap of conjunctiva. The eye was maintained in an elevated nasal position with a restraining suture of 4—0 silk passed subconjunctivally parallel to the cornea (and attached to the brow) for one week.

No post-operative hypotropia remained and no restriction was noted clinically in upgaze one year following surgery.

Discussion

In view of the lack of agreement as to the best form of inferior oblique weakening surgery it is worth while to focus attention on a problem that is encountered late in the post-operative period following weakening procedures largely involving myectomy or disinsertion.

In a series of 638 inferior oblique muscle procedures, Parks encountered 13 resulting in an "adherence syndrome". Of 86 muscles operated by means of a myectomy at the insertion, 11 resulted in this abnormal situation. However, of 19 muscles weakened by myectomy at the origin, none resulted in an adherence. Of 89 muscles done with a disinsertion technique, 2 were noted to result in an adherence. However, of 444 recessions, none resulted in this problem. By adding to these numbers procedures done by other surgeons, Parks was able to accumulate a total of 24 cases of the "adherence syndrome". Of the total number then, 17 of these followed a myectomy at the insertion, 6 followed a disinsertion procedure, and 1 followed a recession technique.

Parks found that simply lysing the proliferated fibrofatty adhesion to the sclera and reattaching the free inferior oblique was inadequate. He did this in all of his cases. In 17 cases, he operated on an average of 2, 6 vertical muscles per patient with an improvement of 11 prisms diopters in the pre-operative hypotropia. They all still manifested an obvious restriction in upgaze. He concludes that this "adherence syndrome" is a permanent defect with only partial improvement with treatment modalities to date.

As in Parks experience, our attempt to correct the problem at hand with excision of the proliferated tissue and attachment of the detached inferior oblique resulted in only short term improvement. At the next surgery, the vertical muscle surgery was designed to achieve a maximal result without altering the lid fissure measurements. Dunlap described the use of Supramid tubes to facilitate placement about the re-operated muscle with the plan to prevent adhesions and contracture. Care was taken to insure that the tube did not intrude between muscle and sclera although the tube was not sutured in plase. We utilized Scott's advice to use an anchoring suture anchoring the eye up and in for a period. The sutures were placed subconjunctivally to prevent corneal damage.

Based upon Parks observations, inferior oblique recession would seem to obviate the problem of an adherence syndrome. However, should an "adherence syndrome" be encountered, more drastic surgical approaches as outlined can alleviate the sequalae.

References

Parks, M. M.: The overacting inferior oblique muscle. Amer. J. Ophthalmol. **77,** 787 (1974)

Johnson, L.: Adherence syndrome. Arch. Ophthalmol. **44,** 870 (1950)

Dunlap, E. A.: Use of plastics and adhesives in strabismus surgery. Transactions of the New Orleans Academy of Ophthalmology. St. Louis: C. V. Mosby 1971

Scott, A.: Quoted by Knapp, P.: Surgical tricks for strabismus. In: Centennial symposium of the Manhattan Eye, Ear, Nose and Throat Hospital. Turtz, A. (ed.). St Louis: C.V. Mosby 1969

Aussprache

Frau Krzystkowa (Kraków):
This paper shows us once more clearly that recession of the inferior oblique muscle is a procedure much more advantageous than myectomy. It avoids such complications as haemorrhage and the following adhesions that Parks described as the "Adherence Syndrome".

Herr Lang (Zürich):
Der Bemerkung, daß die Rücklagerung des Obliquus inferior der Desinsertion oder Myotomie dieses Muskels überlegen sei, kann ich nicht beipflichten. Aufschlußreich ist wohl, daß verschiedene amerikanische Autoren (Dyer; Costenbader; Cooper) wieder zur Desinsertion zurückgekehrt sind.

Herr Kommerell (Freiburg):
Helveston und Haldi (International Ophthalmology Clinics **16,** Nr. 3, 113—126, Little, Brown & Co., Boston 1976) haben bei 183 Myektomien des Obliquus inferior keinen einzigen Fall von „adherence syndrome" gesehen. Nach ihrer Ansicht kann diese Komplikation vermieden werden, wenn man auf saubere Blutstillung achtet und das orbitale Fett-Compartment unberührt läßt. Die Myektomie führt dann zu gleich guten Ergebnissen wie die Rücklagerung.

Zur Behandlung des konsekutiven Strabismus divergens

The Treatment of the Consecutive Divergent Strabismus

W. D. Schäfer
Univ.-Augenklinik, Würzburg

Schlüsselwörter: Tenon-Schwenklappen, konsekutiver Strabismus divergens, Zwangshaltung, Tenotomie, Adduktionsparese, Revisionsoperation, Wiedervorlagerung, Kunststoffe, Adhäsionen.

Key words: Tenon's capsule transplantation, consecutive exotropia, head turn, tenotomy, limitation of adduction, revision surgery, re-advancement of eye muscle, plastic material, adherence.

Zusammenfassung: Der konsekutive Strabismus divergens nach überdosierten Schieloperationen ist nicht selten. Die Zahl der Fälle steigt mit zunehmendem Alter deutlich an. Deshalb werden besonders im 2. und 3. Lebensjahrzehnt Revisionsoperationen erforderlich. Die Wiedervorlagerung des Musculus rectus internus, bei gleichzeitiger Resektion dieses Muskels, zusammen mit einer Rücklagerung des Musculus rectus externus ist die Therapie der Wahl. Die erstmals 1938 von Berens empfohlene Methode einer Transplantation von Tenonscher Kapsel hat sich als Tenon-Schwenklappen bewährt. Damit werden Adhäsionen zwischen dem Muskel und dem Ansatz der Voroperation vermieden und die Beweglichkeit des Muskels gebessert. Technische Einzelheiten dieses Eingriffes werden besprochen.

Summary: Consecutive divergent strabismus following surgical overcorrection is not a rare situation. The number of cases increases with increasing age of the patients. Revision operations are necessary mainly in the second and third decade. The secondary advancement and resection of the medial rectus together with a recession of the lateral rectus is an adequate method. The transplantation of Tenon's capsule, first published by Berens (1938), was modified as a tenon rotation flap. Adhesions between the muscle and the insertion of the previous operation are avoided and the motility of the muscle is improved. Technical details of the authors surgical method are discussed.

Unter einem konsekutiven Strabismus divergens verstehen wir mit Krüger (1972) ein Convergenzschielen, das sich durch Maßnahmen wie eine Brillen- oder Prismenverordnung oder durch eine Operation oder ohne einen solchen Eingriff in einen Strabismus divergens umwandelt. Bei den durch Operationen ausgelösten Divergenzen können zwei verschiedene Formen unterschieden werden, zwischen denen es fließende Übergänge gibt. Es sind Fälle mit physiologischen Motilitätsverhältnissen und andere mit der Symptomatik der überdosierten Internusrücklagerung bzw. der Tenotomie.

Über die besondere Form des konsekutiven Strabismus divergens nach zu ausgiebiger Internusschwächung haben wir früher berichtet (Schäfer, 1975, 1977b). Dieses Krankheitsbild zeigt außer einer Divergenzstellung eine Adduktionsschwäche oder Lähmung zusammen mit einer Convergenzschwäche. Diese kann die Ursache asthenopischer Beschwerden sein. Eine Zwangshaltung besteht nur, wenn das führende Auge betroffen ist, bzw. wenn an beiden Interni operiert wurde. Neben dem Elastizitätsverlust der Muskeln durch Fibrosierungen muß besonders noch die große Diplopiegefahr nach operativer Korrektur erwähnt werden. — Die Zahl dieser Fälle ist nicht selten. Bei 252 Schielpatienten im Alter von bis zu 8 Jahren betrug der Anteil der postoperativen, also der konsekutiven Divergenzen 6,7% und bei 3,6% der Fälle lag der Winkel über 5°.

Für eine Untersuchung der postoperativen Diplopie (Schäfer, 1977a) haben wir 222 stationäre Aufenthalte von 190 Patienten der vergangenen 2½ Jahre ausgewertet. Es wurden dazu alle älteren Schielpatienten ab dem 8. Lebensjahr berücksichtigt. Der älteste Patient war 63 Jahre alt und das Durchschnittsalter betrug 16,5 Jahre. Der

Anteil der konsekutiven Divergenzen an der Gesamtzahl der Patienten betrug 11%, an der Gesamtzahl der Divergenzen 31%. Dieser Anteil nimmt mit steigendem Alter deutlich zu. Ebenso nimmt der Anteil der Divergenzen mit steigendem Alter zu und der der Convergenzen mit steigendem Alter ab.

Der Zustand bei einem Patienten mit einem konsekutiven Strabismus divergens ist dann schwierig, wenn bei der Voroperation Grenzwerte für die Schwächung des Rectus internus nicht beachtet und die Abrollstrecken des Muskels so verkürzt worden sind, daß daraus eine Adduktionsparese resultiert. Diese Parese kann nur operativ korrigiert werden (Brown, 1968; Duke-Elder, 1973; Küper, 1976). Die Operation besteht im allgemeinen in einer Wiedervorlagerung des Rectus internus auf den ursprünglichen Ansatz bei gleichzeitiger Resektion eines Teiles des Muskels, bzw. seiner Sehne und meist noch aus einer Rücklagerung des Rectus externus.

Wird der Eingriff wie gerade beschrieben ausgeführt, dann kann das zunächst vielleicht gerade stehende Auge nach einiger Zeit erneut in die Divergenz abwandern und die Adduktionsparese besteht fast unverändert. Die Ursache liegt in den Adhäsionen zwischen dem Ansatz der Voroperation und der Unterseite des Musculus rectus internus. So wird postoperativ aus der Revisionsoperation, die als Wiedervorlagerung geplant war, eigentlich eine Resektion, und zwar um die Strecke zwischen den beiden Ansätzen. Diese Adhäsionen verkürzen wiederum die Abrollstrecke des Muskels um den ursprünglichen Betrag.

In der Literatur werden verschiedene Verfahren empfohlen, bei denen meist mit Kunststoff versucht wird Verwachsungen zu verhindern. Es wurde Silastic oder Supramid, aber auch ein Gelfilm angewendet. Die Kunststoffe werden als Plättchen, Teile eines Kunststoffballes oder als röhrenförmige Hülle für den Muskel verwendet und sie werden angenäht oder aufgeklebt (Morales et al., 1966; Dunlap, 1968, 1974; Dyer, 1970).

Nach unserer Erfahrung hat sich aber die Methode der Tenon-Transplantation, die Berens 1938 erstmals empfahl und die seitdem keine Verbreitung gefunden hat, sehr bewährt. Es handelte sich um eine freie Transplantation von Tenonschem Gewebe auf die Sklera im Bereich eines durch Voroperation geschaffenen neuen Sehnenansatzes. Die 1. Abbildung zeigt eine spätere Modifikation (Berens u. King, 1961) mit einem Tenon-Verschiebelappen. Wir führen das Verfahren als Schwenklappen von Tenonscher Kapsel unter den vorgelagerten Muskel zur Abdeckung des von der Voroperation bestehenden Ansatzes aus. Die Präparation und die Vernähung des Tenon-Schwenklappens verlängert den operativen Eingriff um 1 bis 2 Minuten.

Zunächst muß der Internus von seinem durch die Voroperation geschaffenen Ansatz gelöst sein. Dann präpariert man, vor der Wiederannähung an den ursprünglichen Ansatz, ein türflügelähnliches Tenonstück, etwa der Größe 10 × 10 mm. Dieses Stück wird vom seitlichen, also dem oberen oder dem unteren Tenon-Flügel abpräpariert, indem dieser zur Hälfte gespalten wird (Abb. 2). Der freie Lappen wird dann unter den Muskel geschwenkt, so daß der Teil des Gewebes, der früher der Sklera direkt auflag, nun der Unterseite des Rectus internus anliegt. Der Muskel kann über dieser Schicht frei hin und her gleiten. Der abpräparierte Tenon-Lappen wird am ursprünglichen Ansatz zusammen mit den Muskelfäden fixiert. Eine weitere Fixation erfolgt an der Sklera weit unterhalb des voroperierten Ansatzes und seitlich des Muskelbauches.

Von Vorteil ist, daß Tenonsches Gewebe immer verfügbar ist und daß es keiner besonderen Aufbereitung bedarf. Außerdem handelt es sich nicht um körperfremdes Material. Vorteilhaft ist weiterhin, daß es zwar auch zwischen der Tenonschen Kapsel und dem voroperierten Ansatz zu Verwachsungen kommt und daß auch Verwachsungen zwischen der Muskelunterseite und der Tenonschen Kapsel entstehen können, daß

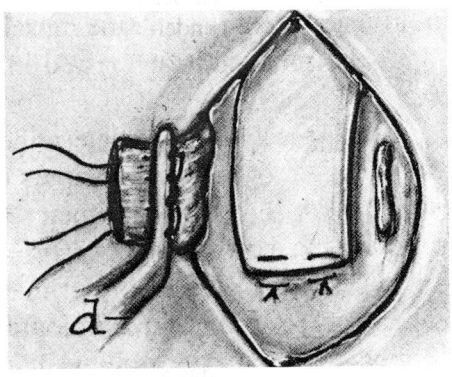

Abb. 1. Modifiziertes Verfahren der Tenon-Transplantation nach Berens. Die Tenonsche Kapsel wird von oben her mobilisiert und nach unten verlagert, bevor der Muskel an seinen ursprünglichen Ansatz angenäht wird

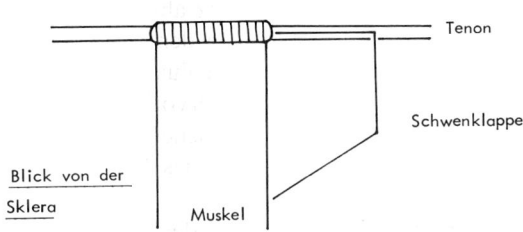

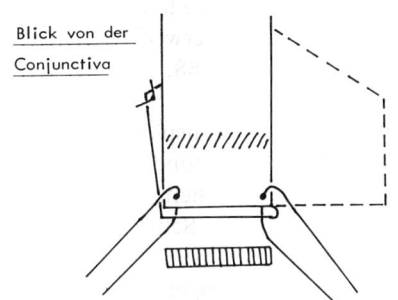

Abb. 2. Tenon-Schwenklappen. (oben): Blick auf den Muskel und die seitlichen Tenon-Flügel von der Sklera her. An einer Seite wird die Tenonsche Kapsel gespalten und der Schwenklappen präpariert. (unten): Blick auf Muskel und Sklera von der Conjunctiva her. Der Lappen ist unter den Muskel geschwenkt. Der durch die Voroperation geschaffene Ansatz (schräg schraffiert) wird gut abgedeckt

diese Adhäsionen aber die freie Beweglichkeit des Muskels überhaupt nicht einschränken. An Kaninchen haben wir diese Methode überprüft und wir fanden geringe, die Motilität aber nicht einschränkende Adhäsionen (Rensch, 1977). Von Vorteil ist auch, daß die Tenonsche Kapsel durch ihre verschiedenen Schichten eine gute Verschiebung zuläßt.

Von Nachteil erweist sich, daß an der Stelle, an der das Tenon-Stück entnommen wurde, eine Verwachsung der verbliebenen Tenonschen Kapsel mit der Sklera entsteht.

Wir haben mit dieser Methode seit einem Jahr 14 Patienten operiert. Diese geringe Zahl genügt nicht für eine genaue Auswertung. Natürlich sind dieser Operation Grenzen gesetzt durch Veränderungen am Muskel. Ein Verlust der Elastizität durch Fibrosierungen der Muskelfasern (de Decker, 1970) tritt fast immer in diesen Fällen auf. Deutlich zeigt sich aber bis jetzt die verbesserte Motilität (Abb. 3). Die Operation erfordert auch eine geringere Dosierung pro Muskel gegenüber herkömmlichen Verfahren. Das sollte man bei Übernahme dieser Methode bedenken. Das Verfahren ist auch bei Verwachsungen anderer Genese geeignet.

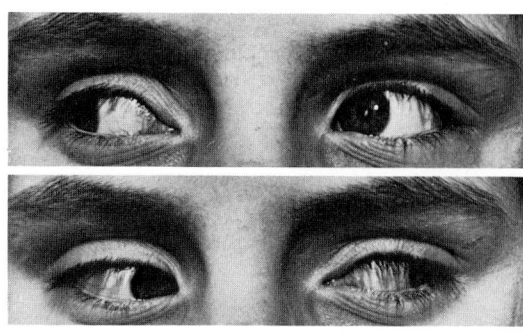

Abb. 3. Konsekutiver Strabismus divergens nach beidseitiger zu ausgiebiger Internusrücklagerung. Der stärker betroffene rechte Internus ist bereits revidiert (Tenon-Schwenklappen)

Literatur

Berens, C.: Tenon's capsule transplants in surgery of the ocular muscles, with special reference to postoperative deviations with adhesions between the muscles and the eyeball. Amer. J. Ophthalm. **21,** 536–543 (1938)

Berens, C., King, J. H.: An atlas of ophthalmic surgery, p. 506–507. Philadelphia: J. B. Lippincott Co 1961

Brown, H. W.: In: Komplikationen in der Augenchirurgie und ihre Behandlung. Fasanalla, R. M. (Hrsg.), S. 299–311. Stuttgart: Enke 1968

de Decker, W.: Praxis des Korrespondenzwandels durch Sekundärdivergenz. Arbeitskreis Schielbehandlung **3,** 138–145 (1970)

Duke-Elder, S.: System of Ophthalmology, Vol. VI, p. 623–629. London: Kimpton 1973

Dunlap, E. A.: Surgery of muscle adhesions and effects of multiple operations. Brit. J. Ophthal. **58,** 307–312 (1974)

Dunlap, E. A.: Plastic Implants in Muscle Surgery. Arch. Ophthal. **80,** 249–257 (1968)

Dyer, J. A.: Atlas of Extraocular Muscle Surgery, p. 164–168. Philadelphia: Saunders 1970

Krüger, K. E.: Physiologische und methodische Grundlagen der Pleoptik und Orthoptik, 2. Aufl. S. 137–144. Leipzig: Thieme 1972

Küper, J.: Die Chirurgie der Consekutiv-Divergenz nach Internustenotomie (Tenotomie-Syndrom). Ver. Rhein.-Westf. Augenärzte **131,** 26–28 (1976)

Morales, A. G., Polack, F. M., Arata, A. F.: Silicone implant to extra-ocular muscles. Brit. J. Ophthal. **50,** 235–244 (1966)

Rensch, P.: Tierexperimentelle Untersuchungen zur Revision von Schieloperationen. Ing. Diss. Würzburg 1977

Schäfer, W. D.: Diplopieprobleme bei älteren Schielpatienten. Tag. Ver. Bayer. Augenärzte, Würzburg 1977a

Schäfer, W. D.: Konsekutiver Strabismus divergens nach Schieloperationen. Tag. Ver. Bayer. Augenärzte, Erlangen 1975

Schäfer, W. D.: Untersuchungen zum konsekutiven Strabismus divergens nach Operationen. In: Ber. dtsch. ophthal. Ges. **74,** 763–766 (1977b)

Aussprache

Herr Campos (Modena):
1. Wurden alle Patienten vom selben Augenarzt operiert? 2. Mit welcher Methode wurde der Schielwinkel gemessen? 3. Wurde die maximale oder minimale Abweichung der Operation zugrunde gelegt?

Herr Schäfer (Würzburg):
Die Patienten stammten zum größeren Teil von einem Kollegen aus dem Einzugsbereich der Würzburger Klinik. Der Schielwinkel wurde mit Prismen gemessen: Grundlage der Operationsentscheidung und der Dosierung waren Schielwinkel und Motilitätsstatus.

Herr Friedburg (Düsseldorf):
Es gibt sicher auch deutliche konsekutive Divergenzen bei Operationen *nur an den Externi!*

Herr Schäfer (Würzburg):
Konsekutiv Divergente gibt es auch bei beid- oder einseitiger Resektion am M. rectus externus.

Herr de Decker (Kiel):
Wenn man bei Fadenoperationen eine Wirkung — am Internus — erst ab 10 bis 11 mm sieht, muß es doch bezweifelt werden, daß Adhärenzen im Ansatzbereich von erheblicher Bedeutung für die Mechanik sind, erreicht man doch wohl selten Adhärenzen über 10 mm.

Herr Mühlendyck (Gießen):
Wenn man, wie von Herrn Schäfer beschrieben, nach größeren Rücklagerungen bzw. Tenotomien des Rectus internus häufig ausgesprochene Adduktionseinschränkungen vorfindet, so ist dies nur zu einem kleineren Teil durch die verringerte Abrollstrecke bedingt. Zu einem größeren Teil kommt dies dadurch zustande, daß der Muskel durch Kontraktion das Ausmaß der Rücklagerung „auffängt". Da die Kraft des Muskels mit zunehmender Verkürzung (Kontraktion) abnimmt, führt dies, wie Beisner dargelegt hat (Arch. Ophthal. **85,** S. 13–17, 1971) schon zu einer Schwächung in der Primärstellung, die im Aktionsbereich des Muskels stark zunimmt. Für die Richtigkeit dieser Vorstellung spricht, daß nach Tenotomien der Muskel häufig noch mit Anteilen der Muskelscheide am ursprünglichen Ansatz inseriert — die Abrollstrecke also erhalten zu sein scheint —, die eigentliche Muskelmasse aber erst 10 mm und weiter davon angetroffen wird. Es erscheint uns von daher sinnvoll, bei konsekutiven Divergenzschielern in der von Herrn Schäfer angegebenen Weise vorzugehen, weil hierdurch der Muskel gedehnt und seine Kontraktionsfähigkeit wieder vergrößert wird.

Motilitätsstörungen nach erheblicher Blutung in die Orbita

Disturbances of Motility Following Considerable Haemorrhage in the Orbit

M. Schad[1]
Augenklinik Dr. Schad, Stuttgart

Schlüsselwörter: Orbita (Blutung).

Key words: Orbit (hemorrhage).

Zusammenfassung: Nach Contusio orbitae kann es neben allen anderen Traumen auch zu einer isolierten Blutung in die Orbita kommen. Während anfänglich meist eine Immobilität des Bulbus eintritt, kann nach 3—4 Wochen eine bleibende Motilitätsstörung im Bereich des Blutungsmaximums beobachtet werden, die zu Diplopie führt. Es wird über 4 Fälle berichtet, bei denen durch die operative Revision nach ca. 2 Jahren mit Entfernung des organisierten Fibrinmantels und Rücklagerung des in Kontraktur befindlichen Antagonisten sowohl normale Motilität wie auch normale Binokularfunktion erreicht werden konnte. Postoperativ ist ein orthoptisches Training erforderlich, welches wegen der normalen Korrespondenz eine gute Erfolgschance hat.

Summary: Following orbital contusion an isolated haemorrhage can occur. Initially, an immobility of the bulbus is usually seen, and after three to four weeks, in the area of maximum bleeding, a permanent disturbance of motility may occur. Four cases will be reported, in which, after approximately two years, surgical removal of scar tissue and recession of the contracted antagonist resulted in both normal motility and normal binocular function. In such cases postoperative orthoptic treatment seems to be necessary, having a good chance of success due to the presence of normal correspondence.

Aussprache

Herr Borgmann (Bonn):
1. Sind nach Rückbildung der Orbitahaematome Untersuchungen mit dem Exophthalmometer durchgeführt worden? 2. Sind die Paresen elektromyographisch untersucht worden? 3. Die Röntgen-Befunde der Orbitae waren normal. Sind tomographische Aufnahmen durchgeführt worden?

Herr Schad (Stuttgart):
1. Die mit dem Hertelschen Exophthalmometer gemessenen Werte ergaben keinen Exophthalmus nach Contusio orbitae mit exzessiver Einblutung. Lediglich eine geringe Dislokation in der Gegenrichtung des Blutungsdepots war zu bemerken. 2. Ein EMG wurde nicht durchgeführt. Die Messungen wären sicher interessant. 3. Das Röntgenbild wurde a.-p. und seitlich ausgeführt. Nur bei mehrfachen Traumen in der Orbita sind Schichtaufnahmen hergestellt worden.

---

[1]   Ausführliches Manuskript nicht eingegangen

Supranukleäre Organisation der Okulomotorik

Supranukleäre Störungen der Okulomotorik — physiologische und anatomische Grundlagen[1]

Supranuclear Organization of the Oculomotor System — Anatomical and Physiological Investigations

V. Henn, U. Büttner, J. Büttner-Ennever

Neurolog. Klinik und Hirnforschungsinst. der Univ., Zürich

Schlüsselwörter: Horizontale Blickparese, vertikale Blickparese, Abducensparese, internukleäre Ophthalmoplegie, Mesencephalon, Pons, retikuläre Formation, Fasciculus longitudinalis medialis, Anatomie des Hirnstamms.

Key Words: Horizontal gaze palsy, vertical gaze palsy, abducens palsy, internuclear ophthalmoplegia, mesencephalon, pons, reticular formation, medial longitudinal fasciculus, anatomy.

Zusammenfassung: Eine Läsion der „paramedianen pontinen retikulären Formation" (PPRF) führt zu einem Ausfall aller schnellen Augenbewegungen nach ipsilateral. Läsionen, die vertikale Blickparesen verursachen, sind immer bilateral im Mesencephalon lokalisiert. Physiologische und anatomische Untersuchungen an Affen bestätigen und präzisieren diese klinischen Erfahrungen. Die Verbindung der PPRF zu den horizontalen Augenmuskeln geht über den ipsilateralen Abducenskern. Deswegen führt eine Läsion des Abducenskerns immer zu einer horizontalen Blickparese. Im Abducenskern selbst sind Schaltzellen lokalisiert, die über das hintere Längsbündel zur Zellgruppe des Musculus rect. med. der Gegenseite projizieren. Eine Läsion dieser Fasern führt zur internukleären Ophthalmoplegie. Die PPRF projiziert ferner zum Mesencephalon. Ein Vergleich der Einzelzellaktivität im PPRF und Mesencephalon spricht für eine übergeordnete Funktion des PPRF auch für die Generation vertikaler rascher Augenbewegungen.

Summary: Clinical data are reviewed in the light of recent anatomical and physiological data from experiments with monkeys. Anatomical experiments include anterograde tracing techniques with radioactive labelled amino acids and retrograde labelling with horseradish peroxidase. Physiological data reviewed mainly refer to single neuron studies in alert monkeys. Lesions in the "paramedian pontine reticular formation" (PPRF) lead to a horizontal gaze palsy to the ipsilateral side. Lesions which lead to vertical gaze palsies are always bilateral in the mesencephalon (Fig. 1). The direct connection from PPRF to the motoneurons of the horizontal eye muscles is exclusively to the ipsilateral abducens nucleus. Within the abducens nucleus a large percentage of cells are not motoneurons, but cells which project via the medial longitudinal fasciculus (MLF) to the motoneurons of the medial rectus muscle of the contralateral side. Therefore, a lesion of the abducens nucleus always leads to a gaze palsy to the ipsilateral side, and a lesion of the MLF to an internuclear ophthalmoplegia (Fig. 5, 7). The other figures show examples of single neurons recorded from the PPRF (Fig. 2), different types of motoneurons (Fig. 4), and neurons from the mesencephalon (Fig. 6). PPRF also projects to the mesencephalon. A comparison of single unit activity in PPRF and the mesencephalon points towards a central role of PPRF also for generating fast eye movements in the vertical plane.

Supranukleäre Störungen sind definiert als Blickparesen im Unterschied zu Paresen einzelner Augenmuskeln. Augenbewegungen werden eingeteilt in schnelle und langsame, die schnellen sind Sakkaden und die raschen Phasen von optokinetischem oder

[1] Unterstützt durch Schweizerischen Nationalfond 3.044.77 und Dr. Eric Slack-Gyr Stiftung Zürich

vestibulärem Nystagmus; zu den langsamen Augenbewegungen zählt man die visuellen Folgebewegungen und die langsamen Phasen des Nystagmus. In dieser Übersicht sollen Anatomie und Physiologie der Strukturen dargestellt werden, die schnelle Augenbewegungen erzeugen.

Zwei Hirnstammareale sind für konjugierte Augenbewegungen besonders wichtig. Eines liegt in der Pons zwischen dem Nucleus abducens und dem Nucleus trochlearis in der „paramedianen pontinen retikulären Formation" (PPRF). Läsionen in dieser Region wirken sich vorwiegend auf horizontale Augenbewegungen aus. Ein weiteres Areal liegt im Mesencephalon rostral und dorsal zum Nucleus oculomotorius. Läsionen in diesem Gebiet führen zu vertikalen Blickparesen.

Experimentelle Methoden

Anatomische Markierungssubstanzen. Die Erforschung anatomischer Bahnen im Zentralnervensystem erfolgte bis vor einigen Jahren im wesentlichen durch Degenerationsmethoden, wobei Degenerationen meistens durch Läsionen hervorgerufen wurden. Läsionen betreffen Fasern und Zellkörper gleichermaßen, wobei es besonders in der diffusen Struktur der Formatio reticularis des Hirnstamms häufig unmöglich ist, zu entscheiden, ob eine Degeneration durch eine Faser- oder Zellkörperläsion hervorgerufen wurde. Ein wesentlicher Fortschritt und eine notwendige Ergänzung zu den klassischen anatomischen Methoden war daher die Einführung von Markierungssubstanzen, da diese selektiv von Zellkörpern und Nervenendigungen, aber nicht von Fasern aufgenommen werden. Das Prinzip besteht darin, daß einem anästhesierten Tier durch eine Mikrokanüle an einem bestimmten Ort eine Substanz in das Gewebe injiziert wird. Es werden Substanzen verwendet, die anterograd und andere, die retrograd in den Nervenzellen transportiert werden. Aminosäuren wie Leucin und Prolin werden selektiv von Zellkörpern aufgenommen und anterograd entlang der Axone transportiert. Die Lokalisation dieser Substanzen wird dann durch Behandlung mit einer Art photographischen Emulsion unter dem Mikroskop sichtbar gemacht. „Horseradish Peroxidase" (aus Meerrettich gewonnenes Enzym) ist nicht so ideal, da es von Nervenendigungen und verletzten Axonen aufgenommen wird. Es wird retrograd in Richtung Zellkörper transportiert (Cowan, Cuénod, 1975).

Läsionen. Mit einer Elektrode wird ein Koagulationsherd gesetzt, ähnlich wie bei stereotaktischen Operationen beim Menschen. Dabei werden Zellen und durchlaufende Fasern geschädigt. Eine klare Aussage über die Funktion eines solchen Areals ist meist nur möglich, wenn die Ausfälle permanent sind.

Stimulation. Gereizt wird elektrisch mit kurzen, repetitiven Stromstößen. Die Elektroden sind meist stereotaktisch eingeführt. Diese Methode kann am wachen Tier angewandt werden, um sein Verhalten insgesamt zu beobachten. Bei anästhesierten Tieren, bei denen man einzelne Zellen registriert, wird mit einer anderen Elektrode an verschiedenen Stellen elektrisch gereizt. Aus der Latenz der Antwort an der Registrierelektrode schätzt man ab, wie viele Synapsen zwischen dem Reizort und dem Registrationsort liegen.

Einzelzellregistrierung. Seit ungefähr 10 Jahren werden Einzelzellregistrierungen aus Strukturen des okulomotorischen Systems auch an wachen Affen durchgeführt. Unter Anästhesie wird den Affen über einem Trepanationsloch eine stereotaktische Halterung implantiert. Daran können später Mikromanipulatoren befestigt werden, die die Elektroden einführen und fixieren. Zusätzlich werden um die Orbita herum Elektroden implantiert (Anordnung wie bei elektronystagmographischer Registrierung), um die Augenposition fortlaufend zu messen. Schließlich wird noch eine Kopfhalterung angebracht, um den Affenkopf während der Versuche fixieren zu können. Während der Experimente sind die Affen wach und machen spontane Augenbewegungen. Sie können auch trainiert werden, bestimmte Blickbewegungen zu machen. Mit solchen chronisch präparierten Affen kann man täglich Experimente über mehrere Monate machen.

Horizontale Blickbewegungen —
Paramediane Pontine Retikuläre Formation (PPRF)

Eine persistierende Blickparese ohne wesentliche Blickdeviation beruht immer auf einer infratentoriellen Läsion im Hirnstamm (Bielschowsky, 1935). Für horizontale Blickparese ergab die Korrelation klinischer Daten mit Autopsiebefunden zwei dicht benachbarte Läsionsorte. Der eine Ort ist die Struktur, die später „paramediane pontine retikuläre Formation" (PPRF, Abb. 1) genannt wurde (Freeman, 1922; Jung u. Mittermaier, 1939; Lüttge, 1920; Crosby, 1953). Ein anderer Läsionsort, der regelmäßig zu horizontaler Blickparese zur ipsilateralen Seite führt, ist der Abducenskern (s. weiter unten).

Das klassische Bild einer einseitigen Läsion in der PPRF ist:
1. Vollständige Blickparese nach ipsilateral,
2. Paramedianstellung der Augen im kontralateralen Blickfeld,

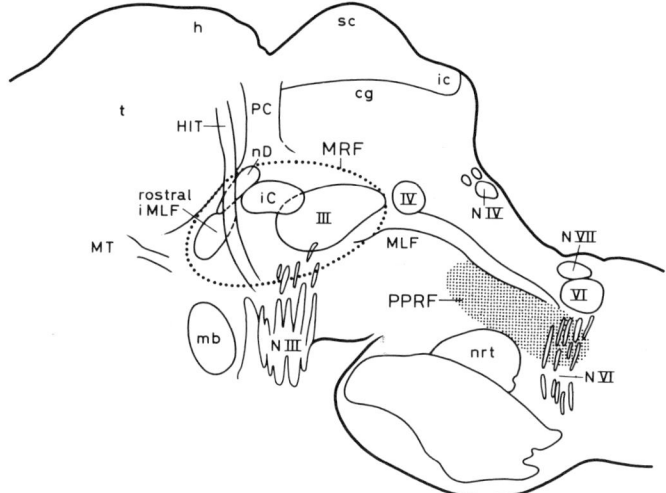

Abb. 1. Paramedianer Sagittalschnitt durch den Hirnstamm des Affen. Relevante Strukturen bis zu 3 mm lateral der Mittellinie sind eingezeichnet. Schraffiert ist die paramediane pontine retikuläre Formation (PPRF). Durch gepunktete Linie umrahmt ist die mesencephale retikuläre Formation (MRF). III Oculomotoriuskern und Nerv (N III), IV Trochleariskern und Nerv (N IV), VI Abducenskern und Nerv (N VI), N VII Facialisknie, cg centrales Höhlengrau, h Habenulum, HIT Tractus habenulo-interpenduncularis (tractus retroflexus), ic hintere Vierhügel, iC Nucleus interstitialis Cajal, mb Corpora mammillaria, MLF Fasciculus longitudinalis medialis (hinteres Längsbündel), MT Tractus mammillo-thalamicus, nD Nucleus Darschewitsch, nrt Nucleus reticularis tegmenti pontis, PC hintere Kommissur, rostral iMLF rostraler Kern des Fasciculus longitudinalis medialis, sc vordere Vierhügel, t Thalamus

3. Unfähigkeit, schnelle Augenbewegungen nach ipsilateral zu machen, auch im kontralateralen Blickfeld,
4. im Dunkeln Spontan-Nystagmus nach kontralateral.

   Aus diesen klinischen Befunden leitet sich die Hypothese ab, daß in der PPRF
schnelle Augenbewegungen programmiert werden. Im folgenden werden die experimentellen Befunde diskutiert, die diese Hypothese stützen.

Anatomie PPRF. Die Formatio reticularis erstreckt sich von der Medulla oblongata bis
zum Thalamus. Der Name impliziert ein diffuses Netzwerk von Neuronen. Innerhalb
dieser Formatio reticularis gibt es jedoch wohl umschriebene Bezirke wie die PPRF, die
sich durch besonders große Zellen und eine spezialisierte physiologische Funktion aus-
zeichnen (Goebel et al., 1971; Cohen u. Henn, 1972). Die Injektion von anterograden
Tracersubstanzen zeigt mehrere efferente Verbindungen — zwei davon sollen hier diskutiert werden: eine zum ipsilateralen Abducenskern, die andere aufsteigend zur rostralen mesencephalen retikulären Formation (Büttner-Ennever u. Henn, 1976). Für die
Ausführung ipsilateraler Blickbewegungen muß aber nicht nur eine Verbindung zum
Abducenskern gefordert werden, sondern auch zur Zellgruppe des kontralateralen
Musculus rectus medialis. Von der PPRF gibt es keine solche direkte Verbindung,
vielmehr gehen alle für horizontale Blickbewegungen verantwortlichen Bahnen zum
ipsilateralen N. abducens, wo sie einerseits die Abducens-Motoneurone innervieren,
andererseits umgeschaltet werden auf Neurone, die ihrerseits über das hintere
Längsbündel zu Zellen des kontralateralen Rectus medialis projizieren. Die wichtigsten
afferenten Verbindungen zur PPRF kommen von den vorderen Vierhügeln, vom senso-
motorischen Cortex, vom vestibulären Kerngebiet und vom Nucleus fastigius im Kleinhirn (Kawamura et al., 1974). Die absteigenden Bahnen vom visuellen System jedoch,
die verantwortlich sind für visuell ausgelöste Sakkaden oder für optokinetischen Nystagmus, sind weder anatomisch noch physiologisch abgegrenzt.

Läsion der PPRF. Eine einseitige Läsion beim Affen führt zu einem Syndrom, das
identisch ist mit den Befunden an Patienten (Cohen et al., 1968).

Stimulation in der PPRF führt zu einer konjugierten Blickbewegung nach ipsilateral mit
anschließender Fixation, also genau zu der Leistung, die bei einer Läsion ausfällt
(Cohen u. Komatsuzaki, 1972).

Einzelzellregistrierung. Es werden Neurone gefunden, die vor und während aller schnellen Augenbewegungen entweder aktiviert oder gehemmt werden (Abb. 2) (Keller, 1974;
Luschei u. Fuchs, 1972; Cohen u. Henn, 1972). Die Latenz dieser Aktivitätsänderung
bis zum Beginn der Augenbewegung liegt meist zwischen 10 und 50 msec, also zeitlich
ausreichend, um die Information zu den Augenmuskelkernen zu leiten. Das Ergebnis
der genaueren quantitativen Analyse ist, daß die Aktivität einiger Neurone mit der
Amplitude von schnellen Augenbewegungen korreliert werden kann, die Aktivität anderer Neurone mit der Richtung oder einer bestimmten Bewegungskomponente (z. B. der
horizontalen Bewegungskomponente bei einer schrägen Augenbewegung). Aus der Aktivität von zwei verschiedenen Neuronen kann also Richtung und Amplitude einer
unmittelbar bevorstehenden Sakkade vorhergesagt werden (Henn u. Cohen, 1975,
1976). Obwohl bei einer einseitigen PPRF-Läsion nur horizontale Blickbewegungen
nach ipsilateral ausfallen, findet man einen großen Prozentsatz von Neuronen, die mit
vertikalen Augenbewegungen korreliert sind. Daraus leitet sich die Hypothese ab, daß
alle schnellen Augenbewegungen in der PPRF generiert werden. Die Bahnen zu den

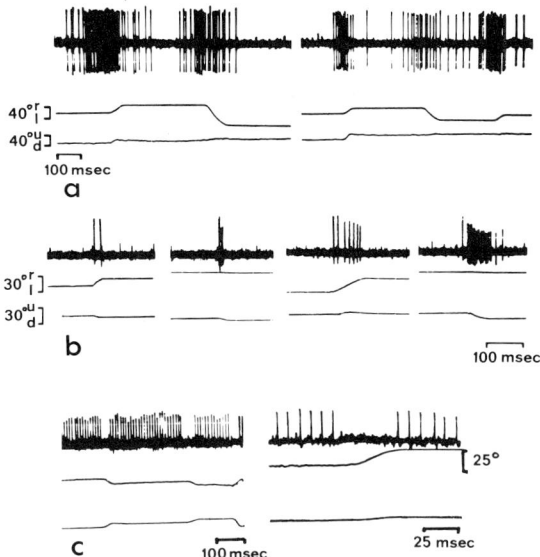

Abb. 2. Aktivitätsmuster verschiedener Typen von Neuronen aus der PPRF. Unter den Aktionspotentialen jeweils die horizontale und vertikale Augenposition. A, „long-lead burst" Neuron. 50—100 msec vor jeder schnellen Augenbewegung ist bereits ein Aktivitätsanstieg zu sehen. B, „short-lead burst" Neuron, in dem die Aktivierung erst unmittelbar vor der Augenbewegung einsetzt. C, Pausen-Neuron, das vor und während jeder Augenbewegung inhibiert, während Fixationsperioden jedoch ständig mit gleichbleibender Frequenz aktiv ist

Augenmuskelkernen verzweigen sich: für die horizontalen Bewegungskomponenten gehen sie zum Abducenskern, für die vertikalen Bewegungskomponenten zum Mesencephalon, wo sie nochmals umgeschaltet werden.

Abducenskern

Wie oben erwähnt, nimmt der Abducenskern eine wichtige Sonderstellung ein, denn eine zentrale und periphere Läsion führen zu verschiedenen Ausfällen. Eine Kernläsion hat eine Blickparese zur Folge (Garel, 1882; Bennett u. Savill, 1890; Blocq u. Guison, 1891). Eine periphere Läsion führt natürlich nur zu einer Abducensparese.

Anatomie. Eine der wesentlichen efferenten Bahnen von der PPRF führt zum ipsilateralen Abducenskern. Im Abducenskern selbst, vermengt mit Motoneuronen, liegen auch Schaltzellen, die über das hintere Längsbündel zur Zellgruppe des kontralateralen Rectus medialis projizieren (Abb. 3). Diese Bahn ist der wesentliche Eingang zu den Motoneuronen des Rectus medialis.

Es ist bemerkenswert, daß ein Teil der Neurone auch zur Zellgruppe des Musc. rectus inferior projiziert. Werden alle Zellen im Abducenskern durch eine Läsion zerstört, so ergibt sich daraus also eine Abducensparese kombiniert mit einer supranukleären Rectus medialis-Parese, was phänomenologisch nicht von einer Blickparese nach ipsilateral zu unterscheiden ist.

Die neue Erkenntnis ist, daß ein großer Teil der Zellen im Abducenskern keine Motoneurone, sondern Schaltzellen für den Rectus medialis sind. Früher nahm man an,

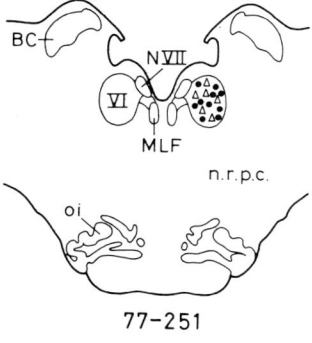

77-251

Abb. 3. Schnitt durch den Hirnstamm in Höhe der Abducenskerne. Im rechten Abducenskern schematisch Motoneurone (Punkte) und Zellen (Dreiecke), die über das hintere Längsbündel zum Okulomotoriuskern projizieren. Die Lokalisation dieser Zellen wurde durch retrograde Markierung bestimmt. BC Brachium conjunctivum, VI Abducenskern, N VII Facialisknie, MLF hinteres Längsbündel, n.r.p.c. Nucleus reticularis pontis caudalis, o.i. untere Olive

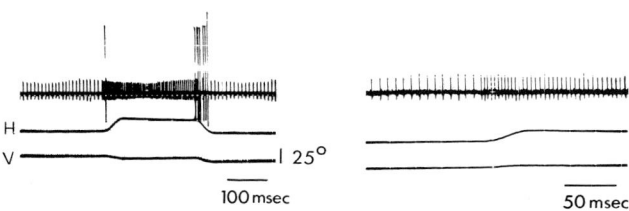

Abb. 4. Originalregistrierung zweier Motoneurone. Die großen Aktionspotentiale von einem Motoneuron des Musc. rectus inferior, die kleinen Aktionspotentiale von einem Motoneuron des Musc. rectus medialis. Darunter die horizontale und vertikale Augenposition. Bei jeder Augenbewegung nach unten ist das Rect. inf. Motoneuron phasisch aktiviert, während das Rectus medialis Motoneuron eine vorwiegend tonische Aktivität zeigt, d. h. während einer Bewegung nach rechts ist die Aktivität nicht wesentlich höher als während der nachfolgenden Fixationsperiode. Diese verschiedenen Typen von Motoneuronen finden sich gleichermaßen in allen Augenmuskelkernen

daß diese Schaltzellen für den Rectus medialis alle außerhalb des Nucleus abducens liegen und hat diese hypothetische anatomische Struktur Nucleus paraabducens genannt (Strong, Elwyn, 1943). Diesen Begriff sollte man nicht mehr verwenden, weil alle diese Zellen zum Abducenskern gehören. Wenn sie auch in den Randgebieten prozentual vermehrt vertreten sind, bilden sie jedoch keine getrennte anatomische Struktur.

Läsion Abducenskern. Eine experimentell gesetzte Läsion des Abducenskern verursacht eine Blickparese nach ipsilateral (Carpenter et al., 1963).

Stimulation im Abducenskern. Elektrische Reizung im Abducenskern führt zu einer Blickwendung nach ipsilateral, wobei Amplitude und Geschwindigkeit der Blickbewegung von der Stärke der Stimulation abhängen.

Einzelzellregistrierung Abducenskern. Registrierungen an wachen Affen zeigten, daß es verschiedene Typen von Motoneuronen gibt (Henn, Cohen, 1972). Während spontaner Sakkaden und Fixationsperioden haben die meisten Neurone ein phasisch-tonisches Verhalten. Jedoch gibt es auch rein phasische Neurone, die nur während schneller Augenbewegungen aktiv sind und rein tonische, die während einer schnellen Augenbewegung keine größere Aktivität zeigen als während der nachfolgenden Fixationsperioden (Abb. 4). Diese verschiedenen Typen sind keine scharf abgrenzbaren Gruppen, sondern stellen vielmehr ein Kontinuum dar, wobei die phasisch-tonischen Motoneurone in der Mehrzahl sind, und die phasischen und die tonischen Motoneurone die beiden Extreme darstellen.

Quantitativ ist die Aktivität dieser verschiedenen Gruppen einheitlich beschreibbar (Robinson, 1970; Henn u. Cohen, 1973). Dies betont trotz der funktionellen Unterschiede eine gemeinsame Funktion und eine einheitliche supranukleäre Organisation. Diese Typisierung in verschiedene Gruppen stimmt gut überein mit der Histologie der Augenmuskeln, die auch deutliche Unterschiede zeigen (vgl. Mayr, dieser Band).

Internukleäre Ophthalmoplegie (INO)

Dieser Terminus wurde von Lhermitte (1921) eingeführt und soll eine Läsion beschreiben, die „zwischen den Kernen" der Motoneurone liegt. Lutz (1923) grenzte dieses Syndrom weiter ab. Damals war die genauere Anatomie des Hirnstamms noch nicht bekannt. In modernen Termini bezeichnet die vordere internukleäre Ophthalmoplegie (INO) eine supranukleäre Rectus medialis-Parese, wobei die Läsion im ipsilateralen hinteren Längsbündel lokalisiert ist. Lutz nahm an, daß die supranukleären Fasern sich in der Pons aufteilen, in einen aufsteigenden Schenkel, der via hinteres Längsbündel zum Rectus medialis zieht und einen absteigenden Schenkel, der zum Abducenskern zieht. Eine Läsion des aufsteigenden Schenkels definierte er als vordere INO. Aus rein theoretischen Überlegungen leitete er ab, daß es nach seinen anatomischen Vorstellungen auch eine hintere INO geben müsse, wenn der absteigende Schenkel zum Abdu-

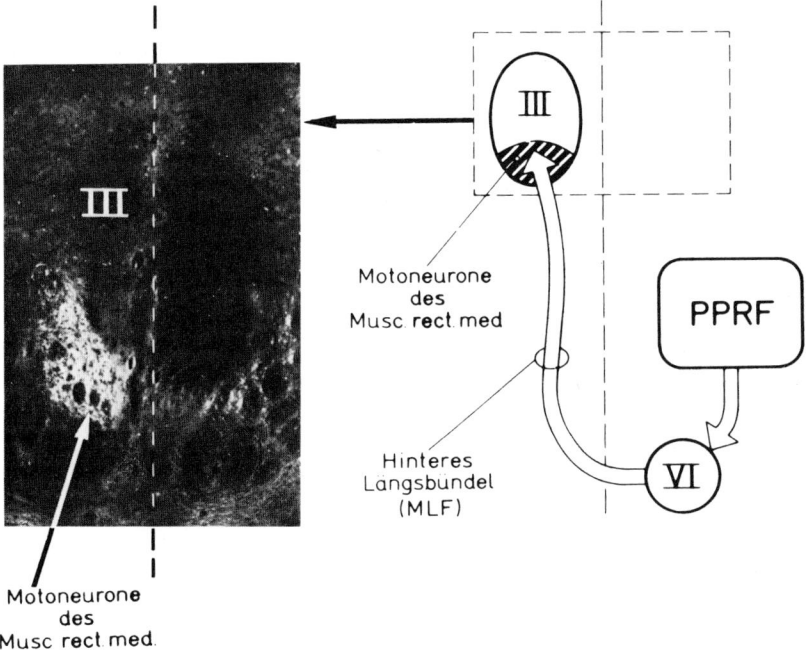

Abb. 5. Schema der Kontrolle der Motoneurone des Musc. rectus medialis (Nucl. III) durch die PPRF. Diese Kontrolle erfolgt nicht direkt, sondern über eine Verbindung von der PPRF zum Nucl. abducens (VI) und einer weiteren Verbindung vom Nucl. abd. über das hintere Längsbündel zum kontralateralen Okulomotoriuskern. Die letztere Verbindung wird demonstriert, indem radioaktiv markierte Aminosäuren in den Nucl. abd. gespritzt werden. Dies führt durch anterograden Transport zu einer Markierung der Region im Okulomotoriuskern, in der die Motoneurone des Musc. rectus medialis lokalisiert sind (vergrößertes Originalphoto in der linken Bildhälfte). Diese Silberkornmarkierung entspricht einem typischen Endigungsmuster

censkern betroffen sei. Wie weiter oben gezeigt, gehen jedoch *alle* Fasern für die horizontale Blickwendung erst zum Abducenskern, von wo über Schaltzellen Fasern über das hintere Längsbündel zum Rectus med. geschickt werden (Abb. 5). Es gibt also kein diskretes supranukleäres Faserbündel allein für Motoneurone des Nucleus abducens, was isoliert geschädigt werden könnte, um dann das Bild einer hinteren INO zu verursachen. Die Annahme der Existenz einer hinteren INO beruhte also auf einer anatomischen Hypothese, die experimentell widerlegt wurde.

Manche Autoren diagnostizierten eine hintere INO, wenn die Abductionsbewegungen verlangsamt sind, ohne daß bei Blick geradeaus eine Fehlstellung sichtbar ist. Diese Patienten klagen bei Blick geradeaus auch nicht über Diplopie. Wenn wir hier die Behauptung aufstellen, daß es anatomisch keinen Läsionsort gibt, der eine hintere INO verursachen könnte, so gibt es folgende alternative Erklärungsmöglichkeiten für das eben beschriebene Krankheitsbild.

1. Schädigung der Abducensfasern intrapontin: beim Menschen ist die Strecke des intrapontinen Verlaufs vom Abducenskern bis zur Austrittsstelle aus dem Hirnstamm 13 mm lang. Zum Vergleich: das hintere Längsbündel, das so häufig bei einer Encephalomyelitis disseminata betroffen ist, hat zwischen Abducenskern und Okulomotoriuskern eine Länge von 20 mm. Die Abducensfasern verlaufen nicht streng gebündelt. Ein Demyelinisationsherd könnte also durchaus nur einen Teil der Fasern betreffen. Am ehesten betroffen wären dann die markhaltigen, schnell leitenden Fasern, die die phasischen Motoneurone versorgen.

2. Stoffwechselstörung: die auf verschiedene Aufgaben spezialisierten Motoneurone haben einen verschiedenen Stoffwechsel. Deswegen ist vorstellbar, daß bei Hypoxämie oder Intoxikation die verschiedenen Motoneurone verschieden stark geschädigt werden.

3. Duane-Syndrom: bei einem Duane-Syndrom stehen die Augen bei Blick geradeaus in Normalstellung, bei Blick zur Seite ist neben anderen Symptomen oft die Bewegung des abduzierenden Auges verlangsamt, im Extremfall völlig aufgehoben.

Vertikale Blickbewegungen — Mesencephalon

Vertikale Blickparesen treten bei Patienten häufig auf als Blickparesen nach oben oder nach oben und unten, während isolierte Blickparesen nach unten extrem selten sind. Die Ergebnisse von klinisch-pathologischen Untersuchungen zeigen deutlich, daß die mesencephale retikuläre Formation (MRF) rostral zum Nucleus oculomotorius (Abb. 1) und das Prätectum eine besondere Rolle für die vertikalen Augenbewegungen spielen. Es wird ferner übereinstimmend angenommen, daß es einer bilateralen Läsion bedarf, um eine vertikale Blickparese hervorzurufen (Bender, 1960). Wenn bilaterale Läsionen das Prätectum einschließlich der Nuclei der hinteren Kommissur, N. Cajal oder N. Darkschewitsch betreffen, erfolgt vorwiegend eine Blickparese nach oben (Christoff, 1974). Eine isolierte Blickparese nach unten tritt auf, wenn bilaterale Läsionen sich rostral zu den akzessorischen Okulomotoriuskernen (rostrale MRF) in dem Übergangsgebiet zwischen Mesencephalon und Diencephalon befinden (Jacobs et al., 1973; Cogan, 1974; Thomas et al., 1933). Eine bilateral vaskuläre Läsion in diesem Gebiet geht meist mit einem Koma einher, so daß die Blickfunktionen nicht geprüft werden können. Deswegen gibt es bisher nur die zitierten drei Fälle in der Literatur, die autoptisch verifiziert wurden.

Da in verschiedenen Lehrbüchern auch heute noch vertreten wird, daß die oberen Vierhügel (Colliculus superior oder Tectum) ein „Zentrum" für vertikale Augenbewegungen seien, soll an dieser Stelle noch einmal ausdrücklich betont werden, daß eine Zerstörung der oberen Vierhügel sowohl beim Menschen (Christoff, 1974) wie beim Affen (Pasik et al., 1966) zu keiner Beeinträchtigung der vertikalen Augenbewegungen führt. Parinaud (1883) berichtete über eine vertikale Blickparese und nahm an, daß eine Läsion der oberen Vierhügel oder des Prätectum dafür verantwortlich sei. Bereits Bernheimer (1899) konnte zeigen, daß eine Läsion der oberen Vierhügel die Augenbewegungen auch in der vertikalen Richtung intakt läßt, und daß die Läsion, die Ursache einer Blickparese nach oben, das „Parinaud-Syndrom", immer eine Läsion außerhalb der oberen Vierhügel ist.

Anatomie Mesencephalon. Neben den klassischen akzessorischen okulomotorischen Kernen (N. Darkschewitsch, N. interstitialis Cajal, Nuclei der hinteren Kommissur) gibt es eine weitere Zellgruppe im rostralen Mesencephalon, die an der Generation vertikaler Blickbewegungen beteiligt ist. Unter Berücksichtigung vergleichender anatomischer Untersuchungen ist dieses Gebiet als „rostraler interstitialer Kern des medialen longitudinalen Fasciculus" (rostral iMLF) zu bezeichnen (Büttner-Ennever u. Büttner, 1978). Dieses Gebiet ist der Läsionsort bei klinisch nachgewiesener Blickparese nach unten. Eine Projektion in dieses Gebiet aus der PPRF und den Vestibulariskernen, beides für die Generation von Augenbewegungen wichtige Strukturen, konnte ebenfalls nachgewiesen werden (Büttner-Ennever u. Henn, 1976). Dieses Gebiet des rostralen iMLF projiziert zum N. oculomotorius, was sowohl mit Degenerationsmethoden (Jung u. Hassler, 1960; Mabuchi u. Kusama, 1970) als auch mit retrograden Tracersubstanzen (Büttner-Ennever, Büttner, 1978) nachgewiesen werden konnte.

Stimulation Mesencephalon. Eine einseitige elektrische Reizung im Gebiet der rostralen MRF beim Affen führt zu einer konjugierten schrägen Augenbewegung nach oben und kontralateral (Bender, Shanzer, 1964). Diese Richtung stimmt überein mit der mittleren on-Richtung der Neurone in diesem Gebiet (s. Einzelzellregistrierung).

Einzelzellregistrierung Mesencephalon. In der rostralen MRF finden sich ausschließlich Zellen, die mit vertikalen Augenbewegungen aktiviert sind. Dies sind entweder „burst" oder „burst-tonic" Zellen (Abb. 6, siehe auch King, dieser Band). Speziell im rostralen iMLF überwiegen „burst" Zellen, die entweder mit Augenbewegungen nach oben oder unten aktiviert sind. Die on-Richtung dieser Zellen, d. h. die Richtung der Augenbewe-

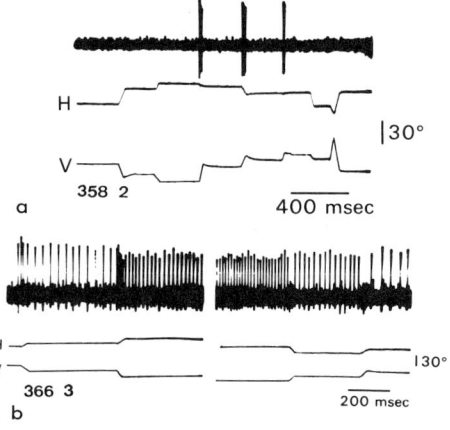

Abb. 6. Originalregistrierung aus der rostralen mesencephalen retikulären Formation. Der Affe macht spontane Augenbewegungen im Hellen. H, horizontale, und V, vertikale Augenposition. Die jeweils oberste Spur zeigt die Einzelzellaktivität. In A eine Burst Zelle, die nur während rascher Augenbewegungen (Sakkaden) nach oben aktiviert ist. Der Burst beginnt unmittelbar vor Beginn der Sakkade und besteht jeweils aus 4–15 Nervenimpulsen. In B eine Burst-tonic Zelle, deren tonische Aktivität mit Augenpositionen weiter unten zunimmt und nur eine geringe phasische Komponente während der Augenbewegung zeigt

Tabelle 1

	PPRF	MRF
Horizontale Burst-Zellen	+	∅
Vertikale Burst-Zellen	+	+
Horizontale Burst-Tonic-Zellen	+	∅
Vertikale Burst-Tonic-Zellen	+	+
Horizontale und vertikale Long-Lead-Burst-Zellen	+	∅
Pausen-Zellen	+	∅

gung, in der sie eine maximale Aktivität zeigen, liegt nicht genau vertikal, sondern 10—20° von der Vertikalen geneigt. Diese Richtung stimmt mit der mittleren Zugrichtung der vertikalen oder schrägen Augenmuskeln überein (Hering, 1868). Auch hier, ähnlich wie in der PPRF sind Augenbewegungen so genau kodiert, daß man aus der Analyse der Aktivität einzelner Neurone vor Augenbewegungen diese nach Richtung und Amplitude vorhersagen kann (Büttner et al., 1977). In den mehr posterior gelegenen akzessorischen Kernen finden sich ebenfalls Zellen, die mit vertikalen Augenbewegungen aktiviert sind. Eine genaue Analyse dieses Gebiets steht noch aus.

Vorhergehend wurde auf die Bedeutung der PPRF für die horizontalen und der rostralen MRF und des Prätectum für die vertikalen Blickbewegungen hingewiesen. Bei spontanen Augenbewegungen, die häufig nicht genau horizontal oder vertikal, sondern schräg sind, muß eine genaue Koordinierung der horizontalen und vertikalen Augenbewegungskomponenten erfolgen, auch wenn bei der genaueren Analyse durchaus Abweichungen vorkommen können (Bahill u. Stark, 1975).

Die neurophysiologischen und anatomischen Befunde sprechen für eine zentrale übergeordnete Rolle der PPRF bei dieser Koordination. Während sich in der rostralen MRF nur *vertikale* „burst" und „burst-tonic" Zellen finden, registriert man in der PPRF sowohl *horizontale* als auch *vertikale* „burst" und „burst-tonic" Zellen. Daneben findet man Pausen-Zellen und „long-lead-burst" Zellen, die mehr als 100 msec vor schnellen Augenbewegungen aktiviert sind (Tabelle 1). Von den beiden letzteren Zelltypen wird angenommen, daß sie den „burst" und „burst-tonic" Zellen zeitlich vorgeschaltet sind. Dies bedeutet, daß Information in der PPRF über eine folgende Augenbewegung zu einem früheren Zeitpunkt und über deren vertikale *und* horizontale Komponente verfügbar ist. Da außerdem anatomisch eine direkte Verbindung von der PPRF zur rostralen MRF besteht, nehmen wir an, daß schnelle Augenbewegungen in alle Richtungen zunächst in der PPRF vorbereitet werden. Danach würde die Information der horizontalen Komponente zum Nucl. abducens und von dort über das hintere Längsbündel zu den Motoneuronen des Musc. rectus medialis des Nucl. oculomotorius geführt werden. Die vertikale Komponente würde zunächst zum rostralen MRF und Prätectum geleitet, dort umgeschaltet und zu den verschiedenen Gruppen der vertikalen Motoneurone geführt werden. Die Bedeutung der PPRF für die horizontalen *und* vertikalen Augenbewegungskomponenten wird auch durch beidseitige Läsionen in der PPRF beim Menschen (Spiller, 1905; Christoff, 1974) und Affen (Bender u. Shanzer, 1964) demonstriert, da es hierbei nicht nur zum Ausfall der horizontalen, sondern auch der vertikalen Blickbewegungen kommt.

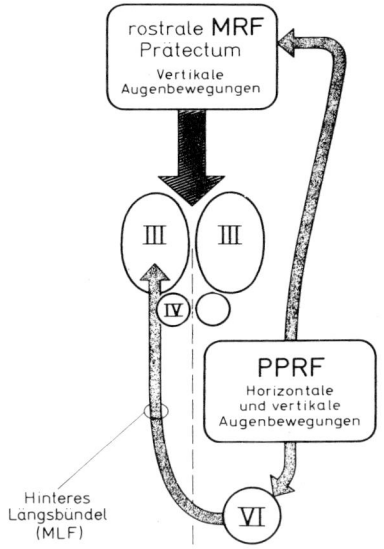

Abb. 7. Schema der supranukleären Kontrolle der Okulomotorik. Schnelle Augenbewegungen werden in der PPRF generiert. Die horizontale Bewegungskomponente wird zum ipsilateralen Abducenskern und von dort über das hintere Längsbündel zum Okulomotoriuskern geleitet. Die vertikale Bewegungskomponente wird zum Prätectum und rostralen Mesencephalon geführt und dort umgeschaltet auf Neurone, die zum Okulomotoriuskern und Trochleariskern projizieren

Schlußfolgerung

Faßt man die Daten zusammen, so ergibt sich das Schema der Abbildung 7. Schnelle Augenbewegungen werden in der PPRF generiert. Die vertikalen Bewegungskomponenten werden in der rostralen MRF und Prätectum umgeschaltet, bevor sie zu den schrägen und vertikalen Motoneuronen geleitet werden. Daraus leitet sich die Lokalisation von Blickparesen ab: bei vertikalen Blickparesen liegt eine bilaterale mesencephale Läsion vor, bei einer einseitigen horizontalen Blickparese eine Läsion ipsilateral in der Pons. Eine internukleäre Ophthalmoplegie mit supranukleärer Parese des Musculus rectus medialis tritt auf bei einer Läsion des hinteren Längsbündels. Hingegen gibt es anatomisch keinen Läsionsort für eine isolierte supranukleäre Parese des Musculus abducens, der hypothetischen hinteren internukleären Ophthalmoplegie von Lutz. Aus der Kombination dieser verschiedenen Läsionsorte für Blickparese mit Paresen einzelner Augenmuskeln, weitere Hirnnervenausfälle oder Läsionen durchlaufender Bahnen, lassen sich leicht die zahlreichen klinisch definierten Hirnstammsyndrome ableiten.

Die Analyse des supranukleären Systems der Augenbewegungen ist nicht nur eine Herausforderung für den Physiologen und Anatom, sondern ist ein wichtiges Problem für die klinische Differentialdiagnose. Das Ergebnis einer einzelnen Untersuchungsmethode reicht niemals aus, um einer Struktur eine bestimmte Funktion zuzuordnen. Erst wenn anatomische Daten, Ergebnisse der verschiedenen physiologischen Techniken und klinische Befunde zu widerspruchsfreien Folgerungen führen, können Daten und Interpretationen als gesichert angesehen werden. Wir haben zu zeigen versucht, daß dies bei der Analyse des okulomotorischen Systems möglich ist und zu klinisch anwendbaren Ergebnissen führt.

Literatur

Bahill, A. T., Stark, L.: Neurological control of horizontal and vertical components of oblique saccadic eye movements. Math. Biosci. **27,** 287—298 (1975)

Bender, M. B.: Comments on the physiology and pathology of eye movements in the vertical plane. J. Nerv. & Ment. Dis. **130,** 456—466 (1960)

Bender, M. B., Shanzer, S.: Oculomotor pathways defined by electrical stimulation and lesions in the brainstem of the monkey. In: The oculomotor system. Bender, M. B. (ed.), p. 81—140. New York: Harper & Row 1964

Bennett, A. H., Savill, T.: A case of permanent conjugate deviation of the eyes and head, the result of a lesion limited to the sixth nucleus, with remarks on associated lateral movements of the eyeballs, and rotation of the head and neck. Brain **12,** 102—116 (1890)

Bernheimer, S.: Experimentelle Studien zur Kenntnis der Bahnen der synergischen Augenbewegungen beim Affen und der Beziehungen der Vierhügel zu denselben. Akad. Wiss. Wien **108,** Abt. 3, 299—317 (1899)

Bielschowsky, A.: Lectures on motor anomalies of the eyes. Arch. Ophthal. **13,** 569—583 (1935)

Blocq, P., Guinon, G.: Paralysie conjuguée de la sixième paire. Arch. Méd. exp. **3,** 74—89 (1891)

Büttner, U., Büttner-Ennever, J., Henn, V.: Vertical eye movement related unit activity in the rostral mesencephalic reticular formation of the alert monkey. Brain Res. **130,** 239—252 (1977)

Büttner-Enever, J., Büttner, U.: A cell group associated with vertical eye movements in the rostral mesencephalic reticular formation of the monkey. Brain Res., in press (1978)

Büttner-Enever, J., Henn, V.: An autoradiographic study of the pathways from the pontine reticular formation involved in horizontal eye movements. Brain Res. **108,** 155—164 (1976)

Carpenter, M. B.: Central oculomotor pathways. In: The control of eye movements. Bach-y-Rita, P., Collins, C. C. (eds.), pp. 67—104. New York, London: Academic Press 1971

Carpenter, M. B., Mc Masters, R. E., Hanna, G. R.: Disturbance of conjugate horizontal eye movements in the monkey. Arch. Neurol. **8,** 231—247 (1963)

Christoff, N.: A clinicopathological study of vertical eye movements. Arch. Neurol. (Chic.) **31,** 1—8 (1974)

Cogan, D. C.: Paralysis of down-gaze. Arch. Ophthal. **91,** 192—199 (1974)

Cohen, B., Henn, V.: The origin of quick phases of nystagmus in the horizontal plane. Bibl. Opthal. **82,** 36—55 (1972)

Cohen, B., Henn, V.: Unit activity in the pontine reticular formation associated with eye movements. Brain Res. **46,** 403—410 (1972)

Cohen, B., Komatsuzaki, A., Bender, M. B.: Electrooculographic syndrome in monkeys after pontine reticular formation lesions. Arch. Neurol. (Chic.) **18,** 78—92 (1968)

Cohen, B., Komatsuzaki, A.: Eye movements induced by stimulation of the pontine reticular formation: evidence for integration in oculomotor pathways. Exp. Neurol. **36,** 101—117 (1972)

Cowan, W. M., Cuénod, M. (eds.): The use of axonal transport for studies of neuronal connectivity. Amsterdam: Elsevier 1975

Crosby, E. C.: Relation of brain centers to normal and abnormal eye movements in the horizontal plane. J. comp. Neurol. **99,** 437—479 (1953)

Freeman, W.: Paralysis of associated lateral movements of the eyes. Arch. Neurol. Psychiat. (Chic.) **7,** 454—487 (1922)

Garel, J.: Nouveau fait de paralysie de la sixième paire avec déviation conjugée dans un cas d'hemiplegie alterne. Rev. Med. (Paris) **2,** 593—599 (1882)

Goebel, H. H., Komatsuzaki, A., Bender, M. B., Cohen, B.: Lesions of the pontine tegmentum and conjugate gaze paralysis. Arch. Neurol. **24,** 431—440 (1971)

Henn, V., Cohen, B.: Activity in eye muscle motoneurons and brainstem units during eye movements. In: Basic Mechanisms of ocular motility and their clinical implications. Lennerstrand, G., Bach-y-Rita, P. (eds.), p. 303—324. Oxford: Pergamon 1975

Henn, V., Cohen, B.: Coding of information about rapid eye movements in the pontine reticular formation of alert monkeys. Brain Res. **108,** 307—325 (1976)

Henn, V., Cohen, B.: Eye muscle motoneurons with different functional characteristics. Brain Res. **45,** 561—568 (1972)

Henn, V., Cohen, B.: Quantitative analysis of activity in eye muscle motoneurons during saccadic eye movements and positions of fixation. J. Neurophysiol. **36,** 115—126 (1973)

Hering, E.: Die Lehre vom binokularen Sehen. Leipzig: Engelmann 1868

Jacobs, L., Anderson, P. J., Bender, M. B.: The lesions producing paralysis of downward but not upward gaze. Arch. Neurol. (Chic.) **28,** 319—323 (1973)

Jung, R., Hassler, R.: The extrapyramidal motorsystem. In: Handbook of Physiology, Section 1 Neurophysiology. Field, T. (ed.), Vol. II, p. 863—927. American Physiological Society, Washington DC 1960

Jung, R., Mittermaier, R.: Zur objektiven Registrierung und Analyse verschiedener Nystagmusformen: Vestibulärer, optokinetischer und spontaner Nystagmus in ihren Wechselbeziehungen. Arch. Ohr.-, Nas.- u. Kehlk.-Heilk. **146,** 410—439 (1939)

Kawamura, K., Brodal, A., Hoddevik, G.: The projection of the superior colliculus onto the reticular formation of the brain stem. An experimental anatomical study in the cat. Exp. Brain Res. **19**, 1—19 (1974)

Keller, E. L.: Participation of medial pontine reticular formation in eye movement generation in monkey. J. Neurophysiol. **37**, 316—332 (1974)

Lhermitte, J.: L'encéphalite léthargique. Arch. d'Ophthal. **38**, 11—23 (1921)

Luettge, W.: Assoziierte seitliche Blicklähmung. Ztbl. Ophthal. Grenzgeb. **2**, 99—100 (1920)

Luschei, E. S., Fuchs, A. F.: Activity of brain stem neurons during eye movements of alert monkeys. J. Neurophysiol. **35**, 445—461 (1972)

Lutz, A.: Über die Bahnen der Blickwendung und deren Dissoziierung. Monatsbl. Augenheilk. **70**, 213—235 (1923)

Mabuchi, M., Kusama, T.: Mesodiencephalic projections to the inferior olive and the vestibular and perihypoglossal nuclei. Brain Res. **17**, 133—136 (1970)

Parinaud, H.: Paralysies des mouvements associés des yeux. Arch. Neurol. (Paris) **5**, 145—172 (1883)

Pasik, T., Pasik, P., Bender, M. B.: The superior colliculi and eye movements. Arch. Neurol. **15**, 420—436 (1966)

Robinson, D. A.: Oculomotor unit behavior in the monkey. J. Neurophysiol. **33**, 393—404 (1970)

Spiller, W. G.: The importance in clinical diagnosis of paralysis of the eyeballs (Blicklähmung), especially of upward and downward associated movements. J. Nerv. Ment. Dis. **32**, 417—456 (1905)

Strong, O. S., Elwyn, A.: Human Anatomy. Baltimore: Williams & Wilkins 1943

Thomas, A., Schaefer, M., Bertrand, F.: Paralysie de l'abaissement du regard: Paralysie des inferogyres, hypertonie des superogyres et des releveurs du regard. Rev. Neurol. **11**, 535—541 (1933)

Aussprache

Herr Piper (Lübeck):
Warum sind bei Blickparesen oft die vestibulo-okulären Reflexe („Puppenkopfphänomen") erhalten?

Herr Henn (Zürich):
1. Horizontale Blickparesen, verursacht durch eine Läsion in der paramedianen Formatio reticularis der Pons: Die direkte Verbindung von den Bogengängen zu den Augenmuskeln verläuft über einen 3-Neuronen-Reflexbogen über das hintere Längsbündel; bleibt dies intakt, dann ist der vestibulo-okuläre Reflex noch auslösbar und die Augen machen bei passiver Kopfdrehung eine kompensatorische Bewegung nach kontralateral. Unmittelbar danach driften jedoch die Augen in eine paramediane Stellung zurück.

2. Blickparesen vertikal bei Läsionen im Mesencephalon: Auch bei solchen Läsionen ist das hintere Längsbündel oft noch intakt, so daß der 3-Neuronen-Reflexbogen für das Puppenkopfphänomen nicht unterbrochen ist.

3. Doppelseitige Läsionen des hinteren Längsbündels: Neben dem hinteren Längsbündel gibt es eine vestibuläre Projektion über die Formatio reticularis zu den Augenmuskelkernen. Die Angaben in der Literatur sind uneinheitlich: Meist wird ein vertikaler Blickrichtungsnystagmus beschrieben oder eine Einschränkung der Augenexkursionen bei passiver vertikaler Kopfdrehung.

Herr Mergner (Ulm):
Herr Henn, wie erklären Sie die überschießende Bewegung des kontralateralen Auges? Ich frage speziell bezüglich Ihrer neuen Theorie über die hintere internukleäre Ophthalmoplegie.

Einen Punkt möchte ich anfügen: Bei einseitiger INO deckten wir in vorläufigen Versuchen die Augen wechselseitig ab, ohne einen sicheren Effekt bezüglich der überschießenden Augenbewegung feststellen zu können.

Herr Henn (Zürich):
Der Mechanismus ist unklar. Der größte Teil der Fasern im hinteren Längsbündel verläuft vom Abducenskern zum Okulomotoriuskern; ein Teil der Fasern verläuft jedoch in entgegengesetzter Richtung zum Abducenskern. Möglicherweise ist die Unterbrechung dieser Axone verantwortlich für den Nystagmus.

Herr Kommerell (Freiburg):
Bei der internukleären Ophthalmoplegie haben Sie die postsakkadische Rückdrift des abduzierten Auges auf eine fehlende Hemmung des Rectus internus zurückgeführt und den dissoziierten Nystagmus auf

Grund wiederholter Fixationsversuche erklärt (Pola, J., Robinson, D. A.: Arch. Neurol. **33**, 447, 1976). Nach dieser Hypothese würde man annehmen, daß bei Blickbewegungen in Dunkelheit kein Nystagmus zustande käme, sondern nur ein einzelner Ruck mit Rückdrift. Wir fanden diese Vermutung kürzlich an einem Patienten mit INO bestätigt, allerdings nur bei Blickauslenkungen bis zu 20°. Bei einer Blickauslenkung um 40° sahen wir dagegen auch in Dunkelheit einen dissoziierten Nystagmus (Demonstration elektronystagmographischer Kurven).

Herr Robinson (Baltimore):

All fibres in the MLF associated with horizontal gaze have contralateral on-directions. J. Pola and I were concerned about whether any of these fibres were inhibitory. If none were, the medial rectus would be unique in its pattern of innervation, among all ocular muscles. One presumes its motoneurons are inhibited and not simply disinhibited. If some MLF fibres were inhibitory, they must contact contralateral motoneurons because of their on-direction. A lesion of one MLF thus takes away excitation from the ipsilateral medial rectus and inhibition from the contralateral and the eyes deviate ipsilaterally. The patient readapts his central innervation to compensate and the eyes remain parallel. Exodeviation does not occur because the MLF lesion has a bilateral effect. If the lesion is total, however, this hypothesis will not work unless one also assumes that the motoneurons also receive a tonic activation from some source other than the MLF.

On the subject of abduction nystagmus in the dark, other laboratories report that nystagmus does persist in the dark although this probably depends on the eccentricity of the target and the size of the lesion. It is generally believed that people know the position of their eyes in the dark by outflow. In this case, the patient may know that the eyes are drifting back in abduction and make corrective saccades (nystagmus) even without vision.

Herr Büttner (Zürich):

Burst-tonic Zellen in der MRF wurden nur während spontaner Augenbewegungen untersucht. Die Korrelation zwischen Zellaktivität und Augenposition war ungenau, verglichen mit Motoneuronen. Es fand sich kein Hinweis, daß die Richtung (von oben oder unten), mit der eine bestimmte Augenposition erreicht wurde, einen Einfluß auf die tonische Aktivität hatte.

Herr Büttner (Zürich):

Eine anatomische Verbindung von der oralen PPRF zum oralen Mesencephalon (rostral zum Nucleus interstitialis Cajal) läßt sich mit anterograden Tracersubstanzen im Hirnstamm des Affen nachweisen. Sie verläuft ipsilateral außerhalb des MLF.

Herr R. Jung (Freiburg):

Die exakte Lokalisation der Vertikalbewegungen in einzelnen Mittelhirnkernen, praetectal und in der Mittelhirn-Reticularis bleibt anatomisch und auch bei King's Ableitungen noch offen. Weder die Katzenexperimente von Hess, noch menschliche Sektionsbefunde bei vertikalen Blicklähmungen konnten entscheiden, wie der Darkschewitsch-Kern, der Interstitialkern oder andere Kommissurenkerne vertikale oder rotierende Blickbewegungen steuern. Für vertikale Blicklähmungen sind offenbar *bilaterale* Läsionen an der Mittelhirn-Zwischenhirn-Grenze notwendig.

Die große und diffuse Ausdehnung vertikaler Blickimpulse bei King's Befunden könnte auch durch Nervenfaserableitungen vorgetäuscht sein.

Weiß man etwas über aufsteigende Verbindungen zu den mesencephalo-diencephalen Regionen, die Augen- und Kopfbewegungen nach oben und unten steuern? Gibt es außer dem hinteren Längsbündel, wo Fuchs Vertikalimpulse gefunden hat, und den Reticularisschaltungen noch andere Bahnen vom Rautenhirn zum oralen Mittelhirn für vestibuläre und halsreflektorische Aktivierungen vertikaler Augenbewegungen, die auch bei Kopfbewegungen kompensatorisch auftreten müssen?

Herr Büttner (Zürich):

Auf diese Frage kann noch keine endgültig befriedigende Antwort gegeben werden. Von den Registrierungen an Affen kann nicht entschieden werden, welche spezifischen physiologischen Funktionen die verschiedenen akzessorischen okulomotorischen Kerne haben. Außerdem war bei den bisherigen Untersuchungen der Kopf des Affen immer fixiert und Augenbewegungen wurden nur elektro-okulographisch gemessen (wobei rotierende Bewegungskomponenten nicht erfaßt werden). Insbesonders anatomische Untersuchungen erlauben jedoch folgende Aussagen: Isolierte Blickparesen nach oben werden durch bilaterale Läsionen im Prätectum, der hinteren Kommissur und den akzessorischen Okulomotoriuskernen (Nucl. interst. Cajal, Nucl. Darkschewitsch und Nucl. post. commis.) verursacht, während isolierte Blickparesen nach unten bei bilateralen Läsionen rostral und ventral zum Nucl. interst. Cajal im Bereich medial und dorsal zum Nucl. ruber auftreten. In dieser rostralen Region im mesodiencephalen Übergang konnten Neurone registriert werden, die mit vertikalen Augenbewegungen korreliert sind. Mit autoradiographischen Methoden läßt sich nach Injektion in die PPRF anterograd eine Zellgruppe medial und dorsal zum Nucl. ruber darstellen. Die aufsteigende Bahn verläuft ipsilateral außerhalb des hinteren Längsbündels. Dieselbe Zellgruppe im rostralen Mesencephalon erhält auch eine Projektion von den vestibulären Kernen. Umgekehrt läßt sich mit retrograden Tracersubstanzen (Horseradishperoxidase) von dieser Zellgruppe eine Verbindung zum Nucl. oculomotorius nachweisen. Dies zeigt, daß ein umschriebenes Gebiet rostral zu den akzessorischen Okulomotoriuskernen an der Generation vertikaler Augenbewegungen beteiligt ist.

Herr Müller-Jensen (Hamburg):
Leitsymptom des rostralen Mittelhirnsyndroms ist ja die vertikale Blickparese nach oben. Klinisch ist z. B. auch bei Pinealomen mit Kompression des rostralen Mittelhirns eine vertikale Blickparese nach *unten* eine ausgesprochene Rarität. – Haben Sie dafür eine neurophysiologische Erklärung?

Herr Büttner (Zürich):
Blickparesen nach oben treten durch beidseitige Läsionen im Bereich der hinteren Kommissur und des umliegenden Praetectum auf, nach unten durch Läsionen, die mehr rostral und ventral hierzu liegen. Aus den elektrophysiologischen und anatomischen Daten ist nicht direkt ersichtlich, weswegen Blickparesen nach unten isoliert so sehr viel seltener sind.

Herr Henn (Zürich):
Nur eine bilaterale Läsion im rostralen Mesencephalon führt zu einer isolierten Blickparese nach unten. Aus der Literatur sind bisher nur Infarkte als Ursachen solcher bilateral symmetrischen Läsionen bekannt. Zwei Fälle sind post mortem verifiziert worden (L. Jacobs et al.: The Lesions producing paralysis of downward but not upward gaze. Arch. Neurol. **28**, 319–323, 1973). Ein dritter Fall wurde kürzlich in unserer Klinik beobachtet. Vaskuläre Störungen in diesem Gebiet kommen häufiger vor; weil meist größere Gebiete der Formatio reticularis betroffen sind, sind die Patienten in der Regel bewußtlos oder komatös, so daß willkürliche Augenbewegungen nicht geprüft werden können.

Herr Müller-Jensen (Hamburg):
Haben Sie ein neurophysiologisches Korrelat für den klinisch nicht selten bei rostralen Mittelhirnsyndromen zu beobachtenden Nystagmus retractorius?

Herr Henn (Zürich):
Wir haben keine physiologische Erklärung für den Nystagmus retractorius und wissen auch nicht, welche anatomische Struktur spezifisch geschädigt sein muß, um diesen hervorzurufen.

Herr Huber (Zürich):
Warum tritt bei cortikalen Läsionen nie – auch nur vorübergehend – eine vertikale Blickparese auf?

Herr Henn (Zürich):
Vertikale Augenbewegungen sind grundsätzlich bilateral organisiert. Bei elektrischer Stimulation einer Cortexseite erhält man horizontale oder schräge Augenbewegungen; nur bei gleichzeitiger bilateraler Stimulation können vertikale Augenbewegungen auftreten. Die Neurone im Hirnstamm, die Augenbewegungen nach oben und unten vorbereiten, haben ebenfalls Vorzugsrichtungen, die nicht vertikal sind, sondern jeweils den Zugrichtungen der Augenmuskeln entsprechen, also etwa 20° von der Vertikalen geneigt sind. Erst die koordinierte Aktion eines Rectus inf. oder sup. Muskels zusammen mit einem schrägen Augenmuskel bringt eine rein vertikale Augenbewegung zustande.

Neurobiologie des vestibulo-okulären Reflexes: Ein Beitrag zur Methodik neuro-biologischer Forschung in der Augenmotorik

Neurobiology of the Vestibulo-Ocular Reflex: An Example of Neurobiological Methods in Oculomotor Research

W. Precht[1]

Max-Planck-Inst. für Hirnforschung, Frankfurt

Schlüsselwörter: Vestibulo-okulärer Reflex (aktivierender, hemmender), Motoneurone, Mikroelektroden-Ableitungen, synaptische Potentiale.

Key words: Vestibulo-ocular reflex (excitatory, inhibitory), motoneurons, microelectrode recordings, synaptic potentials.

Zusammenfassung: Leitet man mit Hilfe von feinen elektrolytgefüllten Glaskapillaren von den motorischen Zellen der Augenmuskelkerne während rotatorischer oder elektrischer Reizung einzelner Bogengänge ab, so findet man, daß
1. ein Bogengang die motorischen Zellen jeweils eines Muskels in jedem Auge aktiviert, und
2. die Motoneurone des jeweiligen Antagonisten in jedem Auge hemmt.

Sowohl die erregenden als auch die hemmenden vestibulo-okulären Reflexe werden über drei Neurone zu den Augenmuskeln geleitet:
1. primäres vestibuläres Neuron (N. VIII);
2. Vestibulariskernneurone, die über das mediale Längsbündel zu den motorischen Kernen projizieren, und
3. motorische Zellen.

Neben dieser direkten vestibulären Bahn stehen komplizierte Wege über die retikuläre Substanz des Hirnstamms zur Verfügung. Die Zusammenarbeit von erregenden und hemmenden Bahnen sowie direkter und indirekter vestibulo-okulärer Verschaltungen ermöglichen eine optimale Funktion der kompensatorischen labyrinthären Augenreflexe.

Summary: Recordings from motoneurons during rotatory or electrical stimulation of individual semicircular canals reveal that:
1. one canal activates motoneurons of one muscle in each eye, and
2. inhibits motoneurons of the corresponding antagonistic muscles in each eye.

Both the excitatory and inhibitory vestibulo-ocular reflexes are mediated to motoneurons via the three-neuronal-arc:
1. the primary vestibular neurons,
2. the secondary vestibular neurons projecting via the medial longitudinal fascicle to motoneurons, and
3. the motoneurons.

In addition to this direct vestibulo-ocular path complex pathways through the reticular formation carry additional vestibular information to eye muscles. The cooperation of excitatory and inhibitory reflexes as well as of direct and indirect pathways assures the proper functioning of the compensatory labyrinthine reflexes on the eyes.

Literatur

Precht, W.: Cerebellar influences on eye movements. In: Basic Mechanisms of Ocular Motility and their Clinical Implications. Lennerstrand, G., Bach-y-Rita, P. (eds.), p. 261—280. Oxford, New York: Pergamon Press 1975

Precht, W.: Neuronal Operations in the Vestibular System. In: Studies of Brain Function, Vol. 2. Berlin, Heidelberg, New York: Springer 1978

---

[1] Ausführliches Manuskript nicht eingegangen

Precht, W.: The physiology of the vestibular nuclei. In: Handbook of Sensory Physiology. Kornhuber, H.
    H. (ed.), Vol. VI, p. 353—416. Berlin, Heidelberg, New York: Springer, 1974
Precht, W.: Vestibular system. MTP Intern. Rev. of Sciences, Neurophysiology. Physiol. Series One.
    Guyton, A. C., Hunt, C. C. (eds.), Vol. 3, p. 82—149. Butterworth Univ. Park Press 1975
Precht, W., Baker, R.: Synaptic organization of the vestibulo-trochlear reflex pathway. Exp. Brain Res. **14,**
    158—184 (1972)
Precht, W., Richter, A., Grippo, J.: Responses of neurons in cat's abducens nuclei to horizontal angular
    acceleration. Pflügers Arch. ges. Physiol. **309,** 285—309 (1969)
Richter, A., Precht, W.: Inhibition of abducens motoneurons by vestibular nerve stimulation. Brain Res.
    11, 701—705 (1968)

Role of the Primate Flocculus During Rapid Behavioral Modification of the Vestibulo-Ocular Reflex: Clinical Implications

Die Rolle des Primaten-Flocculus bei der Interaktion zwischen vestibulo-okulärem Reflex und visuellem Folgesystem

S. G. Lisberger, A. F. Fuchs

Dept. of Physiology and Biophysics, Univ. of Washington, Seattle; Regional Primate Research Center, Univ. of Washington, Seattle

Key words: Vestibulo-ocular reflex (modification), pursuit movements (smooth), flocculus, pontine angle tumor.

Schlüsselwörter: Vestibulo-okulärer Reflex (visuelle Modifikation), Folgebewegungen, Kleinhirn, Flocculus, Kleinhirn-Brückenwinkel-Tumor.

Summary: The activity of single Purkinje cells (P-cells) was recorded in the flocculus of monkeys trained to track a smoothly moving visual target while undergoing sinusoidal horizontal vestibular stimulation. In complete darkness, head rotation evoked eye movement equal and opposite to head movement, as expected of the vestibulo-ocular reflex (VOR), and P-cell firing rate was unmodulated. In contrast, when the monkey suppressed the VOR by fixating a target spot that was affixed to his chair and rotated exactly with him, the activity of the same P-cells became deeply modulated in phase with imposed head velocity. During sinusoidal smooth pursuit tracking in the absence of head rotation, P-cells displayed firing rate modulation in phase with ipsilateral eye velocity. Acting over known pathways to extraocular motoneurons, P-cell activity is appropriate in all three conditions to help drive the eye movements the monkey is required to make. Thus our experiments suggest that the viability of the flocculus can be tested clinically by measuring the patient's ability to 1. suppress the VOR during visual fixation and 2. to make visually controlled smooth pursuit eye movements.

Zusammenfassung: Die Aktivität von einzelnen Purkinje-Zellen (P-Zellen) wurde im Flocculus von trainierten Affen registriert, die einen sich bewegenden Lichtpunkt während horizontaler sinusförmiger Stimulation des Vestibularapparates verfolgen mußten. Bei völliger Dunkelheit führte die Kopfrotation zu einer entsprechenden entgegengesetzten Augenbewegung, wie man sie von dem vestibulo-okulären Reflex (VOR) erwartet. Die P-Zellentladungsrate war dabei unmoduliert. Im Gegensatz dazu wurde die Aktivität derselben P-Zellen deutlich phasenbezogen zu der Kopfgeschwindigkeit moduliert, wenn der Affe den VOR unterdrückte, indem er ein einen an dem Stuhl befestigten und sich mit dem Stuhl drehenden Lichtpunkt fixierte. Während sinusförmiger Augenfolgebewegungen ohne Kopfrotation zeigten die P-Zellen eine Modulation der Entladungsrate, die in Phase war mit der ipsilateralen Augengeschwindigkeit. Unter allen drei Bedingungen eignet sich die P-Zellaktivität, über bekannte Bahnen zu den okulomotorischen Kernen die Augenbewegungen des Affen zu fördern. Unsere Ergebnisse legen nahe, daß der Funktionszustand des Flocculus auch klinisch getestet werden kann, indem man die Fähigkeit des Patienten untersucht, 1. den VOR während visueller Fixation zu unterdrücken und 2. langsame Augenfolgebewegungen durchzuführen.

The flocculus of the cerebellum lies directly over the VIIIth nerve, reaches into the pontine angle, and is therefore commonly involved in pontine angle tumors. Observations in humans with pontine angle tumors (Reutern and Dichgans, 1977) revealed a diminution in optokinetic nystagmus (OKN) with ipsilaterally directed slow phases. Such deficits cannot be explained by associated brainstem lesions and were therefore attributed to lesions in the flocculus. In support of this interpretation, Takemori and Cohen (1974) have recently shown that bilateral flocculus lesions in monkeys produce strong deficits in OKN and in visual suppression of vestibular nystagmus. Now, our experiments demonstrate the neurophysiological basis for these deficits at the single

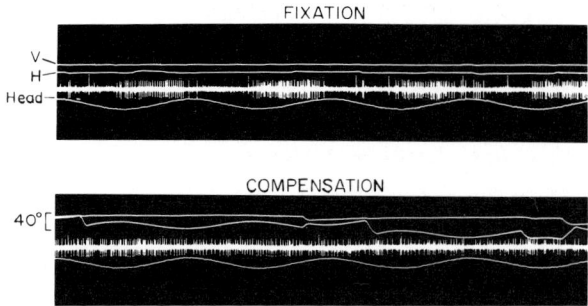

Fig. 1. Activity of a typical P-cell during the VOR in darkness (Compensation) and during suppression of the VOR in light (Fixation). From top to bottom, traces are vertical eye position (V), horizontal eye position (H), P-cell activity and horizontal head position. In both conditions, sinusoidal head rotation was at 0.9 Hz with an amplitude of ± 10 deg. Upward deflections represent ipsilateral eye and head movements

neuron level and thereby clarify the clinical tests useful in early diagnosis of pontine angle tumors.

Details of our methods can be found elsewhere (Lisberger, 1976). Briefly, 5 alert rhesus monkeys sat in primate chairs to which their heads were fixed, and were trained to track a smoothly moveable visual target while undergoing sinusoidal, horizontal chair (and therefore head) rotation. Eye movements were measured by the DC-coupled electrooculogram (EOG) and extracellular single unit potentials were recorded from single flocculus Purkinje cells (P-cells).

The lower record of Figure 1 (compensation) shows typical eye movements and P-cell activity during sinusoidal head rotation at 0.9 Hz in complete darkness. As expected of the vestibulo-ocular reflex (VOR), whose function is to prevent image slip on the retina during head rotation in the stable world, the smooth component of eye movement is equal and opposite to head movement. During VOR eye movements in the dark, the activity of this and all other P-cells was essentially unmodulated by the head rotation.

In the upper record of Figure 1 (Fixation) the monkey was placed in the light and fixated a target spot that was affixed to his rotating chair and therefore remained directly in front of him during rotation. He was able to completely suppress the VOR, producing a nearly flat horizontal eye movement trace interrupted only by a few small saccades. At the same time, the activity of the same P-cell shown in the lower record became deeply modulated by the head rotation, displaying an increase in firing rate during head rotation from contralateral to ipsilateral and a cessation of firing during head rotation from ipsilateral to contralateral. Quantitative analysis showed that P-cell firing rate during suppression of the VOR led head velocity by 17 deg and was therefore in phase with ipsilateral vestibular nerve activity (Fernandez and Goldberg, 1971).

All P-cells displaying firing rate modulation in either condition discharged like the example in Figure 1. In addition, it was possible to switch P-cell behaviour repeatedly between the deep modulation obtained during suppression of the VOR (Fig. 1, Fixation) and the relative absence of modulation obtained during the VOR in the dark (Fig. 1, Compensation). Therefore we conclude that the flocculus is relatively important for suppression of the VOR and relatively unimportant for the VOR in the dark. In agreement with this conclusion, Takemori and Cohen (1974) showed that bilateral flocculus

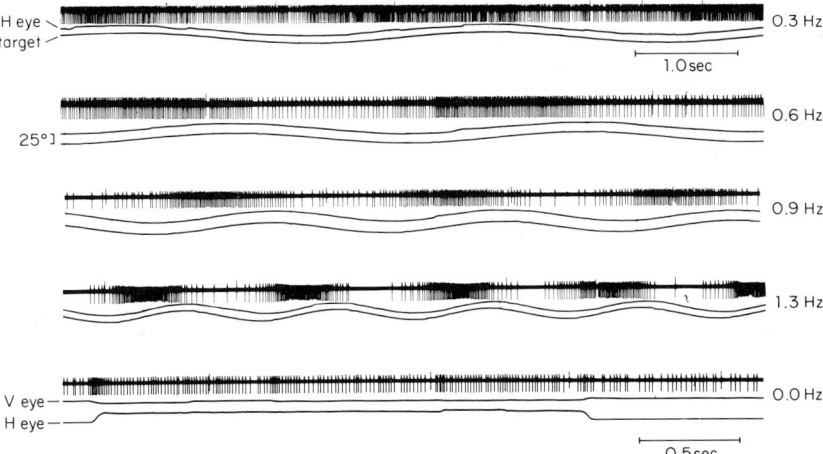

Fig. 2. Activity of a typical P-cell during sinusoidal smooth pursuit eye movements in the absence of head rotation. In the upper 4 records, traces are from top to bottom P-cell activity, horizontal eye position, and target position. At all frequencies, the amplitude of target movement was ± 13.5 deg. The lower record shows P-cell activity during spontaneous eye movements. Note the difference in time base between the upper record and the lower 4 records. Upward deflections represent ipsilateral eye or target movements

lesions in monkey cause a loss of visual suppression of vestibular nystagmus, but produce no deficits in vestibular nystagmus in the dark.

Figure 2 shows the activity of a typical P-cell during smooth tracking of a sinusoidally moving target in the absence of head rotation. At all frequencies, P-cell activity increased during smooth eye movement from contralateral to ipsilateral and decreased or even turned off during smooth eye movement from ipsilateral to contralateral. Quantitative analysis showed that P-cell activity during smooth pursuit was in phase with ipsilateral eye velocity and that P-cell sensitivity to eye velocity during smooth pursuit was equal to P-cell sensitivity to head velocity during suppression of the VOR. All P-cells that displayed firing rate modulation during smooth pursuit also displayed the characteristics shown in Figure 1. Therefore, we conclude that the flocculus is equally important for smooth pursuit as for suppression of the VOR.

A detailed analysis of the inputs contributing to P-cell activity and the reasons for the difference in P-cell activity between the VOR in the dark and suppression of the VOR appear elsewhere (Lisberger, 1976). However, one important question that will be addressed here is how P-cell activity in our three conditions would affect horizontal extraocular motoneuron discharge. The circuit in Figure 3 shows the anatomically documented vestibular mossy fiber input to the flocculus (e.g. Carpenter et al., 1972) and summarizes the physiologically demonstrated pathways from the flocculus to extraocular motoneurons (e.g. Highstein, 1973). Unfortunately, the latter experiments were performed in rabbits and have not yet been replicated in monkeys. However, it has been shown that stimulation of the flocculus in alert monkeys (Ron and Robinson, 1973) produces the eye movement expected from the connections in Figure 3: conjugate nystagmus with the slow phase directed to the ipsilateral side. In addition, bilateral lesions of the flocculus in monkey (Takemori and Cohen, 1974) or rabbit (Ito et al., 1974) cause the loss of suppression of the VOR. Therefore, we presume that the connections of the monkey flocculus are functionally the same as those demonstrated in the rabbit flocculus.

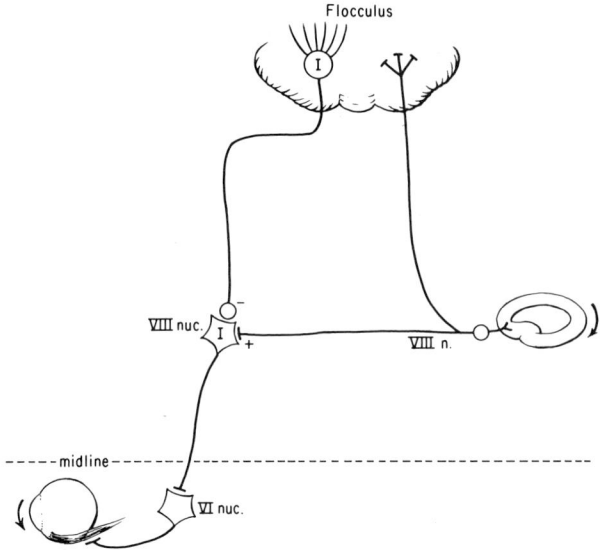

Fig. 3. Schematic diagram showing the inhibitory action of the flocculus on interneurons in the brainstem VOR pathways. Abbreviations are: VIII n, vestibular nerve; VIII nuc., vestibular nucleus; VI nuc., abducens nucleus

In complete darkness, a head movement to the right would cause an increase in activity in the right vestibular nerve, right vestibular nucleus and left abducens nucleus, and therefore the leftward eye movement expected of the VOR. Although the flocculus can also affect the activity of neurons in the vestibular nucleus, we have shown that P-cell activity is essentially unmodulated during the VOR in the dark. Therefore, any change in vestibular nerve firing rate would be transmitted through the brainstem pathways to cause an appropriate VOR eye movement. In contrast, during suppression of the VOR, P-cell firing rate is deeply modulated and is in phase with ipsilateral vestibular nerve activity, and VOR interneurons should receive two identical inputs. Since the vestibular nerve excites VOR interneurons and the flocculus inhibits VOR interneurons, the two inputs should cancel and VOR interneuron firing rate should be less strongly modulated as during the VOR in the dark. Thus, the output from the flocculus would contribute to suppression of the VOR by helping to suppress the input from the vestibular nerve before it could act over the brainstem VOR pathways to cause a VOR eye movement.

Our recordings show that P-cell firing rate increases during ipsilateral smooth pursuit in the absence of head rotation and during ipsilateral head rotation while suppressing the VOR. Acting over known pathways, these increases are appropriate to help drive extraocular motoneuron activity. Therefore, we conclude that the flocculus is important for these eye movements and would expect the loss of one flocculus to produce deficits in 1. OKN with ipsilateral slow phases, in agreement with the clinical findings of von Reutern and Dichgans (1977) and 2. suppression of the VOR during ipsilateral head rotation, in agreement with a case presented by Dichgans in this Symposium. Bilateral lesions of the flocculus would be expected to cause profound bidirectional deficits in OKN and in suppression of the VOR, in agreement with Takemori and Cohen's (1974) results. Therefore, we suggest that the use of OKN and suppression of the VOR as routine clinical tests may provide an early indication of lesions in the region of the flocculus.

Acknowledgements: This study was supported by grants RR00166, GM00260 and EY00745 from the National Inst. of Health, U.S. Public Health Service. S. Lisberger's participation in this symposium was made possible by a stipend from the Alexander von Humboldt Stiftung.

References

Carpenter, M. B., Stein, B. M., Peter, P.: Primary vestibulo-cerebellar fibers in the monkey: Distribution of fibers arising from distinctive cell groups of the vestibular ganglia. Amer. J. Anat. **135**, 221–250 (1972)

Fernandez, C., Goldberg, J. M.: Physiology of peripheral neurons innervating semicircular canals of the squirrel monkey. II. Response to sinusoidal stimulation and dynamics of peripheral vestibular system. J. Neurophysiol. **34**, 661–675 (1971)

Highstein, S. M.: Synaptic linkage in the vestibulo-ocular and cerebello-vestibular pathways to the VIth nucleus in the rabbit. Exp. Brain Res. **17**, 285–300 (1973)

Ito, M., Shiida, J., Yagi, N., Yamamoto, M.: Visual influence on rabbit horizontal vestibulo-ocular reflex presumably effected via the cerebellar flocculus. Brain Res. **31**, 215–219 (1974)

Lisberger, S. G.: Responses of flocculus Purkinje cells and mossy fibers during smooth eye movements evoked by visual and vestibular stimuli in behaving monkey. Doctoral Dissertation, Univ. of Washington, Seattle. 1976.

Reutern, G. von, Dichgans, J.: Augenbewegungsstörungen als cerebelläre Symptome bei Kleinhirnbrückenwinkeltumoren. Arch. Psychiat. Nervenkr. **223**, 117–130 (1977)

Ron, S., Robinson, D. A.: Eye movements evoked by cerebellar stimulation in the alert monkey. J. Neurophysiol. **36**, 1004–1022 (1973)

Takemori, S., Cohen, B.: Loss of suppression of vestibular nystagmus after flocculus lesions. Brain Res. **72**, 213–224 (1974)

Aussprache

Herr Sradj (Gießen):

Im Zusammenhang des vestibulo-okulären Reflexes mit klinischen Fragen möchte ich den Referenten um die Integration eines Phänomens bitten. Wir haben an einer anderen Stelle eine Methode veröffentlicht, die wir als „Nachbild-Bagolini"-Verfahren bezeichnet haben. Damit wurde die Existenz der kompensatorischen Gegenrollung qualitativ und quantitativ bewiesen. Es wurde im freien Raum und an der Maddox-Skala mit Kreiseinteilung untersucht (Näheres vgl. eigenen Vortrag).

Bei einem Patienten mit akuter Neuritis vestibularis links war das Verhalten des Nachbildes eigenartig. Bei dem Patienten blieb trotz Kopfneigung die Umwelt konstant. Es wurde kein Nystagmus dabei beobachtet.

Wir haben daraus geschlossen, daß der N. vestibularis und das Gleichgewichtsorgan bei der Raumorientierung eine „Schaltstation" darstellen, die ohne Latenzzeit von corticalen und subcorticalen Zentren bei Störungen übernommen werden kann. Zuletzt darf angemerkt werden, daß sich die Störung des Nachbildverhaltens nur bei Neigung des Kopfes auf die kranke Seite, nicht aber auf die gesunde Seite zeigte.

Herr Fuchs (Seattle):

Ich möchte vorschlagen, die aufgeworfene Frage in einem persönlichen Gespräch zu diskutieren.

Die unterschiedliche Rolle des hinteren Längsbündels bei horizontalen und vertikalen willkürlich und vestibulär ausgelösten Augenbewegungen: Einzelfaserableitungen und Läsionsstudien beim Affen

Single Unit and Lesion Studies on the Monkey MLF

A. F. Fuchs, L. C. Evinger, W. M. King, S. G. Lisberger, R. Baker[1]

Dept. of Physiology Univ. of Washington, Seattle; Regional Primate Research Center, Univ. of Washington, Seattle

Schlüsselwörter: Hinteres Längsbündel, Fasciculus longitudinalis medialis, internukleäre Ophthalmoplegie, vestibulo-okulärer Reflex, Nystagmus (vertikale Blickrichtung), Mikroelektroden-Ableitung.

Key words: Medial longitudinal fasciculus (MLF), internuclear ophthalmoplegia, vestibulo-ocular reflex (VOR), nystagmus (vertical gaze evoked), microelectrode recordings.

Summary: The role of the medial longitudinal fasciculus (MLF) in voluntary and vestibular eye movements was investigated by both lesion and single fiber recording experiments in alert monkeys. Bilateral lesions of the MLF rostral to the abducens nucleus produce strikingly different deficits in vertical and horizontal eye movements. As already described by others, all adducting movements except for vergence were slowed. In addition, there was a shortterm reduction in the gain of the horizontal vestibulo-ocular reflex (VOR) with modest changes in the phase shift of eye movements due to sinusoidal head rotation. On the other hand, vertical fixation, smooth pursuit and the vertical VOR were severely impaired for as long as a month after the lesion. Both the vertical VOR and smooth pursuit were virtually abolished and a vertical gaze evoked nystagmus, composed of normal saccades followed by a drift to the midline, was present. The deficits in vertical and horizontal eye movement could be accounted for by destruction of the MLF fibers revealed by single unit recording. Based on their discharge properties, two fiber types, histologically verified to travel in the MLF at the level of the trochlear nucleus, could be distinguished. The first discharged only with horizontal eye movements and behaved like a medial rectus motoneuron; these fibers emitted a burst of spikes prior to and during adducting saccades, increased their tonic activity with adductive fixations, and exhibited a modulated firing rate during the VOR. The second discharged with vertical head velocity when the animal was oscillated about the interaural axis; in addition, these fibers exhibited constant firing rates which were a function of eye position and paused for all saccades. Loss of the first fibers would impair all adducting eye movements whereas loss of the second fibers would impair holding the eye in the upper and lower field of gaze and the slow phase of the WOR but not vertical saccades. These studies demonstrate a neural substrate for anterior internuclear ophthalmoplegia and further suggest that an examination of vertical eye movements might be a sensitive indicator of MLF lesions.

Es ist allen Ophthalmologen wohl bekannt, daß das hintere Längsbündel eine wichtige Bahn für willkürlich und vestibulär ausgelöste Augenbewegungen darstellt. Um genau zu untersuchen, welche Informationen das hintere Längsbündel auf die Okulomotorius-Kerne überträgt, haben wir zwei verschiedene Versuche durchgeführt. Erstens haben wir beim trainierten Affen das hintere Längsbündel auf beiden Seiten zwischen dem VI. und III. Hirnnervenkern durchgeschnitten und die charakteristischen Veränderungen der Augenbewegungen gemessen. Zweitens haben wir beim intakten Affen einzelne Fasern des hinteren Längsbündels abgeleitet und die Entladungsmuster zu den Ausfallserscheinungen nach Unterbrechung der hinteren Längsbündel (HLB) in Beziehung gesetzt.

---

[1] Diese Versuche wurden von den NIH grants RR 00166 und EY 00745 unterstützt

Nach Unterbrechung beider HLB unterschieden sich die Störungen für horizontale und vertikale Augenbewegungen grundsätzlich. In der horizontalen Ebene fanden wir eine Lähmung aller adduzierenden Augenbewegungen mit Ausnahme der Konvergenz, Symptome, die von der internuklearen Ophthalmoplegie bekannt sind. In der vertikalen Ebene aber war der vestibulo-okuläre Reflex (VOR) völlig aufgehoben, konnten keine gleitenden Folgebewegungen ausgeführt werden und konnten die Augen weder im oberen noch unteren Blickfeld gehalten werden, obwohl die Sakkaden nach oben und unten normal waren. Diese Ergebnisse zeigen, daß das HLB eine ganz unterschiedliche Rolle bei horizontalen und vertikalen Augenbewegungen spielt.

Die Einzelfaserableitungen unterstützen diese Dichotomie, denn wir fanden im HLB nur zwei Fasertypen: Der eine Typ entlud bei allen horizontalen, konjugierten Augenbewegungen und der andere während des vertikalen VOR, während vertikaler gleitender Folgebewegungen und entsprechend der vertikalen Komponente verschiedener Blickpositionen, pausierte aber während aller Sakkaden. Weitere Einzelheiten wurden anderen Orts beschrieben (King et al., 1976; Evinger et al., 1977).

Die Störungen der horizontalen Augenbewegungen nach Unterbrechung der HLB sieht man in Abbildung 1 (lesioned monkeys). Vor der Unterbrechung (PRE, oben) führte der normale Affe mit dem linken (HL) und dem rechten (HR) Auge gleichartige Sakkaden auf einen rechtsliegenden Zielpunkt aus. Nach der Unterbrechung (POST) machte das linke Auge, welches vom Rectus medialis gezogen wurde, eine sehr verkürzte und verlangsamte Sakkade. Das rechte Auge, welches vom Rectus lateralis gezogen wurde, machte dagegen eine normale Sakkade. Bei der Rückkehr in die Primärposition zeigte sich an dem vom rechten Rectus medialis gezogenen rechten Auge eine verlangsamte Sakkade. Die quantitative Auswertung ergab, daß die adduzierenden Sakkaden zwei- bis dreimal langsamer waren als die abduzierenden (Evinger et al., 1977).

Eine entsprechende Lähmung des Rectus medialis zeigte sich beim VOR. Während wir bei sinusförmiger Oszillation des Kopfes um eine vertikale Achse vor Durchtrennung der HLB am rechten und linken Auge gleiche Bewegungen fanden (Abb. 1 links unten, PRE), zeigten sich nach Läsion der HLR nur halbe sinusförmige Bewegungen, jeweils im lateralen Blickfeld. Insgesamt erwiesen sich also alle adduzierenden Augenbewegungen als beeinträchtigt, gleichgültig ob sie durch visuelle oder vestibuläre Reize ausgelöst wurden.

Grundsätzlich andere Störungen fanden sich bei den vertikalen Augenbewegungen (Abb. 2, lesioned monkeys, V-Spur). Wenn der normale Affe nach oben oder unten schaute, machte er Blickbewegungen und konnte die Augen im oberen und unteren Blickfeld halten (PRE, oben). Nach der Läsion zeigten sich zwar noch normale Sakkaden, der Affe konnte die Augen aber weder im oberen noch im unteren Blickfeld halten; vielmehr drifteten die Augen zur Primärposition zurück (POST). Die Drift wurde jeweils von Sakkaden korrigiert, so daß sich ein Nystagmus entwickelte.

Besonders eindrucksvoll war die Wirkung der Läsion auf den VOR: Während beim normalen Affen (PRE, unten) eine sinusförmige Kopfkippung um eine transversale Achse auch eine sinusförmige Augenbewegung hervorrief, war der VOR nach der Läsion völlig aufgehoben (POST).

Das Ergebnis der Einzelfaserableitungen paßt sehr gut zu den Läsions-Experimenten. Im HLB konnten in der Höhe des IV. Kernes auf der Basis ihres Entladungsmusters nur zwei Fasertypen unterschieden werden. Der erste Typ entlud nur während horizontaler Augenbewegungen (Abb. 1, horizontal MLF fiber discharge). Während jeder adduzierenden Sakkade zeigte sich ein „burst", dessen Dauer der Sakkadendauer entsprach (Abb. 1, oben). Je weiter das Auge in Adduktion stand, um so frequenter

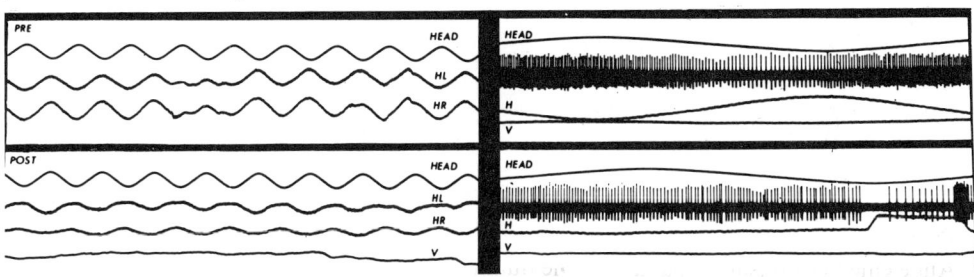

Lesioned Monkeys

paresis of adduction during:
1. fixation
2. saccades

Horizontal mlf Fiber Discharge

1. linearly related to horizontal eye position
2. burst prior to horizontal saccades

Lesioned Monkeys

paresis of adduction during vestibulo-ocular reflex

Horizontal mlf Fiber Discharge

strictly related to eye position

Abb. 1. Störungen horizontaler Augenbewegungen nach HLB Unterbrechung (lesioned monkeys) und Einzelfaseraktivität im HLB bei normalen Affen während horizontaler Augenbewegungen (horizontal mlf fiber discharge). Normale horizontale Augenbewegungen (PRE) des linken (HL) und rechten (HR) Auges und vertikale Augenbewegungen (V) sind mit gestörten Augenbewegungen (POST) verglichen. Eine Deviation der Kurve nach oben bedeutet Augenbewegung nach rechts bzw. nach oben und Kopfdrehung (HEAD) nach rechts

entlud dieser Typ. Während des VOR zeigte sich eine ausgeprägte Modulation dieses Fasertyps (Abb. 1, horizontal mlf fiber discharge, unten). Wenn der Affe den VOR aber unterdrückte, indem er einen Lichtpunkt fixierte, der sich mit ihm sinusförmig drehte, zeigte sich keinerlei Modulation mehr (Abb. 1, ganz unten). Es erwies sich also, daß dieser Typ mit den Augenbewegungen per se und nicht mit der Kopfdrehung korreliert ist. — Bei einer Unterbrechung dieses ersten Fasertyps würde man eine Störung aller adduzierenden Augenbewegungen erwarten, genau die Befunde, welche wir bei den „lesioned monkeys" gesehen haben. Der Entladungscharakter dieser „horizontalen" Fasern entspricht genau dem der Motoneurone; ihre Information kann ohne weitere Verarbeitung auf die Motoneurone des Rectus medialis übertragen werden (King et al., 1976).

Der zweite Typ war nur mit vertikalen Augenbewegungen korreliert (Abb. 2, vertical mlf fiber discharge). Bei einer konstanten Augenposition entlud dieser Fasertyp mit einer sehr regelmäßigen Frequenz, die entweder mit Blickhebung oder mit Blicksenkung (wie hier gezeigt) zunahm. Während Sakkaden in jeder Richtung zeigte dieser Fasertyp eine Aktivitätspause (Abb. 2, oben). Bei Oszillationen des Kopfes um die transversale Achse zeigte sich eine ausgeprägte Modulation dieser Einheiten (Abb. 2, unten). Diese Modulation blieb — im Gegensatz zu den „horizontalen" Fasern — auch dann erhalten, wenn der vertikale VOR durch Blick auf einen mit dem Kopf bewegten

Lesioned Monkeys	Vertical mlf Fiber Discharge
1. normal vertical saccades	1. inactive during saccades
2. do not maintain vertical fixations	2. linearly related to vertical eye position

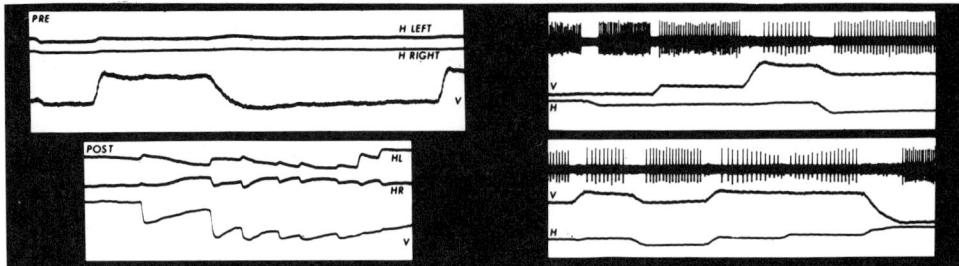

Lesioned Monkeys	Vertical mlf Fiber Discharge
no vertical vestibulo-ocular reflex	strongly modulated by vertical head rotation

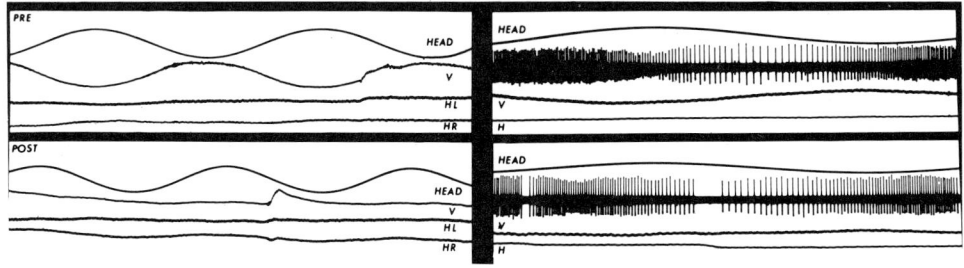

Abb. 2. Störungen der Augenbewegungen nach Unterbrechung der HLB (lesioned monkeys) und Einzelfaseraktivität im HLB bei normalen Affen (vertical mlf fiber discharge) während vertikaler Augenbewegungen. Eine Deviation der „HEAD"-Spur nach oben bedeutet Hebung des Gesichts. Im übrigen sind die Kurven wie in Abbildung 1 zu lesen

Lichtpunkt unterdrückt wurde (King et al., 1976). Ein Teil des Entladungsmusters dieser „vertikalen" Fasern ist also von der Kopfdrehung per se abhängig.

Nach Unterbrechung dieses „vertikalen" Fasertyps erwartet man eine Störung des VOR und eine Halteschwäche im oberen oder unteren Blickfeld, jedoch normale Sakkaden; genau diese Störungen haben wir bei den „lesioned monkeys" gesehen. Die „vertikalen" Fasern können Motoneurone *nicht* mit allen ihren Charakteristika versehen, da die Motoneurone zusätzlich noch einen „burst" für die Sakkaden benötigen, und da die der Kopfgeschwindigkeit entsprechende Modulation bei Unterdrückung des VOR noch aufgehoben werden muß. Robinson wird in seinem Vortrag zeigen, wie die Verrechnung der verschiedenen Signale erfolgen könnte, und sowohl King als auch Büttner werden darlegen, daß der „burst" wahrscheinlich von der mesenzephalen Formatio reticularis den Vertikalmotoren zugeführt wird.

Literatur

Evinger, L. C., Fuchs, A. F., Baker, R.: Bilateral lesions of the medial longitudinal fasciculus in monkeys: effects on the horizontal and vertical components of voluntary and vestibular induced eye movements. Exp. Brain Res. (1977)

King, W. M., Lisberger, S. G., Fuchs, A. F.: Responses of fibers in medial longitudinal fasciculus (MLF) of alert monkeys during horizontal and vertical conjugate eye movements evoked by vestibular or visual stimuli. J. Neurophysiol. **39**, 1135–1149 (1976)

Aussprache

Herr Meienberg (Freiburg):

Wir haben neulich an der Freiburger Univ.-Augenklinik eine okulomotorische Störung gesehen, die sich unseres Erachtens mit den neuen Befunden von Fuchs und Mitarbeitern an Affen gut deuten läßt. Zugleich können wir mit der Präsentation dieses Falles sehr wahrscheinlich auch die von Frau Büttner an das Auditorium gerichtete Frage beantworten.

Unser Patient hatte beim Blick nach unten eine gestörte Haltefunktion des linken Musculus rectus inferior, während die Sakkaden mit normaler Geschwindigkeit und Amplitude ausgeführt wurden. Im Anschluß an jede Sakkade driftete das Auge auf die Primärposition zu. Wir vermuten eine Läsion von Fasern des Fasciculus longitudinalis medialis einer Seite, und zwar jener Fasern, die Fuchs als den zweiten Typ bezeichnete. Unseres Wissens ist diese Art einer supranukleären, vorwiegend ein Auge betreffenden Störung bisher klinisch nicht beschrieben worden. Eine periphere Rectus-inferior-Parese scheint uns durch die normalen Sakkaden ausgeschlossen (kurze Filmdemonstration).

The Conversion of Signals in the Vestibulo-Ocular Reflex

Die vestibulo-okuläre Informationsübertragung

D. A. Robinson, J. Pola

Wilmer Inst., Dept. of Ophthalmology, Johns Hopkins Univ., Baltimore; Dept. of Basic Optometric Sciences, SUNY State College of Optometry, New York

Key words: Medial longitudinal fasciculus, vestibulo-ocular reflex, vestibular nucleus, oculomotor nucleus, internuclear neurons, pursuit movements, saccades.

Schlüsselwörter: Hinteres Längsbündel, Fasciculus longitudinalis medialis, vestibulo-okulärer Reflex, Nucleus vestibularis, Augenmuskel-Kerne, internukleäres Neuron, Folgebewegungen, Sakkaden.

Zusammenfassung: Der vestibulo-okuläre Reflex (VOR) erfolgt über 3 Neurone. Im 1. Neuron findet sich ein rein *vestibuläres* Signal (V) proportional zur Drehgeschwindigkeit des Kopfes (Ḣ). Das letzte Neuron ist das *Motoneuron* (MN) mit einem rein okulomotorischen Signal, proportional zur Position des Auges in der Orbita (E) und zur Geschwindigkeit des Auges (Ė). Wie wird nun das V-Signal in das MN-Signal unter Verwendung von nur 2 Synapsen verwandelt? Zur Beantwortung dieser Frage sollten wir wissen, welches Signal im *mittleren Neuron* übertragen wird.

Im Fasciculus longitudinalis medialis (MLF) haben 45% der Fasern mit *vertikalen* Augenbewegungen zu tun. Wir haben das Signal dieser Fasern jetzt abgeleitet. Die Entladungsfrequenz dieser Neurone enthält eine *tonische* Komponente, welche proportional zur vertikalen Auslenkung des Auges ist, und eine *vestibuläre* Komponente, proportional zur Kopfgeschwindigkeit (Ḣ). Die Zellen *pausieren* während vertikaler Blickzielbewegungen und rascher Nystagmusphasen. Wir bezeichnen das Verhalten dieser Neurone als „tonisch-vestibulär-pausierend" (TVP). Das Signal ist aber nicht nur proportional zur Geschwindigkeit langsamer vestibulärer Nystagmusphasen, sondern auch zur Geschwindigkeit von Augenfolgebewegungen.

Das Signal dieser „hybriden" Zellen stellt einen logischen Zwischenschritt bei der Übertragung vom V- zum MN-Signal dar.

Wir glauben, daß das TVP-Signal auch im mittleren Glied des *horizontalen* vestibulo-okulären Reflexes enthalten ist, da horizontale TVP-Zellen im vestibulären Nucleus (VN) nachgewiesen worden sind. Diese Zellen projizieren vom vestibulären Nucleus direkt zum kontralateralen Nucleus abducens (VI). Zum weiter entfernten Nucleus oculomotorius (III) mit seinen für den Rectus medialis (MR) bestimmten Motoneuronen muß das Signal über „Relay-Zellen" übertragen werden. Wir nennen diese Zellen „Surrogat-Motoneurone" des Rectus medialis. Die Zellen liegen in oder nahe dem VI, kreuzen in den gegenseitigen Fasciculus longitudinalis medialis und erreichen so die Motoneurone des Rectus medialis. Für den vestibulo-okulären Reflex bis zum Rectus medialis werden also vier Neurone gebraucht (und nicht nur drei, wie zum Rectus lateralis). Dies erklärt die Tatsache, daß sich im Fasciculus longitudinalis medialis erstens solche Neurone finden, welche für *horizontale* Augenbewegungen bereits ein Motoneuron-Signal übertragen, und zweitens solche Neurone, welche für *vertikale* Augenbewegungen ein intermediäres TVP-Signal vermitteln.

Die Umwandlung von V- zu MN-Signalen erfolgt in zwei Stufen. Bei der ersten Umwandlung, von V nach TVP, im Nucleus vestibularis, wird *das Signal über die Augenposition* direkt auf vestibuläre Neurone der 2. Ordnung addiert. Dieses Signal kommt wahrscheinlich von tonischen Zellen der kontralateralen Formatio reticularis. Die Pause der TVP-Zellen bedeutet, daß der vestibulo-okuläre Reflex während ruckartiger Augenbewegungen entkoppelt wird. Bei der 2. Umwandlung, vom TVP-zum MN-Signal, muß der sakkadische „Puls" hinzugefügt werden, und die Signale für die Geschwindigkeit der Augenfolgebewegung und die Augenposition müssen verstärkt werden. Auch in Situationen, in welchen der vestibulo-okuläre Reflex durch das visuelle Folgesystem unterdrückt wird, findet man in den TVP-Zellen das Signal über die Kopfgeschwindigkeit. Offenbar wird dann das Signal über die Kopfgeschwindigkeit erst an den Motoneuronen und nicht schon im Nucleus vestibularis aufgehoben.

Die Kenntnis über die Art der Signale, welche an den beiden synaptischen Umwandlungsstationen addiert bzw. subtrahiert werden, sollte uns helfen zu verstehen, wie und wo diese Signale entstehen.

The firing rate, R_v, of a typical vestibular afferent is related to head velocity, $\dot{H}$, approximately by

$$R_v \doteq 90 - 0.4\ \dot{H}.\tag{1}$$

The resting rate is about 90 spikes/sec and R_v modulates from that value by 0.4 spikes/sec for every deg/sec of head velocity in the frequency band 0.03–4 Hz. The minus sign indicates that if the eye is to move in the +direction the head must move in the −direction.

Studies of ocular motoneurons in alert monkeys show that an average firing rate R_m is related to eye position E and eye velocity $\dot{E}$ by

$$R_m \doteq 100 + 4\ E + 0.9\ \dot{E}.\tag{2}$$

(See the review of the oculomotor plant at this Symposium.) How does the pure vestibular signal R_v get converted into a pure oculomotor signal R_m? It would help to answer this question if we knew the signal carried by the central part of the vestibulo-ocular reflex.

Methods and Results

We and Fuchs et al. (this Symposium) recently recorded from the fibers of the mlf (medial longitudinal fasciculus) in the alert monkey during vertical and horizontal eye and head movements. There are two main fiber populations in the mlf. One, related to horizontal gaze, comprised 40% of mlf fibers and the average fiber had a firing rate R_3 that was purely oculomotor;

$$R_3 \doteq 100 + 4\ E + 0.9\ \dot{E}.\tag{3}$$

This type of behavior is called burst-tonic (BT). The other fiber population (45% of mlf fibers) was related to up or down eye and head movements and the firing rate, R_2, of a typical fiber was,

$$R_2 \doteq 130 + 2.5\ E + 0.5\ \dot{E}_p - 0.9\ \dot{H} - |\dot{E}_s|.\tag{4}$$

It is necessary to recognize that eye velocity $\dot{E}$ can be produced by smooth pursuit commands $\dot{E}_p$, vestibular commands $\dot{H}$ and saccadic commands $\dot{E}_s$ (which includes quick phases) and many brain stem neurons carry $\dot{E}$ signals which depend very much on the type of movement. During the normal operation of the vestibulo-ocular reflex, $-\dot{H}$ is the same as $+\dot{E}_v$, a vestibular velocity command. However, when the trained monkeys fixated a target that rotated with them and cancelled their reflex, the $-\dot{H}$ modulation persisted showing that this signal was related to $\dot{H}$ not $\dot{E}_v$. The absolute value signs around $\dot{E}_s$ mean that these fibers paused (R_2 driven to zero) for rapid eye movements in all directions. We call these fibers TVP for tonic-vestibular-pause.

Interpretation

The Signal on the Central Part of the Vestibulo-Ocular Reflex. The TVP fibers which carry the signal R_2 *are* the central part of the reflex. Many studies show that, for the vertical system, the mlf fibers contact vertically acting motoneurons and have cell bodies in the vestibular nucleus. Lesions of the mlf abolish the vertical vestibulo-ocular

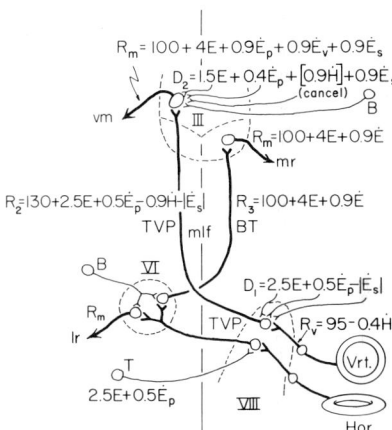

Fig. 1. The signals in the main path of the vestibulo-ocular reflex. The reflex starts with a vestibular signal R_v proportional to head velocity $\dot{H}$. It is transformed in the vestibular nucleus VIII to the signal R_2 on tonic-vestibular-pause cells, TVP by the addition of the difference signal D_1. This consists of an eye position signal E, a pursuit eye velocity signal $\dot{E}_p$ and a saccadic velocity signal $\dot{E}_s$. The signal R_2 ascends in the mlf to the oculomotor nucleus III to motoneurons of vertical muscles vm. The discharge rate of motoneurons is R_m. The difference signal D_2 must be added to R_2 to produce R_m. It consists of more E, $\dot{E}_p$ and $\dot{E}_s$ signals plus another used to cancel the vestibulo-ocular reflex (cancel). TVP cells also project to abducens motoneurons (VI) where again the signal R_2 is converted to R_m on lateral rectus (lr) motoneurons. R_2 is also converted to the burst-tonic (BT) signal R_3 on internuclear neurons in VI. R_3 is identical to R_m. It rises in the mlf to contralateral medial rectus (mr) motoneurons. T, tonic cells; B, burst cells; Vrt., vertical canals; Hor., horizontal canal

reflex (Fuchs et al., this Symposium) showing that any non-mlf pathways for the reflex are unimportant. Baker and Berthoz (1974) showed that many TVP fibers are actually part of the three neuron arc and, since they all behave similarly, we suggest that most TVP fibers have cell bodies that are second-order vestibular neurons. However, the important point is that the main message sent directly from the vestibular nucleus to vertically acting motoneurons goes in the mlf and is the signal R_2 as shown in Figure 1.

Pure Vestibular Neurons in the Vestibular Nucleus are Not Part of the Main Vestibulo-Ocular Reflex. If TVP cells mediate all or most of this reflex and most of them are second-order vestibular neurons, then the reflex is not mediated by cells in the vestibular nucleus that are purely vestibular (only repeat the R_v signal). If such cells did project outside the mlf to motoneurons, the results of lesions show that their contribution must be small compared to the large $\dot{H}$ signal carried by TVP fibers. Until now, it has been tacitly assumed by many that the signal sent from the vestibular to the oculomotor nucleus was just the canal signal $-\dot{H}$. This new finding indicates that, at least for the vertical system, this is not true. Instead, the vestibular neurons that project directly to motoneurons already also carry an eye position signal.

Signals Added at the Two Synapses. Figure 1 indicates the changes that must occur at each synapse to convert the R_v signal to the R_2 signal to the R_m signal. At the first synapse an eye position signal 2.5 E converges on the TVP cells, along with a pursuit signal 0.5 $\dot{E}_p$ and the inhibitory pause $-|\dot{E}_s|$ for all saccades. At the second synapse on the motoneuron, additional signals are added on (Fig. 1). The most important is 0.9 $\dot{E}_s$, the pulse that drives the eye rapidly during an on-saccade. Additional drive is needed for eye position (another 1.5 E) and pursuit velocity (another 0.4 $\dot{E}_p$). The term in brackets represents a signal to cancel the vestibulo-ocular reflex. That is, when the animal fixates a target that rotates with it, the term [0.9 $\dot{H}$], normally absent, is switched in to cancel the signal $-0.9\ \dot{H}$ arriving on the TVP fibers so that the eye stays still in the orbit.

These observations have interesting implications for the wiring diagram of the entire vestibulo-ocular reflex. Previous ideas proposed a "direct" projection in the mlf and an "indirect" projection in the reticular formation. While this is anatomically true it unfortunately carried the implication that the "direct" path carried a "direct" signal, namely the pure vestibular signal, while other oculomotor signals were carried by the indirect path. This is not the case. The anatomically "direct" mlf pathway carries a much more complicated and processed signal.

The Horizontal System. Because the vestibular and abducens nuclei are so close, we do not know if the main signal flowing between them is also TVP. We suggest that it is because it seems reasonable that the dynamic signal processing of the vertical and horizontal systems should be similar and because horizontal TVP cells have been observed by Fuchs and Kimm (1975) in the vestibular nucleus.

Surrogate Medial Rectus Motoneurons. Clearly, the entire conversion from a vestibular to a pure oculomotor signal has already occurred on the cell bodies whose fibers project into the mlf to the medial rectus motoneurons. Although there are horizontal burst tonic cells in the vestibular nuclei (Fuchs and Kimm, 1975) and prepositus nuclei, it is now believed that most of these fibers come from so-called internuclear neurons in the contralateral abducens nucleus (Baker and Highstein, 1975). Equations (2) and (3) show that the signal on these fibers is, on average, almost the same signal seen on medial rectus motoneurons. The latter are effectively just relaying the version commands unchanged. We propose the following explanation for this. Vertical eye movements are largely "organized" in the mesencephalon in the region of the accessory oculomotor nuclei close to vertical motoneurons (see King and Büttner, this Symposium). It is widely believed that horizontal gaze is "organized" in the caudal pons and rostral medulla. These signal components (e.g., E, $\dot{E}_p$, $\dot{E}_s$) are added together on the nearby abducens motoneurons. But where are the yoke motoneurons? About six mm away in the oculomotor nucleus! A simple solution to this phylogenetic misplacement of medial rectus motoneurons is to allow a group of surrogate neurons in or near the abducens nucleus to take the place of the motoneurons, receive all their signals and relay the result up the mlf to the real motoneurons. This explains, in a natural way, the dichotomy of horizontal BT activity and vertical TVP activity seen in the mlf. This places the medial rectus in an unique position; its vestibulo-ocular reflex is a four, not three, neuron arc.

The Source of the Eye Position and Other Eye Velocity Signals. The cells in the brain stem that most resemble TVP cells are tonic cells (Keller, 1974). They also have nonlinear rate-position curves and pursuit rate-velocity curves (see Robinson, Fig. 1, this Symposium for definitions) and do not burst during on-saccades. These similarities suggest that the eye position and pursuit velocity signals (2.5 E + 0.5 $\dot{E}_p$) are added onto second-order vestibular neurons (TVP cells) by axons coming from T cells in the contralateral reticular formation as shown for the horizontal system in Figure 1. The burst needed for on-saccades clearly comes to the motoneurons from burst cells (B,

Fig. 1) in the pontine reticular formation for the horizontal system (e.g., Keller, 1974) and in the mesencephalic reticular formation for the vertical system (Büttner, this Symposium). Note that the inhibition of TVP cells during rapid eye movements means that the vestibulo-ocular reflex is momentarily disconnected during saccades and quick phases.

Acknowledgements: This research was supported by Research Grant EY00598 from the National Eye Inst. and Postdoctoral Fellowship MH49678 from the National Inst. of Mental Health, The National Inst. of Health, the U.S. Public Health Service.

References

Baker, R., Berthoz, A.: Organization of vestibular nystagmus in oblique oculomotor system. J. Neurophysiol. **37**, 195–217 (1974)

Baker, R., Highstein, S. M.: Physiological identification of interneurons and motoneurons in the abducens nucleus. Brain Res. **91**, 292–298 (1975)

Fuchs, A. F., Kimm, J.: Unit activity in the vestibular nucleus of the alert monkey during horizontal angular acceleration and eye movement. J. Neurophysiol. **38**, 1140–1161 (1975)

Keller, E. L.: Participation of the medial pontine reticular formation in eye movement generation in monkey. J. Neurophysiol. **37**, 316–332 (1974)

Einzelzellaktivität im Mittelhirn von wachen Affen während vertikaler Augenbewegungen

Vertical Eye Movement Related Activity of Single Neurons in the Mesencephalon of Alert, Trained Monkeys

W. M. King, A. F. Fuchs, M. Magnis

Dept. of Physiology and Biophysics, Univ. of Washington, Seattle; Regional Primate Research Center, Univ. of Washington, Seattle

Schlüsselwörter: Vertikale Augenbewegungen, akzessorische okulomotorische Kerne, Nucleus interstitialis von Cajal, Nucleus von Darkschewitsch, Nuclei der posterioren Kommissur, Formatio reticularis mesencephali.

Key words: Vertical eye movements, nuclei (accessory ocular motor, – of posterior commissure), interstitial nucleus (Cajal), Darkschewitsch's nucleus, mesencephalic reticular formation.

Zusammenfassung: Extrazelluläre Einzelzellableitungen von Neuronen der akzessorischen okulomotorischen Kerne und Formatio reticularis mesencephali von trainierten, wachen Affen haben gezeigt, daß die Entladungen dieser Neurone mit vertikalen Augenbewegungen korreliert sind. Eine Klasse von Neuronen entlud während spontanen Augenbewegungen mit einer Kombination von hochfrequenten Impulsen und einer tonischen Entladungsrate, die mit jeweiligen Augenpositionen korreliert war (burst-tonic Neurone). Dieses Entladungsmuster der burst-tonic Neurone gleicht dem von motorischen Neuronen der Augenmuskelkerne, und man kann annehmen, daß die burst-tonic Neurone die Motoneurone innervieren. Die Entladungsfrequenz der zweiten Klasse von Neuronen (irregular-tonic Neurone) sind nicht mit spontanen Augenbewegungen korreliert. Allerdings gibt es eine strikte Korrelation zwischen der Aktivität dieser Zellen und vertikalen Augenpositionen und der Geschwindigkeit der Augenbewegungen, sobald der Affe ein Ziel fixiert. Die Zerstörung dieser beiden Neuronengruppen und ihrer Axone kann die vertikale Blickparese erklären, die oft im Zusammenhang mit Läsionen der posterioren Kommissur und des Prätektums auftreten.

Summary: Extracellular single unit recordings from trained monkeys revealed that the accessory oculomotor nuclei and the mesencephalic reticular formation contain cells whose activity is related to vertical eye movements. Burst-tonic cells exhibited discharge patterns nearly identical to those of the motoneurons projecting to the vertical recti or oblique extraocular muscles. On the other hand, the discharge pattern of irregular tonic neurons was not related to spontaneous eye movements. However, there was a strict correlation between the activity of these cells and vertical eye position and velocity when the monkey fixated the target. Destruction of these cells or their axons may provide an explanation for the vertical gaze paralysis often associated with lesions of the pretectum or of the posterior commissure.

Das Mesencephalon ist ein wichtiger Ort für vertikale Augenbewegungen. Klinische Beobachtungen zeigten, daß Läsionen des Prätektums oft eine vertikale Blickparalyse verursachen (Cogan, 1956; Holmes, 1921). Darüber hinaus wurde gezeigt, daß eine Durchtrennung der posterioren Kommissur zu einem Ausfall der vertikalen, nicht aber der horizontalen Augenbewegungen führt (Carpenter et al., 1970; Pasik, P. et al., 1969; Pasik, T. et al., 1969).

Die posteriore Kommissur enthält Fasern, die von den akzessorischen okulomotorischen Kernen kommen oder dorthin projizieren (Carpenter et al., 1970; Warwick, 1953). Zu diesen Kernen gehören der Ncl. interstitialis von Cajal, der Ncl. von Darkschewitsch und die Nuclei der posterioren Kommissur (Carpenter u. Peter, 1971). Kreuzende Kommissurenfasern enden entweder in den kontralateralen akzessorischen Kernen oder sie deszendieren im Fasciculus longitudinalis medialis (MLF) und enden an Motoneuronen, die vertikale Augenbewegungen steuern (Carpenter et al., 1970; Schwindt et al., 1974).

Um die Beziehungen zwischen diesen akzessorischen Kernen und vertikalen Augenbewegungen zu studieren, haben wir bei wachen Affen im Mittelhirn von Einzelzellen abgeleitet. Die Affen waren trainiert, mit den Augen einem Objekt zu folgen und wurden natürlichen, vestibulären Reizen unterworfen (King, 1976). Wir fanden viele Neurone in dieser Region, die bei vertikalen, aber keine, die bei horizontalen Augenbewegungen aktiviert waren. Diese Neurone können in drei Klassen eingeteilt werden. Das Entladungsmuster der burst Neurone wurde anderswo beschrieben (Büttner, 1977; Büttner et al., 1977; Davis-King u. Fuchs, 1973; King, 1976). Hier beschreiben wir die Entladungsmuster der beiden anderen Klassen von Neuronen: nämlich die burst-tonic und die irregular-tonic Neurone.

Abbildung 1 zeigt das Entladungsmuster einer burst-tonic Zelle während verschiedenen Augenbewegungen. Die Zelle lag im rechten Nucleus der posterioren Kommissur an der Stelle, wo sich die Läsion befindet (Abb. 1A). Die burst-tonic Neurone entluden während sakkadischen Augenbewegungen mit einer Kombination von hochfrequenten Impulsen und einer tonischen Entladungsrate, die mit der jeweiligen Augenposition korreliert war (Abb. 1B). Die Beziehung zwischen der Entladungsfrequenz und der vertikalen Augenposition ist linear. In Abbildung 1C wurde das Ziel sukzessive nach unten bewegt. Jede Veränderung der Augenposition nach unten war begleitet von einer Erhöhung der Entladungsfrequenz.

Die Entladungsfrequenz von burst-tonic Neuronen hängt von der Augenposition und von der Geschwindigkeit der Augenbewegungen ab. Beim langsamen Verfolgen

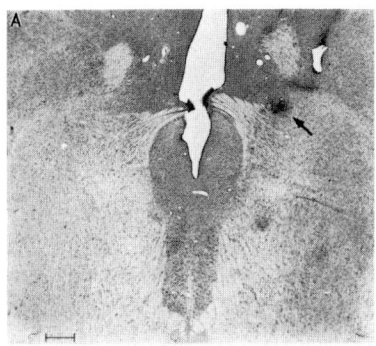

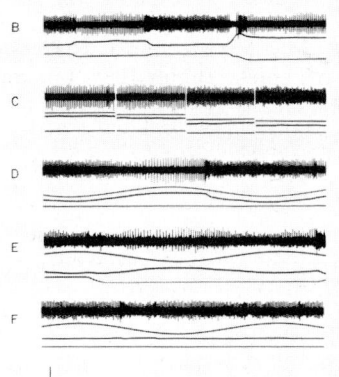

Abb. 1. Ableitstelle und Entladungsmuster einer burst-tonic Zelle. (A) Läsion (Pfeil) im rechten Nucleus der posterioren Kommissur an der Stelle, wo die Aktivität von einer burst-tonic Zelle registriert wurde. (B—F) Das Entladungsmuster dieses Neurons während verschiedenen Augenbewegungen (Einzelheiten im Text). Die erste Spur gibt jeweils die Aktivität der Zelle wieder; die beiden letzten Spuren stellen vertikale bzw. horizontale Augenpositionen dar und die zweite Spur von oben gibt in C und D das Ziel bzw. in E und F die Kopfposition wieder. (Augenbewegungen nach oben bzw. nach rechts sind als Abweichungen nach oben wiedergegeben.) Kalibrierung in A ist 0,9 mm; in B—F ist die vertikale Kalibrierung 20° und die horizontale 100 msec

eines Zieles, das sinusförmig bewegt wurde, war auch die Aktivität der burst-tonic Neurone sinusförmig moduliert (Abb. 1D). Die höchste Entladungsfrequenz trat auf, bevor die höchste Augenposition erreicht war. Dies bedeutet, daß die Entladungsrate während langsamen Bewegungen nicht nur von der Augenposition abhängt, sondern auch von der Geschwindigkeit der Augenbewegungen. Die gleiche Beziehung (zwischen der Entladungsrate und der Augenposition und Geschwindigkeit) bestand auch bei langsamen, kompensatorischen Augenbewegungen, hervorgerufen durch natürliche Reizung der vertikalen, vestibulären Kanäle im Dunkeln (Abb. 1E).

In Abbildung 1F wurde zusätzlich zur erzwungenen Kopfbewegung noch ein schwach beleuchteter Fixationspunkt mitbewegt, so daß der vestibulo-okuläre Reflex unterdrückt blieb. Unter diesen Umständen bleibt die Augenposition trotz der Kopfbewegungen konstant, und auch die Entladungsfrequenz der Zelle blieb konstant (Abb. 1F). Dies zeigt, daß die Aktivität der Zelle nur von Augenbewegungen, aber nicht von Kopfbewegungen abhängig ist.

Abbildung 2 zeigt das Entladungsmuster einer irregular-tonic Zelle während verschiedenen Augenbewegungen. Die Zelle lag in der Formatio reticularis lateral zum Nucleus interstitialis von Cajal, an der Stelle, wo sich die Läsion befindet.

Im Vergleich zu den burst-tonic Neuronen war das Entladungsmuster der irregular-tonic Neurone verschieden. Erstens war die Spontanaktivität dieser Neurone irregulär. Zweitens waren Veränderungen in der Entladungsrate weder mit dem Auftreten von Sakkaden noch mit der Augenposition streng korreliert (Abb. 2B). Allerdings fanden wir eine strikte Korrelation zwischen der Aktivität der irregular-tonic Neurone und vertikalen Augenbewegungen, sobald der Affe ein Ziel fixierte. In Abbildung 2C ist die

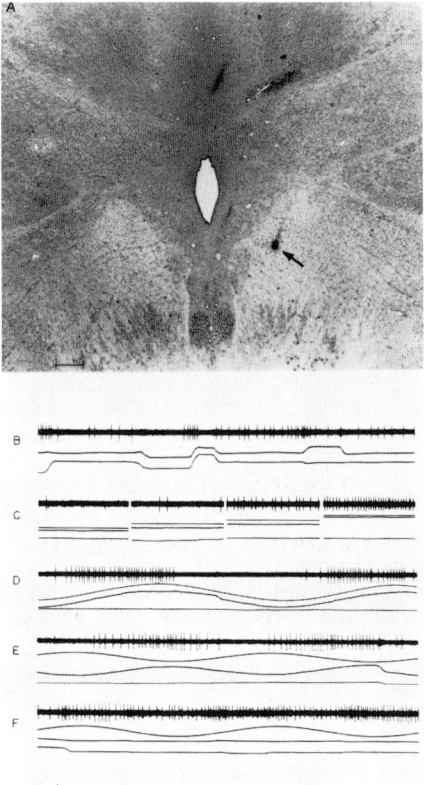

Abb. 2. Ableitstelle und Entladungsmuster einer irregular-tonic Zelle. (A) Läsion (Pfeil) in der Formatio reticularis lateral zum Nucleus interstitialis von Cajal an der Stelle, wo die Aktivität von einer irregular-tonic Zelle registriert wurde. (B–F) Das Entladungsmuster dieses Neurons während verschiedenen Augenbewegungen (Einzelheiten in Text). Die erste Spur gibt jeweils die Aktivität der Zelle wieder; die beiden letzten Spuren stellen vertikale bzw. horizontale Augenpositionen dar und die zweite Spur von oben gibt in C und D das Ziel bzw. in E und F die Kopfposition wieder. (Augenbewegungen nach oben bzw. nach rechts sind als Abweichungen nach oben wiedergegeben.) Kalibrierung ist in A 0,9 mm; in B–F ist die vertikale Kalibrierung 15° und die horizontale 100 msec

Spontanaktivität bei Fixation regelmäßig und mit der Augenposition korreliert. Weiterhin war die Entladungsrate sinusförmig moduliert bei einem sinusförmigen bewegten Ziel oder während kompensatorischen Augenbewegungen (Abb. 2C, D). Unter diesen Umständen konnte die Entladungsrate mit der Augenposition und mit der Geschwindigkeit der Augenbewegungen korreliert sein wie bei burst-tonic Neuronen. Endlich war die Entladungsfrequenz bei unterdrücktem vestibulo-okulärem Reflex konstant wie auch die Augenposition (Abb. 2F).

Insgesamt haben wir 39 burst-tonic und 29 irregular-tonic Zellen analysiert. Einige Zellen lagen in den akzessorischen okulomotorischen Kernen, aber viele andere lagen außerhalb, im zentralen Grau oder in der Formatio reticularis (King, 1976). Beide Zellklassen lagen oft nahe beieinander, und Zellen mit einer Korrelation zu Augenbewegungen nach oben oder nach unten waren nicht separiert.

Die Bedeutung der irregular-tonic und burst-tonic Neurone ist noch nicht klar. Die irregular-tonic Neurone sind nicht immer mit den spontanen Augenbewegungen korreliert. Diese Beobachtung läßt vermuten, daß diese Neurone nicht direkt mit den vertikalen okulomotorischen Neuronen verbunden sind. Dagegen sind die Entladungsmuster der burst-tonic Neurone mit Augenbewegungen strikt korreliert, so daß diese Neurone mit vertikalen okulomotorischen Neuronen verbunden sein könnten. Weitere Untersuchungen müssen zeigen, wie diese Zellen die im MLF aufsteigende vestibuläre Information mit dem retikulären Eingang integrieren, um spontane und vestibulär-induzierte Augenbewegungen auszulösen.

Danksagung: Wir danken Herrn Dr. Dieringer für seine Hilfe bei der Übersetzung und den National Inst. of Health, USA (Grants RR00166, GM00260, DE00248 und EY00745) für die Bereitstellung von Forschungsmitteln.

Literatur

Büttner, U.: Die Bedeutung der mesencephalen retikulären Formation für die vertikalen Augenbewegungen. Albrecht v. Graefes Arch. Ophthal. (im Druck)

Büttner, U., Büttner-Ennever, J. A., Henn, V.: Vertical eye movement related activity in the rostral mesencephalic reticular formation of the alert monkey. Brain Res. (im Druck)

Carpenter, M. B., Harbison, J. W., Peter, P.: Accessory oculomotor nuclei in the monkey: projections and effects of discrete lesions. J. Comp. Neurol. **140**, 131—154 (1970)

Carpenter, M. B., Peter, P.: Accessory oculomotor nuclei in the monkey. J. für Hirnforschung **12**, 405—418 (1971)

Cogan, D. G.: Neurology of the Ocular Muscles (2nd ed.), Springfield, Illinois: Charles C. Thomas 1956

Davis-King, W. M., Fuchs, A. F.: Brainstem neurons associated with vertical eye movements (Abstract). Ann. Meeting Soc Neurosci. 3rd, 126 (1973)

Holmes, G.: Palsies of the conjugate ocular movements. Brit. J. Ophthal. **5**, 241—250 (1921)

King, W. M.: Quantitative Analysis of the Activity of Neurons in the Accessory Oculomotor Nuclei and the Mesencephalic Reticular Formation of Alert Monkeys in Relation to Vertical Eye Movements Induced by Visual and Vestibular Stimulation. Ph. D. Thesis, Univ. of Washington, Seattle. Washington 1976

Pasik, P., Pasik, T., Bender, M. B.: The pretectal syndrome in monkeys. I. Disturbances of gaze and body posture. Brain **92**, 521—534 (1969)

Pasik, T., Pasik, P., Bender, M. B.: The pretectal syndrome in monkeys. II. Spontaneous and induced nystagmus, and "lightning" eye movements. Brain **92**, 871—884 (1969)

Schwindt, P. C., Precht, W., Richter, A.: Monosynaptic excitatory and inhibitory pathways from medial midbrain nuclei to trochlear motoneurons. Exptl. Brain Res. **20**, 223—238 (1974)

Warwick, R.: Observations upon certain reputed accessory nuclei of the oculomotor complex. J. Anat. (Lond.) **87**, 46—53 (1953)

Nathanson, M., Bergman, P. S., and Anderson, P. J.: Significance of oculocephalic and caloric response in the unconscious patient. Neurology **7**, 829 (1957)

Pfaffenbach, D. P., Layton, D. D., Keams, T. P.: Ocular manifestations in progressive supranuclear palsy. Amer. J. Ophthal. **74**, 1179—1184 (1972)

Pompeiano, O.: Reticular control of the vestibular nuclei: Physiology and pharmacology. In: Basic Aspects of Central Vestibular Mechanisms. Progress in Brain research vol. 37 ed., pp. 601—618. Elsevier: Brodal and Pompeiano 1972

Starr, A.: A disorder of rapid eye movements in Huntington's chorea. Brain **90**, 545—563 (1967)

Steel, J. C., Richardson, J. C., Olszenski, J.: Progressive supranuclear palsy. Arch. neurol. **10**, 333—359 (1964)

Suzuki, J. I.: Alertness and Nystagmus. In: Othorhino-Laryngology, proceedings of the ninth international congress, Mexico 1969. Bustamanta Gurria, A. (ed.), p. 462. Amsterdam: Excerpta Medica 1970

Vecht, Ch. J., van Woerkom, Th. C. A. M., Teelken, A. W., Minderhoud, J. M.: Homovanillic acid and 5 hydroxi-indoleacetic concentrations in the C.S.F. of conscious and comatose brain damaged patients. Clin. Neurol. Neurosurg. **1**, 79 (1974)

Wadia, N. H., Swami, R. K.: A new form of heredo-familial spinocerebellar degeneration with slow eye movements (nine families). Brain **94**, 359—374 (1971)

van Weerden, T. W., van Woerkom, Th. C. A. M., Mees, W., Minderhoud, J. M.: Electro-oculographic study of caloric vestibular reactions in patients with severe head injuries. Clin. neurol. neurosurg. **2**, 41—58 (1975)

Zee, D. S., Optican, L. M., Cook, J. D., Robinson, D. A., Engel, W. K.: Slow saccades in spinocerebellar degeneration. Arch. Neurol. **33**, 243—251 (1976)

Aussprache

Herr Körner (Bern):
Die Verlangsamung sakkadischer Augenbewegungen ist ein unspezifisches Symptom. Sie kann grundsätzlich verursacht sein durch supranukleäre Prozesse, Läsionen des prämotorischen Apparates bzw. der Kernregionen, des peripheren Neurons, der motorischen Endplatte und der kontraktilen Elemente des Muskels. Ihr topodiagnostischer Wert ist daher begrenzt. Auch eine symmetrische Sakkadenverlangsamung agonistischer Muskeln muß nicht unbedingt für eine supranukleäre Schädigung sprechen, sie kommt vielmehr auch bei generalisierten Muskelerkrankungen (z. B. okuläre Muskeldystrophie) vor. Ein brauchbares Kriterium für die Abgrenzung supranukleärer Prozesse ist dagegen die Verbesserung der Sakkadengeschwindigkeit durch Weckreize.

Herr van Weerden (Groningen):
The supranuclear eye movement disturbances, which cause slow saccades, can be differentiated from cases caused by peripheral disturbances such as nuclear disturbances, myasthenia and myopathy by the fact that not eye muscle movements but the conjugate eye movements are disturbed, and that activation of the patient improves the saccades.

Herr Jung (Freiburg):
Wie rasch erholt sich die Geschwindigkeit der Sakkaden bei M. Wernicke nach Gabe von Vitamin B_1?

Herr van Weerden (Groningen):
In the patient with Wernicke encephalopathy the saccade velocity was normal 6 hours after thiamine therapy. The mental symptoms were better, but the patient was still confused at that time.

Herr Metz (San Francisco):
Does the pattern of slowing of saccadic eye movements prove helpful in the differential diagnosis of some of the neurological diseases you have discussed?

Herr van Weerden (Groningen):
Slow saccadic eye movements are a critical sign for the diagnosis of Progressive Supranuclear Palsy. Disturbed eye movements and the mental symptoms are also critical for the diagnosis of Wernicke encephalopathy. In the other neurological conditions mentioned the slow saccades are mostly not important for the diagnosis.

Chronische progressive Ophthalmoplegie

Chronic Progressive Ophthalmoplegia

U. Mayer, F. H. Meythaler, G. Neuhäuser

Univ.-Augenklinik, Erlangen-Nürnberg; Univ.-Kinderklinik, Erlangen-Nürnberg

Schlüsselwörter: Ophthalmoplegia externa, Myodegeneration des M. levator palpebrae, Pigmentdegeneration der Netzhaut, Wachstumsstörung, Ossifikationsstörung, Pubertät (verzögerte), Eiweißvermehrung im Liquor, Reizleitungsstörung (kardiale), Kearns-Syndrom, „Ophthalmoplegia Plus".

Key words: Ophthalmoplegia externa, myodegeneration of levator, pigment degeneration of retina, growth disturbance, ossification disturbance, puberty (retarded), increased CSF protein, EKG conduction anomalies, Kearns syndrome, "ophthalmoplegia plus".

Zusammenfassung: Bei einem 13jährigen Jungen fiel eine zunehmende Ptosis auf beiden Seiten auf, außerdem fanden sich jederseits eine Ophthalmoplegia externa incompleta, eine Pigmentdegeneration der Netzhaut, Wachstums- und Ossifikationsstörungen, eine verzögerte Pubertät, Eiweißvermehrung im Liquor und cardiale Reizleitungsstörungen. Auf Grund dieser zusätzlichen Symptome gelang die Einordnung des Krankheitsbildes in den Rahmen des Syndroma oculo-cranio-somaticum nach Kearns bzw. der sogenannten Ophthalmoplegia plus, wofür auch Elektromyogramm und histologische Befunde des M. levator palpebrae sprechen. Interesse verdient im vorliegenden Fall das familiäre Vorkommen, während die meisten bisher veröffentlichten sporadisch auftraten.

Summary: Problems of topical diagnosis in chronic progressive ophthalmoplegia will be discussed: A 13 year-old boy showed bilateral ptosis. His physiognomy suggested myotonic dystrophy (Curschmann-Steinert), however, there was no cataract as usually found in this disease. Tensilone testing revealed negative results, thus, myasthenia gravis was excluded. Because of late onset Möbius syndrome seemed unlikely. Ophthalmoplegia externa associated with ptosis could have been interpreted as the ophthalmoplegia chronica progressiva syndrome (von Graefe), in which tapetoretinal degeneration present in the patient is occasionally seen. In addition, however, the boy had growth retardation, impaired skeletal maturation, delayed puberty, increased CSF protein and EKG conduction anomalies. From this findings the oculo-cranio-somatic syndrome (Kearns and Sayre, 1958) or "ophthalmoplegia plus" had to be diagnosed; this was confirmed by electromyographic and histological studies of the levator palpebrae muscle. An interesting finding in this case is the familial occurrence of the syndrome, whereas patients published by Kearns or recently by Haas, Haller, and Patzold were all sporadic cases.

Fragen der topischen Differentialdiagnostik von Augenmuskellähmungen sollen an Hand des folgenden Beispieles dargestellt werden: Die Großmutter des in Abbildung 1a gezeigten Jungen ist fast blind, bei seinem Vater wie auch bei seiner Schwester eine elektroretinographisch gesicherte Heredodegeneratio pigmentosa (früher als Retinitis pigmentosa, heute unrichtig als Retinopathia pigmentosa bezeichnet) nachgewiesen (Rix); der Vater würde zudem noch nach außen schielen. Der Mutter des Knaben fiel eine seit dem 13. Lebensjahr zunehmende Ptosis auf. Deshalb erfolgte 1976 eine Operation nach Blascovics rechts, im Januar 1977 links. Des weiteren bestand eine Facies myopathica. Entsprechend zeigte das im M. levator palpebrae abgeleitete Elektromyogramm (EMG) keinerlei Erregung. Bei der ophthalmologischen Untersuchung stellte sich bei seitengleich relativ engen Pupillen mit normalen Reaktionen auf Licht und Naheinstellung eine Ophthalmoplegia externa heraus (Abb. 1b). Der Junge hatte Schwierigkeiten beim Blasen, ohne daß sich eine Facialisparese eindeutig nachweisen ließ. Bei einem Strabismus divergens alternans von −7° fand sich keinerlei Fusion. Vielmehr wurde das Bild des linken Auges supprimiert. Bei klaren brechenden Medien

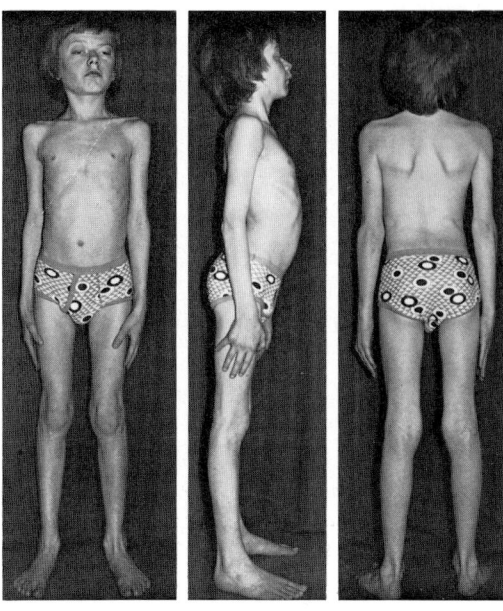

Abb. 1a. An dem 13jährigen Jungen fällt neben der muskulären Hypotrophie eine bilaterale Ptosis mit Facies myopathica und ein Vorstehen der Oberlippe auf

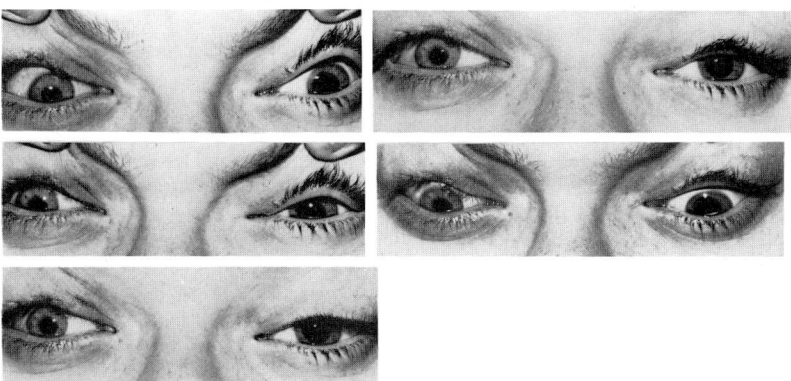

Abb. 1b. Die photographische Darstellung der Augenstellung in den 4 Hauptblickrichtungen zeigt das Vorliegen einer inkompletten sowohl Ophthalmoplegia externa wie auch Abducensparese bei Strabismus divergens von −7°

erkannte man mit dem Augenspiegel eine grau-weiß abgeblaßte Papille, am gesamten Fundus eine erhebliche Rarefikation des chorioidalen Pigmentes, feinste gelblichbraune Pigmentansammlungen im Maculabereich und rechts wie links in der temporalen Netzhautperipherie. Die Sehschärfe wurde im Jahre 1976 bei gering konzentrisch eingeschränktem Gesichtsfeld nach Auskorrektur eines myopen Astigmatismus rechts und links noch mit 5/10 teilweise angegeben. Sie war nach einem Jahr rechts auf 5/35 und links auf 5/15 abgesunken. Das letzte Gesichtsfeld vom März 1976 erweist sich deutlich konzentrisch und besonders von temporal her eingeschränkt (Abb. 2a u. b). Die ophthalmoskopisch gestellte und elektroretinographisch gesicherte Diagnose einer Heredodegeneratio pigmentosa retinae ließ sich durch eine Prüfung der Dunkeladaptation am Apparat nach Goldmann-Weekers eindeutig unterbauen.

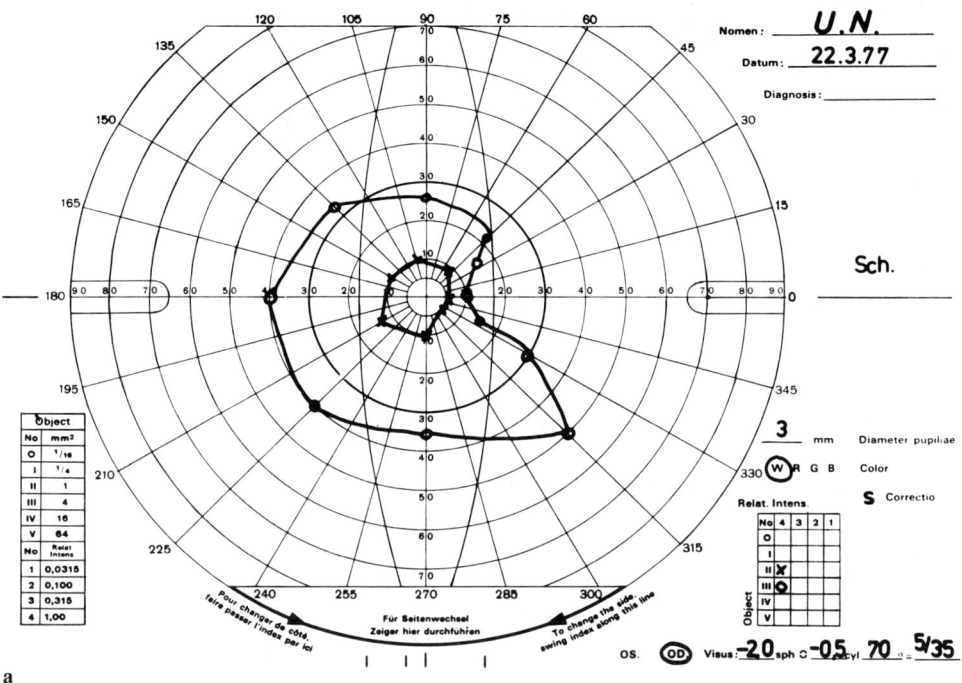

a

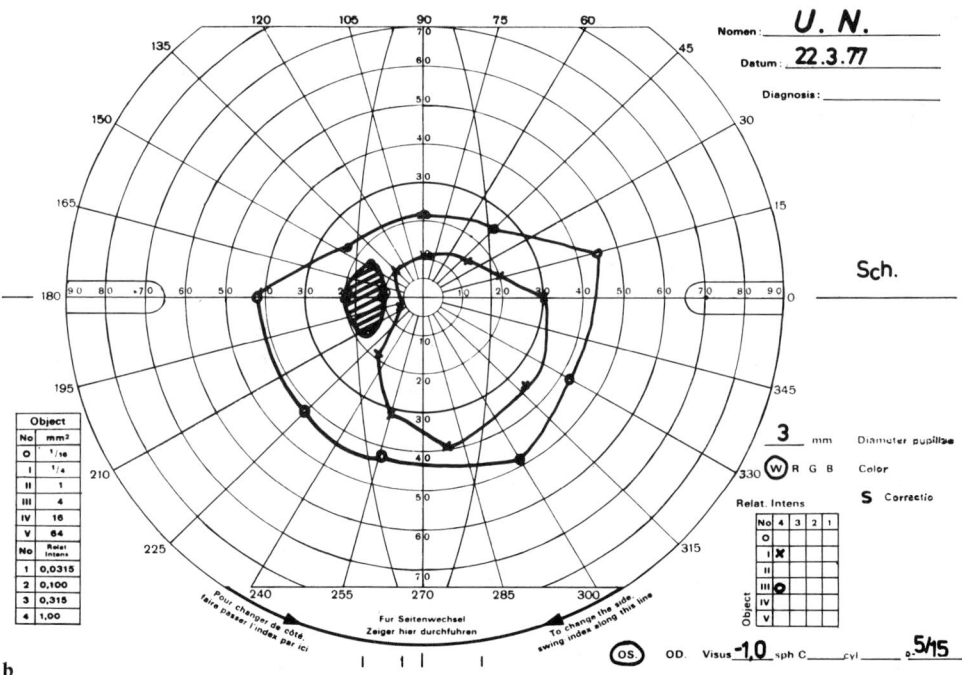

b

Abb. 2a und b. Die ophthalmoskopisch erkennbare Atrophia optici mit erheblicher Rarefizierung des chorioidalen Pigments und gelblich-braunen Pigmentansammlungen zentral wie peripher, typische ERG-Veränderungen, die fast vollständige Aufhebung der Dunkeladaptation sowie hier bitemporal ausgeprägte Gesichtsfelddefekte gaben Anlaß zur Diagnose der Heredodegeneratio pigmentosa

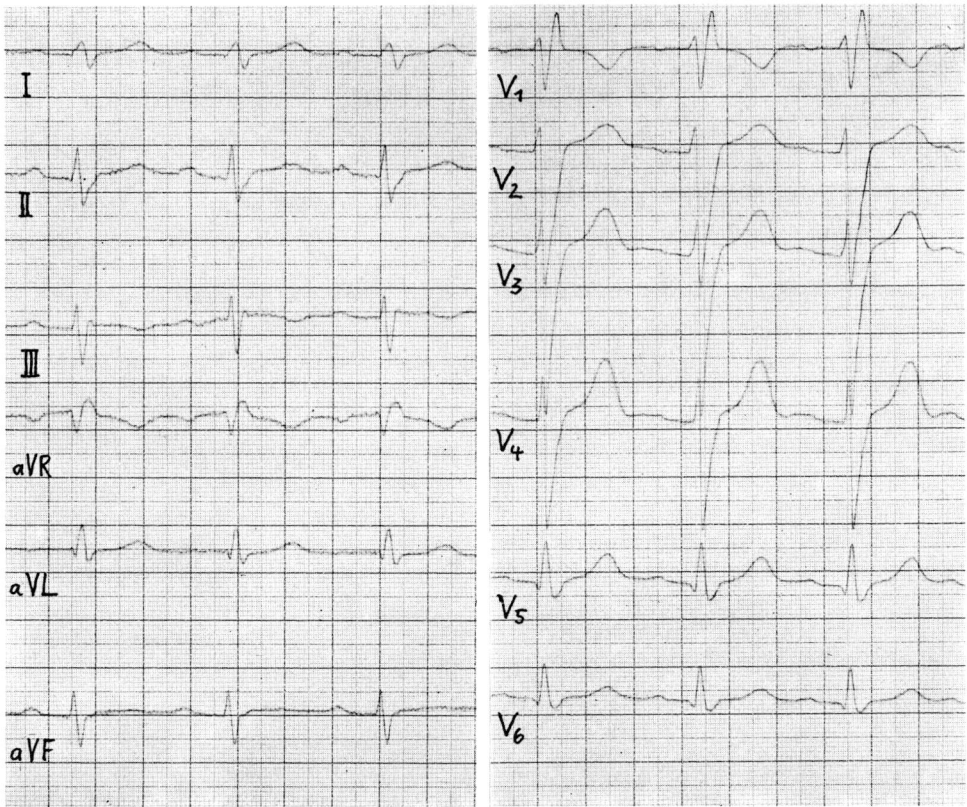

Abb. 3a. Bei der Aufzeichnung des Elektrokardiogramms finden sich ein Linkstyp mit A.V.-Block ersten Grades sowie andere Reizleitungsstörungen

Dem Pädiater fielen auf: Brachycephalus, Zurückbleiben der körperlichen und geistigen Entwicklung, trockene, rauhe und blasse Haut, keine Pubertätsmerkmale. Bei negativem Chvostek-Zeichen ließ sich eine idiomuskuläre Erregbarkeit der perioralen Muskeln nachweisen. Die hypotrophische Zunge wurde gerade herausgestreckt und fibrillierte nicht, obwohl ihre Beweglichkeit leicht eingeschränkt erschien, symmetrische Hebung des Gaumensegels, Hals- und Schulterbeweglichkeit intakt. Das Hörvermögen fand sich bei klinischer Prüfung normal. Bei seitengleich lebhaften Eigenreflexen erschien die Kraft der allgemein hypotrophen Muskeln deutlich vermindert. Diadochokinese und Fingeropposition erfolgten ungeschickt, Einbeinstand war nur kurz möglich. Der breitbeinige Gang bot bereits 1976 deutliche Zeichen einer Ataxie, welche 1977 mit tremorartigem Kopfwackeln und Intentionstremor eindeutig zugenommen hatte. Röntgenaufnahmen des Schädels zeigten einen disproportionierten Kopf mit dicker Kalotte und ausgeprägter Pneumatisation. Auf den Röntgenaufnahmen der Handwurzelknochen waren eine Ossifikationsverzögerung um gut 1 Jahr und auffallend dichte Epiphysen der Endphalangen II—IV zu sehen. Im Elektrokardiogramm (Abb. 3a) fielen ein Linkstyp mit A.-V.-Block ersten Grades, eine linksatriale Reizleitungsstörung, ein rudimentärer Rechtsschenkelblock und geringe Rechtsvolumenhypertrophiezeichen auf. Die CPK im Serum war normal, das Liquoreiweiß deutlich vermehrt (4 Kafka-E.); bei der Liquorelektrophorese sprach eine Verminderung des Praealbumins und eine Erhö-

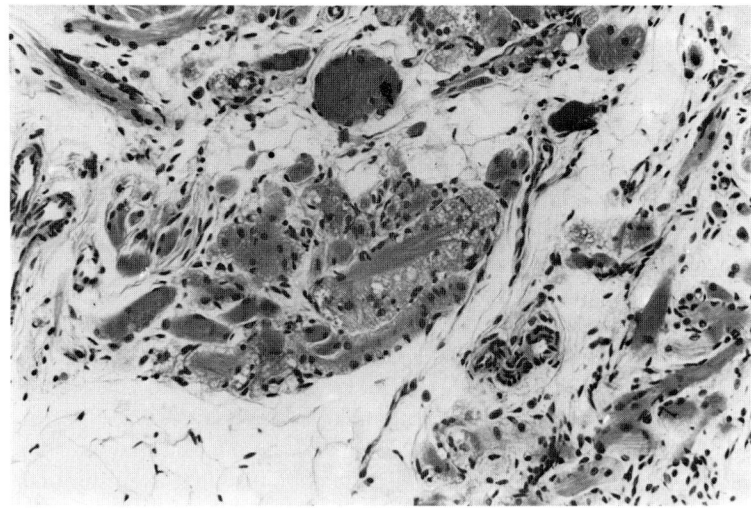

Abb. 3b. Bereits die Übersicht des histologischen Präparates (H.E.) zeigt eindeutig den Schwund der quergestreiften muskulären Elemente und deren Ersatz durch kollagenes und Fettgewebe

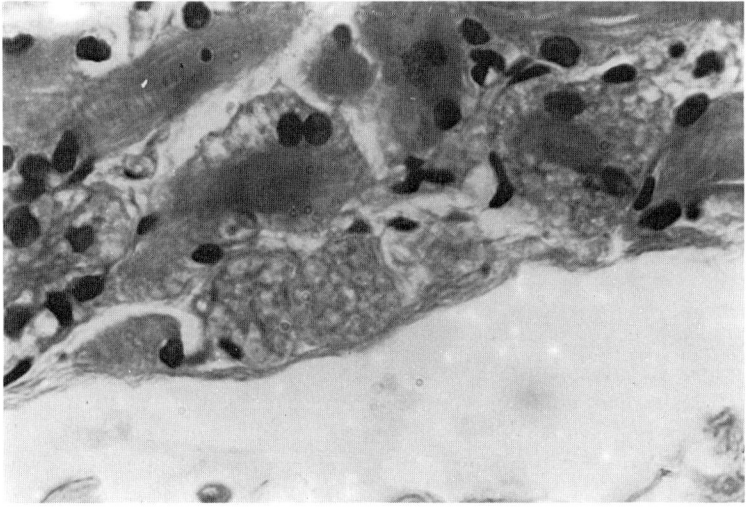

Abb. 3c. Bei stärkerer Vergrößerung fällt neben vereinzelten noch intakten Teilen ein von außen nach innen fortschreitender Zerfall in Form von vakuolärschaumiger Degeneration auf

hung der Betaglobuline für das Vorliegen einer „Schrankenstörung" auf der Grundlage eines degenerativen Prozesses.

Dieser letzte Befund konnte an den bei der Operation nach Blascovics zur Behebung der Ptosis gewonnenen Anteile des Lides histologisch unterbaut werden. Die Fixierung des etwa 14 mm langen tarsalen Anteiles des Lides erfolgte in 4% Formalin, die Einbettung in Paraffin, die Färbungen nach folgenden Methoden: Hämatoxylin-Eosin, v. Gieson, Goldner, Gömöri, Fettfärbungen nach Harris sowie nach Mayer. Im Vergleich mit normalen Verhältnissen zeigt bereits die Übersicht einen eindeutigen Schwund der quergestreiften muskulären Elemente des M. orbicularis oculi und des M.

levator palpebrae (Abb. 3b). Anstelle deren trat Bindegewebe. Bei stärkerer Vergrößerung der quer- und längsgetroffenen Muskelzellen erkennt man deutlich die unterschiedlichen Stadien des degenerativen Untergangs: Neben vereinzelten noch intakten Teilen fällt an anderen ein von außen nach innen fortschreitender Zerfall in Form vakuolärschaumiger Degeneration auf (Abb. 3c), die sich in der Fettfärbung nicht darstellt. Mit ihr geht ein Zerfall der Querstreifung einher. An anderen Partien zeigt sich lediglich eine erhebliche Verdünnung der Muskelfibrillen. Die z. T. auch degenerativ veränderten Zellkerne sind zusammengerückt und täuschen dadurch eine Zellvermehrung vor. Eingestreut finden sich einzelne epitheloide Zellelemente. Im Endstadium lassen sich multiple leere Sarkolemmschläuche erkennen.

Die Differentialdiagnose dieser Erkrankung interessiert in mancher Hinsicht: Ein nahrungsbedingter Thiaminmangel war angesichts der normalen diesbezüglichen Verhältnisse wenig wahrscheinlich (Varavithia et al., 1975). Desgleichen schied eine Vergiftung im Rahmen eines Botulismus oder durch Methylalkohol, Blei oder Phosphor im Verlaufe der familiären Durchuntersuchungen aus (Schreck, 1977). Ebensowenig bestanden klinische Anzeichen für das Vorliegen einer Encephalitis oder Neuritis oder supratentoriellen Hirndruck (Schreck, 1977). Gegen das Vorliegen einer Myotonie sprach die Auslösbarkeit lebhafter Muskeleigenreflexe und die Erfahrung, daß die Augenmuskeln hierbei selten primär betroffen werden, genau so wenig wie bei der amyotrophischen Lateralsklerose nach Charcot. Das Fehlen einer Linsentrübung und der späte Krankheitsbeginn schloß den Gedanken an eine Dystrophia myotonica Curschmann-Steinert aus, desgleichen die Diagnose eines Möbius-Syndroms, einer angeborenen Kernaplasie verschiedener Hirnnerven. Eine Myasthenia gravis lag ebenfalls nicht vor: Der Tensilon-Test war eindeutig negativ. Am ehesten traf noch die Diagnose einer Ophthalmoplegia externa chronica progressiva nuclearis nach Albrecht v. Graefe zu: Das Einsetzen der Augenmuskelstörung im 13. Lebensjahr mit Intaktbleiben der Pupillenfunktionen, die Facies myopathica, die elektromyographischen Störungen, ja sogar die Degeneratio tapetoretinalis sind in diesem Zusammenhang beschrieben worden. Nicht in das Bild passen jedoch sowohl die beobachteten Wachstums- und Ossifikationsstörungen sowie jene des cardialen Reizleitungssystems, die verzögerte Pubertät und die Eiweißvermehrung im Liquor. In einem Bericht über mitochondriale Anomalien bei Augenmuskelparesen erwähnen Bakouche und Mitarbeiter eine successive, absteigende Lähmung mit Muskeldystrophie des Schulter- und Beckengürtels, welche sich beim eigenen Patienten nicht deutlich nachweisen ließ. Ihre Beobachtung erinnert auch an die bereits 1973 von Freund-Mölbert et al. gegebene Darstellung, welche bezüglich der geschilderten Degeneratio tapetoretinalis, der Reizleitungsstörung im EKG sowie der Liquoreiweißerhöhung unseren Befunden ähnelt: Daneben konnten sie Taubheit nachweisen, welche bei dem von uns geschilderten Patienten fehlte. Hingegen fielen bei ihm die Wachstums-, Entwicklungs- und Ossifikationsstörungen besonders auf.

Aufgrund der geschilderten Symptome ist das Krankheitsbild dem oculo-craniosomatischen Syndrom oder — entsprechend der Bezeichnung des Autors: der Ophthalmoplegia plus — nach Kearns zuzuordnen. Dafür sprechen das Elektromyogramm des M. levator palpebrae sowie die histologischen Befunde an diesem Muskel. Genetisch verdient im vorliegenden Fall das familiäre Vorkommen über 3 Generationen (Patient, Vater, Großmutter) Interesse, während es sich bei den bisher von Kearns oder von Haas, Haller und Patzold veröffentlichten Fällen um sporadisches Auftreten handelte. Eine autosomal dominante Vererbung des Syndroms liegt auch deshalb nahe, weil bereits Freund-Mölbert et al. die Alteration bei Vater und Tochter beschrieben.

Die Pathogenese unserer Beobachtung kann noch nicht als geklärt gelten. Bei dem Zusammentreffen von neurologischen Symptomen mit Pigmentdegeneration der Retina und dystrophischer Erkrankung der Muskulatur sowie Wachstums- und Entwicklungsstörung kommt eine zentrale Ursache in Frage. Möglicherweise spielen die von Kearns beschriebenen Veränderungen im Gehirn eine Rolle (Melaninablagerung im Cerebellum, Siderose des Globus pallidus, diffuse Vakuolisierung der weißen Substanz). Es wäre dann als Grundlage der okulären Symptome eine supranukläre Störung anzunehmen. Bei elektronenoptischen Untersuchungen wurden u. a. von Freund-Mölbert et al. Veränderungen an den Mitochondrien der Muskeln, in Schwannschen Zellen, im Kleinhirn und in der Leber nachgewiesen. Demnach liegt eine mitochondriale Störung nahe, die sich an verschiedenen Organen manifestiert. Allerdings können die Veränderungen nicht als pathognomonisch gelten, da sie sich auch bei anderen neuromuskulären Erkrankungen nachweisen lassen, so daß es sich um ein sekundäres Phänomen handeln könnte. Weitere Beobachtungen sind notwendig, um diese Fragen einer Klärung zuzuführen.

Literatur

Bakouche, P.: Anomalies des mitochondries dans des paralysies des muscles orbitales. Sem. Hôp. Paris **52,** 1013 (1976)

Freund-Mölbert, E., Schmidt, D., Ketelsen, U.-P.: The course of an ocular muscular Dystrophy. Clinical and electron microscopic observations. III. Symposium on neuromuscular disorders, 12. 9.–14. 9. 73, Janske Lazne, CSSR (persönl. Mitt.)

Haas, J., Haller, P., Patzold, U.: Das Kearns-Syndrom, eine Symptomenkombination von chronisch progressiver externer Ophthalmoplegie, Pigmentdegeneration der Retina und Reizleitungsstörungen des Herzens. D.M.W. **42,** (101), 1523–1528 (1976)

Kearns, T. R., Sayre, G. P.: Retinitis pigmentosa, external ophthalmoplegia and complete heart block. Unusual syndrome with histologic study in one of two cases. A.M.A. Arch. Ophthal. **60,** 280–289 (1958)

Rix, R.: Ein elektronischer Rechner zur Darstellung, Speicherung und Auswertung von Aktionsströmen am Auge, speziell des ERG. Albrecht v. Graefes Arch. klin. exp. Ophthal. **186,** 227–233 (1973)

Schreck, E.: Differentialdiagnose in der Ophthalmologie. S. 61, S. 69. Stuttgart: Enke 1977

Varavithya, W., Dhanamitta, S., Valyasevi, W.: Bilateral ptosis as a sign of thiamin deficiency in childhood. Clinical Pediatrics **14,** (11), 1063–1065 (1975)

Aussprache

Herr Müller-Jensen (Hamburg):
1. Haben Sie elektronenoptische Untersuchungen Ihres Biopsiematerials vornehmen lassen? Untersuchungen von Engel et al. und Struppler u. Birnberger sprechen dafür, daß es sich bei dem von Ihnen vorgestellten Krankheitsbild um eine mitochondriale Anomalie handeln könnte.

2. Wurden ferner Lipidstoffwechseluntersuchungen und die Bestimmung der Phytansäure im Liquor vorgenommen?

Wenn auch beim Refsum-Syndrom Myopathien nicht beschrieben wurden und es sich hier ja eindeutig um neurogen bedingte Dystrophien handelt, könnten m. E. doch Beziehungen in bezug auf den Lipidstoffwechsel zwischen beiden Syndromen bestehen.

Frau Mayer (Erlangen):
1. Elektronenoptische Untersuchungen des bei der Operation nach Blascovics gewonnenen Materials werden an unserer Klinik vorgenommen. Ich möchte Herr G. Koniszewski nicht vorgreifen, der bei der Arbeit ist, die gewonnenen, von bisher publizierten etwas abweichenden Ergebnisse zu veröffentlichen.

2. Über den Lipidstoffwechsel und den Gehalt an Phytansäure im Liquor kann ich derzeit keine Auskunft geben.

Herr Jaeger (Heidelberg):

Es besteht kein Zweifel daran, daß die Diagnose Ophthalmoplegia chronica progressiva v. Graefe mehrere Krankheitsbilder in sich birgt. Zunächst ist es gelungen, eine dominant vererbte oculäre Form der progressiven Muskeldystrophie abzugrenzen. Diese Patienten können pigmentosaähnliche Pigmentierungen am Augenhintergrund haben. Es handelt sich dabei jedoch nicht um eine tapetoretinale Degeneration, denn das ERG ist bei diesen Patienten normal.

Daneben gibt es jedoch zweifelsfrei auch echte tapetoretinale Degenerationen, die mit den Symptomen der Ophthalmoplegia chronica progressiva v. Graefe verlaufen. Um einen solchen Typus handelt es sich bei der von Frau Dr. Mayer demonstrierten Familie.

Wie aber sollen die schweren zusätzlichen Störungen des Probanden (Wachstums- und Ossifikationsstörungen, verzögerte Pubertät, Eiweißvermehrung im Liquor und cardiale Symptome) erklärt werden? Ich vermute, daß die befallenen Angehörigen der Elterngeneration diese zusätzlichen Symptome nicht hatten. Es wäre ja wohl sonst die Gründung einer Familie und eine Fortpflanzung gar nicht möglich gewesen.

Kearns hat das nach ihm benannte Syndrom nicht für erblich gehalten. Könnte man sich vorstellen, daß speziell bei dem geschilderten Probanden zu der erblichen tapetoretinalen Degeneration mit progressiver Ophthalmoplegie noch die nichterblichen Kearns-Symptome hinzugetreten sind? Dabei könnte natürlich die genetisch bedingte Krankheit eine Praedisposition für das Auftreten des — möglicherweise durch exogene Schädigung hervorgerufenen — Kearns-Syndroms darstellen.

Frau Mayer (Erlangen):

Herrn Prof. Jaeger danke ich vielmals für seine ergänzenden Ausführungen. Die Großmutter unseres Patienten wurde als fast blind beschrieben; der Vater leidet angeblich an einer „Augenmuskelstörung". Bei ihm wie auch bei einer Schwester des Patienten ist eine tapetoretinale Degeneration bekannt. Leider liegen keine neurologischen und internistischen Befunde dieser Verwandten vor. So ist die endgültige Beantwortung der Frage, ob es sich um das zufällige Zusammentreffen zweier Krankheitsbilder oder um minore und maiore Formen desselben Leidens handelt, zum gegebenen Zeitpunkt nicht möglich.

Herr Körner (Bern):

Das beschriebene Krankheitsbild dürfte ohne Zweifel eine weitere Variante des „Graefe-Syndroms" sein. Die Ophthalmoplegie wurde in vielen Fällen aufgrund der elektronenmikroskopisch nachgewiesenen Faserdestruktionen als okuläre Muskeldystrophie identifiziert. Liquoreiweißerhöhungen wurden dabei oft beschrieben und auch von uns in einem Fall mehrfach bestätigt (der einzige von 11 Fällen, bei dem wir Lumbal-Punktionen vornahmen).

Die vielgestaltige Mitbeteiligung des ZNS an der Erkrankung dürfte nicht mehr im Widerspruch zu dem zentralen Befund der Myopathie stehen, da als wohl übergeordneter, vermutlich genetisch bedingter Faktor identische Strukturveränderungen von Mitochondrien in Muskel, Gehirn und anderen erkrankten Geweben gefunden wurden. Reske-Nielsen (1977) wies einen metabolischen Defekt im Pyruvat-Lactat-Stoffwechsel nach, den sie mit der Mitochondrienbaustörung in Zusammenhang bringt.

Erwähnenswert scheint noch die auch von Herrn Prof. Jaeger angesprochene Differenzierung einer atypischen, benignen Pigmentdegeneration der Netzhaut, wie sie in mindestens 50% der Fälle auftritt, und einer typischen Retinitis pigmentosa in weniger als 10%. Wir sahen einen Fall von okulärer Muskeldystrophie und Retinitis pigmentosa mit typischen Knochenkörperchen, massiv verengten Gefäßen, Papillenatrophie, erloschenem ERG und Cataracta complicata. An dem hier vorgetragenen Fall scheint mir die atypische Form der Netzhautpigmentierungen bei trotzdem reduzierter Sehfunktion beachtenswert.

Paralytic Pontine Exotropia:
A Case Report with Clinicopathologic Confirmation

Paralytische pontine Exotropie

N. M. Newman, H. Day, M. J. Aguilar

Dept. of Ophthalmology and Pathology, Pacific Med. Center, San Francisco

Key Words: Supranuclear gaze palsy, Exotropia, vertebrobasilar stroke, MLF, PPRF, internuclear ophthalmoplegia.

Schlüsselwörter: Blicklähmung, Exotropie, vertebrobasiläre Durchblutungsstörung, Fasciculus longitudinalis medialis, paramediane pontine Formatio reticularis, internukleäre Ophthalmoplegie.

Summary: A 66 year old female developed a paralytic pontine exotropia following a pontomedullary stroke. Histopathologic study of the affected brainstem revealed the most significant damage to the oculomotor pathways to be in the right PPRF and MLF. This finding is consistent with the suggestion by Sharpe et al., that paralytic pontine exotropias are the result of MLF and PPRF lesions, causing an ipsilateral gaze palsy and a medial rectus palsy such that the ipsilateral eye is unable to move in the horizontal plane. The contralateral eye rests in an abducted position consistent with an acute lesion of the contralateral PPRF. However, the ipsilateral medial rectus palsy prevents the ipsilateral eye from adducting and exhibiting the deviation to the contralateral side expected in a typical pontine palsy of horizontal gaze. The brainstem pathways for horizontal gaze are discussed with respect to the clinicopathologic findings.

Zusammenfassung: Eine 66 Jahre alte Patientin entwickelte im Rahmen einer akuten Durchblutungsstörung eine „paralytische pontine Exotropie". Bei der histopathologischen Untersuchung des Hirnstamms zeigte sich ein Infarkt, welcher die rechte paramediane pontine Formatio reticularis (PPRF) und den rechten Fasciculus longitudinalis medialis (MLF) betraf. Dieser Befund paßt zu der Vorstellung von Sharpe et al. (1974), welche die paralytische pontine Exotropie als Ausdruck einer Läsion des MLF und der PPRF auf einer Seite ansehen. Das klinische Bild, welches dem „Ein- und einhalb-Syndrom" von Fisher (1967) entspricht, besteht aus einer Blicklähmung zur Seite der Läsion und aus einer Parese des ipsilateralen Rectus medialis. Dadurch ist das ipsilaterale Auge in der horizontalen Ebene völlig unbeweglich, während das kontralaterale Auge nur im temporalen Blickfeld bewegt werden kann. — Das klinische Bild und der histopathologische Befund werden im Zusammenhang mit den bisher bekannten Hirnstammbahnen der Blickmotorik diskutiert.

A paralytic tropia is usually the result of nuclear and infranuclear lesions; rarely is it of supranuclear origin. Such supranuclear paralytic exotropia was described in 1967 by Fisher and Miller (1967) as the "one and one-half syndrome" and later termed "paralytic pontine exotropia" by Sharpe (Sharpe et al., 1974). They hypothesized that the responsible lesions would involve the medial longitudinal fasciculus (MLF) and the pontine paramedian reticular formation (PPRF) at the level of the VI nerve nucleus. Our patient had the clinical findings of paralytic pontine exotropia. At autopsy, the area of histologic damage correlated with those postulated by Sharpe et al., and recently confirmed by Crevits et al. (Crevits et al., 1975).

Case Report

A 60 year old Caucasian female awakened on the day of admission unable to speak or swallow. She had no prior hospitalizations and no recognized systemic illnesses except for a six month history of medically controlled hypertension.

On general physical examination, her blood pressure was 170/90 and her pulse 90 and regular. The patient was anxious and thrashing about, able to communicate only by blinking her eyes or squeezing her hands.

Neurologic evaluation revealed bilateral VII, IX, XI, and XII nerve palsies. A left hemiplegia predominated, although inconsistent sensory and hemiplegic deficits were notes by several observers. CSF examination was within normal limits except for an opening pressure of 240 mm H_2O. The clinical diagnosis of a pontomedullary cerebrovascular accident was made.

Neuro-Ophthalmologic Findings. Outward deviation of the left eye was noted by the admitting internist. Neuro-ophthalmologic consultation was obtained three days after admission. At that time, the patient had normal visual acuity and visual fields to confrontation. A moderate left exotropia was present. The left eye did not adduct beyond the midline, but could abduct slightly beyond the resting exotropic position. The right eye demonstrated no horizontal movement whatsoever (Fig. 1). Neither oculocephalic maneuver nor calorics altered the range of horizontal eye movements. Vertical eye movements were initially intact. The pupillary response to light was normal, but convergence could not be elicited.

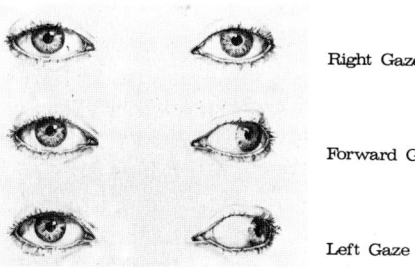

Right Gaze

Forward Gaze

Left Gaze

Fig. 1. Oculomotor findings: Right eye is completely immobile in the horizontal plane. Left eye is moderately exotropic during forward gaze; with attempted right gaze, adduction to the midline is achieved; with attempted left gaze, further abduction occurs

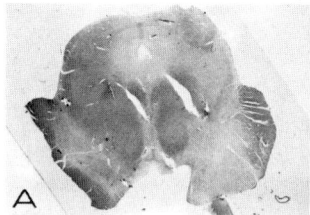 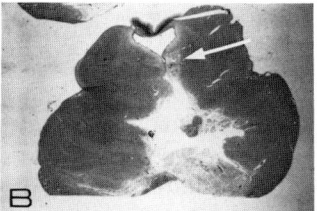 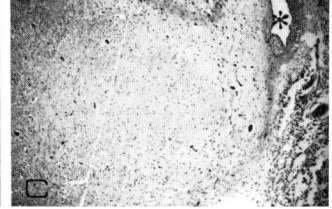

Fig. 2. Histopathologic findings: (A) Cross section at level of mesencephalon. Midline III nerve nuclei, ventrally exiting nerves are intact. (Slits in tissue are processing artifacts.) (2.5×). (B) Cross section at level of upper pons. Destruction of median tegmentum (arrow) to right of midline (i.e., in region of MLF and PPRF) as well as necrosis of the basis pontis is present. The left PPRF and MLF are intact (2.5×). (C) Magnified view of Figure 2B. Asterisk represents midline. The left PPRF and MLF are intact. Ischemic necrosis of the right MLF and PPRF is seen (10×)

Das Elektro-Okulogramm
als Spiegel der supranukleären Organisation und ihrer Störungen: Beobachtungen an Blicklähmungen

The Electro-Oculogram as a Mirror of the Supranuclear Organisation and its Disturbances: Observations in Gaze Palsies

H. F. Piper
Abt. für Augenheilkunde, Med. Hochschule, Lübeck

Schlüsselwörter: Akuitäts-Charakter, Blicklähmung (assoziierte, dissoziierte), Blickdeviation, Elektro-okulographie, Nystagmus (Schlagfeld des), Nystagmustendenz (zentrifugale, zentripetale).

Key words: Gaze palsy (associated, dissociated), gaze deviation, electrooculography, nystagmus tendency (centrifugal, centripetal).

Zusammenfassung: Anhand von 6 elektro-okulographisch analysierten Patienten werden Beziehungen herausgearbeitet, die zwischen Grob- und Feinmotorik bestehen: pathologischer Nystagmus einerseits sowie Blickzwangslagen (Blicklähmungen) und -Zwangsrollungen (-Déviationen) andererseits. Sind die Augen zentrifugal déviiert, so vermag der Nystagmus zentrifugal oder zentripetal zu schlagen; ein blickparetischer Nystagmus kann mit assoziierter oder dissoziierter Blickparese verbunden sein. Eine schematische Gliederung der Blickstörungen, in welcher das funktionell-hirnanatomische Symptom dem Akuitäts-Charakter gegenübergestellt ist, wird versucht.

Summary: The analysis of electro-oculographic recordings from 6 patients reveals the relationship between motor control system for large and fine excursions, on the one hand pathological nystagmus and on the other gaze palsies and conjugate ocular deviations. In case of centrifugal ocular deviations a centrifugal or centripetal-beating nystagmus can be observed, gaze-paretic nystagmus can be accompanied by associated or dissociated gaze palsy. An outline of gaze disturbances is presented.

Das Schlagfeld des Nystagmus (Ohm, 1943; Bartels, 1930) ist weitgehend von seiner langsamen Phase bestimmt, besitzt hingegen zur raschen verschiedenartige Beziehungen. Frenzel bringt ein Schema, das den Zusammenhang mit der Zwangsrollung (Déviation) beleuchtet. Über Grundformen der Blicklähmung haben Bielschowsky und Kestenbaum sowie Spiegel und Sommer berichtet; in der Monographie von Gay-Newman-Kelter-Stroud schließlich ist das Verhalten der tonischen und phasischen Blickmotorik als Einzelfunktion herausgearbeitet.

Anhand klinischer Beobachtungen sollen vier pathologische Kardinalsymptome der Okulomotorik erläutert werden, welche aus der Organisation des Zentralnervensystems verständlich sind:
1. Lähmung einzelner Hirnnerven oder Augenmuskeln als Folge peripherer Ausfälle;
2. Blickzwangslagen, verursacht durch Fehlschaltungen in der pontinen und mesencephalen Substantia reticularis;
3. Nystagmus als Entgleisung im phasischen System und
4. Zwangsrollungen als Enthemmung im tonischen System.

Die Beziehung zwischen Nystagmus und den übrigen drei Fehlleistungen lassen sich im Elektrookulogramm deutlich machen und in ihrem weiteren Lauf verfolgen.

A. Blickdéviation und Nystagmusrichtung, beide zentrifugal[1]

Zunächst ist die Déviation conjuguée (Blick sowie Kopf-Rumpf drehen sich gleichsinnig) von der Déviation dissociée (Zwangsrollungen in gegensätzlichen Richtungen) zu unterscheiden; weiterhin vermag ein die Déviation begleitender Nystagmus mit der oder gegen die Blickdéviation zu schlagen. Wilbrand und Saenger deuten das Syndrom der „schraubenförmig" gleichen Richtung (Muskens), wie es im Jackson-Krampfanfall auftritt, als „Großhirnrindennystagmus". Das Kleinhirn reguliert die tonische und phasische Reflextätigkeit; fällt seine Hemmungsfunktion aus, so treten ungezügelte „archaische" Bewegungsmuster, insbesondere Schrägablenkung und nystagmiforme Myoklonien hervor, ein Bild, das als Opsoclonus bekannt wurde.

Fall 1. Rabea F., geb. 24. 1. 73; Untersuchung am 6. 4. 74. Kinderärztliche Diagnose: Infantile myoklonische Encephalopathie.

Gleichsinnig mit Kopf-Rumpfdrehung werden die Augen zwangsartig in vertikaler, horizontaler und schräger Richtung bis in die extreme Stellungen gerollt, dabei bleiben die Augen halb geschlossen. Mit diesen Grobdéviationen sind salvenartige Oszillationen und Schleuderbewegungen der Augen (und des Kopfes) verbunden, und man hat den Eindruck, daß der Bulbus bei diesen retrahiert wird. Myoklonische Lidzuckungen begleiten die vertikalen Ruckbewegungen. Bei halbgeschlossenen Lidspalten weichen die Augen steil nach oben ab. Auch bei geschlossenen Augen sieht man durch die Lider hindurch das Bulbusflattern. Die Zwangsbewegungen beruhigen sich etwas, wenn das Kind sich an die haltende Person anschmiegt und nicht durch Untersuchung oder Licht gestört wird.

Die elektro-nystagmographische Untersuchung zeigt: In der Horizontalen werden sehr große, in der Vertikalen ebenfalls größere Bulbusexkursionen registriert, die von raschen Oszillationen überlagert sind. Diese schlagen im wesentlichen mit der Bewegungsrichtung. Die großen Exkursionen in der Horizontalen und Vertikalen sind gegeneinander versetzt, woraus sich auf schräge Blickdéviationen schließen läßt.

Fall 2. Akute Hirndurchblutungsstörungen können folgendes Bild auslösen: Die Ruck-Komponente begleitet die ständige Déviationsrichtung, wobei eine langsame Komponente auch zur anderen Seite strebt. Besteht eine homonyme Hemianopsie, so läßt sich mit Cogan an eine „tonische Blickdéviation" denken, verursacht durch einen tiefen Parietalherd.

Hermann Sch., geb. 24. 1. 04, Untersuchung 29. 9. 76, Apoplex vor 3 Jahren, jetzt plötzliche Erblindung. RR 220/110, Fundus hypertonicus III. Im EEG linksseitig temporal-occipitaler Herdbefund.

Trotz reagierender Pupillen Lichtschein fehlend bis unsicher. Keine Angabe zum Gesichtsfeld (doppelseitige Hemianopsie). Beide Augen sind krampfartig nach rechts abgelenkt, gleiten zur Mitte und werden ruckartig in die Rechtslage zurückgeführt. Der Patient kann den Blick auch geradeaus einstellen, wobei der Rechtsnystagmus an Frequenz und Amplitude zunimmt; beim Blick nach links kommt es zu ruckartigen Hin- und Herbewegungen der Augen. Aktiv kann der Patient die Augen nach rechts, links, oben und unten bis in die Extremlagen bringen. Ein optokinetischer Nystagmus ist nicht auszulösen.

---

[1]   Zentrum hier Lidspaltenmitte

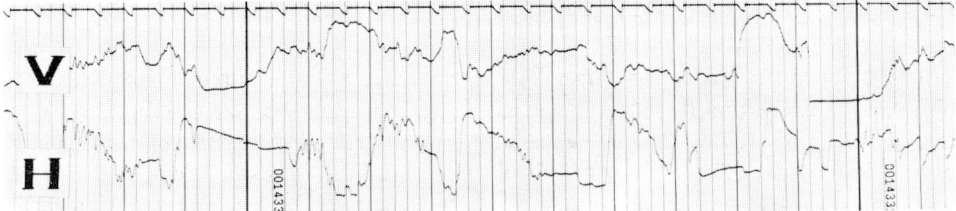

Abb. 1. (Fall 1) Opsoclonus: Schrägdéviation durch die Lidspaltenlänge mit „clonischen" Nystagmussalven; die horizontale und vertikale Komponente unabhängig (schräg) verlaufend

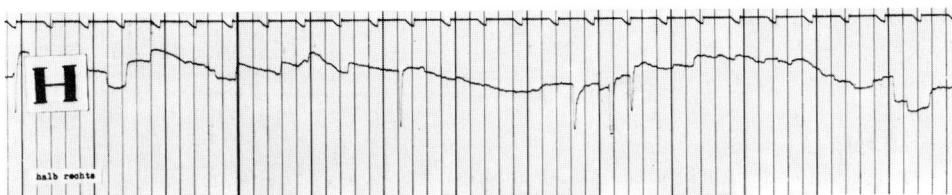

Abb. 2. (Fall 2) Déviation conjuguée nach rechts mit Rechtsnystagmus (bei zentraler Amaurose)

B. Blickdéviation zentrifugal, Nystagmus zentripetal

Häufiger kommt eine andere Beziehung zwischen Déviation der Augen und Richtung des Rucknystagmus vor: Seine rasche Phase ist der langsamen, welche die Augen zur Seite treibt, entgegengesetzt und damit nach median gerichtet. Frenzel spricht hier vom typischen „vestibulären" Horizontalnystagmus und hebt den Richtungsumschlag hervor: Der ersten akuten Phase eines Vestibularis-Ausfalles oder Morbus Menière folgt eine längere Gleichgewichtsverschiebung; erst in diesem zweiten Stadium schlägt der Nystagmus zur gesunden Seite. Einen Wechsel des Nystagmus sahen wir bei einem Wallenberg-Syndrom.

Fall 3. Friedel B., geb. 6. 5. 19, Untersuchung am 28. 5. 76 und 25. 6. 76. Die Patientin erkrankte akut mit Schwindel und Erbrechen. Die rechte Körperhälfte war gelähmt.

Ophthalmoneurologisch rechtsseitiges Horner-Syndrom: Enge Lidspalte und Miosis. Beide Augen sind krampfartig nach unten und rechts déviiert, der Rucknystagmus schlägt nach links und nimmt bei Linkswendung zu. Ferner wird eine rotatorische Komponente mit dem Uhrzeiger sowie ein Rucknystagmus nach oben beobachtet. Der Linksnystagmus war lageabhängig: Bei Neigen des Kopfes auf die linke Schulter nahm er zu, bei Drehung auf die rechte ab, dafür aber der rotatorische zu. Bei der späteren Untersuchung war die spastische Déviation fast völlig verschwunden. Die Patientin blickte frei nach rechts und links, bevorzugte aber immer noch die Lage des Kopfes auf die rechte Seite. Spontan ließ sich jetzt auch ein Rechtsnystagmus erkennen, wurde aber der Kopf auf die linke Schulter gedreht, so trat wieder kräftiger Linksnystagmus auf. Bei der optokinetischen Prüfung war, je nach Lage des Kopfes, Rechts- oder Linksnystagmus enthemmt. Kreisförmige Folgebewegungen waren behindert, wenn sie gegen den Uhrzeiger (und gegen die rotatorisch-vertikale Komponente) geführt wurden. Visus und Gesichtsfeld intakt. Fundus hypertonicus II—III.

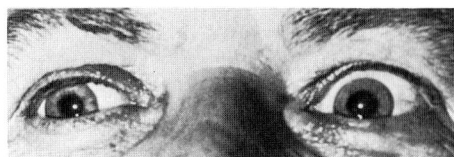

Abb. 3a. (Fall 3) Wallenberg-Syndrom, Horner-Syndrom rechts, Déviation nach rechts unten

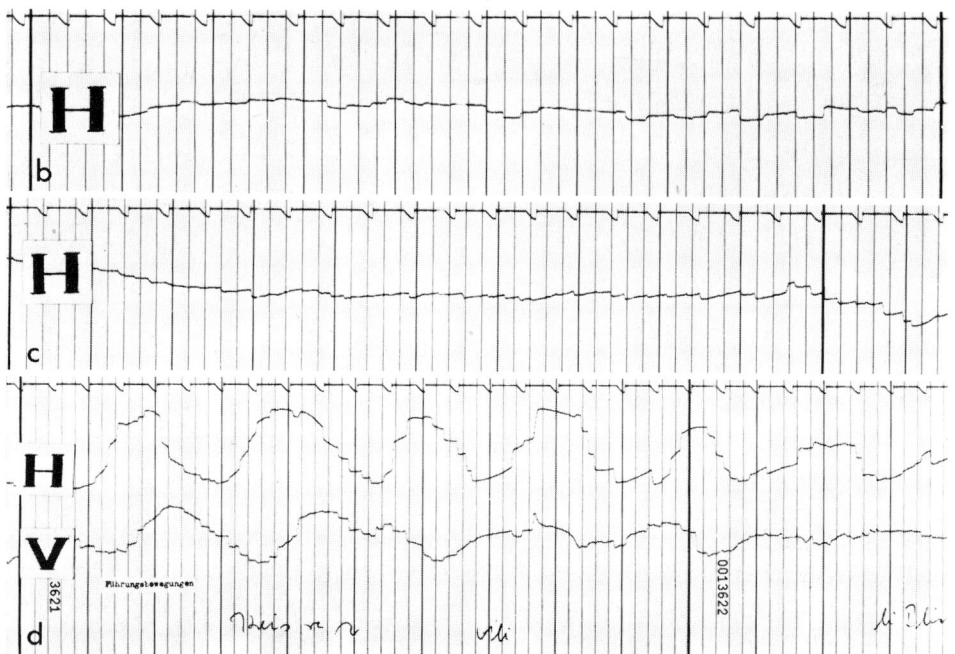

Abb. 3b–d. (Fall 3) Wallenberg-Syndrom in einer späteren Phase, (b) Wechsel von Rechts- und Linksrucken, (c) Kopfneigung auf die linke Schulter: Linksnystagmus. (d) Kreisförmige Folgebewegungen: in der linken Kurvenhälfte mit, in der rechten gegen den Uhrzeiger geführt

Neurologisch: Linksseitige Schwäche des Fazialis-Mundastes, Hyperpathie der rechten Körperhälfte und extrapyramidale Tonusstörung; die linke Körperhälfte zeigte eine Sensibilitätsstörung für Berührung, nicht für Schmerz und Temperatur. Bei späteren Untersuchungen fiel noch eine gewisse Sakkadierung der Führungsbewegung, besonders in der rechten Blickfeldhälfte, sowie Blickrichtungs-Nystagmus zu beiden Seiten, teils auch mit rotatorischer rechtsdrehender Komponente, auf.

Fall 4. In der Vertikalen kommen in seltenen Fällen Nystagmusrucke vor, die in der oberen Lidspalte nach unten, in der unteren aber nach oben schlagen und in oder nahe der Mittellinie aufeinander zu prallen scheinen. Diese Form paßt zunächst nicht in das Schema von Gay-Newman-Kelter-Stroud, sondern erinnert an einen vestibulären Horizontalnystagmus.

Helga Sch., geb. 28. 11. 20, Untersuchung am 11. 3. 73, Lues cerebrospinalis. Seit 5 Jahren fortschreitende neurologische Ausfälle; Sensibilitätsverlust, Sprachstörungen, Gehstörungen und Reflexanomalien. Die Patientin hält den Kopf zurückgeneigt und blickt nach unten. Bei Geradeausblick und Blickhebung sieht sie Scheinbewegungen. Ophthalmo-neurologisch RS = LS − 5,5 S = 1,0. Gesichtsfeld intakt.

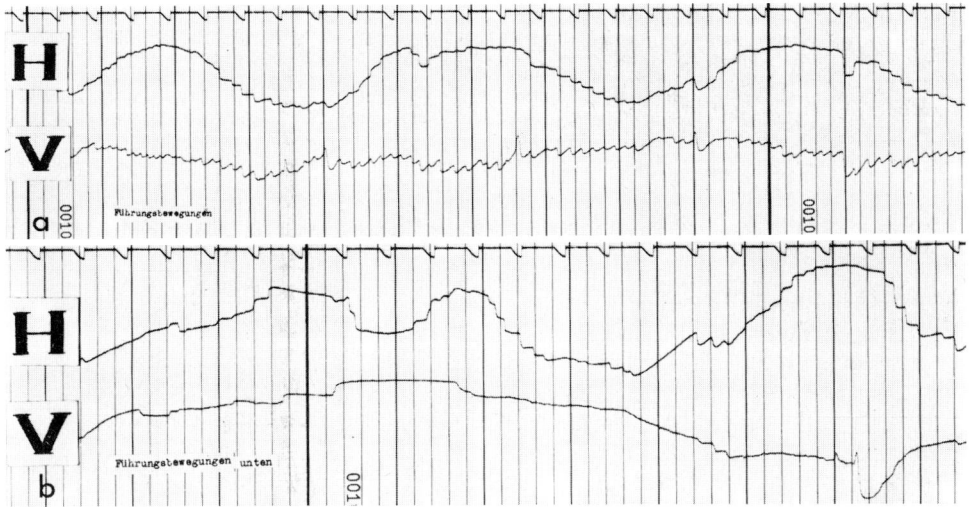

Abb. 4a und b. (Fall 4) Der Vertikalnystagmus schlägt in der oberen Lidspaltenhälfte nach unten (und in der unteren nach oben). (a) Die Augen werden in der Horizontalen zwischen rechts und links hin- und hergeführt: Lebhafte Rucke nach unten. (b) Rechts- und Linksbewegungen bei Blick nach unten: Wiederholte Rucke nach oben

Motorisch: Leichte Divergenz und Höhenabweichung des rechten Auges bei Heberparese links und Senkerparese rechts. Nur in der oberen Blickfeldhälfte schlägt ein spontaner Vertikalnystagmus mit Richtung nach unten. Seine Intensität nimmt bei stärkerer Blickhebung ab und bis zur Horizontalen zu. Unterhalb der Horizontalen ist er plötzlich erloschen, wird aber bei weiterem Abwärtsblick durch einzelne nach oben gerichtete Rucke ersetzt. Die Bulbi können aktiv fast bis in die Endstellungen gebracht werden, die Convergenz ist allerdings vollständig aufgehoben. Die Pupillen reagieren auf Lichteinfall, sind jedoch entrundet. Die optokinetische Reaktion ist auslösbar. Im Elektrookulogramm läßt sich zusätzlich erkennen: Wird der Blick von unten bis zur Horizontalen bewegt, so sieht man aufwärts gerichtete Rucke. Auch die Horizontalbewegungen verlaufen sakkadiert. — HNO-ärztlich wurde der N. vestibularis als unerregbar befunden und ein „Jumbling-Syndrom" diagnostiziert.

C. Assoziierte Blicklähmung mit blickparetischem Nystagmus

Die Dyskinesien können in der horizontalen und/oder vertikalen Lidspaltenerstreckung seitenbezogen verteilt sein; hypo- und hyperkinetische Hälften grenzen dann die Bewegungsfreiheit der Augen auf eine schmalere (para-)zentrale Zone ein, die mit Kopf-Blick-Zwangslage eingestellt wird. Zur Seite der Hauptlähmung ist das tonische und das sakkadische System betroffen, das erste oft inkomplett nur für Willkürmotorik, zur anderen Seite das sakkadische geschädigt, aber noch in Funktion.

Fall 5. Heinrich L., geb. 25. 1. 96, Untersuchung am 25. 11. 74. Seit 3 Wochen Gangstörung und Schwindel bemerkt.
Bei gering herabgesetzter Sehschärfe (Cataracta incipiens) und intakten Gesichtsfeldern ergab sich ophthalmo-neurologisch: Die Augen können aktiv nicht nach rechts

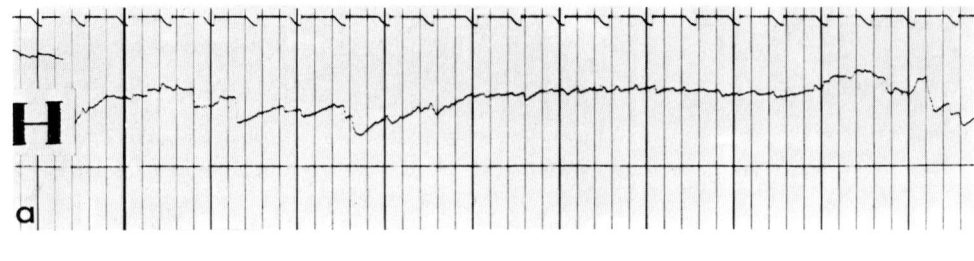

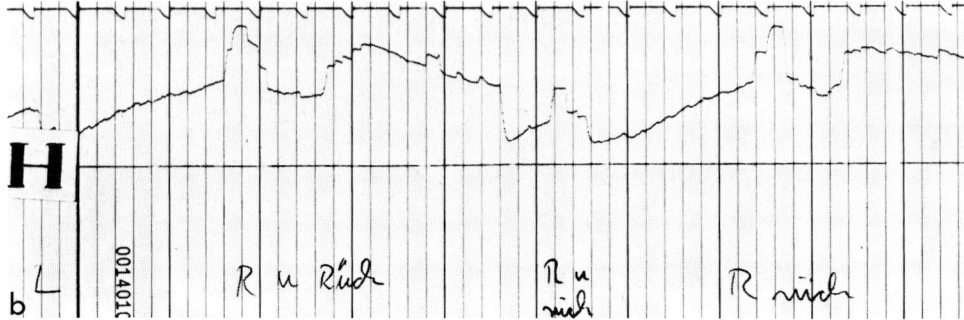

Abb. 5a und b. (Fall 5) Foville-Syndrom mit horizontaler Blicklähmung nach rechts (Rechtswendung nur unter Kopfgegendrehung möglich). (a) Ständiger Linksnystagmus bei Geradeaus- und Linksblick. (b) Blickführung nach rechts wird nur kurzfristig gehalten, dann blickparetischer Nystagmus nur nach rechts

bewegt werden, wohl aber unter passiver Gegendrehung des Kopfes. In der linken Blickfeldhälfte besteht Linksnystagmus. Das Elektrookulogramm zeigt zusätzlich: Während der nur für kurze Zeit gehaltenen Rechtsbewegung treten rechtsgerichtete Nystagmusrucke auf.

Neurologisch findet sich eine beidseitige inkomplette Fazialisparese sowie Lähmung der linken Extremitäten, so daß von einer Hemiplegia cruciata inferior Foville gesprochen werden kann.

D. Dissoziierte Blicklähmung mit blickparetischem Nystagmus

Noch ausgeprägter dem Prinzip der Mosaikverteilung folgt die Lähmung beim Syndrom des hinteren Längsbündels: Die Bewegung ist zwar in der gleichen Richtung binokular behindert; die adduzierende Seite ist dabei hypo-, die abduzierende Seite hyperkinetisch verstimmt. Bei doppelseitiger Ausprägung verteilen sich die Lähmungen nach dem Prinzip der spiegelbildlichen Symmetrie. Die störungsfreie Lage ist an sich median. Ein vertikaler blickparetischer Nystagmus tritt häufig hinzu. — Im folgenden Fall war die horizontale Symmetrie durch eine zusätzliche horizontale Blicklähmung verschoben.

Fall 6. Willi Sch., geb. 19. 1. 23, Untersuchung am 22. 2. 77. Seit Jahren ist eine multiple Sklerose mit allgemeinen Lähmungen bekannt. Visus 1,0. Gesichtsfeld, Fundus o. B.

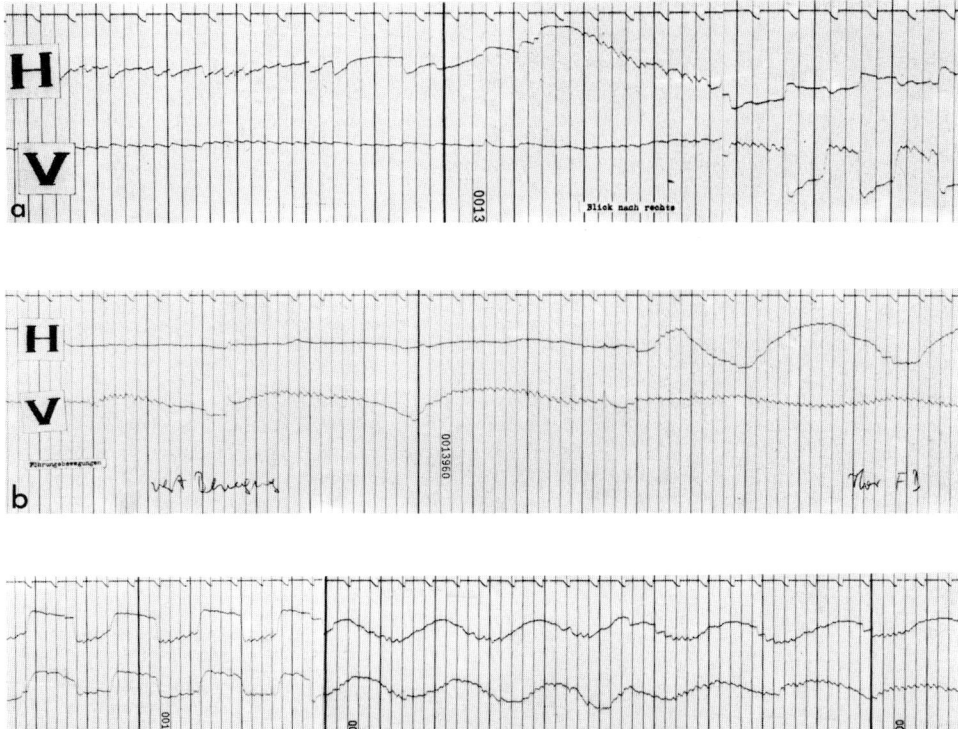

Abb. 6a und c. (Fall 6) Assoziierter blickparetischer Nystagmus nach links, dissoziierter nach rechts, Vertikalnystagmus. (a) Linksnystagmus bei Linksblick bzw. parazentral rechts gelegener Zwangshaltung; weiter rechts Rechtsnystagmus. Rucknystagmus nach oben, Blickdysmetrie bei Abwärtsbewegung. (3 Kurvenabschnitte: Geradeausblick – Rechtsblick – Vertikalbewegung), (b) Nystagmische Blickparese nach oben, nach unten Blickruhe mit einigen Abwärtsrucken. (c) Horizontalbewegungen: Das linke Auge (untere Kurve) zeigt in beiden Endstellungen Rucke, das rechte (obere Kurve) nur in der linken. Kreisförmige Folgebewegungen verlaufen mit dem Uhrzeiger (Mitte der Kurve) gleichmäßiger als gegen denselben (Ende der Kurve)

Ophthalmo-neurologisch: Die Oberlider sind auffällig retrahiert, der Lidschluß ist gut. Die Bulbi können in alle Richtungen bewegt und konvergiert werden, das linke Auge erreicht allerdings nicht die Endstellung der Ad- und Abduktion. Man sieht einen ständigen Vertikalnystagmus nach oben, mit Lidzucken verbunden, er nimmt beim Blick nach unten ab und schlägt bei starker Abwärtswendung in Rucke nach unten um. Beim Blick nach links heftiger Linksnystagmus, bei Blick nach rechts und Convergenzbewegung Zunahme des aufwärts gerichteten Nystagmus, der alle Horizontalbewegungen ständig überlagert. Beim Blick nach halb unten erlischt der vertikale Nystagmus bis auf wenige Rucke; von hier aus erkennt man beim Blick nach links heftigen Linksnystagmus, bei Blick nach rechts etwas geringeren Rechtsnystagmus: jeweils ist das abduzierende Auge stärker betroffen als das adduzierende. Beim Blick nach rechts wird das linke Auge nur zögernd und nachhinkend adduziert, bei Blick nach links erreichen beide Augen nicht die Endstellungen. Kreisförmige Folgebewegungen (besonders gegen den Uhrzeiger) lassen die nystagmische Insuffizienz besonders hervortreten. Der optokinetische Nystagmus ist zur Abduktion besser als zur Adduktion auszulösen, in der

Tabelle 1. Blickstörungen. Versuch, ihre klinischen Symptome einzuordnen

Stadium (Akuitäts-Charakter)	Fehler der funktionell-anatomischen Organisation			
	A Peripherie Hirnnerven- und Augenmuskel-lähmung	B Hirnstamm Kopf-Blick-Zwangslagen	C Saccadische Bahn Nystagmus	D Tonische Bahn Zwangs-rollungen
I. Akute Ent-hemmung „Statische" Masseneinstellung	verschleiert im Komplex (disjugierende Komponente)	zentrifugale Schräg-Déviation	„begleitende" Salven klonischen Charakters	automatisch-alternierendes Bulbuswandern
II. Subakuter Wechsel zwischen Reiz-Hemmung Kinetische Unfreiheit	hervortretend — reversibel	Richtungsbetonte Einengung auf (para) zentrale Projektion (motor. definiert)	Gegendruck als Ersatzregulation 3 Listingsche Ebenen	Reflex-abhängige Déviation (u. a. Gleichge-wichtsabhängig)
III. Chronische Einzelauswirkung „Eido-kinetische" Anpassung	Antagonisten-Dekompensation	Zentripetal-sensorische	Sakkadierte Blickbewegungen Blickparetischer Nystagmus	Tonisch-nachhinkende Blicklähmung

Vertikalen nach oben enthemmt. Werden die Augen geschlossen, so bleibt es bei ständigen Lidzuckungen, offenbar unter Mitwirkung des Vertikalnystagmus.

Die Gruppen A—D sollen darlegen, mit welchen Beziehungen zwischen pathologischer Grob- und Feinmotorik zu rechnen ist. Photographische und elektronystagmographische Dokumentation können hier die klinische Beobachtung wesentlich unterstützen. Das gilt besonders auch für die Längsschnittbeobachtung des weiteren Verlaufes. Über die Kardinal-Symptome der Bewegungsstörung mag die anliegende Übersicht orientieren. Die Tabellen von Jung und Kornhuber sowie von Kornhuber gliedern nach Hirn-Anatomie und Symptom; hier soll Auswirkung am Patienten (einschließlich Anatomie) dem Akuitäts-Charakter des Bildes gegenübergestellt werden.

Literatur

Bartels, M.: In: Kurzes Handbuch der Ophthalmologie, Kapitel Auge und Ohr. Schieck-Brückner (Hrsg.), Bd. 3. Berlin: Springer 1930
Bielschowsky, A.: Symptomatologie der Störungen im Augenbewegungsapparat. In: Handbuch der Neurologie. Bumke-Förster (Hrsg.), Bd. 4. Berlin: Springer 1936
Cogan, D. G.: Neurology of ocular muscles. 2. Ed. Springfield: Thomas 1956
Cogan, D. G.: Neurology of the visual system. Springfield: Thomas 1966
Frenzel, H.: Spontan- und Provokationsnystagmus als Krankheitssymptom. Berlin, Göttingen, Heidelberg, New York: Springer 1955
Gay, Newman, Kelter, Stroud: Eye movement disorders. St. Luois: Mosby 1974
Jung, R., Kornhuber, H. H.: In: The oculo motor System. Bender, M. B. (ed.), p. 425—481. New York: Harper and Row 1964
Kestenbaum, A.: Clinical Methods of neuro-ophthalmic Examination. Sec. Ed. New York, London: Grune and Stratton 1961

Kornhuber, H. H.: Physiologie und Klinik des vestibulären Systems. Arch. klin. exp. Ohr.-, Nas.- u.
    Kehlk.-Heilk. **194,** 111–148 (1969)
Ohm, J.: Die Mikroneurologie des Auges und seine Bewegungen. Stuttgart: Enke 1943
Spiegel, E. A., Sommer, I.: Ophthalmo- und Oto-Neurologie. Wien, Berlin: Springer 1931
Wilbrand, H., Saenger, A.: Die Neurologie des Auges: 8. Band. München: J. F. Bergmann 1921

Aussprache

Herr Körner (Bern):

Herr Prof. Piper hat die Bedeutung okulographischer Registrierungen bei neurologischen Hirnstammerkrankungen, aber zu Recht auch den *relativen* diagnostischen Wert unterstrichen. Es gibt wenige Beispiele,
in denen solche Registrierungen entscheidende Hinweise für die Diagnose bieten können. Dazu zählen
Fälle sehr diskreter internukleärer Läsionen des MLF ohne Defizit der Adduktionsposition und ohne
dissoziierten Nystagmus. Hier sieht man meßbare Verlangsamungen der Adduktionssakkaden. Dieser
Befund kann bei Patienten mit „monosymptomatischer" Retrobulbärneuritis ausreichen zur Diagnose
einer multiplen Sklerose.

Zur Klinik der mesencephalen Syndrome

Clinical Aspects of the Mesencephalic Syndrome

A. E. Leuenberger

Univ.-Augenklinik, Basel

Schlüsselwörter: Vertikale Blickparese, Mittelhirnläsionen (Aetiologie, Symptome, Syndrome), Parinaud-Syndrom.

Key words: Vertical gaze palsy, mesencephalic lesions (aetiology, signs, syndromes), Parinaud's syndrome.

Zusammenfassung: Hauptleitsymptom einer Mittelhirnschädigung ist neben nucleären Oculomotorius- und Trochlearis-Paresen die vertikale Blickbewegungsstörung. Sie ist oft und in wechselnder Kombination mit Nystagmus, Ausfällen der Pupillomotorik und der Konvergenz verbunden. Ursachen dieser Läsionen sind vielfältig. Im ophthalmologischen Krankengut überwiegen Affektionen vasculärer, entzündlicher und degenerativer Art. Tumorbedingte vertikale Blicklähmungen sind nicht so häufig und oft ein atopisches Zeichen.

Summary: The principal sign of a midbrain lesion, besides nuclear oculomotor and trochlear pareses, is the disturbance of vertical gaze movement. This gaze disturbance is often allied, in varying combinations, with nystagmus, and failure of motor control of the pupil and of convergence. The causes of these lesions are manifold. In the cases of an ophthalmological clinic, the majority are of a vascular, inflammatory and degenerative nature. Vertical gaze pareses due to tumors are not so frequent and are often an atopic manifestation.

Hauptleitsymptom einer Mittelhirnläsion ist die Störung der vertikalen Blickbewegung. Die Zentren für diese Blickbewegung liegen im rostralen Teil des Mittelhirnes, vor der Kerngruppe von Oculomotorius und Trochlearis. In diesem praetectalen Areal müssen auch Schaltstellen für Konvergenz, Akkomodation sowie für die Pupillenmotilität liegen. Dafür sprechen experimentelle, wie patho-histologische Befunde.

Eine Vielzahl von Symptomen sind bei Läsionen in diesem kleinen Mittelhirnbereiche möglich (Tabelle 1). Diese Ausfälle sind in wechselnder Kombination zu finden (Tabelle 2).

Tabelle 1

Mesencephale Symptome	
Vertikale Blickstörungen	Paresen, Paralysen ein- und doppelseitig, Blickparetischer vertikaler Nystagmus
Störungen der Konvergenz	Lähmung, Spasmen, Konvergenznystagmus
Pupillenstörungen	reflektorische Pupillenstarre: + einfache Form +sog. Argyll Robertson-Form absolute „Pupillenstarre", Anisokorie, Korektopie
Akkommodative Störungen	Lähmung, Spasmen
Oculomotorius- resp. Trochlearislähmungen	häufig Teilparesen, Lidptose, Lidretraktion, Nystagmus retractorius, Myoclonien

Tabelle 2

Mesencephale Symptome

Parinaud	Vertikale „Parese"
	+ Konvergenzstörungen
	(+ Pupillenstörungen)
Collier	Vertikale „Parese"
	+ Lidretraktion
Koerber/Salus/Elschnig	Vertikale „Parese"
= Aquaductus Silvii-Sy. nach Kestenbaum	+ Pupillenstörung
	+ Lidretraktion
Freud-Vogt	Vertikale „Parese"
	+ Konvergenzstörung
	+ Ataxie + Tremor

Tabelle 3

Prozentuale Häufigkeit von Begleitsymptomen zu vertikalen Bewegungsstörungen

108 Fälle der Literatur	
46 eigene Fälle (Zahlen in Klammer)	
Teilparese des III. und IV. Kerngebietes	(13)— 18,5
Horizontale Blickparesen/internucleäre Paresen	(28)— 29
Störungen der Konvergenz	43,5—(45,5)
Störungen der Pupillenmotilität	35 —(37)

Tabelle 4

Aetiologie vertikaler Blickbewegungsstörungen

Neoplasmen	11
Traumen	4
Vaskuläre Schäden	22
Entzündliche, resp. degenerative Leiden	5

Ausgang dieser Studie war das Leitsymptom: Vertikale Blickbewegungsstörung (Jenny, Leuenberger, 1976; Leuenberger, Hotz, 1975). Alle Begleitsymptome gehören nicht obligat zu einer Läsion des rostralen Mittelhirnes (Tabelle 3). Es führen verschiedene Ursachen zu einer mesencephalen Schädigung. In unserem Krankengut sind es folgende Krankheiten (Tabelle 4). Von unseren 46 Fällen blieben 4 ungeklärt.

Tumoren. Der in den Lehrbüchern noch zu findende Schluß: Vertikale Blickbewegungsstörung = Pinealis-Tumor ist in dieser simplifizierenden Form sicher nicht zulässig (Tabelle 5). Eine Analyse dieser 12 Fälle mit Hirn-Tumoren zeigt, daß nur bei 3 Patienten eine Tumorbildung im Pinealis-Bereiche vorlag: ein Pinealom, ein sogenanntes Medulloblastom und eine Arachnoidalcyste.

Von den beiden Meningeomen nahm eines seinen Ursprung in der Felsenbeingegend, das andere in der hinteren Schädelgrube. Die malignen Tumoren zeigten einmal Ausgangspunkt im Kleinhirn, zweimal im Bereiche der Stammganglien.

Tabelle 5

Aetiologie der tumorbedingten vertikalen Blick-„Paresen"

Tumoren im Pinealis-Raum	3
Meningeome	2
Maligne Hirn-Tumoren	4
Cerebrale Metastase	1
Ungeklärter Tumor-Typ	1

Traumen. In einem dieser vier Fälle lag ein Geburtstrauma vor. Die übrigen Patienten zeigten eine vertikale Blickbewegungsstörung als Folge einer Hirn-Contusion.

Vasculäre Schäden. Vasculäre Ursachen sind in unserem Krankengut gehäuft anzutreffen. In vielen Fällen waren die Ausfälle nur passager vorhanden. In einigen Fällen muß sogar eine funktionell bedingte Hypoxie vorgelegen haben. Bei einem jugendlichen Patienten kam es bei einer Basilaris-Migräne zu einer Störung der vertikalen Blickbewegung, bei anderen Patienten dürfte die Durchblutungsstörung ihre Ursache in einer vasculären Wandschädigung haben. In einigen von unseren Fällen waren Blutungen Ursache der vertikalen Bewegungsstörung. In einem Falle konnte die Blutung im Mesencephalom nachgewiesen werden, in einem anderen Falle muß eine ebenfalls bei Autopsie nachgewiesene Blutung im Thalamus-Bereich zu einer Kompression des Mesencephalom geführt haben.

Entzündliche und degenerative Ursachen. Neben zwei Patienten mit Wernickescher Encephalitis fand sich bei einer vertikalen Blickbewegungsstörung auch eine Multiple Sklerose.

In dieser Gruppe sind zwei Krankheitsbilder einzuordnen, die mit Ausfällen in der vertikalen Blickbewegung, eventuell kombiniert mit anderen mesencephalen Störungen, beginnen können:

a) *die progressive supranucleäre Lähmung (Tabelle 6).* Dieses Krankheitsbild kann mit Läsionen im praetectalen Bereiche beginnen. In unserem Falle war zuerst eine vertikale Bewegungsstörung vorhanden, bevor andere Symptome, vor allem ein Parkinson-ähnliches Bild, auf die richtige Diagnose aufmerksam machte.

b) *das sogenannte Fisher-Syndrom (Tabelle 7).* Diese Krankheitsform ist benannt nach dem Autor, der 1956 Fälle im Angelsächsischen Schrifttum beschrieb. Van Bogaert et al. haben schon 1938 dieses Syndrom als Sonderform der Guillain-Barré-schen-Krankheit angegeben.

Tabelle 6

Progressive supranucleäre Lähmung

(Syndrom von Steele-Richardson-Olszewski 1964)
Störung der conjugierten Augenbewegungen, vorwiegend der vertikalen Blickbewegung
Rigidität der Nackenmuskulatur
Pseudobulbär-Paralyse (Dysartrie, Dysphagie)
„Demenz" (psychische Störungen)
Facies acinetica

Tabelle 7

Syndrom von Fisher, 1956

Augenbewegungsstörung
Cerebelläre Ataxie
Areflexie
Liquor: „dissoziation-albumino-cytologique"

Typisch für die Krankheit ist ein grippaler Vorzustand, der nach einer Latenzzeit von 1—2 Wochen zum Krankheitsbild mit neurologischen Ausfällen führt. Eine Remission ist in Wochen bis Monaten zu erwarten. Die Augenbewegungsstörungen sind zum Teil nucleär, zum Teil aber auch supra-nucleär mesencephalen Ursprungs (Michiels et al., 1968).

Epikrise. Als Facit dieser Studie sei abschließend hervorgehoben: Die Symptomatik mesencephaler Läsionen ist sehr variabel und die Aetiologie vielfältig.

Literatur

Collier, J.: Nuclear ophthalmoplegia with special reference to retractions of the lids, ptosis and to lesions of the posterior commissures. Brain **5**, 488—498 (1927)

Elschnig, A.: Nystagmus retractorius, ein cerebrales Herdsymptom. Med. Klinik **9**, 8—11 (1913)

Elschnig, A.: Oberlidretraktion als Herdsymptom. Med. Klinik **20**, 75—76 (1924)

Fisher, M.: An unusual variant of acute idiopathic polyneuritis (Syndrome of ophthalmoplegia, ataxia and areflexia). New Eng. J. Med. **255**, 57 (1956)

Freund, C. S.: Zur Klinik und Anatomie der vertikalen Blicklähmung. Neurol. Zbl. **32**, 1215—1229 (1913)

Jenny, G. P., Leuenberger, A. E.: Atopische Ursachen des Parinaud-Syndroms. Ophthalmologica **172**, 205—210 (1976)

Kestenbaum, A.: Topical diagnosis of disturbed ocular motility. Amer. J. Ophthalm. **29**, 94—95 (1946)

Koerber, H. L.: Trois observations de mouvement de rétraction des bulbes (Nystagmus retractorius). Clinique ophtalm. **7**, 147—148 (1903)

Leuenberger, A. E., Hotz, I.: Zur Symptomatologie des Parinaud-Syndroms. Klin. Mbl. Augenhk. **167**, 615—618 (1975)

Michiels, J., de Coster, J., Cardoen, T., Vandooren, M.: Ophtalmoplégie totale bilatérale, manifestation du syndrome de Miller Fisher. Bull. Soc. Belge d'Ophtalmol. **150**, 671—681 (1968)

Parinaud, M. H.: Paralysie des mouvements associés des yeux. Arch. de Neurol. **5**, 145—172 (1883)

Salus, R.: Über erworbene Refraktionsbewegungen der Augen. Arch. Augenhk. **68**, 61—76 (1910)

Steel, J. D., Richardson, J. C., Olszewski, J.: Progressive supranuclear palsy. Arch. Neurol. **10**, 333—359 (1967)

Ullrich, J.: Das Fisher-Syndrom. Zur Symptomatik und Nosologie einer Sonderform der Polyradiculärneuritis. Nervenarzt **46**, 417—421 (1975)

Van Bogaert, L., Philips, F., Radermecker, J., Radermecker, M. A., Verschraegen, T.: Essai sur un groupe épidémique des cas de poly-radiculo-névrite avec dissociation albumino-cytologique du liquide céphalorachidien (type de Guillain-Barré), chez l'enfant et chez l'adulte. J. Belge Neurol. Psychiat. **38**, 151 (1938)

Parinaud-Syndrom bei Mangeldurchblutung mit Reiz- und Lähmungssymptomen

Parinaud's Syndrome with Irritative and Paretic Symptoms due to Circulatory Insufficiency

H. G. Conrad

Abt. für Orth.- und Pleoptik, Univ.-Augenklinik, Kiel

Schlüsselwörter: Parinaud-Syndrom, vertikale Blickparese, Konvergenz-Spasmus, Basilaris-Insuffizienz, Augenmuskel-Chirurgie.

Key words: Parinaud's syndrome, vertical gaze palsy, convergence spasm, basilar artery insufficiency, eye muscle surgery.

Zusammenfassung: Eine 64jährige Patientin zeigte klinisch und im EMG Konvergenzspasmus und zusätzlich vertikale Blickparese. Im Rheogramm Elastizitätsminderung der A. basilaris und beider Karotiden. Re. Seitenventrikel dilatiert. Palliativ (Diplopie) wurde beidseits der Internus rückgelagert. Später trat Konvergenz-Paralyse und vollständige vertikale Blickparese sowie beidseitige III-Parese auf. Weiterhin homonyme Quadranopsie re. unten. Diff.-Diagnose: Mittelhirn-Tumor mit Beteiligung des Corpus geniculatum laterale (EMI-Scan o. B.); Basilaris-Minderdurchblutung.

Summary: A 64 year old patient presented the clinical picture of tonic convergence spasm, ascertained by EMG (Fig. 1), and simultaneously a paresis of up gaze. A diminished elasticity of the basilar and both carotid arteries was shown in the rheogram. The right lateral ventricle was dilated. To eliminate diplopia after 9 months, both interni were recessed. Soon after the operation convergence was paralysed (Fig. 2), a complete paresis of vertical conjugate movements developed as well as bilateral 3rd nerve paresis. Furthermore homonymous right inferior quadrantanopsia occurred.

Diff. diagnosis: 1. Midbrain tumor expanding into the left lateral geniculate body. 2. A. basilaris blood supply restricted. The former was denied because the EMI scan gave no clue and because of the distance between the midbrain and visual pathways. The latter was stressed by the common branch to the midbrain and partly to the geniculate body. A diffuse circulatory disturbance (of course) remains likely.

Nach den vorangegangenen ausführlichen theoretischen und prinzipiellen Darstellungen sei es erlaubt, einen klinischen Fall mit seinen Besonderheiten darzustellen. Eine 64jährige Patientin litt seit $\frac{1}{2}$ Jahr an horizontalen Doppelbildern. Bei unserer ersten Untersuchung sahen wir einen schwankenden Konvergenzwinkel, der bei Fernblick ca. 5° und in der Nähe ca. 10° betrug. Der Seitblick war beidseitig frei. Der Konvergenznahpunkt lag auf der Nasenwurzel. Der Aufblick war nicht möglich, während der Abblick leicht eingeschränkt war. Im Elektro-Myogramm bestätigte sich der Konvergenzexzeß (Abb. 1). Bis auf eine beidseitig unvollständige absolute Pupillenstarre mit altersentsprechender Miose, erkennbarer Nahreaktion und ebenfalls altersentsprechend geringer Akkommodationsbreite fanden wir keine weiteren neuro-ophthalmologischen Störungen. Die Sehschärfe betrug auf beiden Augen 1,0.

Unter der Diagnose Parinaud-Syndrom baten wir die Neurologen um Durchuntersuchung. Es fanden sich keine Hirnnervenausfälle; der körperliche Untersuchungsbefund war bis auf leicht rechtsbetonte Armeigenreflexe altersgemäß. Der Liquor war normal. Im Rheogramm wurde ein allgemeiner Gefäß-Elastizitätsverlust über dem Basilaris- und beiden Carotisstromgebieten sichtbar. Im Pneumencephalogramm stellte sich eine leichte Erweiterung des rechten Seitenventrikels dar. Die rechtsseitige Brachialis-Angiographie zeigte keinen Anhalt für einen raumfordernden Prozeß rechts, wohl

Internus o s

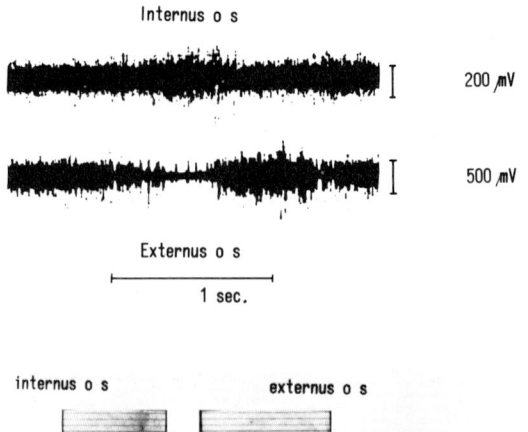

200 µV

Abb. 1. In Primärstellung (links) sind beide Muskeln normal innerviert. Bei Rechtsblick (Mitte) wird der linke Internus vermehrt aktiviert, während der Externus reziprok gehemmt wird. Bei Linksblick (rechts) wird der linke Externus normal innerviert, der Internus jedoch feuert weiter

500 µV

Externus o s

1 sec.

internus o s   externus o s

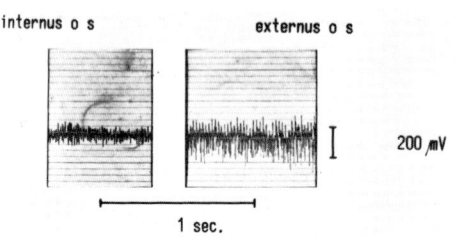

200 µV

Abb. 2. Das Muster des M. internus ist bei maximaler Intention deutlich rarefiziert mit Amplituden von maximal 100 µV. Auch das Impulsmuster des Externus ist deutlich ausgedünnt

1 sec.

aber für einen arteriosklerotischen Gefäßprozeß. Die Diagnose lautete nun: Parinaud-Syndrom bei Mangeldurchblutung im Basilarisstromgebiet.

Unter Rheomacrodex®- und Fludilat®-Infusionen besserte sich der Zustand erkennbar. Die Doppelbilder waren durch optische Maßnahmen nicht befriedigend auszugleichen. So entschlossen wir uns bei Befundkonstanz nach einem weiteren Vierteljahr zur entlastenden Operation. Da der Nahwinkel nur mäßig über dem Fernwinkel lag, begnügten wir uns mit einer beidseitigen Internusrücklagerung um 3,0 mm. Postoperativ trat sofort ein leichter Übereffekt von −4° auf, der noch zeitweilig fusional überwunden wurde. Nach vorübergehender Besserung durch häusliche Fusionsübungen vollzog sich jedoch 6 Wochen nach der Operation der Umschwung, und es kam zu einer zunehmenden Konvergenzschwäche. Nach weiteren 3 Monaten betrug der Divergenzwinkel 60°. Konvergenz und Adduktion waren beidseitig paralytisch, ebenso Auf- und Abblick. Da neben der Adduktion auch das Bellsche Phänomen nun ganz geschwunden war, nahmen wir zusätzlich beidseitig eine nukleäre Okulomotoriusparese an. Auch die Abduktion war auf beiden Augen um 1−2 mm eingeschränkt. Das EMG (Abb. 2) bestätigte diese Wandlung.

Da jetzt auch beidseitig der rechte untere Gesichtsfeld-Quadrant absolut anopisch war, dachten wir nochmals an einen Tumor links. Bei lateraler Aufsicht (Sobotta, Becher) auf den Hirnstamm ist das Corpus geniculatum laterale durchaus in der Nähe des Mesencephalon; der Abstand ist jedoch bei dorsaler Aufsicht so groß, daß er der Computer-Tomographie nicht entgangen wäre. Die neurologische Untersuchung erbrachte wieder nur Beweise für den Gefäßprozeß im Sinne einer Basilarisinsuffizienz — klinisch das Hinzutreten von Schwindel, Schwanken und Fallneigung nach rechts. Im Elektroencephalogramm zeigten sich linksseitige temporobasale Zwischenwellen-Dysrhythmien ohne sicheren Herdbefund.

Das Corpus geniculatum laterale wird teils von der A. basilaris, teils von der Carotis interna (Sachsenweger, 1975) versorgt. Da die Gesichtsfeldhälfte der Gegenseite im Corpus geniculatum quer liegt (Duke-Elder, Scott, 1971), wäre eine homonyme Quadranopsie rechts unten durch Ausfall der Basilarisversorgung links erklärbar.

Innerhalb von Wochen sank nun die Sehschärfe auf 0,2 und die Papillen wurden hemiatrophisch. Auf Wunsch der Patientin und auf Drängen des Ehemannes stellten wir das rechte Auge durch eine kombinierte Schieloperation wieder in die Primärposition, um wenigstens den Gebrauch eines Auges ohne Kopfwendung zu ermöglichen.

Die topographischen Verhältnisse, die auf dem Symposion ausgiebig dargestellt worden sind, erlauben den Schluß, daß die initiale Störung ein größeres Areal des Mesencephalon betraf. Im Verlauf breiteten sich die Störungen immer weiter aus und schließlich kam es zu Sprachstörungen, Schluckbeschwerden und zur finalen Lungenentzündung.

Insgesamt möchten wir hierfür eine diffuse Durchblutungsstörung verantwortlich machen. Dabei stimmen wir überein mit der Statistik meines Herrn Vorredners. Leider konnten wir dem Ehemann, der bis zuletzt die Prognose nicht akzeptieren mochte, die Sektion nicht abverlangen.

Dieser Fall erschien mitteilenswert:
1. der allgemeinen vaskulären Störungen wegen, die sich initial als Parinaud-Syndrom manifestierten,
2. wegen des monatelang konstant bleibenden Reizsymptoms Konvergenz-Spasmus,
3. wegen des Versuchs einer operativen Therapie, der jedoch von der fortschreitenden Parese überholt wurde.

Literatur

Duke-Elder, S., Scott, G. I.: Neuroopthalmology. In: System of Ophthalmology, Duke-Elder, S. (ed.), Vol. XII, p. 8. London: Henry Kimpton 1971
Sachsenweger, R.: Neuroophthalmologie, p. 148. Stuttgart: Thieme 1975
Sobotta/Becher: Atlas der Anatomie des Menschen

Aussprache

Frau Unsöld (Freiburg):
Haben Sie, wenn Sie eine Durchblutungsstörung im Bereich des Corpus geniculatum laterale annehmen, kein Infarkt- oder spätes Atrophiezeichen im Emi-Scan gefunden?

Herr Conrad (Kiel):
Solche wurden nicht dargestellt.

Spätuntersuchungen der Sensomotorik bei Zustand nach apallischem Syndrom

Follow-Up Sensomotoric Investigations After Apallic Syndrome

L. Welge-Lüßen, G. Fügener
Univ.-Augenklinik, Marburg

Schlüsselwörter: Apallisches Syndrom, Nystagmus, Akkommodation, Binokularsehen.

Key words: Apallic syndrome, Nystagmus, Accommodation, Binocular vision.

Zusammenfassung: 8 Patienten mit Zustand nach apallischem Syndrom wurden sensorisch und motorisch untersucht. Neben Paresen meist mehrerer Augenmuskeln zeigten sich ein Nystagmus sowie Einschränkungen der Akkommodationsbreite und der Konvergenzreaktion. Kopfzwangshaltungen von 2 Patienten ließen sich operativ nur minimal beeinflussen. Bei einem Patienten (Fall Nr. 2) mit Abduzensparese und typischer Nystagmusblockierung konnte durch die sogenannte Fadenoperation eine deutliche Besserung erreicht werden.

Summary: Eight patients who had suffered from the Apallic syndrome were subjected to both sensory and motor investigations. In addition to pareses, usually of several eye-muscles, a nystagmus and a diminished reaction of accommodation and convergence was found in many cases (see Table 1). The results of the surgical treatment, particularly in cases with torticollis, showed only minimal improvement, even in clear cut pareses. By means of the so-called "Faden operation" a distinctly better result was obtained in one patient with a bilateral abducens paralysis and blocked nystagmus.

Bei schweren Verkehrsunfällen, besonders bei gedeckten Schädelhirntraumata, wird der Ophthalmologe consiliarisch bei dem apallischen Syndrom, das synonym auch Enthirnungsstarre, prolonged unconscionsness Decerebration (Hubach, Poeck, 1964), akinetischer Mutismus (Cairns et al., 1941) bezeichnet wird, hinzugezogen. Dem klinischen Bild geht eine tiefe Bewußtlosigkeit voraus: fehlende Reaktionen auf äußere Reize, Ausfälle einzelner Hirnnerven und Störungen des vegetativen Systems. Diesem Stadium folgt das apallische Syndrom, das Kretschmer (1940) erstmals mit folgenden Charakteristika beschrieb: „Der Patient liegt wach da mit offenen Augen. Der Blick starrt geradeaus oder gleitet ohne Fixationspunkt verständnislos hin und her. Auch der Versuch, die Aufmerksamkeit hinzulenken, gelingt nicht oder höchstens spurweise. Ansprechen, Anfassen, Vorhalten von Gegenständen erweckt keinen sinnvollen Widerhall. Die reflektorischen Flucht- und Abwehrbewegungen können fehlen. Es fehlt manchmal auch das reflektorische Zurückgehen in die Grundstellung bzw. in die optimale Grundstellung. Daneben treten die bekannten frühen Tiefenreflexe, wie Saugreflex und Greifreflex hervor." Nach Gerstenbrand (1967) wird der Begriff des apallischen Syndroms dann verwendet, wenn durch verschiedene Ursachen eine Unterbrechung der corticalen Afferenzen und Efferenzen oder ein Ausfall des Cortex selbst eingetreten und es zu einer Verselbständigung nachgeordneter Strukturen gekommen ist.

Weiterhin ist ein nur von kurzen Schlafphasen unterbrochener Wachzustand typisch, neurologisch bilden sich Störungen des III. Hirnnerven und Blickparesen. Dieses klinische Bild kann durch Schädigungen in verschiedenen Höhen des Gehirns (Leonhard, 1965) auftreten:

1. In der Großhirnrinde nach Strangulationen, CO_2-Intoxikationen, Narkosezwischenfällen.

2. Im Commissurensystem und Marklager des Großhirns. Hier liegen die Zerstörungen beim posttraumatischen apallischen Syndrom.

3. Im Di- und Mesencephalon.

Pathologisch-anatomisch findet sich nach Ule et al., (1961) eine ausgedehnte Schädigung des Großhirnmarklagers mit sekundären Bahndegenerationen.

Ausführliche Schilderungen der Augenveränderungen in der akuten Phase des apallischen Syndroms stammen von Piper, der besonders horizontale Pendelbewegungen als typisch hinstellt.

Da das posttraumatische apallische Syndrom durch die Fortschritte der Intensivmedizin in den letzten Jahren zunehmend mehr beobachtet werden kann, wird der in der Praxis tätige Augenarzt zunehmend mehr mit den Defektheilungen konfrontiert werden.

In der Zeit von 1973—1976 wurden 8 Patienten mit Zustand nach apallischem Syndrom augenärztlich untersucht und jetzt nachuntersucht. Die Kriterien der Untersuchung sowie eine Übersicht sämtlicher Befunde zeigt die Tabelle 1, in der die Reihenfolge der Patienten nach dem Unfallalter festgelegt wurde. Bis auf den Patienten Nr. 3, der bereits früher wegen einer Exophorie ambulant augenärztlich behandelt wurde, waren sämtliche Patienten vorher augengesund. Die Dauer der Bewußtlosigkeit (Bwl) lag zwischen 10 und 28 Tagen, die des apallischen Syndroms (ap. S) zwischen 5 und 10 Tagen. In der akuten Phase konnte von uns nur die Patientin Nr. 8 im Alter von 3 Jahren consiliarisch betreut werden. 3 und 6 Wochen nach dem Unfall standen die Bulbi divergent und führten horizontale Pendelbewegungen aus. Nach Beendigung des apallischen Syndroms bestand 3 Wochen lang eine Deviation nach rechts. Wegen des jugendlichen Alters von jetzt knapp 6 Jahren waren Untersuchungen des Gesichtsfeldes sowie der Akkommodation nicht möglich.

Die Visusangaben, bedingt durch eine unruhig zentrale Fixation, lagen bei den meisten Patienten zwischen 0,7—0,8. Die kinetische Perimetrie am Goldmann-Perimeter zeigte keine Ausfälle. Zum Nachweis eines Nystagmus ließen wir sowohl Blick-Zielbewegungen wie auch Folgebewegungen durchführen; bei fraglichen Paresen wurde der Kopf passiv hin und her bewegt, gehoben und gesenkt. Häufig fand sich ein horizontaler Rucknystagmus, die Frequenz betrug durchschnittlich 1—2/sec. Gesichert wurden diese Werte durch Auszählen von spikes im EOG. Pupillomotorisch war stets eine prompte Lichtreaktion auslösbar, auch bei erweiterter Ausgangslage, die Naheinstellung war jedoch bei Patient Nr. 4 und 5 einseitig deutlich eingeschränkt. Besonders auffallend war bei 7 Patienten die Einschränkung der Akkommodationsbreite, die nur bei dem Patienten Nr. 2 annähernd normal war. Diese Störung sollte besonders bei Rehabilitationsmaßnahmen berücksichtigt werden. Das Binokularsehen war bei den Patienten Nr. 3 und Nr. 7, bei denen die Dauer des apallischen Syndroms am kürzesten war, weitgehend erhalten, sonst wurde einseitig excludiert. Der objektive Winkel, gemessen mit Prismen mittels des Cover-Testes und nach Hornhautreflexen, zeigte kein einheitliches Verhalten. Beim Patient Nr. 2 und 6 lagen eine typische Blockierung durch Nystagmus vor. Über die beiden ältesten Patienten, bei denen die Zwangshaltung die größten Probleme bot, möchten wir eingehender berichten.

Im Mai 1973 erlitt der fast 20jährige Patient (Patient Nr. 1) (Tabelle 2) einen Autounfall. Nach 28tägiger Bewußtlosigkeit schloß sich ein apallisches Syndrom von 150 Tagen an. Im Dezember 1973 und November 1975 fiel eine Kopfzwangshaltung mit leichter Drehung nach links auf. Das Motilitätsschema zeigt eine beiderseitige Musculus obliquus-superior-Einschränkung, links stärker als rechts. Da an der Tangentenskala nach Harms bei Linksfixation beim Blick nach rechts unten die Minus-VD 14° betrug, falteten wir den linksseitigen Musculus obliquus-superior. Postoperativ war das

Tabelle 3. Untersuchungsbefunde von 8 Patienten mit Zustand nach apallischem Syndrom. Abkürzungen: Bwl: Bewußtlosigkeit in Tagen, ApS: Apallisches Syndrom in Tagen, Objektiver Winkel △: Objektiv auslösbarer Winkel mittels des Prismen-Cover-Testes, F: In der Ferne (5 m), N: In der Nähe (40 cm)

Nr.	Pat.	Unfall-alter Jahre/Mo.	Dauer (Tage) Bwl.	ApS.	Untersuchungs-alter Jahre/Mo.	Visus	Kinetische Perimetrie	Fix.	Nystagmus R / L	Pup. Ø (in mm) L N	Akkom. dptr.	Konverg.	Motilität	Binocularsehen	obj. ⦨ △ F / N	obj. ⦨ n. Reflexen	Fundus	Therapie
1	Wag., Jür. ♂	19-7	28	150	23	0,7 / 0,7	o. B.	⊗	→ ~1/sec	4,5 2 2 / 4,5 2 2	4,5 / 6,5	20 cm	R O.s.- O.i.- / L Int.- O.s.-	KZH Headnod. li. Neigung re. Drehung; Alt. Ekkl.	−12,5° +2,5 V	−10°	o. B.	L. O.s. Faltung 12 mm
2	Pau., Rei. ♂	17	30	—	20-6	0,8 / 0,8	o. B.	⊗	Blick re. ← Blick li. → ~1,5/sec	4 2 2 / 4 2 2	8 / 8	10 cm [Nystagm. block?]	R Ext.- R.i.- / L Ext.- R.i.-	K/H L. Drehung; R. Ekkl.	+17,5° / +17,5°	+15°	Bds. geringe Pap.-Blässe	Bds. Int. Rückl. 6 mm Faden 14 mm Ext. res. 11 mm
3	Krä., Rei. ♂	10-5	10	5	13-1	0,7 / 0,7	o. B.	⊙	End stell ~2/sec	5 2 2 / 5 2 2	6,5 / 6,5	10 cm	∅	Stereo bis 50"; 15△+	−9°-VD 2° / −25°	0°	o. B.	
4	Gün., Bea. ♀	9-2	18	35	10-7	1,0 / 1,0	o. B.	⊗	∅	7 3 7 / 6 2 4	2 / 7,5	—	R Ri.- Int.- / L Int.-	—; R. Ekkl.	−2°+VD 3° / −12°+VD1,5°	~−5°	o. B.	
5	Grö., Die. ♂	9	25	28	18	0,7 / 0,7	o. B.	⊗	Blick rechts unten ↗ ~1,2/sec	4 2 2 / 8 5 8	8 / 3	—	R O.i.- O.i.- / L R.i.-	—; L. Ekkl.	−3°-VD 3° / −4°+VD 3°	0°	o. B.	L. Extern. Rückl. 5 mm Int. res. 6 mm 12/74
6	Spi., Lyd. ♀	7-11	10	72	16-10	0,7 / 0,7	o. B.	⊗	→ ~1,4/sec	5 2 2 / 5 2 2	3 / 3	30 cm	R Ext.- / L Int.-	—; R. Ekkl.	+9° / +9°	0°	o. B.	
7	Tie., F.J. ♂	7-3	24	12	11-8	0,7 / 1,0	o. B.	⊗	~2/sec	5 2 4 / 5 2 4	7,5 / 7,5	—	L Ext.-	Hausfliege +; Alt. Ekkl.	+4°+VD 2° / −4°	0°	o. B.	
8	Geb., Jud. ♀	3-1	13	72	5-10	0,1 / 0,1	nicht geprüft	⊗	→ ~1-2/sec	6 2 4 / 6 2 4	nicht geprüft	—	R + L Ext.- Int.-	—; —	— / —	−10°	R temp. blass L o. B.	

Tabelle 2. Einzelbefunde des Patienten Nr. 1

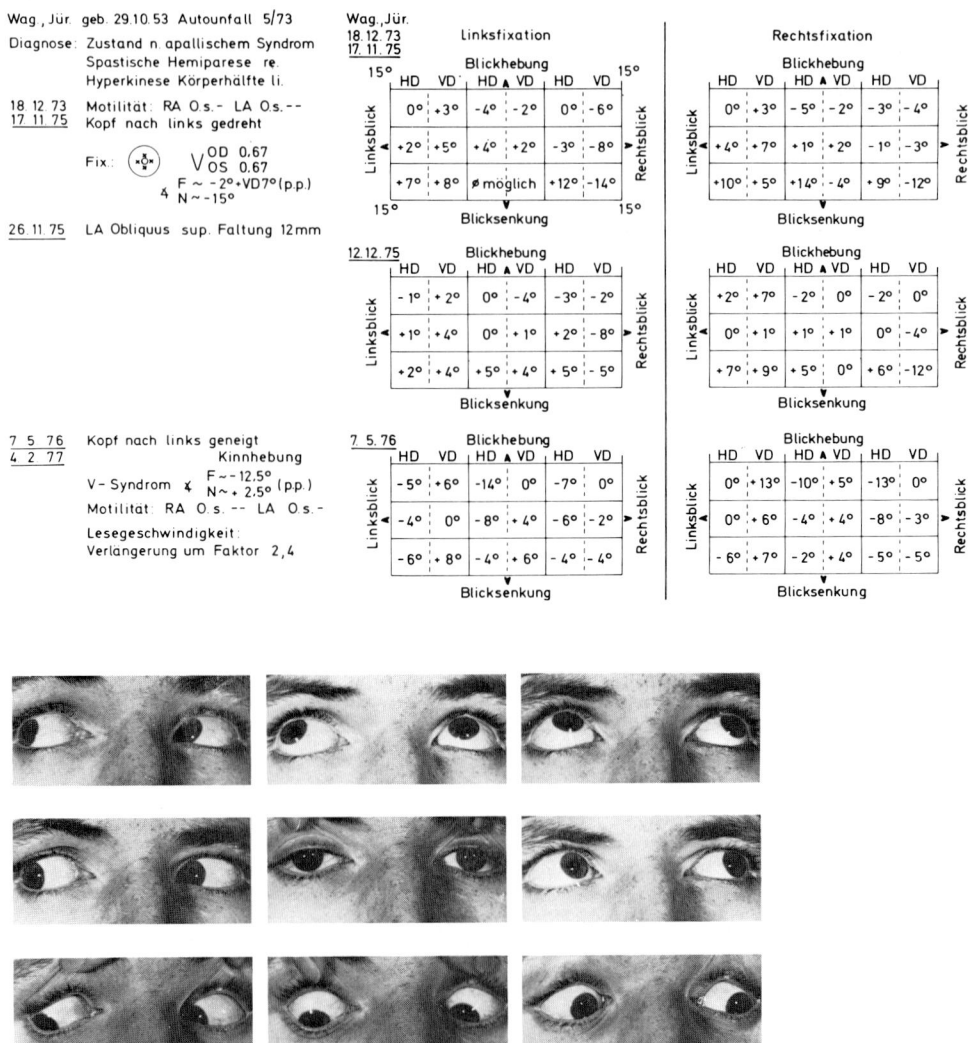

Wag., Jür. geb. 29.10.53 Autounfall 5/73

Diagnose: Zustand n. apallischem Syndrom
Spastische Hemiparese re.
Hyperkinese Körperhälfte li.

18.12.73
17.11.75 Motilität: RA O.s.- LA O.s.--
Kopf nach links gedreht

Fix.: (⊕) V OD 0,67 / OS 0,67
F ~ -2°+VD7°(p.p.)
∡ N ~ -15°

26.11.75 LA Obliquus sup. Faltung 12mm

7.5.76
4.2.77 Kopf nach links geneigt
Kinnhebung
V-Syndrom ∡ F ~ -12,5° / N ~ +2,5° (p.p.)
Motilität: RA O.s. -- LA O.s.-
Lesegeschwindigkeit:
Verlängerung um Faktor 2,4

Wag., Jür. 18.12.73 / 17.11.75 — Linksfixation

Blickhebung — Linksblick ◄ / ► Rechtsblick — Blicksenkung

HD VD	HD ▲ VD	HD VD
0° +3°	-4° -2°	0° -6°
+2° +5°	+4° +2°	-3° -8°
+7° +8°	ø möglich	+12° -14°

Rechtsfixation

Blickhebung — Linksblick ◄ / ► Rechtsblick — Blicksenkung

HD VD	HD ▲ VD	HD VD
0° +3°	-5° -2°	-3° -4°
+4° +7°	+1° +2°	-1° -3°
+10° +5°	+14° -4°	+9° -12°

12.12.75

Blickhebung — Blicksenkung

HD VD	HD ▲ VD	HD VD
-1° +2°	0° -4°	-3° -2°
+1° +4°	0° +1°	+2° -8°
+2° +4°	+5° +4°	+5° -5°

HD VD	HD ▲ VD	HD VD
+2° +7°	-2° 0°	-2° 0°
0° +1°	+1° +1°	0° -4°
+7° +9°	+5° 0°	+6° -12°

7.5.76

Blickhebung — Blicksenkung

HD VD	HD ▲ VD	HD VD
-5° +6°	-14° 0°	-7° 0°
-4° 0°	-8° +4°	-6° -2°
-6° +8°	-4° +6°	-4° -4°

HD VD	HD ▲ VD	HD VD
0° +13°	-10° +5°	-13° 0°
0° +6°	-4° +4°	-8° -3°
-6° +7°	-2° +4°	-5° -5°

Abb. 1. Motilitätsschema in 9 Hauptblickrichtungen bei Patient Nr. 1

Resultat recht befriedigend, da die Minus-VD von −14° auf −5° abnahm. Nach einem halben Jahr entwickelte sich eine Kopfzwangshaltung mit Neigung nach links. Motorisch bestand unverändert eine linksseitige Musculus obliquus-superior-Schwäche, rechts war die Einschränkung unverändert. Zusätzlich trat rechts eine deutliche Überfunktion des Musculus obliquus inferior auf, sichtbar durch eine Plus-VD von 13°. Dies wurde in dem Motilitätsschema in den 9 Hauptblickrichtungen (Abb. 1) beim Blick nach links oben deutlich.

In einem kurzen Filmstreifen wurde nochmals die Motilität festgehalten. Im Vordergrund stand das head-nodding mit starker zusätzlicher Linksneigung. Zunächst wurden Folgebewegungen durchgeführt. Besonders auffällig war der Intentionstremor der linken Hand sowie die Hyperkinese des Kopfes und der gesamten linken Körperhälfte.

Tabelle 3. Einzelbefunde des Patienten Nr. 2

Pau., Rei. geb. 19. 8. 56 Mopedunfall 7/73 $V \begin{matrix} R\ 0,8 \\ L\ 0,8 \end{matrix}$ Fix ⊗ Nyst.-Frequenz 1,5/sec
Diagnose: Zustand nach apallischem Syndrom

	obj. ∢		∢ n. Reflexen	Zwangs-haltung	Motilität	Duktions-test	Binocular-sehen
	in F	in N					
1. Op 12/73 R/L Int. rück. 4 mm R/L Abd. res 7 mm	~ + 40°	nicht meßbar groß	+ 30°	⊘ 20°	R Abd L ---	Int. +	F: Exkl. OD N: II DB
2. Op 9/74 R/L Int. rück. 2 mm R/L Abd res. 4 mm	~ + 25°	nicht meßbar groß	+ 20°	⊘ 10°	R Abd L ---	∅	F: Exkl. OD N: II DB
3. Op 10/76 R/L Int. Faden 14 mm	~ + 25°	~ + 25°	+ 15°	⊘ 10°	R Abd L ---	∅	F: Exkl. OD N: II Db/exkl.
11/76	+ 20°-VD5	+ 15°-VD3	+ 8°	∅	R Abd L ---		
3/77	+ 17,5°	+ 17,5°	+ 15°	∅	R Abd L ---		F: Exkl. OD N: Exkl. OD

Besonderheiten: In Narkose Parallelstand

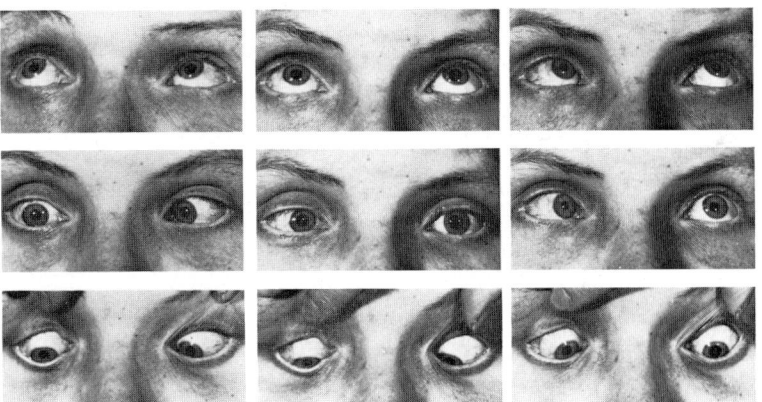

Abb. 2. Motilitätsschema in 9 Hauptblickrichtungen bei Patient Nr. 2

Beim Cover-Test war in der Zwangshaltung eine geringe Minus-VD auslösbar, beim anschließenden Kopf-Neigetest nach Bielschowski eine deutliche Plus-VD, so daß eine rechtsseitige Musculus obliquus-superior-Unterfunktion anzunehmen war und als nächster Eingriff eine rechtsseitige Musculus obliquues-superior-Stärkung in Frage kommt. Typisch war bei vielen unserer Patienten die skandierende Sprache, von der das Tonband (aufgenommen von Patient Nr. 1) einen kurzen Eindruck vermittelt. Die Lese-geschwindigkeit des Patienten war um den Faktor 2,4 verlängert.

Der Verlauf des nächsten Patienten Nr. 2 (Tabelle 3) war erfreulicher. Der 17jährige erlitt einen Moped-Unfall und wurde mit der Diagnose einer beiderseitigen Abduzensparese ein halbes Jahr später der Klinik überwiesen. Es zeigte sich im Raum ein Winkel von ca. +30° nach Hornhautreflexen, der beim Cover-Test auf ca. +40° anstieg. Zusätzlich fand sich eine Zwangshaltung mit Drehung des Kopfes nach links um 20°. In Narkose standen die Bulbi parallel. Es konnte die Diagnose einer Musculus externus-Parese mit zusätzlicher Nystagmusblockierung angenommen werden. Wir führten im Dezember 1973 eine beiderseitige Musculus internus-Rücklagerung um 4 mm mit Musculus externus-Resektion um 7 mm durch. Der Schielwinkel und die Zwangshaltung änderten sich nicht wesentlich, so daß wir im September 1974 eine weitere Musculus internus-Rücklagerung um 2 mm und eine weitere Musculus externus-Resektion um 4 mm anschlossen. Auch dieses Resultat befriedigte nicht. Unter Berücksichtigung des Nystagmus legten wir im Oktober 1976 beiderseits einen Internusfaden in 14 mm Entfernung vom ursprünglichen Musculus internus-Ansatz. Seit dieser Zeit war die Zwangshaltung nicht mehr vorhanden (Abb. 2). Der kleinste, im freien Raum gemessene Winkel betrug +8°, der in Primärposition kosmetisch wenig störte.

Bemerkenswert ist, daß zwischen der Dauer des apallischen Syndroms und der Schwere der Ausfälle der Okulosensorik und -motorik eine Korrelation besteht. Deutlich wird dies bei den Patienten Nr. 3 und Nr. 7, bei denen die Spanne des apallischen Syndroms nur 5 bzw. 12 Tage betrug und brauchbares Binokularsehen vorhanden war. Damit zeigte sich eine Übereinstimmung mit Untersuchungsergebnissen von Gerstenbrand (1967), der nach Abklingen des apallischen Syndroms innerhalb von 14 Tagen eine rasche und günstige Rückbildung sah.

Danksagung: Wir danken Frau Dr. E. Hausmann vom SFB 122, Marburg (Projektleiter Prof. Dr. Dr. H. Remschmidt), und Herrn Dr. K. P. Schimmel (Neurolog. Psychiat. Klinik am Hess. Diakoniezentrum Hephata, Chefarzt Priv.-Doz. Dr. Meier-Ewert) für die freundliche Zuweisung der Patienten.

Literatur

Cairns, H., Oldfield, R. C., Penneybacker, U. B., Whitteridge, D.: Acinetic Mutism with an Epidermoid Cyst of the 3rd Ventricle. Brain. **64**, 273—290 (1941)

Cüppers, C.: Die sogenannte Fadenoperation. In: Arbeitskreis Schielbehandlung. Bd. 6 S. 222—231, 1976

Gerstenbrand, F.: Das traumatische apallische Syndrom. Berlin, Heidelberg, New York: Springer 1967

Hubach, K., Poeck, K.: Erkennung, Behandlung und Prognose der traumatischen Decerebration. Dtsch. Med. Wschr. **89**, 556—563 (1964)

Kretschmer, E.: Das apallische Syndrom. Z. ges. Neurol. Psychiat. **169**, 576—579 (1940)

Leonhard, K.: Das apallische Syndrom. Proceedings 8. Internat. Kongr. Neurol. 75—80 (1965)

Piper, H. F.: Über traumatische Blicklähmungen und ihre Behandlung. Bücherei d. Augenarztes **68**, 71—98 (1976)

Ule, G., Döhner, W., Bues, E.: Ausgedehnte Hemisphärenmarkschädigung nach gedecktem Hirntrauma mit apallischem Syndrom und partieller Spätrehabilitation. Arch. f. Psychiatrie und Zeitschr. f. d. ges. Neurologie **202**, 155—176 (1961)

Aussprache

Herr Piper (Lübeck):
Über Leseschwierigkeiten klagen auch ältere Patienten: Im EOG erkennt man eine „spasmodic fixation".
Auch bei eventuellen Schieloperationen läßt sich immer wieder erkennen, daß nach apallischen Blickstörungen die Muskeln starr geworden sind.

Herr Grützner (Darmstadt):
Wie kamen Sie zur Diagnose eines erworbenen Nystagmus-Blockierungs-Syndroms? Sie erwähnten lediglich den Befund bei der Untersuchung in Narkose.

Frau Lenk (Nürnberg):
Nystagmuskompensation durch Unfall bedingt (d. h. nach Unfall frisch aufgetreten) oder durch Unfall dekompensierte angeborene Nystagmuskompensation? Exklusion spricht dafür.

Herr Welge-Lüßen (Marburg):
Den Diskussionsrednern danke ich für ihre Beiträge. Zu Herrn Prof. Piper: Die Akkommodation wurde mittels des Akkommodometers (Handoptometer nach Schober) bestimmt.
   Zu Frau M. Lenk und Herrn Prof. Grützner: Bei dem Patienten Nr. 2 fanden sich klinisch eine eindeutige Abduzensparese sowie ein Nystagmus, der in Adduktion blockiert wurde. Ein EMG konnte aus äußeren Gründen nicht durchgeführt werden.

Zyklorotation

Wirkung und Funktion des Musculus obliquus superior beim Menschen

Action and Function of the Superior Oblique Muscle in Man

D. Friedburg, S. Löwe, J. Meyer
Univ.-Augenklinik, Düsseldorf

Schlüsselwörter: Obliquus superior (Rotationsachse), Zyklofusion, vestibulo-okulärer Reflex (sagittale Achse), kompensatorische Gegenrollung bei Kopfneigung, Bielschowsky-Neigetest.

Key words: Superior oblique (rotation axis), cyclofusion, vestibulo-ocular reflex (sagittal axis), compensatory cycloversion (head tilt), Bielschowsky head tilt test.

Summary: The action of the superior oblique muscle in man is similar to that observed in monkey experiments by Jampel.

The main function of this muscle is to rotate the eye, apparently in order to keep the orientation of the retinal horizon in space constant. This seems to be mainly influenced by the labyrinth. Visual input seems to have little effect on the rotation of the eye.

Über Verrollungen der Augen bei Kopfneigungen und die Interpretation der Ausfallserscheinungen bei Lähmung des M. obliquus superior (S.O.) bestehen ebenso Kontroversen (Adler, 1946; Bielschowsky, 1975, Levine, 1973; Levine, Hamilton, 1969) wie über die Frage, ob motorische Zyklofusion möglich sei (Crone, 1975; Kertesz, 1972).

Der S.O. ist einer der Hauptrotatoren, Lähmungen dieses Muskels sind vergleichsweise häufig. Unsere Fragestellung betrifft also im wesentlichen diesen Muskel.

Versuch 1: Mehrfach haben wir nach retrobulbärer Lokalanästhetikum-Injektion eine komplette Lähmung aller Augenbewegungen mit Ausnahme einer Innenrotation gesehen. Da diese nur bei versuchtem Abblick auslösbar war — ohne Bulbussenkung! —, kann man sie als Effekt einer S.O.-Kontraktion ansehen. In 2 Fällen haben wir diesen Bewegungsablauf gefilmt.

Die Bewegung ist gut durch den Versuch der Blicksenkung auslösbar, der Versuch, in andere Richtungen zu blicken, führt nicht zur Bewegung des Auges. Die Rotation erfolgt in Primärposition um eine Achse, die die Hornhaut etwa in der Mitte zwischen Zentrum und Limbus temporal oben schneidet. Diese Achsenrichtung differiert von Individuum zu Individuum etwas. Die durch Aktion des S.O. induzierte Bewegung ähnelt sehr derjenigen, die Jampel und Tokumasu et al. bei Katzen und Affen beschreiben. Sie besteht, bezogen auf die Blicklinie, aus mehreren Komponenten: Innenrollung,

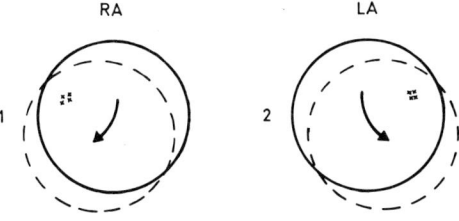

Abb. 1. Schematische Darstellung der Augenbewegung durch isolierte Kontraktion des M. obliquus superior aus Primärposition. Die Projektion der Drehachsen auf die Frontalebene ist durch Kreuzchen angegeben. Auswertung zweier Filme des Rollverhaltens bei 2 verschiedenen Patienten

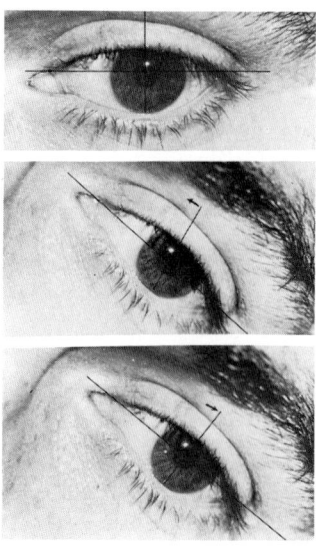

Abb. 2. Einfluß der Kopfneigung auf die Einstellung des senkrechten Meridians. Während Neigung kurzfristige Gegenrollung, bei Verharren in geneigter Lage Zurückschwingen des Auges in die ursprüngliche Lage, bezogen auf die Orbita

Senkung, evtl. minimale Abduktion. Fast genau das „Negativ" hierzu ist die Abweichung des Auges bei S.O.-Lähmung bei Neigung auf die erkrankte Seite (Bielschowsky-Phänomen): Das Auge wird um eine lateral-oben von der Pupillenmitte gelegene Achse rotiert, dabei entstehen Exzyklotropie, Höherstand und geringe Konvergenz. Neigung auf die gesunde Seite führt zu normaler Augenstellung.

Nach klassischer Ansicht (Adler, 1946) wird das Bielschowsky-Phänomen über eine „Kompensatorische Augenrollung" bei Kopfneigung erklärt. Diese ist aber sehr strittig. Prüft man die Augenstellung während Kopfneigung, dann zeigen sich 2 Phasen (Friedburg, Rosenstiel, 1976) (Versuch 2).

1. Während der Neigung tritt ein rotatorischer Nystagmus auf. Die Augen scheinen in ihrer ursprünglichen Lage im Raum zu beharren und werden dann mit einer schnellen Rotationsbewegung in ihre alte Stellung, bezogen auf die Orbita, ausgerichtet.

2. Nach Beendigung der Neigung stellen sich die Augen bei weiterhin geneigtem Kopf fast in ihre ursprüngliche Lage zur Orbita ein, eine wesentliche „Gegenrollung" erfolgt nicht! Um die These von Levine, eine echte Gegenrollung gebe es bei Kopfneigung nicht, weiter zu untersuchen, haben wir 4 Patienten mit S.O.-Parese „auf den Kopf gestellt". Die Schwerkraft greift dann umgekehrt an, bei Steuerung durch das Labyrinth müßten sich die Neigeeffekte umkehren. Das ist auch tatsächlich der Fall! In Kopfhängelage muß der Kopf auf die gelähmte Seite geneigt werden, um den Motilitätsausfall zu kompensieren. Bei entgegengesetzter Neigung resultiert ein „Bielschowsky-Phänomen".

Die bisherigen Versuche betrafen das Auge in Primärposition. Wie verhält sich die Rotation bei Blickbewegungen? Diese Frage haben wir über die Sensorik untersucht.

Versuch 3: Am Haploskop wurden random dot-Vorlagen, die einen Ring von 3° Durchmesser in einem 6° Umfeld stereoskopisch (Querdisparation 2′) zeigen, verwendet. Zusätzlich wurde ein beiden Augen sichtbarer senkrechter Strich angeboten. Die Versuchspersonen (VP) konnten eine der Vorlagen im Projektor drehen. Dann entstand jeweils ein zusätzlicher stereoskopischer Effekt, bei Innenrotation Neigung der projizierten Figur zum Beobachter, bei Außenrotation von ihm weg. Der Fehler bei Einstellung auf Parallelität mit dem senkrechten Strich im Raum war bei 4 VP jeweils kleiner

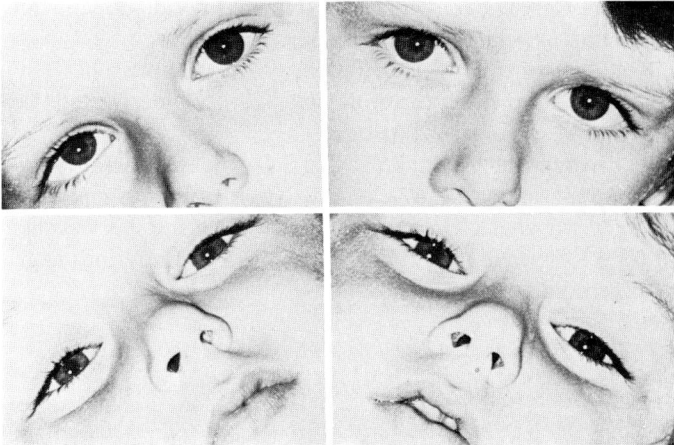

Abb. 3. Das Bielschowsky-Phänomen ist labyrinthgesteuert: Oben typischer Neigeversuch bei Trochlearisparese rechts. Unten „inverses" Bielschowsky-Phänomen, ausgelöst in Kopfhängelage (die Bilder wurden um 180° gedreht). Auslösereiz ist also eine horizontal angreifende Schwerkraftkomponente mit Wirkung nach temporal auf der erkrankten Seite

Tabelle 1. Subjektiv gemessene Verrollung der Augen bei 5 gesunden Versuchspersonen in 9 verschiedenen Blickrichtungen und bei Neigung (Auslenkung jeweils mindestens 20°)

5 × 0°	5 × 0°	5 × 0°
5 × 0°	5 × 0°	5 × 0°
5 × 0°	3 × 0°	5 × 0°
	1 × < 1° In	
	1 × < 1° Ex	
Rechtsneigung		Linksneigung
4 × 0° 1 × < 1° In		4 × 0° 1 × < 1° In

als $\pm$ 0,5°.[1] In einem 2. Versuch wurden 5 augengesunde VP untersucht. Bei Neigung des Kopfes um jeweils mindestens 20° sowie in Sekundär- und Tertiärstellungen von mindestens 20° mußten die VP Parallelität von Strich und random dot-Test einstellen. Die Einstellungen erfolgten fast immer exakt bei 0°, selten waren Abweichungen unter 1°.

In einer Untersuchungsserie zur Zyklofusion ergab sich keinerlei motorische Zyklofusion. Unsere Ergebnisse werten wir daher als Beweis einer erstaunlichen Präzision des Innervationsmusters unter verschiedenen Bedingungen, wie Neigung des Kopfes oder unterschiedliche Blickrichtungen; offenbar wird diese Leistung durch ein pontines Steuerprogramm erreicht.

Hieraus ergeben sich für das System der Augenrotatoren — und damit auch für den S.O. — folgende Leistungen und Funktionen:

1. Einstellung einer erstaunlich exakten Parallelität der Netzhautmeridiane beider Augen unter verschiedensten Bedingungen, wahrscheinlich über ein pontines Steuerprogramm.

---

[1]   Es handelt sich hierbei also um eine äußerst genaue, leicht durchführbare Methode zur Messung der Verrollung

2. Offenbar bleiben bei kurzem Neigen des Kopfes die Netzhautmeridiane konstant im Raum ausgerichtet, diese Steuerung erfolgt unter Labyrinth-Einfluß.

3. Trotz sehr geringer „Rollung" wird der S.O. offenbar — wie das Bielschowsky-Phänomen zeigt — bei Kopfneigung auf die homolaterale Seite stärker innerviert als bei Neigung zur Gegenseite.

Wie Jampel sehen wir also die wesentliche Funktion des S.O. in der Konstanterhaltung der Parallelität der Netzhautmeridiane bei Blick- und Kopfbewegungen; im Gegensatz zu Jampel (1975) nehmen wir aber gleichzeitig eine Stabilisierung des visuellen Raumes bei bewegtem Kopf (und Körper) durch kurzfristige, über das Labyrinth angesteuerte kompensatorische Augenrollungen an.

Literatur

Adler, F. H.: Physiologic factors in differential diagnosis of paralysis of superior rectus and superior oblique muscles. Arch. Ophth. **36,** 661 (1946)

Bielschowsky, A.: Lectures in motor anomalies. In: Dartmouth College Publications. Hanover, M. H. (ed.). 1943

Crone, R. A.: Optically induced eye torsion II. Optostatic and optokinetic cycloversion. Albrecht v. Graefes Arch. klin. exp. Ophthal. **196,** 1 (1975)

Friedburg, D., Rosenstiel, L.: Okuläre Kopfschiefhaltung. Augenärztl. Fortbildung **4,** 83 (1976)

Jampel, R. S.: The action of the superior oblique muscles. Arch. Ophthal. **75,** 535 (1966)

Jampel, R. S.: Ocular torsion and the function of the vertical extraocular muscles. Amer. J. Ophthal. **79,** 292—304 (1975)

Kertesz, A. E.: The effect of stimulus complexity on human cyclofusional response. Vision Res. **12,** 699 (1972)

Levine, M. H.: Pendulum like eye movement. Amer. J. Ophthal. **75,** 979 (1973)

Levine, M. H., Hamilton: Evaluation of the Bielschowsky Head-tilt test. Arch. Ophthal. **82,** 433 (1969)

Tokumasu, K., Kazuyoshi, G., Cohen, B.: Eye movements produced by the superior oblique muscle. Arch. Ophthal. **73,** 851 (1965)

Aussprache

Herr de Decker (Kiel):
Es wird vermutet, daß die fortschreitende Infiltration mit Anästhetikum (retrobulbär) die Recti nacheinander lähmt. Die Resultante der verbleibenden Muskelkräfte könnte die Beobachtung der nicht mediansagittalen Rotationsachse erklären.

Herr Friedburg (Düsseldorf):
Die Achse liegt nicht nasal, sondern temporal oben. — Die Rotation wurde durch Abblick ausgelöst.

Herr Kommerell (Freiburg):
Eine Frage an die Neurophysiologen: Wurde der „statische" vestibulo-okuläre Reflex, welcher dem Bielschowsky-Phänomen zugrunde liegt, schon durch Einzelzellableitung im Nucleus vestibularis registriert?

Herr Precht (Frankfurt):
Die Motoneurone des Musculus obl. sup. (Trochlearismotoneurone) der Katze erhalten vom gegenseitigen hinteren Bogengang und vom gegenseitigen Otolithenapparat erregende Zuflüsse. Während die Bogengangsafferenz für den vestibulo-okulären Reflex verantwortlich ist, halten die Otolithenafferenzen das Auge in Gegenrollung bei statischer Kopfneigung um die sagittale Achse. Die Entladungsfrequenz der Trochlearisneurone ist linear proportional dem Neigungswinkel des Kopfes.

Herr Harms (Tübingen):

Es erscheint mir immer etwas gefährlich, die Wirkungsweise eines Muskeln vorwiegend danach zu beurteilen, welchen Effekt seine *isolierte* Erregung hat. Maßgebend für die Funktion eines Trochlearis ist immer die Gesamtheit der Innervationen aller 6 Augenmuskeln; das Verhältnis Rollwirkung zu Einfluß auf die Höhenlage des Augapfels bei der Innervation des Trochlearis hängt entscheidend von der Blickrichtung ab. Daß die vestibuläre Auslösung von Trochlearisbewegungen ein häufiger Innervationsmechanismus ist, wird an den Fällen von isolierter Trochlearisparese ja sehr deutlich. Wenn ein Trochlearis ausgefallen ist, so gibt es einen Schrägstand der Bilder, weil die Verrollung abnimmt, vor allen Dingen gibt es aber auch einen Höherstand des gelähmten Auges, weil die senkende Funktion geschwächt oder aufgehoben ist. Das geschieht auch bei Geradeausblick, wie der Bielschowskysche Kopfneigungsversuch sehr deutlich zeigt. Man muß gerade in pathologischen Fällen immer den Funktionskomplex *aller* Augenmuskeln beachten. Etwaige *Kompensationen* werden ja gerade von den *gesunden* Muskeln ausgeführt.

Herr Sradj (Gießen):

Die Untersuchungsbedingung des Autors gehört zu den sog. objektiven Methoden zum Nachweis der Bulbusrollung bzw. der Einzelmuskelwirkung. Da die Rollung — wie bereits von uns gezeigt wurde — eine residuale Bewegung darstellt, sind Beobachtungen — auch an Affen — zur Beweisführung nicht ausreichend.

Die Existenz der kompensatorischen Gegenrollung haben wir in Kooperation mit Herrn Cüppers mit dem „Nachbild-Bagolini"-Verfahren erwiesen. In Primärstellung wird ein vertikales (oder horizontales) Nachbild eingeblitzt, das sich mit Bagolini-Strahlen an der Maddox-Skala deckt. Die Neigung des Kopfes um 45° (gemessen mit dem *Torticollometer*) wird ebenfalls an der Maddox-Skala mit graduierter Kreiseinteilung mit Hilfe des Bagolini angegeben. Das Nachbild geht mit, aber hinkt immer um 7—12° nach. Das Mitneigen des Nachbildes wurde anfänglich von Ruete u. Donders als Beweis für das Fehlen der kompensatorischen Gegenrollung angeführt. Das Nachhinken des Nachbildes legten wir als die motorische Komponente, den Rest als die sensorische Komponente aus. Bei einer Kopfneigung von 45° beträgt der motorische Anteil 8,2°. Bei Paresen des Obl. sup. fehlt dieser Anteil. Nachbild und Bagolini-Streifen bleiben aneinander haften. Das atypische Verhalten des Bielschowsky-Neigungstests hat wiederum einen anderen Grund, auf den wir in diesem Rahmen nicht eingehen können.

Herr Crone (Amsterdam):

Ich untersuchte einen Patienten mit typischer Trochlearisparese, jedoch mit völlig negativem Bielschowsky-Test. Der Patient hatte unerregbare Labyrinthe durch frühere Streptomyzinbehandlung.

Herr Friedburg (Düsseldorf):

Diese Mitteilung ist sehr interessant. Vielen Dank!

Trained Human Voluntary Torsion[1]

Willkürliche Zykloversionen beim Menschen als Trainingseffekt

R. Balliet, K. Nakayama

Smith-Kettlewell Inst. of Visual Science, Dept. of Visual Sciences, Univ. of the Pacific, San Francisco

Key words: Cycloversion, orthoptics, torsion, voluntary cycloversion, saccades, pursuit movements (smooth).

Schlüsselwörter: Zykloversion, Orthoptik, willkürliche Zykloversion, Sakkaden, Folgebewegungen.

Zusammenfassung: Es soll über eine neue Art von Augenbewegungen berichtet werden. Mit Hilfe eines Rückkopplungsverfahrens wurden 3 Versuchspersonen (1 mit Strabismus und 2 Normalpersonen) trainiert, tonische und dynamische Zykloversionen um die Pupillarachse auszuführen. Es gelang, vor rotierenden Reizmustern glatte und sakkadische Zykloversionen bis zu einer Amplitude von 30° zu erzielen. Diese willkürlichen Zykloversionen sind nicht visuell induziert, da sie auch ohne optische Reizmuster ausgeführt werden können. Die Befunde werden im Film vorgeführt.

Cyclotorsions are eye rotations which occur around the visual axes. These eye movements have never been reported to be under voluntary control (Ogle, 1964; Howard and Templeton, 1966; Adler, 1975).

By comparison, involuntary or reflexive cyclotorsions may be caused by visual or environmental stimuli. Involuntary cyclovergence has been reported to occur during convergence (Hering, 1868; Donders, 1876; Landolt, 1876; Allen, 1954; Allen and Carter, 1967). Vestibularly controlled reflexive cycloversions have been demonstrated to occur during lateral head tilt (Davies and Merton, 1957; Miller, 1962; Colenbrander, 1963; Belcher, 1964; Petrov and Zenkin, 1973). Cycloversional movements have also been reported to be visually induced by large field stimuli (25—50 degs). These movements include optokinetic cycloversion (Brecher, 1934; Kertesz and Jones, 1969; Crone, 1975), fusional cyclovergence (Crone and Everhard-Halm, 1975), and tonic cycloversions (Crone, 1975).

In the present paper we will show that with training, large cycloversions can be made at will.

Methods

I. Cyclo-Fixation. *Subjects:* We trained three subjects. Our first subject, M. N. (age 31) had unilateral intermittent exotropia, his left eye deviating 30 degrees. Normally he allowed this exotropia to be manifest. Otherwise, he had normal stereopsis, eye movements, and corrected acuity. As our first subject we had to work closely with him, up to 5 hours per week over a period of 13 months, testing many methods to develop an apparently optimal approach. R. B. (one of the authors, age 30) and C. H. (age 26)

---

[1] This paper was presented by A. B. Scott, M.D.

were chosen because of their high motivation. These two subjects had no oculomotor abnormalities and were trained and tested over a period of two months using the procedures evolved during the training of M. N.

Training and testing procedure: During visual feedback training the subject was seated in a dark room with the left eye occluded. Torsional head movement was fixed to within 6 min arc. by a full mouth impression bite plate (see Ditchburn, 1973). Fixating a target with the right eye, the subject activated a brief vertical electronic flash (11 × $\frac{1}{4}°$), leading to the formation of a clear vertical afterimage. By horizontally sliding the base of the bite plate mechanism, the subject then imaged the afterimage parallel to a vertical luminous real-line of equal visual angle. He controlled a servomotor system which rotated the real-line. This rotation angle could be observed by the subject directly and/or by a digital voltmeter readout. The subject was instructed to keep his afterimage matched parallel only by cyclorotating his eye to the real-line which he progressively rotated more and more (left or right) from the vertical as training progressed. No instructions were given as to what type of eye movement was to be used to get to this position, e.g. slow pursuit, saccades, nystagmus, etc. Such matches which could be subjectively held for a minimum duration of five seconds were defined as psychophysically measured "cyclofixations".

Objective measures of cyclotorsion were obtained from over 11,000 photographs taken with a 35 mm Nikon motor driven camera or by use of a Bolex H16 reflex movie camera up to 64 fr/sec. Landmarks used in measurement were two identifiable limbal-scleral blood vessel junctions which bordered the diameter of the iris and approximately bisected the pupil. The orientation of a line formed between these two points relative to the stationary vertical marker was used in determining objective cyclotorsion. All measurements were defined relative to an average eye position when the observer was relaxed and not making voluntary eye torsions. Torsional measurements from the same photograph were repeatable to within ± 10 min arc.

Results

Training of Cyclofixation: Figure 1 shows the steady increase of voluntary torsion as a function of hours of practice.

Small symbols represent the maximum range of torsional difference measured psychophysically. The large symbols (square and circle) show the torsional ranges derived from photographic measurements; standard errors are small, within the size of the symbols. At the end of training subjects had the ability to make cyclofixations at any cyclotorsional eccentricity within the ranges specified. Subject C. H. acquired a cyclofixation range of 26.5 degrees (12.0 degrees incyclo, 14.5 degrees excyclo) in approximately 30 hours. Subject R. B. acquired a cyclofixation range of about 20 degrees (9.0 degrees incyclo, 11.0 degrees excyclo) in approximately 25 hours. Both subjects showed about an 0.8 degree/hour training rate. Subject M. N. had a final objectively measured cyclofixation range of approximately 20 degrees (10.0 degrees incyclo, 10.0 degrees excyclo). His training results are not shown because of differing procedures used in training of 250 hours over a period of 13 months.

Subjective observations: During initial training, subjects experienced sensations of lateral rolling combined occasionally with intermittent stomach nausea, headache, and body fatigue. Most notable and most consistent was the sensation of the body turning in the same direction as the eye, with concomitant sensations of stationary objects

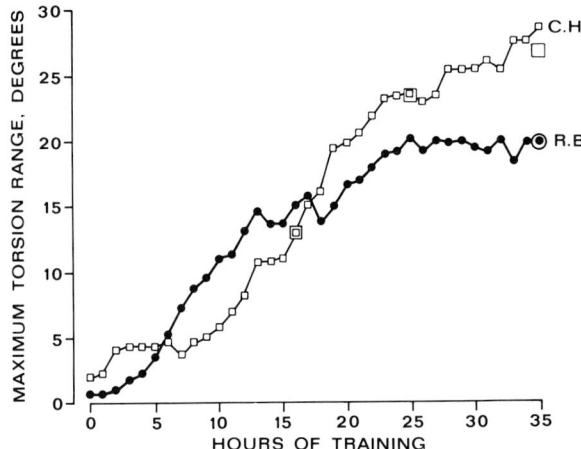

Fig. 1. The training of voluntary tonic cycloversion for Hours of training at 1 hr/day vs. the total range (degrees) of psychophysically measured torsion is plotted by the samll symbols. These are maximum tonic ranges which can be held for a 5 second duration. The three large squares and the one large circle are simultaneous objective measures

appearing to rotate in the opposite direction when environmental cues were available. This effect was not noticeable towards the end of testing.

It should be emphasized that the physical effort required to make these torsional movements decreased dramatically over the training period. Near the end of training, for example, torsional fixations at up to 6—8 degs could be made with the same ease as ordinary fixations. It also appears that the acquired capacity to make these movements is long lasting. After one year, both C. H. and R. B. still had the capacity to make torsional movements of about one half their previous torsional range.

II. Dynamic Cycloversions. Since our trained cyclorotary eye movements were clearly voluntary it was of interest to see whether their dynamic characteristics were comparable to voluntary horizontal and vertical movements, specifically in the degree to which they had the appropriate smooth and saccadic characteristics.

Method

Because of the large amount of illumination required to obtain high resolution motion pictures, some stimulus alterations were required to ensure the simultaneous visibility of the real and afterimage line. Instead of viewing a light target and afterimage against a dark background, the contrast of the overall array was reversed. The target was a rotatable dark line against a bright white field and the afterimage was viewed as negative afterimage against this field. Instead of a single flash, numerous consecutive flashes were required. This was necessary to obtain sufficient contrast for the afterimage. Rotations of the target were produced automatically by driving a servo-motor with a waveform generator, either at a constant velocity or in steps.

Results

Voluntary Pursuit of a Rotating Stimulus: Observers were asked to make their afterimage "follow" the rotating real-line (16 deg at 1.6 deg/sec).

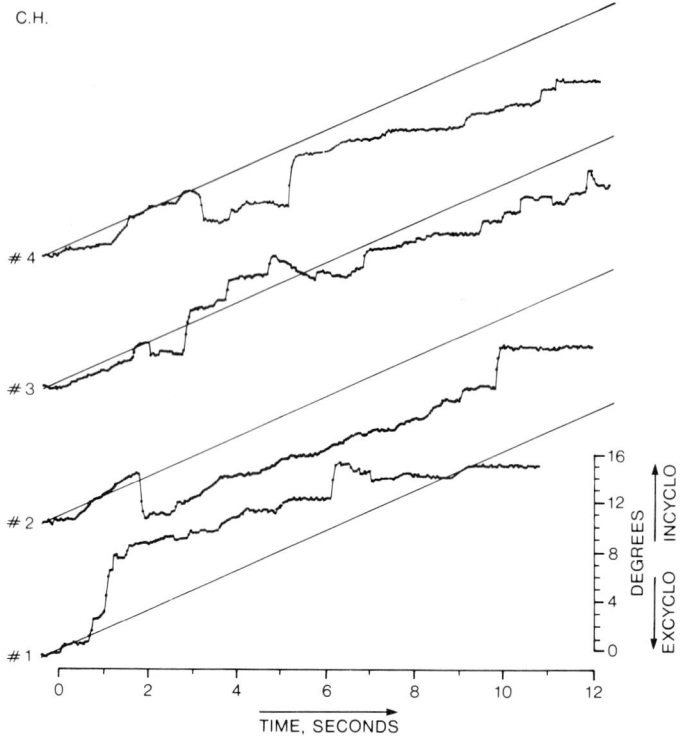

Fig. 2. Test results of voluntary cycloversional slow pursuit with complete visual feedback (rotating line and afterimage visible). Solid line represents a tracing moving at the correct velocity of 1.6 deg/sec

Figure 2 shows a typical set of time traces of these torsional eye movements, obtained photographically. The sloping solid line corresponds to a movement at the velocity of the real target line. Subjects demonstrate moderate amounts of voluntary cyclotorsional slow pursuit movements which generally corresponded to actual target velocity.

Intermixed with these pursuit movements are small corrective saccades.

Voluntary pursuit in the absence of a visual stimulus: Subjects were asked to make the same cyclorotary slow pursuit movements as in the previous experiment (e.g. 16 deg at 1.6 deg/sec) but without any visual stimulus other than a single fixation point. Motion pictures indicated that the eye movements were similar to those in Figure 2 except that they were composed of step-like torsional saccades which had virtually no slow components. These results are similar to those found when subjects try to make horizontal slow pursuit in the dark (for exceptions see Yarbus, 1967; Steinman, 1976). These tests demonstrate that subjects need no stimulus at all to make these eye movements and that voluntary cycloversions are not visually induced.

Voluntary Saccades: To examine the nature of voluntary cyclorotary saccades the target line was moved in a 16° step. Subjects were instructed to track this line using their afterimage.

Figure 3 shows sample records for 16° saccadic stimuli. It is clear that saccadic eye movements are possible, and with large amplitudes exceeding 12°, especially for C. H. From the records it can be seen that the voluntary saccades can be single, sequential or

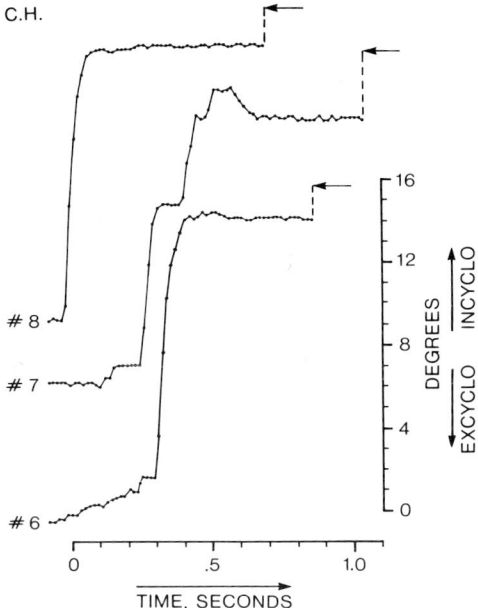

Fig. 3. Test results of voluntary cycloversional saccadic tracking: 16 degree step stimulus

nearly overlapping. Accuracy of saccades, however, appears less than for ordinary saccades, showing errors as great as 4°. If cycloversional saccades are analyzed for peak velocity vs. magnitude it is found that these saccades fit the standard relationship for horizontal saccades (Westheimer, 1954; Yarbus, 1967; Bahill et al., 1975). It is concluded that voluntary saccadic cycloversions are controlled by similar neural mechanisms which determine ordinary saccades.

Discussion

Our results demonstrate that the human oculomotor system is sufficiently plastic to allow the training of voluntary cyclofixations, voluntary torsional slow pursuit, and normal saccadic tracking of a rotating object. Eccentricities of at least 26.5 degrees in as little as 30 hours of training were recorded. Since we arbitrarily stopped at these amounts the maximal amount of voluntary torsion remains unknown.

With our current techniques it is conceivable anyone can be trained to make these eye movements, the amount being dependent on time and motivation. Furthermore it may be possible to train voluntary cyclovergence, as well. Remembering that it is possible to train a range of "effortless" voluntary cycloversion, voluntary cyclovergence could be practically applied to patients with incomitant strabismus, such as superior oblique palsies.

Acknowledgement: This paper is based on a Ph.D. dissertation submitted by the first author to the Dept. of Visual Sciences, Univ. of the Pacific, San Francisco, Cal. 94115. The work was supported in part by NEI Grant EY01582 and the Smith-Kettlewell Eye Research Foundation.

References

Adler, F. H.: Physiology of the Eye — Clinical Application. Moses, R. A. (ed.), p. 92. St. Louis: CV Mosby 1975

Allen, M. J.: Dependence of cyclophoria on convergence, elevation and the system of axes. Amer. J. Optom. & Arch. Amer. Acad. Optom. **31**, 297—307 (1954)

Allen, M. J., Carter, J. H.: The torsional component of the near reflex. Amer. J. Optom. & Arch. Amer. Acac. Optom. **44**, 343—349 (1967)

Bahill, T. A., Clark, M. R., Stark, L.: The main sequence, a tool for studying eye movements. Math. Biosc. **24**, 191—204 (1975)

Belcher, S. J.: Ocular torsion. Br. J. Physiol. Opt. **2**, 1 (1964)

Brecher, G. A.: Die optokinetische Auslosung von Augenrollung und rotatiorischem Nystagmus. Pflügers Arch. ges. Physiol. **234**, 13—18 (1934)

Colenbrander, A.: The influence of G-forces on the counterrolling of the eye. Ophthalmologia **146**, 309—313 (1963)

Crone, R. A.: Optically induced eye torsion, II. Optostatic and optokinetic cycloversion. Albrecht v. Graefes Arch. klin. exp. Ophthal. **196**, 1—7 (1975)

Crone, R. A., Everhard-Halm: Optically induced eye torsion, I. Fusional cyclovergence. Albrecht v. Graefes Arch. klin. exp. Ophthal. **195**, 231—239 (1975)

Davies, T., Merton, P. A.: Recording compensatory rolling of the eyes. J. Physiol. **140**, 27—28. (1957)

Ditchburn, R. W.: Eye-Movements and Visual Perception. Oxford: Clarendon Press 1973

Donders, F. C.: Versuch einer genetischen Erklärung der Augenbewegungen. Pflügers Arch. ges. Physiol. **13**, 373—421 (1876)

Hering, E.: Die Lehre vom Binocularen Sehen, S. 92—102 Leipzig: W. Engelmann 1868

Howard, I. P., Templeton, W. B.: Human Spatial Orientation, p. 46. London: John Wiley 1966

Kertesz, A. E., Jones, R. W.: The effect of angular velocity of stimulus on human torsional eye movements. Vision Res. **9**, 995—998 (1969)

Landolt, E., cited by Aubert, H.: Physiologische Optik. In: Handbuch der gesamten Augenheilkunde. Graefe, A., Saemisch, T. (eds.), vol. II, p. 662. Leipzig: W. Engelmann 1876

Miller, E. F.: Counterrolling of the human eyes produced by head tilt with respect to gravity. U.S. Naval School of Aviation Medicine Research Report. Report 75. 1962

Ogle, K. N.: Researches in Binocular Vision. Hafner, 102 (1964)

Petrov, A. P., Zenkin, G. M.: Torsional eye movements and constancy of the visual field. Vision Res. **13**, 2465—2477 (1973)

Steinbach, M. J.: Pursuing the perceptual rather than the retinal stimulus, Vision Res. **16**, 1371—1376 (1976)

Westheimer, G.: Saccadic eye movements in the oculomotor system and brain function. Zikmurd, V. (ed.). Bratislava: Czechoslovakia Publishing House of the Slovak Academy of Science 1973

Yarbus, A. L.: Eye Movements and Vision. (Translated by Haigh, B., Riggs, L. A.). New York: Plenum Press 1967

Aussprache

Herr Conrad (Kiel):

Können Sie sagen, ob diese Zykloversionen von den gleichen Muskeln geleistet werden, welche Sie elektromyographisch für die Gegenrollung bei Kopfneigung auf die Schulter dargestellt haben? Da keine Vertikaldivergenz auftritt, stellt sich die Frage, ob beispielsweise die aktivierten Mm. rectus sup. und obliquus sup. des einen Auges ein gleich großes, entgegengesetztes, vertikales Drehmoment aufbringen — oder ob doch eine geringe vertikale Ausgleichsinnervation am gehemmten Rect. inf. (und Obl. inf.) notwendig ist.

Herr Scott (San Francisco):

Eye muscle EMG during these voluntary torsional fixations and saccades has not been done. I assume the pattern is similar to that of counter-rolling.

These are cycloversions without cyclovergence or horizontal or vertical deviation.

Herr Jung (Freiburg):

Ich habe Zweifel, ob man solche erlernten Torsionssaccaden rein „willkürlich" nennen kann. Rotierende Augenbewegungen sind nicht wie freie horizontale und vertikale Blicksprünge gezielte und gewollte Saccaden. Alle Cykloversionen werden durch visuelle oder vestibuläre Reize ausgelöst und sind daher *sensorisch induziert* oder quasi-reflektorisch. In Balliets Versuchsanordnung wären die Cykloversionen wohl eher einem rotierenden optokinetischen Nystagmus mit Nachbildern und Fusionen zu vergleichen. Willkürlich sind aber beim optokinetischen Nystagmus nur Intention und Aufmerksamkeitsrichtung auf das bewegte Muster, nicht die einzelnen raschen Phasen. Wenn der rotierende wie der horizontale und vertikale optokinetische Nystagmus durch Aufmerksamkeit gebahnt wird, bleiben die Torsionen doch abhängig vom rotierenden Reiz. Dazu kommen bei Balliets Nachbildern noch Lerneffekte hinzu.

Herr Scott (San Francisco):

Following torsional movements require a target, just as for horizontal or vertical following. No TOMI[2] or visual stimulus is needed for torsional saccades, these become voluntary just as horizontal and vertical saccades.

Herr Rethy (Walldorf):

Ist die willkürliche Torsion nicht Teil der Nah-Reaktion? Sind Akkommodation, Konvergenz und Pupillen-Verengung gleichzeitig aufgetreten?

Herr Scott (San Francisco):

During these very large saccadic movements of 20° which occur in a period of a few milliseconds, there is no opportunity for these things to happen. There is no accommodation going on, and the two eyes do not converge.

Herr Crone (Amsterdam):

Ich habe eine Reihe von Patienten mit erworbenen Trochlearisparesen untersucht. Obgleich in allen Fällen eine beträchtliche Zyklophorie bestand, war die Zyklovergenz gering, oft geringer als bei Normalen. Offenbar wird die Zyklovergenz bei Patienten mit Zyklophorie nicht automatisch geübt.

---

[2]   Dr. Scott bezieht sich auf ein „Therapeutic Oculo-Motor Implant", das scherzhaft beim Geselligen Abend vorgeführt worden war

Über das Verhältnis von Motorik und Sensorik bei Bulbusrollungen[1]

Motor and Sensory Aspects of Bulbar Cyclorotation

N. Sradj[2]
Lahn-Gießen

Schlüsselwörter: Zyklodeviation, Zyklotropie, Glaszyklometer, Listing-Gesetz, Rollungstheorie, Involutionstheorie (kinematisch-myogene −).

Key words: Cyclodeviation, cyclotropia, cyclometer, Listing's law, cyclorotation theory, involution theory (kinematic-myogen).

Zusammenfassung: Das Kräfteverhältnis der sechs Augenmuskeln ist topographisch-funktionell so beschaffen, daß Zyklorotationen normalerweise im Sinne des Listingschen Gesetzes vermieden werden. Da Zyklorotationen des Bulbus eine residuale Bewegung darstellen, d. h. nicht regelmäßig und objektiv als Raddrehung beobachtbar sind, wird die subjektive Methode für zweckmäßiger erachtet. Aus der Lokalisation des subjektiv Vertikalen schließen wir auf Richtung und Ausmaß der motorischen Rollung in den neun Blickfeldbereichen. Die sensorische Leistung wird mit Hilfe von Nachbildern ermittelt. Es werden hierbei Gesetzmäßigkeiten eruiert, die für die Diagnostik von Motilitätsstörungen herangezogen werden. Eine neue Theorie der Bulbusrollung wird vorgestellt.

Summary: The balance of the six eye muscles is constituted in such a way that cyclorotations are normally avoided during versions. For the investigation of cyclorotation, the author prefers subjective measurements because objective testing incurs technical difficulties. From the localization of the subjective vertical, the author infers the direction and extent of cyclorotation of the globe. The sensory performance was ascertained with the help of after-images. Rules were obtained which can be applied when disturbances of motility are to be diagnosed. A new theory of bulbar cyclorotation will be presented.

Die funktionelle Bedeutung der Rollung war und ist immer noch ein im Fundamentalen umstrittenes Problem. Die Behandlung der folgenden Fragen erlaubt einen tieferen Einblick in diesen Sachverhalt:

1. Sind Bulbusrollungen strukturell vorgesehen oder nicht, d. h. sind sie im komplizierten System der Bulbusdynamik konstitutiv oder regulativ vorgebildet?

2. Läßt sich ein klares Verhältnis zwischen der Rollung und dem Listing-Gesetz ermitteln?

3. Läßt sich eine Strukturtheorie der Bulbusrollung auf der Grundlage einer vergleichenden Physiologie und einer physikalischen Anthropologie entwickeln?

Zur Klärung der ersten beiden Fragen haben wir zunächst 30 gesunde Personen am Synoptometer untersucht. Das Ergebnis dieser Versuchsreihe ist in der folgenen Abbildung zusammengefaßt.

Die Untersuchung wurde monocular durchgeführt. Wir fragten hierbei nach der subjektiven Vertikalen in Primärstellung, in Abduktion und Adduktion von 30°, in Hebung von 20°, in Senkung zunächst von 30°, in Tertiärpositionen der Hebung 20/30°, der Senkung 30/30° sowie schließlich in Extremposition bei Senkung in Adduktion 30/40°. Es ergab sich ein signifikant regelmäßiges Verhalten der Lokalisation und

---

[1]   Teilergebnisse eines umfassenden Forschungsprojektes, das mit freundlicher Unterstützung der Deutschen Forschungsgemeinschaft, Bonn, durchgeführt wurde

[2]   Bismarck Straße 6, Lahn-Gießen

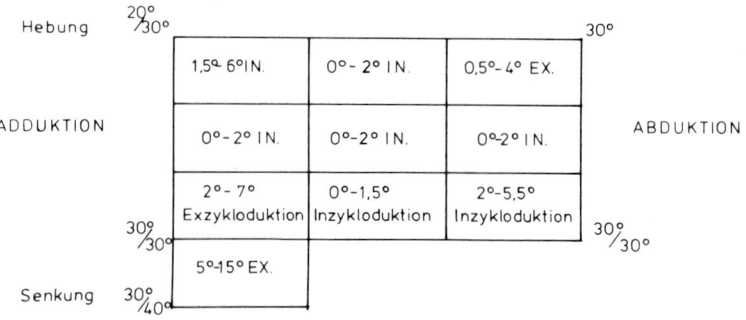

Abb. 1. Verteilungswerte der Abweichungen des subjektiv Vertikalen vom Lot am Synoptometer bei 30 Versuchspersonen (Lokalisationsweise des rechten Auges)

zwar in Primärstellung sowie bei Ad- und Abduktion im Bereiche 0—2° Inzykloduktion. Darüber hinaus konnten wir bei Hebung in Adduktion und Senkung in Abduktion ebenfalls ausnahmlos eine Lokalisation in Richtung Inzykloduktion von ca. 1,5 bis 6° feststellen. Demgegenüber lokalisierten die Versuchspersonen bei Hebung in Abduktion und Senkung in Adduktion im Exzykloduktionsbereich. Bei Extremposition wurden Werte bis 15° Exzykloduktion angegeben.

Ergänzend dazu wurden die gleichen Versuchspersonen noch einmal am Synoptometer — dieses Mal in Verbindung mit Nachbild — untersucht. Es wurde ein objektiv vertikales Nachbild eingeblitzt und dann in den obengenannten 10 Positionen nach der Lokalisation gefragt. Hierbei deckte sich das Nachbild mit der senkrechten Testlinie in Primärstellung sowie in den sekundären Positionen, d. h. in der reinen Ab- und Adduktion sowie in Hebung und Senkung. Das Ausmaß und die Richtung waren praktisch identisch und standen im Verhältnis 1 : 1. In den Tertiärpositionen war die Nachbildlokalisation richtungsgleich, d. h. bei Senkung in Abduktion und Hebung in Adduktion in den Inzykloduktionsbereich, bei Hebung in Abduktion und Senkung in Adduktion dagegen in den Exzykloduktionsbereich abgewichen. Die Werte der Nachbildneigung erreichten hierbei das 2- bis 3fache der Werte der subjektiven Vertikalen.

So ermittelten wir beispielsweise bei Senkung in Adduktion von 30/30° ein Verhältnis zwischen Motorik und Sensorik von 1 : 2,4, d. h. bei Lokalisation der Testlinie bei 4,3° Exzykloduktion weicht das Nachbild um ca. 10,3° ebenfalls nach außen ab.

Zusammenfassend können wir feststellen, daß zur Aufrechterhaltung der subjektiven Vertikalen in Tertiärstellungen des Bulbus eine gesetzmäßige Koppelung der Motorik und Sensorik in einer bestimmten Relation notwendig ist, nämlich im Verhältnis 1 : 2 bis 1 : 3. Die monoculare sensorische Leistung verstehen wir hierbei als innere Umwertung der betroffenen Netzhautmeridiane, durch die das Verhältnis zwischen der Lokalisation in der Außenwelt und der Netzhautreizung regulierend verändert wird.

Die Anwendung der obengenannten Untersuchungsmethoden auf Motilitätsstörungen. Die Messungen der subjektiven Vertikalen am Synoptometer wurden an 20 Patienten mit congenitalen und traumatischen Trochlearisparesen durchgeführt. Ich beschränke mich hier auf die in Primärstellung ermittelten Werte. Diese lagen zwischen ± 0° und 2—3° Exzyklo- bzw. Inzyklodeviation, während im freien Raum an der Maddox-Skala mit graduierter Kreiseinteilung fast immer eine Deviation im Exzyklobereich angegeben wurde. Erwähnenswert ist, daß die Patienten bei Senkung in Adduktion 30/30° zwi-

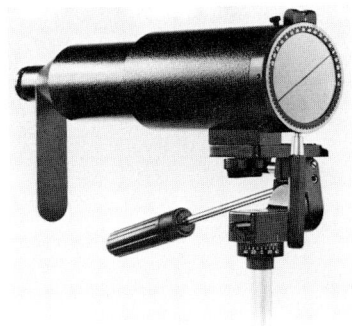

Abb. 2. Original-Glaszyklometer mit Tubus zur Seitendiagnose einer Zyklodeviaton

schen 5° und 8° Exzyklodeviation lokalisierten. Diese Werte liegen durchaus noch im Normbereich.

Die Kombination der Testlinie mit einem Nachbild ergab jedoch ein signifikantes Verhältnis zwischen Motorik und Sensorik, und zwar 1 : 1 bzw. 1 : 1,5. Das heißt: das Nachbild neigte sich in Tertiärstellung genau so viel wie die Testlinie. Kurz: Bei Paresen war — bedingt durch die Untersuchungssituation — die sensorische Leistung deutlich herabgesetzt. In einem Fall der reinen mechanischen Behinderung im Bereiche der Trochlea nach einem Trauma mit Narbenbildung im nasalen Oberlid bestand bei dem genannten Verfahren ein Überschuß der Sensorik, so daß das Verhältnis zwischen Motorik und Sensorik 1 : 5 betrug. Der Traktionstest in Vollnarkose bestätigte die Diagnose einer mechanisch bedingten Obliquus superior-Parese.

In klinischer Hinsicht kann man aus dem bisher dargestellten folgendes schließen:

1. Die Kombination von Testlinie und Nachbild bei der Prüfung der Zyklodeviation erweitert und vertieft unsere pathophysiologische Basis. Diese ist für die Differentialdiagnose und präoperative Kontrolle von Interesse.

2. Synoptometermessungen ohne Nachbild sind für die Diagnostik der Zyklodeviation unzuverlässig und sollten daher nicht mehr vorgenommen werden. Dies gilt insbesondere für Messungen in Sekundär- und Tertiärpositionen.

3. Aus der Erkenntnis, daß die Zyklorotation eine von Blickrichtung und Fixationsabstand abhängige Größe darstellt und nicht — wie man bisher angenommen hat — individuell verschieden ist, empfehlen wir die Trennung der Untersuchungsverfahren. Es sollten sowohl Messungen in der Ferne als auch in der Nähe und unter Ausschluß der Erfahrungsmotive vorgenommen werden, so, wie wir dies in unserem System der Zyklodeviationsmessung vorgeschlagen haben. Aufgrund mehrjähriger Erfahrungen haben wir das von uns entwickelte Glaszyklometer[3] in mehrfacher Hinsicht verbessert und weiterentwickelt (Abb. 2).

Vom Aspekt der Grundlagenforschung her sind folgende Schlußfolgerungen zu ziehen:

1. Die Nachbildlokalisation und ihre Messung geben keine Auskunft über die motorische Lage des Bulbus. Aus diesem Grunde kommen den Aussagen und Berechnungen über die kinematische Neigung bzw. die Abberation (Meinong) und die sekundäre Raddrehung (Maddox) für die Klinik keine Bedeutung mehr zu. Dies gilt auch für die Ergebnisse zeitgenössischer Versuche, wie sie beispielsweise Levine durchgeführt hat.

---

[3]   Vertrieb des Glaszyklometers: Fa. Schwind, Aschaffenburg

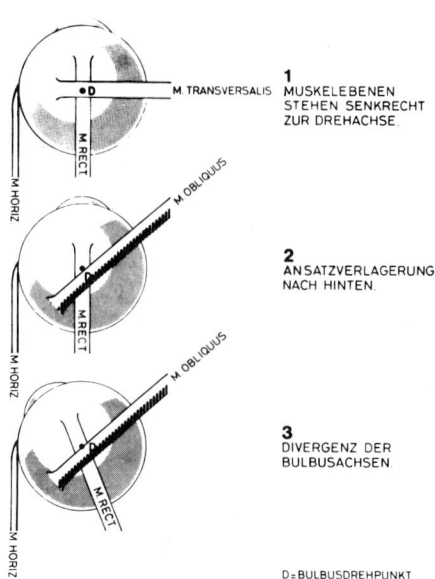

1
M.TRANSVERSALIS MUSKELEBENEN
STEHEN SENKRECHT
ZUR DREHACHSE.

2
ANSATZVERLAGERUNG
NACH HINTEN.

3
DIVERGENZ DER
BULBUSACHSEN.

D=BULBUSDREHPUNKT

Abb. 3. Strukturelle Entwicklung der 3 Muskelpaare

2. Das Listing-Gesetz verliert seine Geltung nur unter den genannten Untersuchungsbedingungen, nämlich durch das regelmäßige Auftreten von Zykloduktionen. Hiermit wird die These, daß Zykloduktionen bzw. das Fehlen derselben individuell verschieden seien, endgültig widerlegt.

3. Das größere Ausmaß der sensorischen Leistung, d. h. der inneren Umwertung bei Tertiärstellungen bestätigt die These Tschermaks, daß alle Retinameridiane grundsätzlich gleichwertig sind. Kurz: jeder beliebige Netzhautmeridian ist bei monocularer Fixation ohne Latenzzeit in der Lage, Träger der subjektiven Vertikalen zu werden. Dies gilt allerdings nicht bei nichttransponierbaren Zyklotropien.

Die anfangs formulierten zwei Fragen können nunmehr wie folgt beantwortet werden: Bulbusrollungen haben eine regulative Funktion; sie werden nach Möglichkeit ganz vermieden. Hierbei gilt das Prinzip: sowenig Rollung wie möglich, soviel wie nötig. Das Verhältnis der Rollung zum Listing-Gesetz wird hiermit neu erläutert, in dem Sinne, daß der Nahbereich je nach Untersuchungsbedingungen in Richtung und Abstand genau definiert werden muß.

Durch Geräte verursachte Zykloduktionen können, wie bereits gezeigt, stark erhöhte Werte und somit falsche Meßergebnisse bewirken.

Die dritte Frage, nämlich ob eine Strukturtheorie der Rollung beim Menschen eruierbar sei, läßt sich aufgrund der vorgenannten Ergebnisse und im Zusammenhang mit unseren weiteren Forschungen folgendermaßen beantworten: Eine physikalisch-myogene Betrachtung der drei Muskelpaare des Einzelauges führt unweigerlich zu der Überlegung, daß eine Entsprechung zwischen den Augenbewegungen und der Körperachse bestehen muß. Diesen Zusammenhang finden wir beispielsweise eindeutig bei fliegenden Vögeln und schwimmenden Fischen. Bei diesen Tieren werden die Körperbewegungen um die sagittale Achse häufig ausgeführt. Somit läßt sich die Tatsache erklären, daß die drei Muskelpaare nicht nur gleich stark, sondern auch kinematisch äußerst günstig gelagert sind. Das Verhältnis zwischen Bulbuslage und Muskelverlauf ist physikalisch gesehen optimal. Die weitere Evolution in der Tierreihe zum Homo errectus, dem aufrechtstehenden Menschen, führte dazu, daß Körperbewegungen um die anterior-posteriore Achse außer bei Fliegern und Schwimmern praktisch nicht mehr vorkommen. Die ursprüngliche Kongruenz der horizontalen Körperachse mit der sagittalen Bulbusachse beim Tier veränderte sich dahin, daß sich ein rechter Winkel zwischen diesen beiden Achsen entwickelte. Eine neue Anpassung zwischen Form und Funktion der betreffenden Muskeln wurde notwendig. Wie aus der folgenden Abbildung zu ersehen ist, bildet heute der ursprünglich im rechten Winkel zur Bulbusachse verlaufende „Musculus transversalis" mit dieser einen spitzen Winkel, wodurch die Rollung erheblich reduziert wurde (Abb. 3).

Außerdem ging die Muskelstärke auf etwa die Hälfte zurück. Die vertikalen Recti verschoben sich physikalisch ungünstig, während sie myogen konstant blieben (Volkmann, 1869). Die horizontalen Motoren sind demgegenüber in ihrer Wirkungsweise ideal geblieben. Das Verhältnis zwischen Motorik und Sensorik bei Bulbusrollungen verstehen wir als eine Art Wechselspiel, wobei die Sensorik bei retardierter Motorik kompensativ bis dominierend wirkt. Aufgrund der von uns hier in aller Kürze dargestellten Entwicklung der Augenmuskelkonstellationen sprechen wir von der kinematisch-myogenen Involutionstheorie der Bulbusrollung des Menschen. Diese Theorie verstehen wir — in Anlehnung an Rohen — als eine „Morphologie, die bestrebt ist, die Gestalt in ihren besonderen Zusammenhängen mit der Leistung zu sehen".

Literatur

Levine, M. H.: Pendulum-like Eye Movement. Compensatory Cycloversion challenged. Amer. J. of Ophth. 979 (1973)

Rohen, J.: Die funktionelle Gestalt des Auges und seiner Hilfsorgane. S. 5. Mainz 1953

Sradj, N.: Die Bedeutung der Zyklophorie im Rahmen asthenopischer Beschwerden — Bestimmung der Zyklophorie. In: Arbeitskreis Schielbehandlung des BVA Wiesbaden 1975. Bd. 8, S. 41, 1976

Tschermak, A. v.: In: Handbuch der normalen und pathologischen Physiologie. S. 1021, 1931

Differentialdiagnose zerebellärer Störungen

Okulomotorische Störungen bei Kleinhirnerkrankungen

Oculomotor Signs of Cerebellar Diseases

J. Dichgans

Neurolog. Klinik mit Abt. für Neurophysiologie der Univ. Freiburg

Schlüsselwörter: Kleinhirn, okulomotorische Symptome, Nystagmus (optokinetischer, vestibulärer, pendelnder, alternierender, nach unten schlagender), Folgebewegungen, Dysmetrie (Sakkaden), Gegenrucke, Kippdeviationen, Lateropulsion (Sakkaden, Opsoklonus, vestibulo-okulärer Reflex (Fixationssuppression), Flocculus.

Key words: Cerebellum, oculomotor signs, nystagmus (optokinetic, vestibular, downbeat, sinusoidal, rebound, alternating), opsoclonus, lateropulsion (saccades), dysmetria (saccadic), square wave jerks, pursuit movements (smooth), vestibulo-ocular reflex (suppression of), flocculus.

Summary: The close adjacency and common vascular supply by branches of the basilar artery hamper the clinical assessment of oculomotor signs that are specific to cerebellar lesions. Nevertheless, based on clinical observations and lesion experiments in animals, a few signs may be named. Saccadic dysmetria (mostly overshoot) and increased square wave opposite jerks, pendular nystagmus in multiple sclerosis and opsoclonus; rebound nystagmus; severe impairment of smooth pursuit (towards the ipsilateral side) and of optokinetic nystagmus (towards the contralateral side) combined with normal or increased vestibular excitability. In patients with brainstem lesions OKN and vestibular nystagmus are both diminished. Persiting spontaneous downward nystagmus and positional nystagmus of the central type are most probably specific for lesions of the vestibular part of the cerebellar vermis. — Nonspecific signs observed in patients with cerebellar and brainstem lesions as well are: spontaneous nystagmus, gaze nystagmus, alternating nystagmus and decreased ability to suppress vestibular nystagmus by fixation.

Kleinhirnerkrankungen können zu Augenbewegungsstörungen führen. Die Mehrzahl dieser Augenbewegungsstörungen kommen aber auch bei Schädigungen anderer Lokalisation vor. Ein Kliniker, der versucht, unspezifische und spezifische okulomotorische Kleinhirnsymptome zu definieren, muß berücksichtigen, daß viele Kleinhirnerkrankungen den Hirnstamm mit betreffen. Die enge Nachbarschaft beider Hirnteile und ihre gemeinsame arterielle Versorgung aus Ästen der Arteria basilaris erschweren die klinische Zuordnung bei Hirntraumen, Raumforderungen und Gefäßkrankheiten. Cerebelläre Systemdegenerationen und toxische Schädigungen betreffen zumindest in ihren Spätstadien häufig nicht nur die Kleinhirnrinde und die Kleinhirnkerne, sondern auch den Hirnstamm.

Der Kliniker muß sich, da Sektionsbefunde von Patienten mit rein cerebellärer Läsion und guten Registrierungen von Augenbewegungsstörungen fehlen, auf Ablationsexperimente bei Tieren stützen. So ist nach eingehendem Studium der funktionell-anatomischen und neurophysiologischen Literatur die folgende Zusammenstellung der klinisch-neuroophthalmologischen Symptome von Kleinhirnerkrankungen entstanden. Einige, insbesondere die neuesten Arbeiten werden im Text kurz erwähnt. Ältere Übersichten über Augenbewegungsstörungen bei Kleinhirnerkrankungen geben einen vollständigeren Überblick über die tierexperimentelle und klinische Literatur (Dow, Moruzzi, 1958; Dow, Manni, 1964; Kornhuber, 1966; Hoyt, Daroff, 1971; Dichgans, Jung, 1975).

Tonische Einflüsse

Akute, einseitige Kleinhirnläsionen können zu einer *konjugierten Blickwendung zur Gegenseite* führen, die man mit einer horizontalen Blickparese verwechseln kann. Diese bildet sich rasch zurück. Nachfolgend besteht ein zunächst lebhafter *Nystagmus zur Herdseite,* der durch Fixation nicht wie der vestibuläre Nystagmus bei peripheren Läsionen gehemmt, sondern gelegentlich provoziert wird. Die fehlende Fixationshemmung wird wahrscheinlich nur bei durch die Kleinhirnläsion gleichzeitig gestörter Optokinetik zur Gegenseite des Herdes gesehen und durch diese bedingt. Nach Lidschluß oder bei Unaufmerksamkeit gleiten die Augen zur Gegenseite in die „Ruheposition" (Holmes, 1917). Dies wird am besten unter der Frenzel-Brille (+ 20 D) im Dunkeln demonstriert. Fixation eines Punktes, der von der „Ruheposition" abweicht, führt zu *Blickrichtungsnystagmus* in Richtung dieser Abweichung.

Blickdeviation und Blickrichtungsnystagmus finden sich auch bei Hirnstammläsionen. Nystagmus bei Fixation geradeaus und vergleichsweise geringerer Spontannystagmus bei geschlossenen Augen findet sich sonst nur noch beim congenitalen Nystagmus.

Nach den tierexperimentellen Befunden ist es wahrscheinlich, daß diese tonischen Effekte vorwiegend durch Läsionen in den Kleinhirnkernen und dem Brachinum conjunctivum hervorgerufen werden (Nashold, Slaughter, 1969). Spontannystagmus bei geschlossenen Augen (zur Herdseite) findet sich wohl vorwiegend nach Läsionen des Vestibulocerebellums und des Nucleus fastigii (Grant et al., 1964).

Die Hertwig-Magendiesche Schielstellung — im amerikanischen Schrifttum „skew deviation" — wird ebenfalls nur bei akuten Läsionen gesehen (Holmes, 1917; Walsh, Hoyt, 1969). Sie findet sich gelegentlich auch beim Wallenberg-Syndrom (Kommerell, Hoyt, 1973) und beruht wahrscheinlich auf Herden in der Gegend des mittleren Kleinhirnschenkels (Smith et al., 1964). Beim Menschen fehlen autoptische Befunde, so daß man mit Angaben über die Spezifität dieses Symptoms zurückhaltend sein muß. Das gleichseitige Auge steht unten und innen, das gegenseitige oben und außen. Auch hier ist Beobachtung unter der Frenzel-Brille zu empfehlen, da diese Schielstellung bei Fixation häufig kompensiert wird (Holmes, 1917).

Lateropulsion von Sakkaden und Sakkadendysmetrie. Lateropulsion von Sakkaden findet sich besonders beim Wallenberg-Syndrom (Hagström et al., 1969; Kommerell, Hoyt, 1973) und bei Kleinhirnbrückenwinkeltumoren (v. Reutern, Dichgans, 1977). Sie besteht in einer *Hypermetrie der Sakkaden zur Herdseite und einer Hypometrie zur Gegenseite.* In beiden horizontalen Blickrichtungen folgen der dysmetrischen Blickbewegung entsprechende Korrekturbewegungen. Bei Willkürsakkaden und raschen Phasen des optokinetischen Nystagmus in vertikaler Richtung ist häufig eine horizontale Bewegungskomponente zur Herdseite zu beobachten, so daß diese Bewegungen schräg erfolgen. Bei geschlossenen Augen kann man bei Gleichstromableitung eine tonische Blickdeviation zur Herdseite dokumentieren, die man einfacher auch unter der Frenzel-Brille im Dunkelraum sieht. Der Ort der verursachenden Schädigungen kann bei beiden Erkrankungen sowohl in der lateralen Haube der pontomedullären Übergangsregion liegen als auch im Flocculus und den ventrocaudalen Kleinhirnanteilen. Tierexperimente mit ähnlichen Befunden fehlen.

Ablationen des mittleren Kleinhirnwurmes (Larsell's Area VI und VII) und angrenzender Hemisphärenanteile bei Affen (Aschoff, Cohen, 1971) führten auch zu asymmetrischen Veränderungen der Sakkaden, aber hier blickten die Tiere wie bei den akuten Hemisphärenläsionen vorwiegend nach contralateral, und Sakkaden zur Gegenseite des Herdes waren eindeutig größer als solche zur Herdseite. Reine und symmetrische Läsionen des Mittelwurmes bei trainierten Affen weisen auf eine besondere Funktion dieser Region für die Dosierung der Augenmuskelkraft in Abhängigkeit von der Startposition des Auges in der Orbita hin. Diese Region erhält beim Affen proprioceptive Afferenzen aus den Augenmuskeln (Fuchs, Kornhuber, 1969). Sakkaden von der Mittelstellung nach lateral fallen häufig zu kurz aus, solche zurück zur Mittelstellung schießen über das Ziel hinaus (Ritchie, 1975). Bei Patienten mit Kleinhirnrindenatrophien ist *sakkadische Dysmetrie* häufig, findet sich aber in weniger als der Hälfte der Fälle. In der Regel ist keine klare Abhängigkeit der Dysmetrie von der Startposition des Auges nachzuweisen. Hypermetrie ist deutlich häufiger als Hypometrie und ist besonders ausgeprägt bei kleineren Amplituden von bis zu 25°. Korrekturen des Überschießens erfolgen gelegentlich ohne intersakkadisches Intervall. Zee et al. (1976) fanden bei ihren Fällen mit familiärer Kleinhirnrindenatrophie eine durch Übung nicht zu kompensierende Dysmetrie mit überschießenden Amplituden, vor allem beim Blick nach unten. Die Sakkaden-Geschwindigkeit kann angeblich auch bei rein cerebellären Erkrankungen verlangsamt sein (Baloh et al., 1975). Wir haben dies nicht beobachtet. Eine Verlangsamung findet sich jedenfalls vor allem bei spinocerebellären Ataxien (Zee et al., 1976; Wadia, Swami, 1971) und anderen Erkrankungen mit Hirnstammbeteiligung wie der Chorea Huntington (Starr, 1967), dem M. Wilson (Kirkham, Kamin, 1974) und dem „progressive supranuclear palsy" (Newman et al., 1970; Dix et al., 1971).

Gestörtes Halten einer Blickrichtung

Die Einhaltung vor allem exzentrischer Augenstellungen erfordert eine kontinuierliche Tonisierung der jeweils agonistisch und antagonistisch wirkenden Augenmuskelkerne unter visueller und vestibulärer Kontrolle. An dieser Funktion sind Hirnstamm und Kleinhirn beteiligt (Robinson, 1974).

Blickrichtungsnystagmus (gelegentlich mit exponentiell abfallender Geschwindigkeit der langsamen Phase, wie beim blickparetischen Nystagmus) ist das häufigste Symptom einer gestörten Blickhaltefunktion. Die Augen streben zur Mittelstellung zurück, dies umso stärker, je weiter zur Seite geblickt wird. Diese Tendenz zur Deviation von der intendierten Blickrichtung weg, die langsame Phase des Nystagmus, wird von raschen Phasen, die das Blickziel neu ergreifen, unterbrochen. Blickrichtungsnystagmus ist häufig in mehreren Blickrichtungen zu beobachten, während vestibulärer Spontannystagmus allenfalls bei Blick in Richtung der raschen Phase zu Blickrichtungsnystagmus führt.

Patienten mit chronischer cerebellärer Atrophie haben in fortgeschrittenen Stadien wahrscheinlich immer Blickrichtungsnystagmus in beiden Horizontalrichtungen. Im Krankengut von Jung und Kornhuber (1964) hatten bei unterschiedlichen Stadien immerhin 50% der Patienten Blickrichtungsnystagmus. Vollständige Kleinhirnexstirpationen führen ebenfalls zu Blickrichtungsnystagmus (Ferraro, Barrera, 1938; Westheimer, Blair, 1973; Robinson, 1974). Bei sehr jungen Tieren kann sich dies kompensieren (Westheimer, Blair, 1974).

Reboundnystagmus (Hood et al., 1973) ist wahrscheinlich spezifischer für Kleinhirnläsionen (Baloh et al., 1975; Zee et al., 1976). Hierbei wird der Blickrichtungsny

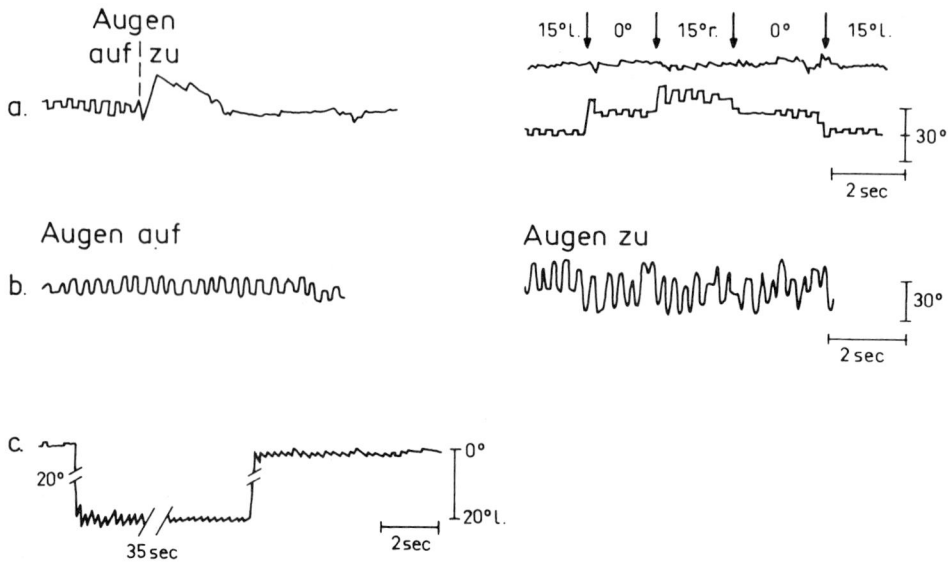

Abb. 1. (a) Vermehrtes rein horizontales Gegenrucken, das bei Augenschluß verschwindet (links) und bei seitlicher Blickwendung fortbesteht (rechts), bei operiertem Lindau-Tumor der linken Kleinhirnhemisphäre. (b) Größere Kippdeviationen bei offenen Augen (links), noch vergröbert bei geschlossenen Augen bei einer akuten cerebellären Encephalitis (Kornhuber, 1966). (c) Blickrichtungsnystagmus bei Blick 40° nach links, der allmählich an Intensität abnimmt und nach Rückkehr zur Mittelstellung in einen „Reboundnystagmus" umgekehrter Richtung umschlägt, der zuvor bei Blick geradeaus nicht bestand

stagmus bei längerem Seitwärtsblick immer geringer, um nach etwa 20 Sekunden ganz aufzuhören. Wird nun der Blick zur Mittelstellung gewandt, so erscheint ein zuvor nicht zu beobachtender Nystagmus in Gegenrichtung der anfänglichen seitlichen Blickwendung. Auch dieser sistiert nach einigen Sekunden (Abb. 1c).

Vermehrtes Gegenrucken, bis zu großen Kippdeviationen, ist fast immer horizontal und hat Frequenzen bis zu 3/sec bei einem intersakkadischen Intervall von meist nicht unter 150 msec. Es ist in einigen Fällen nur bei offenen Augen zu beobachten (Abb. 1a, 2a) und durch Fixationsintention aktiviert (Alpert et al., 1975). Bei anderen finden sich die alternierenden Fixationsrucke, wie bei Gesunden, nur bei geschlossenen Lidern, sind aber größer und häufiger. Potthoff und Haustein (1970) sahen ein vermehrtes Gegenrucken bei 65% der Patienten nach Operationen von Kleinhirntumoren. Da auch Gesunde gelegentlich vermehrte Gegenrucke, allerdings kleiner Amplitude, zeigen, ist die Abgrenzung schwierig. Amplituden von mehr als 4° und andauerndes Vorkommen sind sicher pathologisch. Je größer die Amplituden, desto sicherer kann man einer Schädigung des Kleinhirns oder seiner Efferenz sein. Die häufig durch Wechsel der Blickrichtung aktivierten „flutter-like oscillations" (Goldberg, Jampel, 1963) sind eine extreme Form dieser dysmetrischen Enthemmung der physiologischen Fixationsrucke (Jung, Kornhuber, 1964; Feldon, Langston, 1977). Sie entsprechen am ehesten den von Kornhuber (1966) beschriebenen Kippdeviationen (Abb. 1b).

Pendelnystagmus bei Multipler Sklerose und Opsoklonus (Abb. 2) sind unseres Wissens spezifisch für Kleinhirnläsionen. Der Pendelnystagmus bei Multipler Sklerose ist gelegentlich binokular dissoziiert und kann rein vertikal sein. Er wird wie der congenitale Nystagmus durch Augenöffnen und Fixationsintention aktiviert (Abb. 2a) und sistiert bei geschlossenen Augen meist ganz. Pendelnystagmus bei Multipler Sklerose

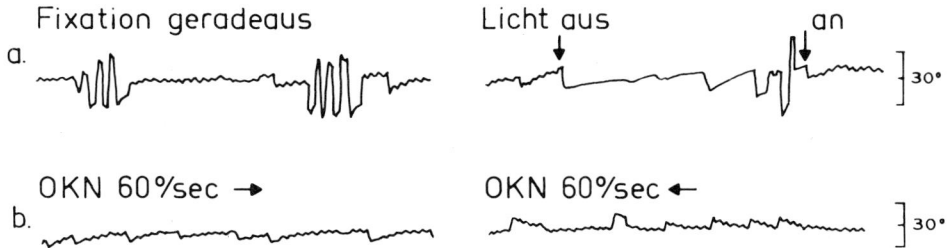

Abb. 2. Pendelnystagmus kleiner Amplitude bei Multipler Sklerose. (a) Pendelnystagmus, unterbrochen von großen dysmetrischen Fixationsrucken (Kippdeviationen), der typischerweise (rechts) in Dunkelheit verschwindet. (b) Pendelnystagmus, der die langsamen Phasen des stark verminderten horizontalen optokinetischen Nystagmus überlagert

kann sich den langsamen Phasen des optokinetischen Nystagmus überlagern (Abb. 2b), während große Gegenrucke durch die langsame Phase des Nystagmus offenbar unterdrückt werden. Er ist ein Spätsymptom der Erkrankung, findet sich in etwa 4% der Fälle (Aschoff et al., 1970) und ist in der Regel von anderen neurologischen Zeichen einer schweren Kleinhirnschädigung — vorwiegend Kopftremor und Rumpfataxie — begleitet. Er läßt sich nicht durch vestibulo-okuläre Reflexe bei Kopftremor erklären. Die Registrierung der Abbildung 2a zeigt neben fixations- und lichtaktiviertem Pendelnystagmus auch große Kippdeviationen. Natürlich ist es bei Multipler Sklerose nicht möglich, den Ort der Schädigung genauer zu bestimmen[1].

Experimentelle Befunde von Nashold et al. (1969) wurden von Aschoff zur Stützung seiner Annahme einer verursachenden Schädigung im Nucleus fastigii und seiner Efferenz herangezogen.

Der Opsoklonus (Orzechowski, 1927) ist ein außerordentlich eindrucksvolles und sehr spezifisches Symptom einer Gruppe von akuten Kleinhirnerkrankungen, meist bei Kindern unter 5 Jahren. Die Bezeichnung Opsoklonus sollte nur dann verwandt werden, wenn bei einer Ataxie des Rumpfes mehr als der Extremitäten mit gelegentlichen durch Lidschluß provozierten Myoklonien und cerebellärer Sprachstörung folgende Augensymptome beobachtet werden: Rasche, immer assoziierte, vorwiegend horizontale Myoklonien, die die Geschwindigkeit von Sakkaden haben, sich aber ohne intersakkadisches Intervall aneinander reihen. Sie sind bei ruhigem Blick geradeaus relativ selten, treten in Salven auf, schließen sich häufig an Willkürsakkaden (Abb. 3b) oder auch rasche Phasen des optokinetischen Nystagmus (Abb. 3d) an (Dichgans, Jung, 1975) oder erscheinen in Blickfolgebewegungen eingestreut (Abb. 3a). Besonders kennzeichnend sind lange Salven von Opsoklonus, die durch Lidschluß provoziert werden (Abb. 3c). Wir haben wiederholt beobachtet, daß die Frequenz innerhalb der Salven im Verlauf zunahm, während deren Häufigkeit schon zurückging. Opsoklonus persistiert im Schlaf (Smith, Walsh, 1960) und ist bei Weckreaktionen aktiviert (Kuhlo, Dichgans, 1970). Myoklonische Encephalopathie (Kinsbourne, 1962), infantile Polymyoklonie (Dyken, Kolar, 1968) und „dancing eye and feet syndrome" (Ford, 1966) sind synonyme Bezeichnungen für die zugrundeliegende Gruppe von Erkrankungen wahrscheinlich verschiedener Genese, aber identischer Erscheinungsform. Die bisherigen Arbeiten zur

---

[1] Der congenitale Nystagmus besteht ohne Ataxie. Auch hier ist der Ort der Schädigung unbekannt. Es wäre denkbar, daß eine Kleinhirnläsion besteht, die für Rumpf- und Extremitätenmotorik in frühester Kindheit funktionell kompensiert werden kann, nicht aber für die Augenbewegungen. Autopsien fehlen leider

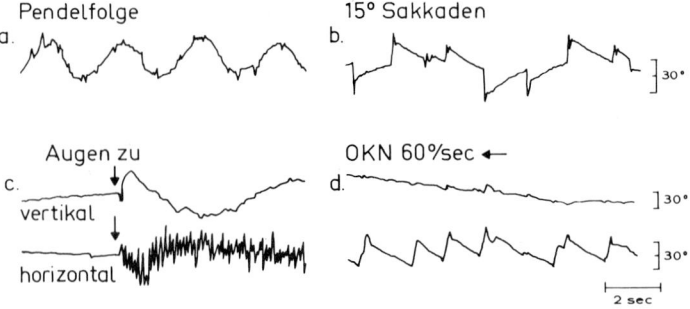

Abb. 3. Opsoklonus bei Kinsbourne Encephalitis. (a) Kurze Blickmyoklonien überlagern die Blickfolge. (b) Sakkaden enden mit einer überschießenden Myoklonie, die das Auge ohne das für Korrekturbewegungen typische intersakkadische Ruheintervall auf das Blickziel zurückführen. (c) Nach Augenschluß treten andauernde hochfrequente (8/sec) rein horizontale Blickmyoklonien auf. (d) Überschießende rasche Phasen des horizontalen optokinetischen Nystagmus als relativ seltenes Symptom

Genese des Syndroms und dem Ort der Schädigung innerhalb des Kleinhirns haben wir früher zusammengestellt (Dichgans, Jung, 1975). Eine Autoimmunreaktion bei gleichzeitig vorliegendem Neuroblastom bei Kindern oder Carcinom bei Erwachsenen wurde ebenso diskutiert wie unspezifische Reaktion auf Virusinfekte. Corticosteroide und ACTH führen meist zu einer raschen Besserung von Ataxie und Opsoklonus, müssen aber über viele Monate gegeben werden. Der Ort der Schädigung im Cerebellum ist nicht sicher. Wahrscheinlich bestehen gleichzeitig Veränderungen in den Kleinhirnkernen und der Kleinhirnrinde.

Störungen von Blickfolge und optokinetischem Nystagmus

Nicht nur Großhirnläsionen, vorwiegend solche im parieto-occipitalen Marklager, führen zu einer Abschwächung des optokinetischen Nystagmus (OKN) nach contralateral und Hirnstammläsionen zu Verminderung des OKN nach ipsilateral. Kleinhirnschädigungen — insbesondere diffuse corticale Atrophien — können zu einer völligen Aufhebung des OKN und der foveal geführten Blickfolge führen[2] (Baloh et al., 1975; Corvera et al., 1973; Dichgans, Jung, 1975; Jung, Kornhuber, 1964; Noorden, Prezioso, 1966; Zee et al., 1976). Man kann bei Patienten mit cerebellärer Atrophie bei verminderter Optokinetik und anderen neuroophthalmologischen Befunden wie Blickrichtungsnystagmus und gestörter Blickfolge nicht auf eine Mitbeteiligung der Brücke und damit eine pontocerebelläre Atrophie schließen. Pontine Prozesse mit Schädigung der Formatio reticularis können zwar auch zu einer Abschwächung des horizontalen OKN in beiden Richtungen führen, dann ist aber gleichzeitig der vestibuläre Nystagmus aufgehoben, da die supranukleären Nystagmuszentren der Formatio reticularis beiden sensomotorischen Regulationen gemeinsam sind. Bei cerebellären Atrophien ist trotz fehlendem OKN der vestibuläre Nystagmus häufig normal oder gesteigert (Dichgans, Jung, 1975; Baloh et al., 1975; Zee et al., 1976). Diese Dissoziation kann man als differentialdiagnostisches Kriterium verwerten (Abb. 4).

---

[2]   Blickfolge und OKN erscheinen immer in entgegengesetzter Richtung gestört, da der optokinetische Nystagmus nach der Richtung der raschen Phasen bezeichnet wird

Cerebelläre Atrophie

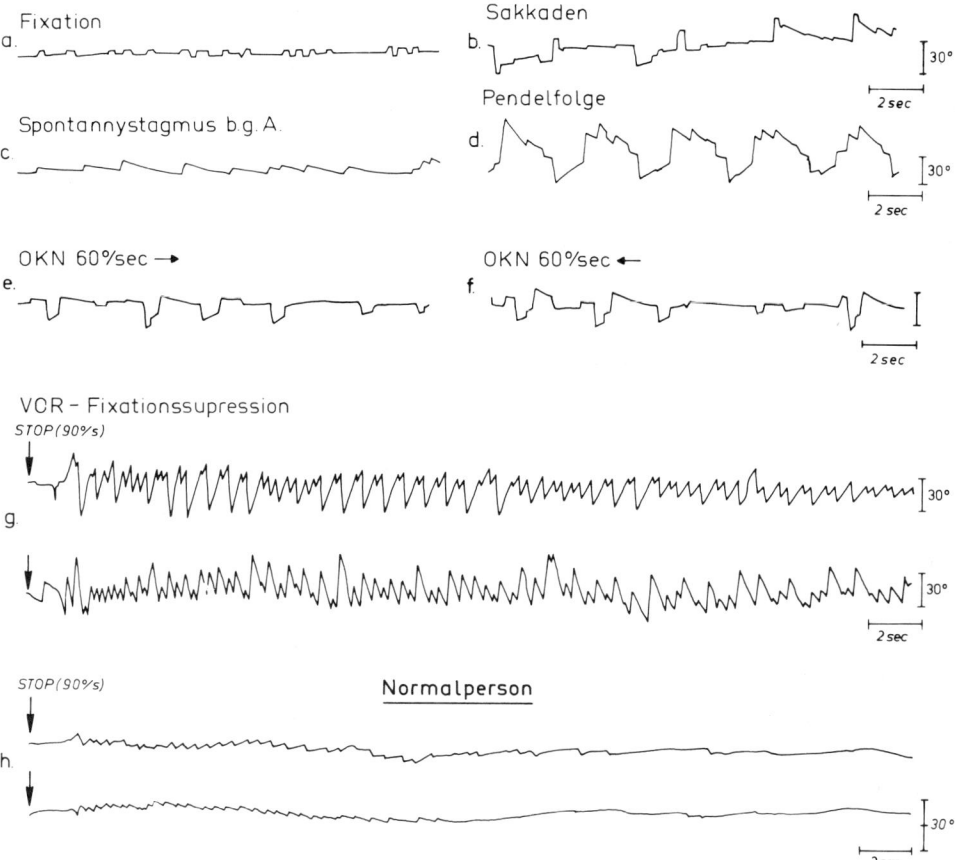

Abb. 4. Ophthalmoneurologische Befunde bei einer Patientin mit langsam progredienter Kleinhirnrinden-atrophie. (a) Seltene vergröberte Fixationsrucke. (b) Überschießende Sakkaden (Zeitkonstante der Ablei-tung 3 sec). (c) Spontannystagmus nach rechts bei geschlossenen Augen. (d) Schwere Störung der Blick-folge. (e u. f) Aufgehobener optokinetischer Nystagmus. (g) Schwer gestörte Fixationssuppression des ersten postrotatorischen Nystagmus bei vestibulärer Übererregbarkeit (nach Stop aus gleichförmiger Drehung bei 90°/sec). (h) Im Vergleich zu g der Befund bei einer Normalperson

Ablationsexperimente bei Affen (Westheimer, Blair, 1973, 1974) stützen diesen klini-schen Befund. Verwirrend ist die Tatsache, daß bei Katzen und Kaninchen, die allerdings einen weniger guten OKN haben, Cerebellektomien den OKN nur gering (Robinson, 1974) oder gar nicht (Collewijn, 1970) stören. Offenbar ist der Flocculus von besonderer Bedeutung. Beidseitige Flocculektomien führen beim Affen zu allgemein vermindertem OKN (Takemori, Cohen, 1974), Hemicerebellektomien stören den OKN nach kontralate-ral und die Blickfolge nach ipsilateral (Westheimer, Blair, 1974). Auch beim Menschen ist, im Gegensatz zu den Befunden bei Hirnstammläsionen, der OKN vorwiegend nach kontralateral gestört (siehe Abb. 5). Dies zu wissen, ist besonders bei Patienten mit Kleinhirnbrückenwinkeltumoren nützlich. Hier erwartet man durch Kompression der Brücke eine Minderung des OKN zur Herdseite, findet aber insbesondere bei noch kleinen Tumoren eine starke Störung des OKN nach kontralateral. Wir haben dies

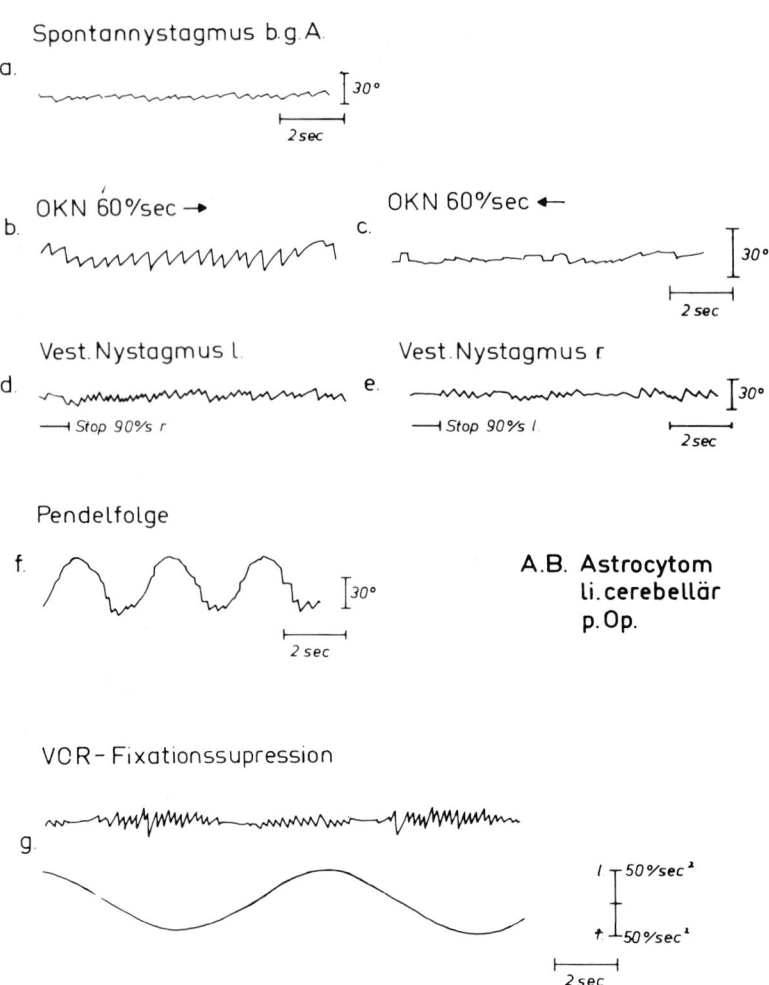

Spontannystagmus b.g.A.

a.

30°

2 sec

OKN 60%/sec →

b.

OKN 60%/sec ←

c.

30°

2 sec

Vest. Nystagmus l.

d.

⊢—⊣ Stop 90%/s r

Vest. Nystagmus r

e.

⊢—⊣ Stop 90%/s l.

30°

2 sec

Pendelfolge

f.

30°

2 sec

A.B. Astrocytom
li. cerebellär
p. Op.

VOR - Fixationssupression

g.

l ⊤ 50%/sec²

⊺ ⊥ 50%/sec²

2 sec

Abb. 5. Nystagmusbefunde nach Operation eines Astrocytoms der linken Kleinhirnhemisphäre (Vestibulocerebellum und Hinterlappen). (a) Spontannystagmus zur Herdseite. (b) Minderung des OKN vorwiegend zur Gegenseite. (d u. e) Überwiegen des postrotatorischen vestibulären Nystagmus zur Herdseite. (f) Störung der Blickfolge vorwiegend zur Herdseite. (g) Störung der Fixationssuppression des vestibulären Nystagmus vorwiegend zur Herdseite (bei horizontalem Pendeln des sitzenden Patienten mit maximaler Beschleunigung von 50°/sec²)

Abb. 6. Störung der Fixationssuppression (Abszisse) und des optokinetischen Nystagmus (Ordinate) bei Patienten ohne (oben) und mit cerebellären Läsionen (unten). Das Ausmaß der Störung der Fixationssuppression wurde als die Summe der raschen Nystagmusphasen über eine Halbschwingung (0,1 Hz, max. acc. 50°/sec²) bestimmt. Die Güte des OKN wurde an der Summe der raschen Nystagmusphasen über 10 sec gemessen. Beide Gruppen zeigen Störungen der Fixationssuppression, deren Ausmaß jeweils mit der Güte des optokinetischen Nystagmus korreliert. Schlechter OKN führt zu verminderter Fixationssuppression des vestibulären Nystagmus in Gegenrichtung. — So hat der Patient Nr. 1 der oberen Bildhälfte bei rechtsseitigem Großhirninsult eine Minderung des OKN nach links und eine gestörte Fixationssuppression nach rechts. In der unteren Bildhälfte sind vor allem Patienten mit Kleinhirnatrophien dargestellt. Bei genereller und meist stärkerer Minderung des OKN ist auch die Störung der Fixationssuppression deutlicher. (Der Patient der Abb. 5 ist hier Nr. 5)

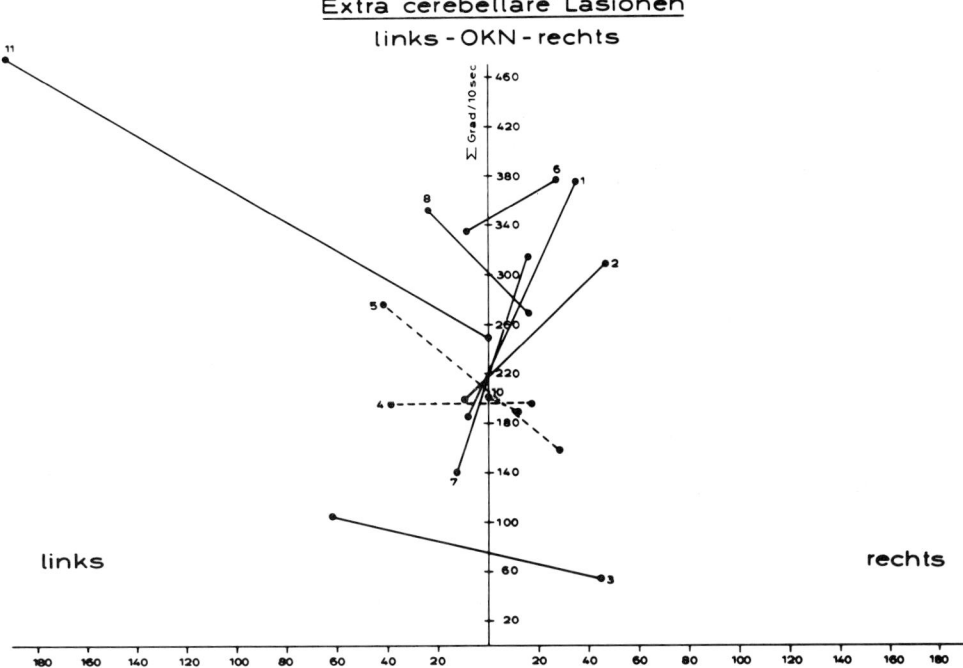

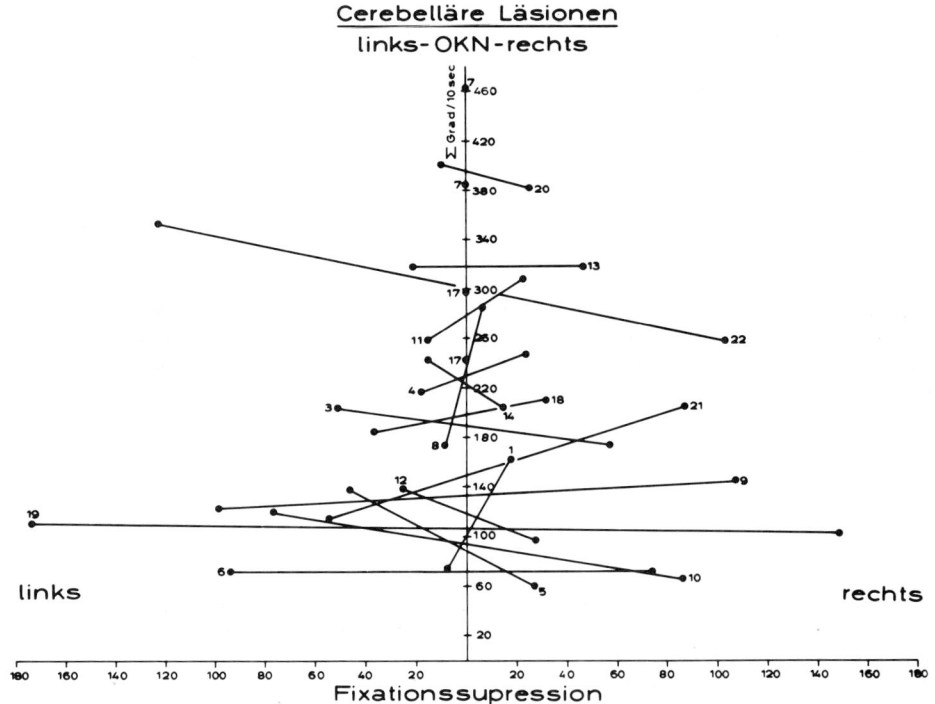

Abb. 6. (Legende s. S. 242)

durch eine Kompression des unmittelbar über dem Nervus stato-acusticus liegenden Flocculus erklärt (v. Reutern, Dichgans, 1977). Tatsächlich findet man intraoperativ den Flocculus in der Regel völlig atrophisch.

Die *gestörte Fixationssuppression des vestibulären Nystagmus* bei Kleinhirnkranken (Abb. 4—6) ist möglicherweise Folge der Optokinetikminderung und kein eigenständiges Symptom. Sie wird bei ausgedehnten Kleinhirnläsionen besonders deutlich, weil diese häufig zu vestibulärer Übererregbarkeit führen und gleichzeitig zu einer generellen Minderung des OKN. Hinweise auf eine gestörte Fixationssuppression von Nystagmus bei Kleinhirnerkrankungen finden sich in der Literatur zumindest seit Holmes (1917). Der erste systematische Nachweis bei tierexperimentellen cerebellären Läsionen wurde von Takemori und Cohen (1974) geführt, in dem sie beidseits den Flocculus exstirpierten. Zweifelsohne zeigen Patienten mit Kleinhirnerkrankungen dieses Symptom besonders deutlich (Alpert, 1974; Zee et al., 1976). Es ist jedoch *nicht spezifisch für Kleinhirnläsionen, sondern findet sich bei jeder Form der Optokinetikstörung, jeweils in der dieser entgegengesetzten Richtung,* bei einseitigen Kleinhirnläsionen also nach ipsilateral, vorausgesetzt, daß die vestibuläre Erregbarkeit erhalten ist (Abb. 5). Bei hinteren parietalen, temporalen und occipitalen Großhirnläsionen ist die Fixationssuppression nach ipsilateral vermindert, der OKN nach kontralateral (Andersen et al., 1954; Carmichael et al., 1954, 1961; Baader, Kornhuber, 1965). Beim einfachsten Test am Krankenbett läßt man den Patienten auf die nebeneinandergelegten Daumen der vorgehaltenen, im übrigen verschränkten, Hände blicken, während man ihn bei den Schultern nimmt und pendelnd ungefähr ± 90° nach rechts und links dreht. Der Normale unterdrückt dabei den vestibulären Nystagmus, während Patienten mit Kleinhirnrindenatrophie und solche mit operativen Läsionen im Bereich des Paläo- und Vestibulocerebellums sehr lebhaften Nystagmus zeigen. Abbildung 6 gibt einen Eindruck von den Meßwerten bei Patienten mit Kleinhirnerkrankungen und Normalen.

Vestibuläre Übererregbarkeit

Das Vestibulocerebellum erhält direkte und indirekte vestibuläre Afferenzen und ist sowohl direkt hemmend als auch über den Nucleus fastigii indirekt aktivierend mit den Vestibulariskernen verschaltet (Übersicht bei Precht, 1975). So können vestibulo-okuläre Reflexe (Nystagmus und Puppenkopfphänomen) und vestibulospinale Reaktionen unter visueller Kontrolle anpassend optimiert werden, d. h. die Erregbarkeit den biologischen Anforderungen gemäß eingestellt werden (Melville Jones, Gonshor, 1975; Robinson, 1975). Ein Wegfall der Hemmung vor allem bei Patienten mit Kleinhirnrindenatrophie führt zu vestibulärer Übererregbarkeit (Dichgans, Jung, 1975; Baloh et al., 1975; Zee et al., 1974, 1976), wird aber keineswegs in allen Fällen mit Kleinhirnläsionen beobachtet. Abtragungen des Vestibulocerebellums bei Tieren führen zu einer Übererregbarkeit vorwiegend nach ipsilateral (Bauer, Leidler, 1911; Chambers, Sprague, 1955; Fernandez, Fredrickson, 1964). Vollständige Kleinhirnexstirpation führt aber nicht zu einer bleibenden Übererregbarkeit (Westheimer, Blair, 1974; Robinson, 1974).

Vestibuläre Übererregbarkeit ist kein kleinhirnspezifisches Symptom. Sie kommt auch bei Brückenhaubenläsionen vor. Aber während bei Kleinhirnläsionen die Kombination von vestibulärer Übererregbarkeit und allseits stark vermindertem OKN charakteristisch ist (siehe Abb. 3), führen Hirnstammläsionen z. B. bei Syringobulbie, wenn sie vestibuläre Übererregbarkeit machen, zu keiner oder doch weniger ausgeprägter Störung des OKN.

Lagenystagmus

Man muß den zentralen Lagenystagmus vom benignen paroxysmalen peripheren Lageny-stagmus unterscheiden (Kornhuber, 1966). Der erste gibt Anlaß zu weiterer Diagnostik. Der zweite ist harmlos. Zentraler Lagenystagmus tritt nahezu regelmäßig auf, kann seine Richtung in Rechts- und Linksseitenlage wechseln, dauert lange an und ist häufig nur im Anfangsstadium von Schwindel begleitet. Der benigne Lagenystatmus dagegen tritt nicht nach jeder Lageänderung auf, dauert maximal 30 Sekunden und ist immer (?) von Schwindel begleitet. Nach der Literatur (Dichgans, Jung, 1975) ist es unsicher, ob der zentrale Lagenystagmus kleinhirnspezifisch ist. Jedenfalls kommt er nur bei Läsionen in der hinteren Schädelgrube vor und weist, vor allem bei Kindern, auf einen Tumor hin (81%, Zilstorff, pers. Mitteilung). Unterwurmläsionen und Läsionen im Nucleus fastigii führen bei Tieren zu Lagenystagmus, Nodulusläsionen zu Nystagmus nach unten (Dichgans, Jung, 1975). Lagenystagmus nach unten findet sich nach extremer Reklination des Kopfes im Liegen vor allem bei Patienten mit Unterwurmläsionen. Andauernder Spontannystagmus nach unten wurde vor allem bei Patienten mit Arnold-Chiari-Syndrom gefunden (Cogan, 1968; Mahaley, 1968; Hart, Sanders, 1970; Zee et al., 1974).

Schlußfolgerungen

Wegen der zahlreichen Überschneidungen im Syndrom möglicher neuroophthalmologi-scher Ausfälle bei Kleinhirn- und Hirnstammerkrankungen können nur wenige Einzel-symptome von differentialdiagnostischer Bedeutung genannt werden.

Symptome, die wahrscheinlich nur bei Kleinhirnläsionen vorkommen, sind:

1. Blickdysmetrie mit Hypermetrie oder Hypometrie, vergröberten Fixationsrucken und Kippdeviationen,

2. Pendelnystagmus bei Multipler Sklerose und Opsoklonus,

3. Reboundnystagmus,

4. schwere Störung der Blickfolge (nach ipsilateral) und des optokinetischen Nystag-mus (nach kontralateral) bei normaler oder gesteigerter vestibulärer Erregbarkeit (Hirn-stammläsionen führen zu einer Blickfolgestörung nach kontralateral und OKN-Minderung nach ipsilateral sowie vestibulärer Untererregbarkeit mit Richtungsüberwiegen nach kontralateral).

5. Andauernder Spontannystagmus nach unten und Lagenystagmus sind möglicher-weise für Unterwurmläsionen spezifisch.

Unspezifische Symptome einer Läsion von Hirnstamm oder Kleinhirn sind Spontan-und Blickrichtungsnystagmus, alternierender Nystagmus, gestörte Fixationssuppression des vestibulären Nystagmus als Ausdruck der Minderung der Blickfolge nach kontralateral und des OKN nach ipsilateral sowie wahrscheinlich auch der zentrale Lagenystagmus. Vestibuläre Übererregbarkeit kommt auch bei Läsionen im unteren Hirnstamm vor, ist dann aber nicht wie bei Kleinhirnkranken von schweren Störungen des OKN begleitet.

Literatur

Alpert, J. N., Coats, A. C., Perusquia, E.: Saccadic nystagmus in cerebellar atrophy. Neurology (Minneap.) **25,** 676–680 (1975)
Alpert, J. N.: Failure of fixation suppression: A pathological effect of vision on caloric nystagmus. Neurology (Minneap.) **24,** 891–896 (1974)

Andersen, H. C., Jepsen, O., Kristiansen, F.: The occurrence of directional preponderance in some intracranial disorders. Acta otolaryng. (Stockh.) Supp. **118** (1954)

Aschoff, J. C., Cohen, B.: Changes in saccadic eye movements produced by cerebellar cortical lesions. Exp. Neurol. **32**, 123–133 (1971)

Aschoff, J. C., Conrad, B., Kornhuber, H. H.: Acquired pendular nystagmus in multiple sclerosis. Proc. Bárány Soc. 127–132 (1970)

Bader, W., Kornhuber, H. H.: Großhirnläsionen und vestibulärer Nystagmus. Vergleichende elektronystagmographische Untersuchungen bei geschlossenen Augen und mit visueller Fixation. Acta otolaryng. **60**, 197–206 (1965)

Baloh, R. W., Konrad, H. R., Honrubia, V.: Vestibulo-ocular function in patients with cerebellar atrophy. Neurology (Minneap.) **25**, 160–168 (1975)

Bauer, J., Leidler, R.: Über den Einfluß der Ausschaltung verschiedener Hirnabschnitte auf die vestibulären Augenreflexe. Arb. a. d. Neurol. Inst. a. d. Wien. Univ. **19**, 155–226 (1912)

Carmichael, R. A., Dix, M. R., Hallpike, C. S., Hood, J. D.: Some further observations upon the effect of unilateral cerebral lesions on caloric and rotational nystagmus. Brain **84**, 571–584 (1961)

Carmichael, R. A., Dix, M. R., Hallpike, C. S.: Lesions of cerebral hemispheres and their effects upon optokinetic and caloric nystagmus. Brain **77**, 345–372 (1954)

Chambers, W. W., Sprague, J. M.: Functional localization in the cerebellum. II. Somatotopic organization in cortex and nuclei. Arch. Neurol. Psychiat. **74**, 653–680 (1955)

Cogan, D. G.: Down-beat nystagmus. Arch. Ophthalmol. **80**, 757–768 (1968)

Collewijn, H.: Dysmetria of fast phase of optokinetic nystagmus in cerebellectomized rabbits. Exptl. Neurol. **28**, 144–154 (1970)

Corvera, J., Torres-Courtney, G., Lopez-Rios, G.: The neurological significance of alterations of pursuit eye movements and the pendular eye tracking test. Ann. Otol. **82**, 855–867 (1973)

Dichgans, J., Jung, R.: Oculomotor abnormalities due to cerebellar lesions. In: Basic mechanisms of ocular motility and their clinical implications. Lennerstrand, G., Bach-y-Rita, P. (eds.), p. 281–298. Oxford, New York: Pergamon Press 1975

Dix, M. R., Harrison, M. J. G., Lewis, P. D.: Progressive supranuclear palsy. J. Neurol. Sci. **13**, 237–256 (1971)

Dow, R. S., Manni, E.: The relationship of the cerebellum to extraocular movements. In: The Oculomotor System. Bender, M. B. (ed.), p. 280–292. New York, Evanston, London: Hoeber 1964

Dow, R. S., Moruzzi, G.: The physiology and pathology of the cerebellum. Minneapolis: Univ. of Minnesota Press 1958

Dyken, P., Kolar, O.: Dancing eyes, dancing feet: Infantile polymyoclonia. Brain **91**, 305–320 (1968)

Feldon, S. R., Langston, J. W.: Square wave jerks: A disorder of microsaccades? Neurology (Minneap.) **27**, 278–281 (1977)

Fernandez, C., Fredrickson, J. M.: Experimental cerebellar lesions and their effect on vestibular function. Acta Oto-laryng. (Stockh.) Suppl. **192**, 52 (1964)

Ferraro, A., Barrera, S. E.: Differential features of "cerebellar" and "vestibular" phenomena in Maccacus rhesus: Preliminary report based on experiments on 300 monkeys. Arch. Neurol. Psychiat. (Chicago) **39**, 902–928 (1938)

Ford, F. R.: Diseases of the nervous system in infancy, childhood and adolescence. 5th Ed. p. 301. Springfield 1966

Fuchs, A. F., Kornhuber, H. H.: Extraocular muscle afferents to the cerebellum of the cat. J. Physiol. (Lond.) **200**, 713–722 (1969)

Goldberg, R. T., Jampel, R. S.: Flutter-like oscillations of the eyes in cerebellar disease. Am. J. Ophthalmol. **55**, 1229–1233 (1963)

Grant, G., Aschan, G., Ekvall, L.: Nystagmus produced by localized cerebellar lesions. Acta oto-laryng. (Stockh.) Suppl. **192**, 78–84 (1964)

Hagström, L., Hörnstein, G., Silfverskiöld, B. P.: Oculostatic and visual phenomena occurring in association with Wallenberg's syndrome. Acta Neurol. Scand. **45**, 568–582 (1969)

Hart, J. D., Sanders, M. D.: Down-beat nystagmus. Trans. Ophthal. Sco. U.K. **90**, 483–490 (1970)

Holmes, G.: The symptoms of acute cerebellar injuries due to gunshot injuries. Brain **40**, 461–535 (1917)

Hood, J. D., Kayan, A., Leech, J.: Rebound nystagmus. Brain **96**, 507–526 (1973)

Hoyt, W. F., Daroff, R. B.: Supranuclear disorders of ocular control systems in man. In: The control of eye movements. Bach-y-Rita, P., Collins, C., Hyde, J. B. (eds.). p. 175–235. New York, London: Academic Press 1971

Jung, R., Kornhuber, H. H.: Results of electronystagmography in man: The value of optokinetic, vestibular and spontaneous nystagmus for neurologic diagnosis and research. In: The oculomotor system. Bender, M. B. (ed.). New York: Hoeber 1964

Kirkham, T. H., Kamin, D. F.: Slow saccadic eye movements in Wilson's disease. J. Neurol. Neurosurg. Psychiatry 37, 191—194 (1974)

Knisbourne, M.: Myoclonic encephalopathy of infants. J. Neurol. Neurosurg. Psychiat. 25, 271—276 (1962)

Kommerell, G., Hoyt, F.: Lateropulsion of saccadic eye movements. Arch. Neurol. 28, 313—318 (1973)

Kornhuber, H.: Physiologie und Klinik des Zentralvestibulären Systems (Blick- und Stützmotorik). In: Handbuch für Hals-, Nasen-, Ohrenheilkunde. Berendes, J., Link, R., Zöllner, F. (Hrsg.), Bd. III 3. S. 2150—2351. Stuttgart: Thieme 1966

Kuhlo, W., Dichgans, J.: Troubles oculo-moteurs observés au cours de polymyoclonies infantiles. Rev. neurol. 123, 327 (1970)

Mahaley, M. S.: Ocular motility with foramen magnum snydromes. In: Neuroophthalmology. Smith, J. L. (ed.), Vol. IV, p. 110. St. Louis: CV Mosby Co. 1968

Melville Jones, G., Gonshor, A.: Goal-directed flexibility in the vestibulo-ocular reflex arc. In: Basic Mechanisms of Ocular Motility and their clinical Implications. Lennerstrand, G., Bach-y-Rita, P. (eds.). Oxfort, New York: Pergamon Press 1975

Nashold, B. S., Slaughter, D. G.: Effects of stimulating or destroying the deep cerebellar regions in man. J. Neurosurg. 31, 172—186 (1969)

Newman, N., Gay, A. J., Stroud, M. H. et al.: Defective rapid eye movements in progressive supranuclear palsy: An ocular electromyographic study. Brain 93, 775—784 (1970)

Noorden, G. K. van, Preziosi, T. J.: Eye movement recordings in neurological disorders. Arch. Ophthal. 76, 162—171 (1966)

Orzechowski, K.: De l'ataxie dysmétrique des yeux: Remarques sur l'ataxie des yeux dite myoclonique (opsoclonie, opsochorie). J. Psychol. Neurol. 35, 1—18 (1927)

Potthoff, P. C., Haustein, M.: Nystagmus und Elektronystagmogramm nach Kleinhirntumoroperationen. Neurochirurgie 13, 174—188 (1970)

Precht, W.: Cerebellar influences on eye movements. In: Basic Mechanisms of Ocular Motility and their clinical Implications. Lennerstrand, G., Bach-y-Rita, P. (eds.). Oxford, New York: Pergamon Press 1975

Reutern, G. M. von, Dichgans, J.: Augenbewegungsstörungen als cerebelläre Symptome bei Kleinhirnbrückenwinkeltumoren. Contralaterale Minderung des optokinetischen Nystagmus als Frühzeichen der Flocculus-Läsion. Arch. Psychiat. Nervenkr. 223, 117—130 (1977)

Ritchie, L.: Effects of cerebellar lesions on saccadic eye movements. J. Neurophysiol. 39, 1246—1252 (1976)

Robinson, D. A.: Oculomotor control signals. In: Basic Mechanisms of Ocular Motility and their clinical Implications. Lennerstrand, G., Bach-y-Rita, P. (eds.). Oxford, New York: Pergamon Press 1975

Robinson, D. A.: The effect of cerebellectomy on the cat's vestibulo-ocular integrator. Brain Res. 71, 195—207 (1974)

Smith, J. L., David, N. J., Klintworth, G.: Skew deviation. Neurology 14, 96—105 (1964)

Smith, J. L., Walsh, F. B.: Opsoklonus-ataxic conjugate movements of the eyes. Arch. Ophthl. 64, 244—250 (1960)

Starr, A.: A disorder of rapid eye movements in Huntington's chorea. Brain 90, 545—564 (1967)

Wadia, N. H., Swami, R. K.: A new form of heredo-familial spinocerebellar degeneration with slow eye movements. Brain 94, 359—374 (1971)

Walsh, F. B., Hoyt, W. F.: Clinical Neuro-Ophthalmology. 3rd ed. Baltimore: Williams and Wilkins 1969

Westheimer, G., Blair, S. M.: Functional organisation of primate oculomotor system revealed by cerebellectomy. Exp. Brain Res. 21, 463—472 (1974)

Westheimer, G., Blair, S. M.: Oculomotor defects in cerebellectomized monkeys. Invest. Ophthalmol. 12, 618—621 (1973)

Zee, D. S., Friendlich, A. R., Robinson, D. A.: The mechanism of downbeat nystagmus. Arch. Neurol. 30, 227—237 (1974)

Zee, D. S., Optican, L., Look, J. D., Robinson, D. A., Engel, W. K.: Slow saccades in spinocerebellar degeneration. Arch. of Neurol. (Chicago) 33, 234—251 (1976)

Zee, D. S., Yee, R. D., Cogan, D. G., Robinson, D. A., Engel, W. K.: Ocular motor abnormalities in hereditary cerebellar ataxia. Brain 99, 207—234 (1976)

Aussprache

Herr Lisberger (Seattle):
I am of course delighted to see that flocculus atrophy in man produces exactly the deficits we would have predicted from our recordings. However, I am surprised that the loss of only one flocculus produced such profound deficits. In monkeys, for example Takemori and Cohen showed that unilateral flocculus lesions produced only very mild deficits, and complete bilateral lesions were required to produce the deficits you have shown. Is it possible that your patient's lesion might have involved other regions of the brainstem or cerebellum?

Herr Dichgans (Freiburg):
Unsere Befunde bei Patienten mit Kleinhirnbrückenwinkel-Tumoren, die eine Kompression und Atrophie des homolateralen Flocculus schon in frühen Stadien verursachen, und Befunde bei anderen Patienten mit einseitigen, aber rein cerebellären Läsionen stimmen sehr gut mit den Ergebnissen von Takemori und Cohen (1974) überein. Sie fanden auch nach einseitiger Exstirpation des Flocculus eine deutliche Verminderung des optokinetischen Nystagmus nach contralateral und, entsprechend, ein Fehlen oder zumindest eine schwere Verminderung der Fixationssupression für vestibulären Nystagmus mit raschen Phasen nach ipsilateral. Unsere klinischen Ergebnisse gestatten uns nicht, ihre Annahme einer ganz spezifischen Bedeutung des Flocculus für diese Funktionen beim Menschen zu bestätigen oder zu bestreiten. Die Patienten mit Kleinhirnbrückenwinkel-Tumoren haben wahrscheinlich zusätzlich Hirnstammläsionen. Eine Schädigung der gleichseitigen Formatio reticularis aber würde den optokinetischen Nystagmus nach ipsilateral vermindern.

Opsoklonie im Verlauf einer Poliomyelitis

Opsoclonus in a Case of Serious Poliomyelitis: Film Report, Graphic Demonstration and Analysis of Eye Movements

W. Jaeger, K. Bergdolt
Univ.-Augenklinik, Heidelberg

Schlüsselwörter: Opsoklonie, Poliomyelitis.

Key words: Opsoclonus, Poliomyelitis.

Zusammenfassung: Die Opsoklonie ist eine cerebellare Störung. Ihr wichtigstes Symptom ist das Einpendeln der Fixation am Ende einer Blickrichtungssakkade. Dies sind blitzschnelle flatternde und oszillierende Augenbewegungen (oculäre Dysmetrie). Daneben finden sich aber auch flatternde Oszillationen ohne durch eine Blickrichtungssakkade ausgelöst zu sein und feinste Vibrationen, die Jelly-like-movements. Die Ausschläge dieser Pendelbewegungen und Oszillationen verlaufen zwar meist in der Horizontalen, es sind aber auch Aussschläge in der Vertikalen vorhanden.

Alle diese Bewegungsabläufe sind binokular genau identisch. Wenn allerdings die Bewegungen in horizontaler und vertikaler Richtung zunehmend chaotischer werden, kann die binokulare Identität der Bewegungen aufgegeben werden. Man spricht dann von „Opsoklonie im engeren Sinne", oder besser nach einem ursprünglichen Vorschlag von Orzechowski von einer Opsokorie.

Summary: An opsoclonus appeared in the case of a 5 year old girl with a serious poliomyelitis. The disturbance of movements was filmed in the original timing and in slow-motion. From the film, a curve of the course of movements was plotted. The fluttering movements were mostly horizontal with only minimal vertical components. An analysis of the disturbance of movements was attempted. As it progressed further, the poliomyelitis left behind considerable pareses, the opsoclonus however had completely receeded.

The differential diagnosis of the different forms of "fluttering eye movements" is discussed and an attempt is made to unify the nomenclature.

Der Name Opsoklonie findet sich nicht im Inhaltsverzeichnis der gängigen deutschsprachigen Lehrbücher der Ophthalmologie. Das Symptom, welches diesen Namen führt, wurde erstmalig 1913 von dem polnischen Neurologen Orzechowski beobachtet und 1927 ausführlich publiziert. In den 50er Jahren hat sich Cogan besonders um die Aufklärung und Klassifikation dieser Bewegungsstörungen bemüht. Seitdem mehren sich Publikationen über dieses Thema, die aber fast alle aus den USA und fast alle aus neurologischen und pädiatrischen Kliniken kommen.

Bei uns gilt die Opsoklonie nach wie vor als seltenes Symptom, das natürlich dadurch, daß es den meisten unserer Ophthalmologen unbekannt ist, auch entsprechend selten diagnostiziert wird. Dazu kommt, daß dieses Symptom meist nur transitorisch vorhanden ist und deshalb auch eine nicht gestellte Diagnose keine bleibende Beunruhigung beim Arzt hinterläßt.

Eigene Beobachtung. Ein 5jähriges Mädchen lag mit einer schweren Poliomyelitis in der Heidelberger Kinderklinik. Erst 4 Wochen nach Beginn der Krankheit traten die folgenden Symptome auf: Lidflattern, überschießende Sakkaden bei den Blickrichtungsänderungen mit anschließendem Einpendeln auf die Fixation und Schüttelbewegungen des Kopfes. Alle diese Symptome haben sich in den darauffolgenden Wochen wieder völlig zurückgebildet, wohingegen schwere Paresen der unteren Extremitäten zurückgeblieben sind.

Bei dem Kind beobachteten wir weiterhin eine Unsicherheit im Finger-Nasen-Versuch, welcher auf eine — allerdings nicht sehr massive — cerebellare Störung hinweist. Weiterhin traten Schüttelbewegungen des Kopfes auf, welche hervorgerufen wurden durch klonische Zuckungen am Sterno-Kleidomastoideus. Diese Schüttelbewegungen waren nicht — wie beim Nystagmus — kompensatorische Maßnahmen zur Vermeidung von Scheinbewegungen, sondern ein weiteres Symptom dieses Krankheitsbildes.

Das charakteristische Symptom der Opsoklonie waren jedoch die oszillatorischen Augenbewegungen. Diese Oszillationen konnten sowohl im Anschluß an die Sakkaden, als auch spontan auftreten. Schon die Konzentration auf eine bevorstehende Sakkade konnte manchmal solche spontanen Oszillationen auslösen. Wenn die Oszillationen durch eine Blickrichtungsänderung ausgelöst wurden, traten sie in der Regel am Schluß der Sakkade auf. Die Oszillationen waren aber meist noch deutlicher zu sehen, wenn die Sakkade wieder in den Blick geradeaus zurückführte.

Graphische Darstellung der Augenbewegungsstörungen bei Opsoklonie. Aus Zeitlupenfilmaufnahmen wurden graphische Darstellungen der Augenbewegungen übertragen, die in Abbildung 1–5 festgehalten sind und die es erlauben, den Bewegungsablauf noch genauer zu analysieren. Die Umsetzung in die graphische Darstellung war deshalb nicht ganz einfach, weil die gleichzeitig ablaufenden Schüttelbewegungen des Kopfes berücksichtigt und eliminiert werden mußten. Nur durch die Wahl von Fixpunkten am Kopf konnten die Augenbewegungen klar herausgearbeitet werden.

Die Nystagmographie stand uns zur Zeit der Beobachtung des Kindes nicht zur Verfügung. Der Vorteil der aus dem Film übertragenen graphischen Darstellung ist es, daß keinerlei Verzerrungen durch Verstärker u. a. entstehen können.

Die Übertragung der Bewegungsabläufe vom Film auf die Kurve zeigt eine völlige Übereinstimmung des rechten und linken Auges. In der graphischen Darstellung konnte ein weiteres Phänomen herausgearbeitet werden: Die Oszillationen bewegen sich nicht nur in der Horizontalen, sondern auch ganz gering in der Vertikalen.

Damit sind wir definitionsgemäß berechtigt, diese Bewegungsstörung Opsoklonie zu nennen. Gerade wegen dieser Beobachtung sind wir nämlich der Überzeugung, daß man die sog. „Dysmetrie" am Ende der Sakkaden, die spontanen flatternden Oszillationen und die teils horizontalen, teils vertikalen Oszillationen zusammen als Opsoklonie bezeichnen sollte. Gerade an dem von uns beobachteten Kind konnte man sehen, daß die einzelnen Phänomene ineinander übergehen und deshalb auch nicht in getrennte Diagnosen aufgeteilt werden sollten.

Beschreibung der Bewegungsstörungen bei Opsoklonie. Das auffallendste Phänomen bei der Opsoklonie ist das in hoher Frequenz ablaufende Einpendeln der Fixation am Ende einer Blickrichtungsänderung. Das Einpendeln dauert etwa 1 Sekunde, dann wird die Fixation wieder ruhig gehalten (Abb. 1). Zusätzlich erkennt man auf Abbildung 1 im Vorlauf eine kleine spontane Oszillation ohne Zusammenhang mit einer Blickrichtungsänderung.

Gelegentlich wird die Fixation auch nach den Pendelbewegungen nicht völlig ruhig. Es bleiben ganz zarte vibrierende Oszillationen, die man auch mit dem zarten Zittern eines Gelatinepuddings vergleichen könnte (Abb. 2).

Eine solche kaum merkbare Unruhe zwischen den Blickrichtungsänderungen kann sich steigern zu flatternden Pendelbewegungen über mehrere Sekunden (Abb. 3). Man hat den Eindruck, daß nach scheinbarer vorübergehender Beruhigung wieder neue kleine Stöße die ruhige Fixation unmöglich machen.

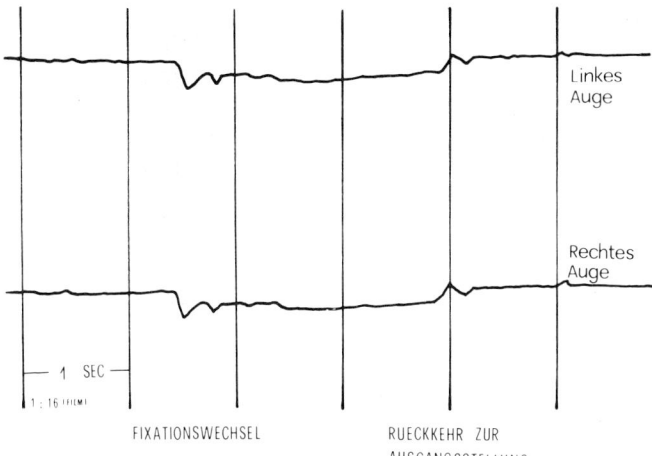

Abb. 1. Einpendeln der Fixation am Ende einer Blickrichtungsänderung (oculäre Dysmetrie)

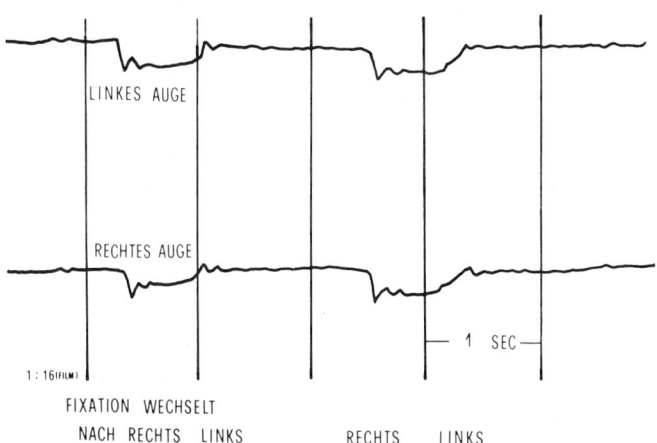

Abb. 2. Jelly-like-movements zwischen den Blickrichtungsänderungen

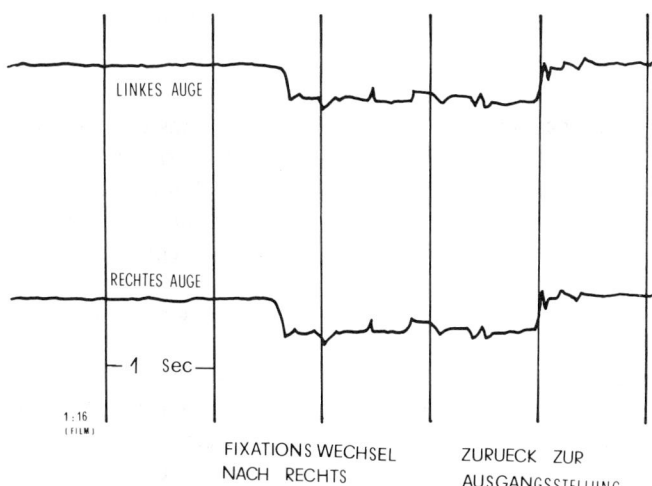

Abb. 3. Flatternde Oszillationen

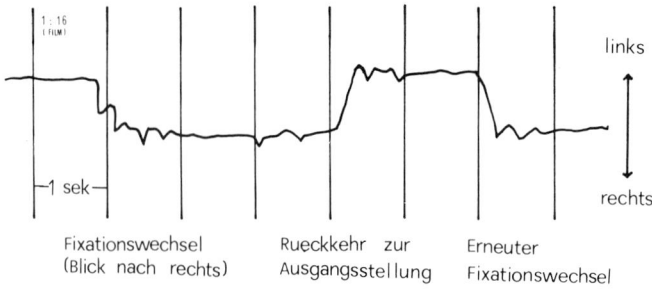

Fixationswechsel   Rueckkehr zur   Erneuter
(Blick nach rechts)   Ausgangsstellung   Fixationswechsel

LINKES AUGE

Abb. 4. Oculäre Dysmetrie am Ende und während der Blickrichtungssakkaden

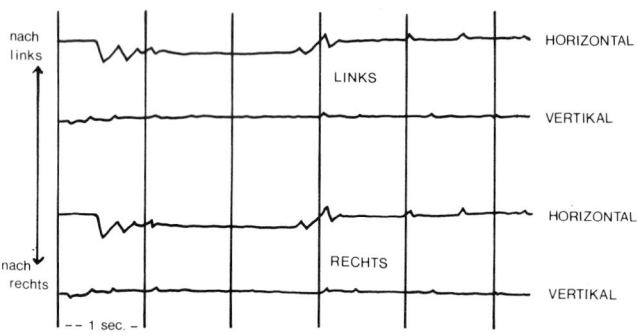

Vergleich der horizontalen und vertikalen Komponente der Oszillationen

Abb. 5. Gleichzeitige Registrierung der horizontalen und vertikalen Ausschläge der Oszillationen bei Opsoklonie

Bei den in Abbildung 4 dargestellten Blickrichtungsänderungen handelt es sich um größere Sakkaden. In der Mitte und rechts im Bild sieht man den typischen schon geschilderten Verlauf: Die Pendelbewegung setzt genau am Ende der Sakkade ein, die Endfixation ist etwa 1 Sekunde später erreicht. Bei der ersten Phase, links im Bild, treten jedoch schon im Verlauf der Sakkade Pendelbewegungen auf. Hier hat man den Eindruck, daß die Störung schon in der Programmierung der Sakkade liegt.

Die flatternden Bewegungen der Augen können nicht nur horizontal auftreten, sondern auch vertikal. Auf Abbildung 5 haben wir gleichzeitig die horizontalen und die vertikalen Exkursionen abgenommen. Am Ende der Blickrichtungsänderungen treten hier die beschriebenen horizontalen Pendelbewegungen auf. Man sieht jedoch, daß die Bewegungsausschläge nicht ausschließlich horizontal sind, eine kleine vertikale Komponente ist auch mit dabei.

Abbildung 5 zeigt weiterhin die auch schon demonstrierten, vom Blickrichtungswechsel unabhängigen spontanen Einzeloszillationen, wobei zwischen zwei horizontalen Oszillationen eine kleinere vertikale liegt.

Besprechung der Befunde. Cogan hat sich in seinen Publikationen sehr darum bemüht, die Opsoklonie als schwerste Störung von den leichteren Formen, der oculären Dysmetrie und den flatternden Oszillationen, abzugrenzen. Folgt man der Gliederung Cogans (Tabelle 1), so würde eine differentialdiagnostische Tabelle aufzustellen sein, in der sich die Symptome von links nach rechts kontinuierlich abschwächen.

Tabelle 1. Formen der Opsoklonie

	Opsoklonie	Dysmetrie der Augen	Flatternde Oszillationen
Synonyme Bezeichnungen	Dancing eyes; ataktische konjugierte Augenbewegungen; in der ausgeprägten Form auch als Opsochorie bezeichnet	auch als Opsoklonie bezeichnet	auch als Opsoklonie bezeichnet
Auftreten	spontan; kontinuierlich oder sporadisch	nur nach Fixationswechsel	spontan oder nach Fixationswechsel
Richtung	in allen Blickebenen	bevorzugt horizontal	bevorzugt horizontal
Dauer	Sekunden bis kontinuierlich	einige Sekunden	Bruchteile von Sekunden
Amplitude	unregelmäßig	abnehmend	meist gleichbleibend
Auftreten in bezug auf eine Sakkade	oft schon zu Beginn einer Sakkade ausgeprägt	am Ende einer Sakkade auftretend (bevor die Endfixation erreicht ist)	in der Mitte oder am Ende einer Sakkade

Wenn man aber versucht, die Befunde unserer Patientin einzuordnen, kommt man zu der Überzeugung, daß in den verschiedenen Bewegungsabläufen von allen Phänomenen in wechselndem Ausmaß etwas zu finden ist. Aus diesem Grunde möchten wir — in Übereinstimmung mit einer Reihe anderer Autoren — vorschlagen, den Begriff Opsoklonie als Sammelbegriff für diese Symptome beizubehalten, die offensichtlich ineinander übergehen und auf die selbe Ursache zurückgeführt werden müssen. Auch die sog. Jelly-like-movements sind wahrscheinlich eine leichte Form einer Opsoklonie.

Abgrenzung der Opsoklonie gegenüber verwandten Symptomen. Abzugrenzen von der Opsoklonie ist dagegen das Ocular-bobbing, bei dem das Springen und die Oszillationen ausschließlich in der vertikalen Richtung verlaufen. Auch lokalisatorisch wird das Ocular-bobbing auf eine Schädigung im Bereich der Brücke zurückgeführt, während für die Phänomene der Opsoklonie der cerebellare Ursprung allgemein anerkannt ist.

Auch die Lightening Movements sind sehr wahrscheinlich lokalisatorisch anderen Ursprungs als die Opsoklonie.

Die von uns geschilderten Phänomene sind auch abzugrenzen gegen den Opsoklonus bei schwerster Hypoxämie des Zentralnervensystems (traumatisch, toxisch u. a.), welcher in erster Linie im präfinalen Stadium auftritt.

Alles, was in dieser kurzen Darstellung nicht besprochen werden konnte: Epidemiologie, Pathogenese, Lokalisation im ZNS mit morphologischem Substrat u. a., wird in einer Publikation in den Klin. Mbl. Augenheilk. ausführlich erörtert. Dort finden sich auch die Literaturhinweise.

Der Opsoklonus — klinisch-neurologische Aspekte

Opsoclonus: Clinical Neurological Aspects

A. Müller-Jensen, R. W. C. Janzen

Neurolog. Univ.-Klinik, Hamburg-Eppendorf

Schlüsselwörter: Opsoklonus, Myoklonie, Epilepsie, Hypoxische Encephalopathie, Kinsbourne-Syndrom.

Key words: Opsoclonus, myoclonus, epilepsy, hypoxic encephalopathy, Kinsbourne's syndrome.

Zusammenfassung: Berichtet wird über vier Fälle mit dem „Symptom" Opsoklonus. In einem Fall handelte es sich um ein Kind mit einer benignen Encephalitis (Kinsbourne-Syndrom). Bei den drei weiteren, erwachsenen Patienten lagen ätiologisch schwere, diffuse hypoxische bzw. metabolisch-toxische Encephalopathien zugrunde. Neben dem Opsoklonus konnten stets unterschiedliche Formen von Myoklonien, z. B. des Gaumensegels, der Zunge sowie der Gesichts-, Rumpf- und Extremitätenmuskulatur beobachtet werden. Anhand von Filmdokumentationen und EEG-Aufzeichnungen wird demonstriert, daß der Opsoklonus ein regionales myoklonisches Syndrom darstellt und in seinem Pathomechanismus dem epileptischer Reaktionen ähnlich ist. Seine nosologische Stellung wird aus neurologischer Sicht diskutiert.

Summary: Report on four cases with opsoclonus. Only in one case presented did a child have a benign encephalitis (Kinsbourne-syndrome). In the other three cases, adult patients, the underlying diseases were serious hypoxaemic or metabolic-toxic encephalopathies. Besides the opsoclonus, further manifestations of myoclonies were present in all cases (soft palate, tongue, face, trunk or extremities). With the help of film reports and EEG recordings (cf. Figs. 1 and 2) it is demonstrated that the opsoclonus can be regarded as a regional myoclonic syndrome (cf. Fig. 3) and that its pathomechanism is similar to that in seizure activity. The nosological position of opsoclonus is discussed from the neurological view-point.

Das oculomotorische Phänomen Opsoklonus ist in seiner klinischen Bedeutung anhand von Einzelkasuistiken vielfach dargestellt worden. Dabei wurden vor allem ätiologische und lokalisatorische Aspekte in Verbindung mit neuropathologischen Befunden in den Vordergrund gestellt (Bellur, 1975; Mager, 1976; Cogan, 1976 u. a.). Sie führten zu der Auffassung, daß eine Funktionsstörung des Kleinhirns oder seiner Verbindungen zum Hirnstamm für die Manifestation des Opsoklonus von wesentlicher Bedeutung ist (Jung, Kornhuber, 1974; Ellenberger et al., 1968, 1970, 1972 u. a.). Die Frage, ob diesem oculomotorischen Phänomen unabhängig von seiner jeweiligen Ätiologie stets ein einheitlicher Pathomechanismus zugrunde liegt, ist bisher unbeantwortet.

Anhand einer Kasuistik mit 4 Fällen wird versucht, klinisch-neurophysiologische Ansatzpunkte für die Aufklärung dieses Problems aufzuzeigen.

Kasuistik

Fall 1 (Nr. 36613/76); D. C., 28jährige Frau: 1972 Diagnose eines Mitralvitiums; 1975 operative Mitralklappeninsertion; jetzt Aufnahme wegen eines Lungenödems mit sekundärer Pneumonie und Schocklunge; deswegen Tracheotomie und Beatmung; infolge progredienter therapieresistenter Hypoxie Entwicklung eines cerebralen Komas ohne

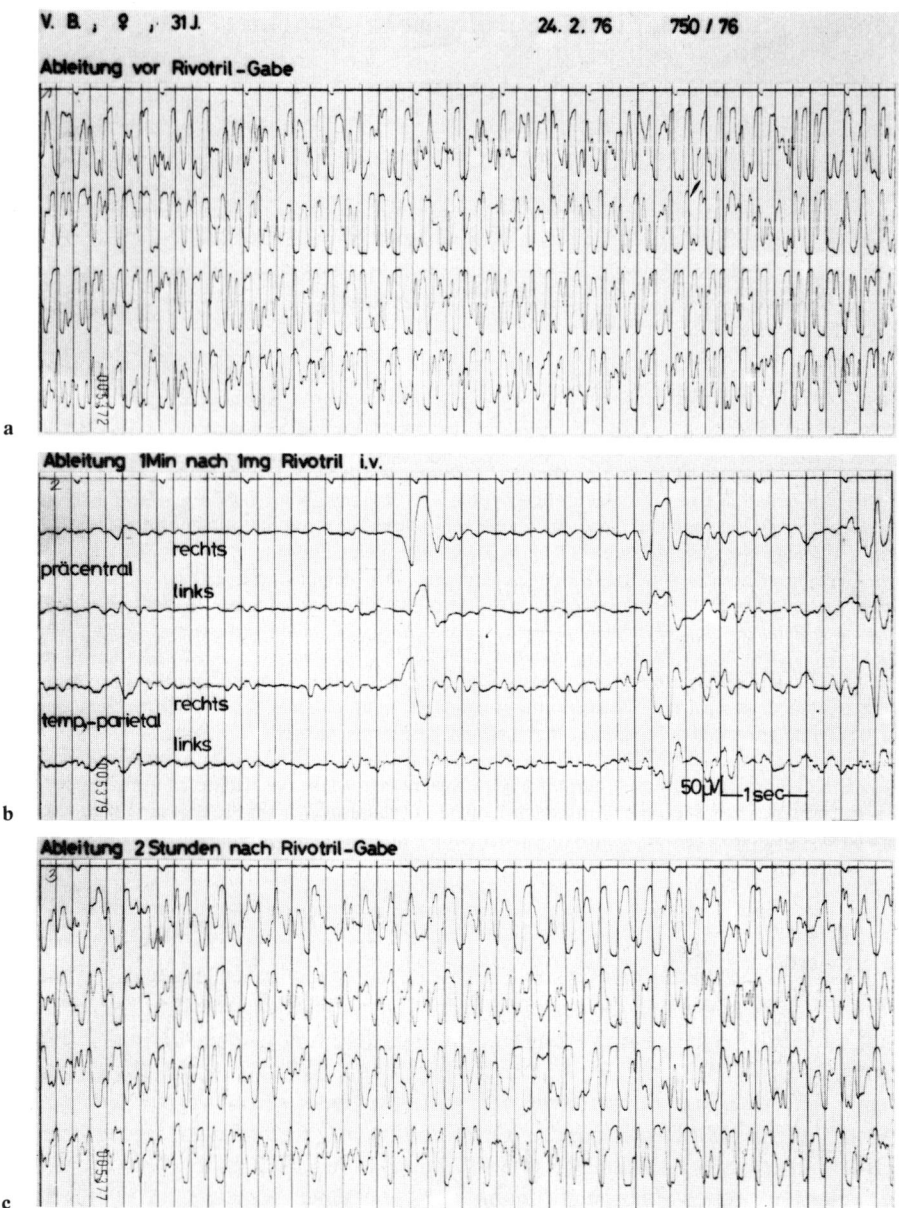

Abb. 1. EEG-Registrierung (Fall 2); Ableitepunkte und Eichung siehe Abbildung 2. (a) generalisierte Krampfaktivität im Stadium generalisierter Myoklonien und des Opsoklonus. (b) unter Rivotril®-Gabe deutliche Depression der EEG-Krampfaktivität; klinisch in dieser Phase keine motorischen Phänomene. (c) 2 Stunden nach Rivotril®-Gabe Wiederauftreten von generalisierter Krampfaktivität im EEG und klinisch

neurologisch faßbare Lokal- bzw. Halbseitenzeichen; 24 Stunden später Auftreten von generalisierten und disseminierten Myoklonien vorwiegend der Lid-, Perioral-, Zungen- und Schlundmuskulatur (Velum palatini), geringer auch der Schulter- und kleinen Handmuskulatur; im weiteren Verlauf Hinzutreten von lebhaften Opsoklonien; nach weiteren 24 Stunden nur noch ganz gelegentlich spontane Myoklonien der Lid- und

Zungenmuskulatur sowie Opsoklonien, die zusätzlich durch akustische Reize provoziert werden können.

Im EEG mittel- bis hochgradige Allgemeinveränderung mit Zeichen der cerebralen Erregungssteigerung in Form intermittierend auftretender generalisierter Steilwellengruppen ohne Aufzeichnung von krampfspezifischen Potentialen.

Exitus letalis 3 Tage nach Auftreten des Opsoklonus. — Myoklonien und Opsoklonus werden als Ausdruck einer schweren diffusen hypoxischen Encephalopathie gedeutet.

Fall 2 (Nr. 39383/76); V. B., 31jährige Frau: Als Kind Poliomyelitis mit Ausfällen im Schultergürtelbereich. Jetzt wegen der Entwicklung einer Spätgestose in der 36. Schwangerschaftswoche Schnittentbindung; postoperativ Entwicklung eines cerebralen Komas mit gehäuften primär generalisierten epileptischen Anfällen; darüber hinaus Auftreten einer Verbrauchskoagulopathie mit sekundärer Anurie, Schocklunge und den Zeichen des Leberzerfalls; innerhalb der nächsten 24 Stunden zunächst Myoklonien der Gesichts-, Zungen- und Extremitätenmuskulatur; später zusätzlich für einen Zeitraum von etwa 2 Tagen Opsoklonien; zu diesem Zeitpunkt im EEG Zeichen des Status epilepticus (Abb. 1). Im späteren Verlauf unter hochdosierter antikonvulsiver Therapie keine spontanen oder provozierbaren motorischen Entäußerungen mehr nachweisbar.

Exitus letalis 1 Woche nach Manifestation des Opsoklonus. — Initiale epileptische Phänomene, Myoklonien und Opsoklonus werden hier als Ausdruck einer schweren diffusen metabolisch-toxischen Encephalopathie gedeutet.

Fall 3 (Nr. 34619/76); Sch. E., 71jährige Frau: Aufnahme wegen eines schweren Schädelhirntraumas; in der Computer-Tomographie Nachweis von ausgedehnten Rindenkontusionsherden und einer ausgedehnten, inoperablen intracerebralen Blutung links. Im weiteren Verlauf tiefes cerebrales Koma mit rechtsseitiger Hemiplegie. 2 Wochen später Entwicklung einer wahrscheinlich zentral bedingten therapierefraktären Kreislaufdepression. Im engen zeitlichen Zusammenhang mit dem Blutdruckabfall zunächst isoliertes Auftreten von hochfrequenten Opsoklonussalven; nach etwa 30 Minuten Hinzutreten von Rumpfmyoklonien; nach weiteren 60 Minuten Abnahme von Frequenz, Amplitude und Geschwindigkeit der Opsoklonus-Saccaden; aus dieser Phase langsamer Opsoklonien Entwicklung von rechtshirnig gestalteten Jackson-Anfällen mit initialer Adversivbewegung des Kopfes sowie der Augen nach links und posteklamptischer horizontaler Blickparese nach links.

Exitus letalis etwa 2½ Stunden nach Auftreten erster beobachteter Opsoklonussalven.

Fall 4 (Nr. 44726/76); P. S., 13jähriges Mädchen: Bisherige Anamnese unauffällig. Beginn der jetzigen Erkrankung etwa 1 Woche vor der Aufnahme mit Erbrechen beim Aufrichten aus der Horizontalen sowie Auftreten von Myoklonien der Nacken- und Halsmuskulatur und einer Rumpfataxie. Darüber hinaus sehr auffällig laufend spontane Opsoklonussalven, zunächst als Nystagmus verkannt.

Aus dem Liquor-Syndrom und der Isolierung von Mumps-Viren im Liquor (Frau Prof. Dr. Lennartz, Virolog. Inst. der Univ. Hamburg) Diagnose einer Mumpsencephalitis.

Zum Zeitpunkt der spontanen motorischen Phänomene im EEG gering- bis mittelgradige Allgemeinveränderung mit generalisierter bilateral synchroner Steilwellenaktivität schon bei Ruheableitung; in der Computer-Tomographie kein pathologischer Be-

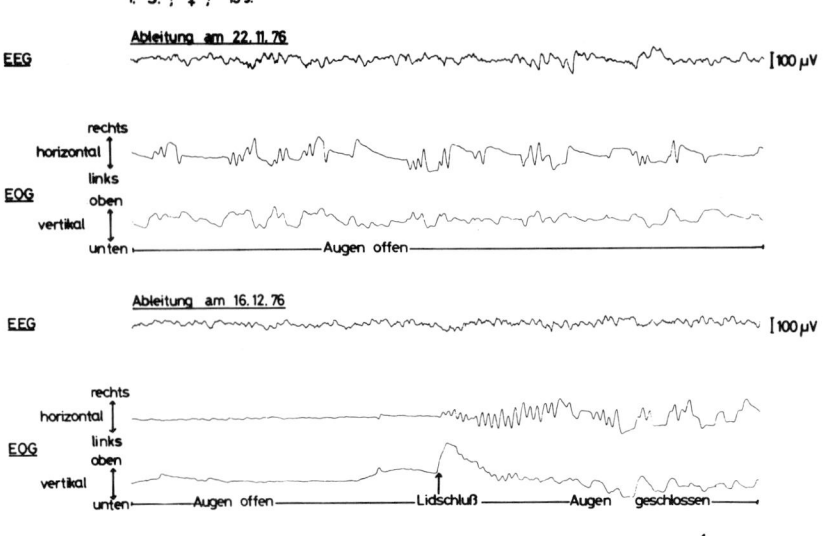

Abb. 2. Simultane Registrierung von EEG (biparietal) und EOG (ohne Amplitudeneichung) in zwei verschiedenen Stadien der Erkrankung (Fall 4). Oberes Bildteil: schon bei geöffneten Augen lebhafte, vorwiegend horizontale Opsoklonus-Salven. Unteres Bildteil: lediglich noch bei geschlossenen Augen — unmittelbar nach Lidschluß — Opsoklonus-Salven nachweisbar

fund; klinische Untersuchung ohne Hinweis auf Neuroblastom. Die Abbildung 2 zeigt die Simultanregistrierung von EEG und EOG in zwei verschiedenen Stadien der Erkrankung. Am 22. 11. 1976 (10 Tage nach Erkrankungsbeginn) bei geöffneten Augen lebhafte, spontane, vorwiegend horizontale Opsoklonien. Bei visueller Auswertung im simultanregistrierten EEG keine korrelierbaren Graphoelemente. Am 16. 12. 1976 (am 34. Krankheitstag) deutliche Besserung; nur noch nach Lidschluß auftretende Opsoklonussalven.

Unter einer Therapie mit Corticosteroiden vollständige Rückbildung aller klinischer Symptome. Normalisierung des EEG und unauffälliger neuro-ophthalmologischer Befund 3 Monate später. Klinik und Verlauf sprechen in diesem Fall für ein Kinsbourne-Syndrom (Kinsbourne, 1962).

Diskussion

In keinem der beschriebenen Fälle konnte der Opsoklonus als ein isoliertes Symptom beobachtet werden. Stets bestanden entweder gleichzeitig, vorausgehend oder nachfolgend Myoklonien benachbarter Muskelgruppen oder auch generalisiert polytope Myoklonien. Das oculomotorische Phänomen Opsoklonus ordnet sich demnach als ein regionaler Myoklonus der Augenmuskeln in die Gruppe myoklonischer Syndrome ein (Abb. 3).

Die Einzelsaccaden des Opsoklonus waren in den beobachteten Fällen bezüglich Frequenz, Amplitude und Geschwindigkeit sehr unterschiedlich. Darüber hinaus änderte sich das individuelle Bewegungsmuster in Abhängigkeit vom Krankheitsverlauf. Diese unterschiedliche Ausprägung und Verlaufsabhängigkeit des Opsoklonus stimmt damit grundsätzlich mit dem Verhalten von Myoklonien anderer Muskelgruppen über-

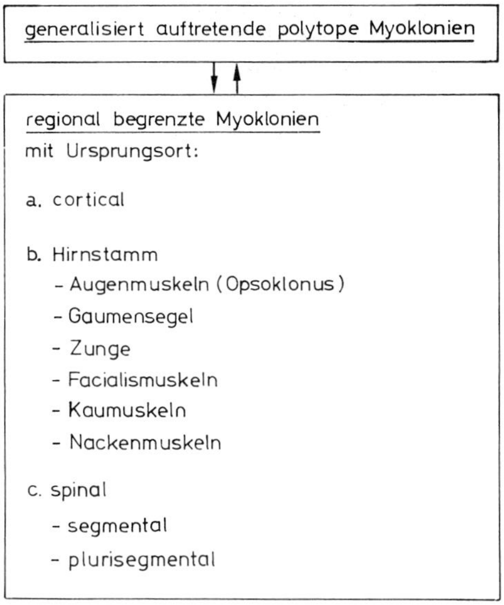

```
┌─────────────────────────────────────────────────┐
│  generalisiert auftretende polytope Myoklonien   │
└─────────────────────────────────────────────────┘
                      ↑ ↑
┌─────────────────────────────────────────────────┐
│  regional begrenzte Myoklonien                   │
│    mit Ursprungsort:                             │
│                                                  │
│  a. cortical                                     │
│                                                  │
│  b. Hirnstamm                                    │
│       - Augenmuskeln (Opsoklonus)                │
│       - Gaumensegel                              │
│       - Zunge                                    │
│       - Facialismuskeln                          │
│       - Kaumuskeln                               │
│       - Nackenmuskeln                            │
│                                                  │
│  c. spinal                                       │
│       - segmental                                │
│       - plurisegmental                           │
│                                                  │
└─────────────────────────────────────────────────┘
```

Abb. 3. Klassifikation der Myoklonien

ein. Bisher — auch in den eigenen Fällen — wurden ausschließlich binocular synchrone Bewegungsmuster des Opsoklonus (Saccaden) mitgeteilt und als wesentliches diagnostisches Kriterium herausgestellt (Orzechowski, 1927; Smith, Walsh, 1960 u. a.). Aufgrund neuropathologischer Befunde am Kleinhirn, welches in die Oculomotorik integriert ist, wurde die cerebelläre Funktionsstörung als die wesentliche Voraussetzung für die Manifestation des Opsoklonus angesehen (Moe, Nellhaus, 1970; Ellenberger, Netzky, 1970; Mager, 1976). Die Einordnung des Opsoklonus unter die regionalen myoklonischen Syndrome, wie sie auch schon von Swanson et al. (1962) vorgenommen wurde, wirft jedoch die Frage auf, ob nicht auch nicht-konjugierte oder monoculare Myoklonien der Augenmuskeln auftreten können, in Abhängigkeit von unterschiedlichen Läsionstypen des oculomotorischen Systems.

Unsere Fälle zeigen, daß stets zum Manifestationszeitpunkt des Opsoklonus im EEG Zeichen der allgemeinen cerebralen Erregungssteigerung vorlagen. Es ist daher zu vermuten, daß in diesen Fällen das oculomotorische System als empfindlicher Indikator pathologischer Erregungsausbreitung mitreagierte. Lokale Faktoren dürften lediglich im Fall 4 eine führende Rolle gespielt haben. In den anderen 3 Fällen lag jeweils eine schwere allgemeine Hirnschädigung vor, als deren prognostisch ungünstiges Symptom generalisierte, disseminierte Myoklonien auftraten, gleichzeitig mit dem Opsoklonus.

In 2 Fällen bestand eine enge zeitliche Beziehung von Opsoklonus bzw. Myoklonien zum Auftreten epileptischer Anfälle, in Fall 3 als prä- oder interiktales Phänomen bei Jackson-Anfällen. Diese Einzelbeobachtung könnte darauf hinweisen, daß ein Myoklonus der Augenmuskeln als pyramidaler Myoklonus im Sinne von Halliday (1963, 1975) aufgefaßt werden kann. Die vorgelegte Kasuistik könnte darüber hinaus dafür sprechen, daß der Opsoklonus in seinem Pathomechanismus dem myoklonischer motorischer Reaktionen bei epileptischen Anfällen ähnlich ist. Inwieweit Beziehungen herzustellen sind zwischen dem hier beschriebenen oculomotorischen Phänomen und dem in Einzelfällen diagnostizierten epileptischen Nystagmus (White, 1970; von Rad, 1970), muß offen bleiben.

Weitere Untersuchungen sollten das Ziel haben, die Bedingungen der unterschiedlichen Pathoklise der einzelnen motorischen Neuronensysteme (Oculomotorik, bulbäres und spinales motorisches System) aufzuklären, die zu den verschiedenartigen Myoklonie-Syndromen führen. Im so erweiterten Untersuchungsansatz ist die Anwendung polygraphischer Methoden (EEG, EMG und EOG) notwendig. Das Symptom Opsoklonus ist mit Hilfe computergesteuerter Auswertung noch differenzierter zu analysieren.

Literatur

Bellur, S. N.: Opsoclonus: its clinical value. Neurology (Minn.) **25**, 502—507 (1975)

Cogan, D. G.: Opsoclonus and related matters. Neuro-ophthalmology symposium. Miami 1976

Ellenberger, C., Campa, J. F., Netzky, M. C.: Opsoclonus and parenchymatous degeneration of the cerebellum. Neurology (Minn.) **18**, 1041—1046 (1968)

Ellenberger, C., Keltner, J. L., Stroud, M. H.: Ocular dyskinesia in cerebellar disease. Brain **95**, 685—692 (1972)

Ellenberger, C., Netzky, M. G.: Anatomic basis and diagnostic value of opsoclonus. Arch. Ophthal. **33**, 307—310 (1970)

Halliday, A. M.: The electrophysiological study of myoclonus in man. Brain **90**, 241—284 (1967)

Halliday, A. M.: The neurophysiology of myoclonic jerking — a reappraisal. In: Myoclonic seizures. Charlton, M. H. (ed.), p. 1—29. Amsterdam: Exerpta medica 1975

Jung, R., Kornhuber, H. H.: Results of Electronystagmography in Man. The Value of Optokinetic, Vestibular and Spontaneous Nystagmus for Neurologic Diagnosis and Research. In: The Oculomotor System. Bender, M. B. (ed.), p. 280—292. New York: Harper & Row 1964

Kinsbourne, M.: Myoclonic encephalopathy in infants. J. Neurol. Neurosurg. Psychiat. **25**, 271—276 (1962)

Mager, J.: Klinik des Opsoklonus. Nervenarzt **47**, 29—33 (1976)

Moe, P. G., Nellhaus, G.: Infantile polymyoclonia-opsoclonus syndrome and neural crest tumors. Neurology (Minn.) **20**, 756—764 (1970)

Rad, M. von: Ein Fall von isoliertem epileptischen Nystagmus. Dtsch. Zschr. Nervenheilk. **197**, 125—132 (1970)

Smith, J. L., Walsh, F. B.: Opsoclonus — ataxic conjugate movements of the eyes. Arch. Ophthal. **64**, 244—250 (1960)

Swanson, P. D., Luttrell, C. N., Magladery, J. W.: Myoclonus — a report of 67 cases and review of the literature. Medicine (Balt.) **41**, 339—356 (1962)

White, J. C.: Epileptic nystagmus. Epilepsia **12**, 157—164 (1971)

Aussprache

Herr Jaeger (Heidelberg):

Bei den 3 ersten sehr eindruckvollen Filmdemonstrationen der praefinalen Stadien bei hypoxämischen und metabolisch-toxischen Encephalopathien besteht auch nach meiner Überzeugung kein Zweifel, daß es sich um eine nicht streng lokalisierbare Störung handelt. Der Opsoklonus ist hier nur ein Symptom einer „Polymyoklonie". Man muß sich wohl vorstellen, daß diese Bewegungsstörungen gemeinsam mit den anderen praefinalen Symptomen eine direkte Folge des schweren diffusen hypoxischen Zustandes im ZNS sind.

Der 4. Patient, den Herr Müller-Jensen zeigte, ist im klinischen Bild und im Verlauf sehr ähnlich der von uns demonstrierten Patientin. Die von Herrn Dichgans in seinem Einleitungsreferat zitierten tierexperimentellen Untersuchungen zeigen, daß zumindest die Dysmetrie der Augenbewegungen einem bestimmten Areal im Kleinhirn zugeordnet werden kann. Auch das Auftreten dieser Symptome in einem gewissen zeitlichen Abstand vom Beginn und vom Höhepunkt des schweren ursächlich zugrundeliegenden Krankheitsbildes zeigt, daß es sich hier wohl um etwas anderes handelt, als einen diffusen hypoxämischen Schaden. Der zeitliche Abstand zwischen Beginn der Grundkrankheit und dem Auftreten der Opsoklonie hat immer wieder an einen Immunvorgang denken lassen.

Vielleicht gelingt es in Zukunft, diese beiden Formen der Opsoklonie aufgrund ihrer verschiedenen Ansprechbarkeit auf die *Behandlung mit Serotoninvorläufern* noch weiter zu unterscheiden. Bereits 1971 haben F. L'Hermitte, M. Peterfalvi, R. Martea, J. Gazengel und M. Serdaru: Analyse pharmacologique d'un cas de myoclonies d'action post-anoxiques (Revue Neurologique **124**, 21–31, 1971) an einem Patienten zeigen können, daß sich der Serotoninvorläufer 5-Hydroxytryptophan (L-5-HTP) zur Behandlung des Myoklonus eignet. Die Stellung, die das L-5-HTP im Serotoninaufbau hat, zeigt das folgende Schema:

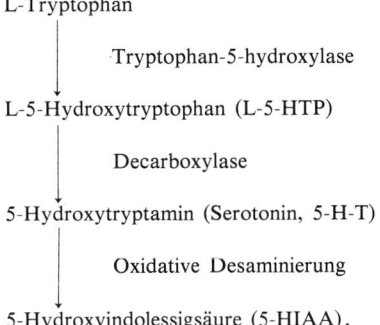

L-Tryptophan

Tryptophan-5-hydroxylase

L-5-Hydroxytryptophan (L-5-HTP)

Decarboxylase

5-Hydroxytryptamin (Serotonin, 5-H-T)

Oxidative Desaminierung

5-Hydroxyindolessigsäure (5-HIAA).

In jüngster Zeit haben mehrere Arbeitsgruppen in den USA über Erfahrungen an einem großen Krankengut mit dieser Behandlung berichtet: J. H. Growdon, R. R. Young und B. T. Shahani: L-5-Hydroxytryptophan in treatment of several different syndromes in which myoclonus is prominent (Neurology **26**, 1135–1140, 1976) und M. H. van Woert, D. Rosenbaum, J. Howieson und M. B. Bowers: Long-Term Therapy of Myoclonus and other Neurologic disorders with L-5-Hydroxytryptophan and Carbidopa (New England J. Med. **296**, 70–75, 1977).

In einem Überblick über dieses Behandlungsprinzip und über die Behandlungserfolge kommt T. L. Munsat: Serotonin and Myoclonic seizures (New England J. Med. **296**, 101–102, 1977) zu dem Ergebnis, daß die Behandlung mit L-5-HTP nur dann erfolgreich ist, wenn der Myoklonus durch O_2-Mangel hervorgerufen wird. Man nimmt an, daß der Sauerstoffmangel im Zentralnervensystem vornehmlich serotoninergische Nerven schädigt, und daß diese Schädigung durch den Vorläufer des 5-HT, das 5-HTP, korrigiert werden kann. Denn es ist schon länger bekannt, daß Serotinin, 5-HT, eine wichtige Hemmsubstanz unter den Neurotransmittern des zentralen Nervensystems ist. Die Annahme ist deshalb berechtigt, daß sein Ausfall zur Hyperaktivität im Nervensystem führt.

Bei den praefinalen Stadien, die Herr Müller-Jensen zeigte, wird natürlich die L-5-HTP-Behandlung nichts mehr helfen. Vielleicht besteht aber in Zukunft die Möglichkeit, bei prognostisch günstiger gelagerten Krankheitsbildern aufgrund der Ansprechbarkeit auf L-5-HTP zu unterscheiden, ob eine mehr diffuse Schädigung durch O_2-Mangel oder andere nicht von einer Schädigung serotoninergischer Nerven abhängige Prozesse zugrundeliegen (vergl. dazu auch: Ein Serotoninvorläufer (5-HTP) als wirksames Mittel gegen Intentionsmyoklonus. In: Der Arzneimittelbrief **11**, 15, 1977).

Herr Müller-Jensen (Hamburg):
Wir haben selbstverständlich in den drei letal endenden Fällen keine Möglichkeit gehabt, die Beeinflußbarkeit der Opsoklonien und der Polymyoklonien mit Serotonin-Metaboliten zu testen. Es soll hervorgehoben werden, daß es sich bei dem Opsoklonus um *ein* Symptom einer allgemeinen Enzephalopathie handelt. Der Opsoklonus als ein regionales myoklonisches Phänomen kann jedoch das Leitsymptom einer solchen allgemeinen Enzephalopathie sein.

Herr Mergner (Ulm):
Bezüglich der Feststellung von Prof. Jaeger, daß diese Störungen zum Teil mit 5 MTP therapiert werden können, gibt es möglicherweise ein Korrelat mit Tierversuchen. Mit Prof. Pompeiano (Pisa) wurden Versuche an dezerebrierten Katzen durchgeführt, wobei Muster von schnellen Augenbewegungen — ähnlich den hier beschriebenen — durch Senkung des Serotoninspiegels (Reserpin, Läsion von Raphe-Kernen) wie auch durch Gabe von Eserin (verstärkte Acetylcholinwirkung durch Hemmung der Acetylcholinesterase) ausgelöst wurden. In beiden Fällen wies das zeitliche Auftreten der Augenbewegungen gemeinsame Charakteristika auf. Zudem konnten beide Muster durch entsprechende Antagonisten (Atropin, 5 MTP) auch wechselseitig blockiert werden. Wir vermuten, daß das Auftreten dieser Augenbewegungen von dem Verhältnis des Acetylcholin-Spiegels zu dem Serotonin-Spiegel im Hirnstamm abhängt. In dezerebellierten Tieren fanden wir die Verhältnisse ähnlich. Dr. van Weerden (Groningen) berichtet über überschießende nystagmische Augenbewegungen nach Eseringabe bei posttraumatischen Patienten. Vielleicht sollte man, aufgrund dieser Beobachtungen, die genannte 5 MTP-Therapie mit Anticholinergica kombinieren.

Herr Dichgans (Freiburg):
1. Opsoklonus = oculäre Myoklonie bei cerebellären Läsionen, meist Kinsbourne-Encephalopathien. 2. Opsoklonus $\neq$ lightning eye movements (Atkin u. Bender) bei Mittelhirnläsionen. 3. Wirksamste Therapie bei 1 = ACTH.

Herr Müller-Jensen (Hamburg):
Auch in unserem 4. Fall wurden Cortico-Steroide verabreicht. Post oder propter kam es bei der Patientin zu einer vollständigen Restitution. Eine spezifische Wirkung von Cortico-Steroiden bzw. ACTH ist jedoch hieraus nicht ohne weiteres abzuleiten. Vielmehr ist anzunehmen, daß Cortico-Steroide als immunosuppressive Medikamente am immunologischen Grundprozeß bei Infektionskrankheiten, die zu einem Opsoklonus führen können, angreifen. Eine spezifischere medikamentöse Beeinflußbarkeit von Myoklonien und Opsoklonus ist vielmehr von Substanzen zu erwarten, die im Neurotransmitter-Stoffwechsel angreifen.

Wir haben in unserem Beitrag eingangs versucht, hervorzuheben, daß der Zeitpunkt und die Dauer der Manifestation des Opsoklonus im Krankheitsverlauf von entscheidender Bedeutung für die okulomotorische Phänomenologie ist. Sicherlich kann man aufgrund der vorliegenden Beobachtungen den Begriff Opsoklonus nicht zu eng fassen, gerade in bezug auf Amplitude und Frequenz. Gerade unser 3. Fall demonstriert eindrucksvoll, daß mit dem zunehmenden Einsetzen der irreversiblen Hirnschädigung die gesamte neuronale Aktivität zunehmend erlischt, was sich unter anderem auch ausdrückt in einer fortlaufenden Abnahme von Frequenz, Amplitude und Geschwindigkeit der Opsoklonus-Sakkaden.

Herr Piper (Lübeck):
Nach einer eigenen Beobachtung gehören zum schweren Opsoklonus auch große schweifende Blickdeviationen; fällt die Hemmfunktion des Kleinhirns fort, so werden auch solche tonischen Bewegungen entfesselt. Die Parallele zum epileptischen Anfall liegt offenbar nahe.

Herr Müller-Jensen (Hamburg):
Die von Ihnen eben beschriebenen Bulbus-Bewegungen haben wir bei unseren Patienten nicht beobachten können. Wir glauben nicht, daß es sich bei dem Opsoklonus um ein epileptisches Phänomen im engeren Sinne handelt. Es ist jedoch anzunehmen, daß Excitationsvorgänge in den einzelnen Neuronen-Systemen pathogenetisch von Bedeutung sind. Die in unseren Fällen nachweisbaren Zeichen einer allgemeinen cerebralen Erregungssteigerung im EEG könnten dafür sprechen.

Paarung entgegengesetzter sakkadischer Augenbewegungen

Opposed Saccadic Pairs

K.-U. Hamann
Univ.-Augenklinik, Hamburg-Eppendorf

Schlüsselwörter: Sakkaden (-Organisation, -Initiationsintervall), intersakkadisches Intervall, Gegenrucke, Opsoklonus.

Key words: Saccades (organisation of −, initiation intervall of −), intersaccadic interval, square wave jerks, opsoclonus.

Zusammenfassung: Paarung entgegengesetzter sakkadischer Augenbewegungen dient als Bezeichnung für ein destinktes Phänomen der Okulomotorik, welches in einem breiten Spektrum klinischer Bedingungen anzutreffen ist und gekennzeichnet ist durch ein Paar von sakkadischen Augenbewegungen, in denen die erste Sakkade in die eine und die folgende Sakkade in die entgegengesetzte Richtung verläuft. Der Zeitabstand zwischen beiden Sakkaden ist durch das intersakkadische Intervall gegeben. Dieses Phänomen tritt als Fixationsunruhe auf, ist aber auch nach Refixationssakkaden und bei Folgebewegung festzustellen.

Die Aufzeichnungen von vierzehn klinischen Fällen mit verschiedenen Diagnosen ist tabellarisch so geordnet, daß die sakkadischen Intervalle zwischen 0,2 und 0 sec liegen.

An Hand dieser Reihe wird dargestellt, ob und wie sich beide Sakkaden untereinander beeinflussen. Als Parameter dienen Dauer, Amplitude, maximale Geschwindigkeit und Beschleunigung dieser Sakkaden. Die Auswertung mit Hilfe eines Computers ergibt eine übereinstimmende Beziehung zwischen allen diesen Parametern, wodurch diese Augenbewegungen als Sakkaden charakterisiert werden. Das Kontrollsystem für diese Augenbewegungen hat anscheinend die Kapazität, Sakkaden nach verschwindend kurzer Refraktärphase auszuführen.

Summary: The designation opposed saccadic pairs serves to describe an oculomotor phenomenon, encountered in a wide range of clinical diversity. This is characterized by a pair of saccadic eye movements, the first saccade of which away from the intended eye position is followed by a saccade back to the initial position. The time span between these two saccades is referred to as intersaccadic interval (ISI). This phenomenon occurs as fixation instability and can be recognized after refixation saccades, or can be superimposed on smooth pursuit movements.

The eye movement recordings in fourteen clinical cases with different diagnoses show intersaccadic intervals ranging from 0,2 to 0 sec. This series elucidates the problem as to how the second saccade is influenced by the first saccade. Saccadic parameters are duration, amplitude, peak velocity, acceleration, and deceleration. The calculation of these values proves a close relationship of these parameters and identify these eye movements as saccadic.

Saccadic pairs with the longest ISI probably occur in pairs of saccades in which the return saccade is really a visually programmed corrective saccade, and such pairs vanish in darkness. The intermediate ISI values might belong to pairs of saccades, the second of which represents also a corrective saccade programmed from the internal efference copy of the forgoing outbound saccade. The very brief ISI values seem to represent a prenuclear signal inversion evoked after spontanous phasic bursts from one brainstem saccade generator and an equal burst from the contralateral saccade generator, a condition, in which inhibitory control of these generators are almost completely lost like in opsoclonus. Obviously, the controller system pushed to its limit can create signals with practically no refractory period.

Bei der vorliegenden Arbeit handelt es sich um Paarungen sakkadischer Augenbewegungen in entgegengesetzte Richtungen. Das einfachste Beispiel eines solchen distinktiven Bewegungsablaufes entspricht den bekannten Gegenrucken (Jung, Kornhuber, 1964). Sie sind durch eine Sakkade gekennzeichnet, die das Auge von der beabsichtigten Position entfernt, gefolgt von einer weiteren Sakkade, die das Auge in die Ausgangsposition zurückbringt, nachdem die exzentrische Position für eine gewisse Zeit-

Tabelle 1. Diagnosen von 14 Fällen, geordnet von A bis N in der Reihenfolge des aufsteigenden, durchschnittlichen intersakkadischen Intervalls

		durchschnittliches ISI (msec)
A	posttraumatischer Tremor, Läsion im Bereich des Nucleus ruber	0
B	postenzephalitischer, trumkaler Myoklonus	0
C	Dandy-Walker-Zyste des Kleinhirns	45.0
D	Hydrozephalus	70.6
E	Hirnstammschlaganfall	134.4
F	demyelinisierende Erkrankung	140.5
G	zerebelläre Ataxie	141.0
H	Astrozytom im Bereich des linken Frontallappens	185.3
I	okzipitales Meningiom	214.4
J	diabetische und herpetische Neuropathie, Hinterstrangstimulation	232.6
K	Astrozytom im Bereich des rechten Frontallappens	266.5
L	Rezidiv eines Hypophysenadenoms mit Rhinorrhoe	274.8
M	Abszeß des linken Parietallappens	278.6
N	Schmerzsyndrom nach Verletzung des Plexus brachialis, Elektrodenimplantation in den Thalamus	314.5

dauer eingehalten wurde. Dieser Zeitabschnitt stellt bei Paaren entgegengesetzter sakkadischer Augenbewegungen eine wichtige Kenngröße dar und wird als intersakkadisches Intervall (ISI) bezeichnet. Ein längerer Zeitabschnitt, das sakkadische Initiationsintervall (SII) vom Beginn der ersten bis zum Beginn der zweiten Sakkade, setzt sich zusammen aus der Dauer der ersten Sakkade und dem intersakkadischen Intervall.

An Hand von vierzehn klinischen Fällen soll aufgezeigt werden, ob und wie sich der Verlauf der zweiten Sakkade ändert, wenn das intersakkadische Intervall (ISI) immer kleiner wird und schließlich gegen Null geht. In einem solchen Fall beginnt die zweite Sakkade direkt nach Beendigung der ersten Sakkade. Zu diesem Beispiel sollen aus dem Krankengut zwei Fälle angeführt und analysiert werden.

Eine genaue Aufzeichnung der Augenbewegungen ist unter diesen Umständen erforderlich, um den Ablauf dieser kurz hintereinanderfolgenden Sakkaden definieren zu können. Zur Definition einer Sakkade gehört die Kenntnis ihrer wichtigsten Parameter wie Dauer, Amplitude, Höchstgeschwindigkeit und Dezeleration.

Zu diesem Zweck wurden auf Infrarot ansprechende Photodioden benutzt, welche an einem Brillengestell befestigt horizontal auf den Limbus ausgerichtet wurden. Häufige Kalibration sicherte eine getreue Wiedergabe der retinalen Rotation (Stark et al., 1962). Ein Digitalcomputer errechnete die einzelnen Parameter der individuellen Sakkaden.

Die Diagnosen der vierzehn klinischen Fälle sind tabellarisch zusammengefaßt und von A bis N in der Reihenfolge eines ansteigenden intersakkadischen Intervalls geordnet (Tabelle 1). Zu betonen ist die Mannigfaltigkeit der Diagnosen: Das Auftreten von Gegenrucken hat wenig pathognomische Bedeutung.

Einige Beispiele von Fällen mit kleiner werdendem intersakkadischen Intervall vermittelt Abbildung 1 (N, G und C).

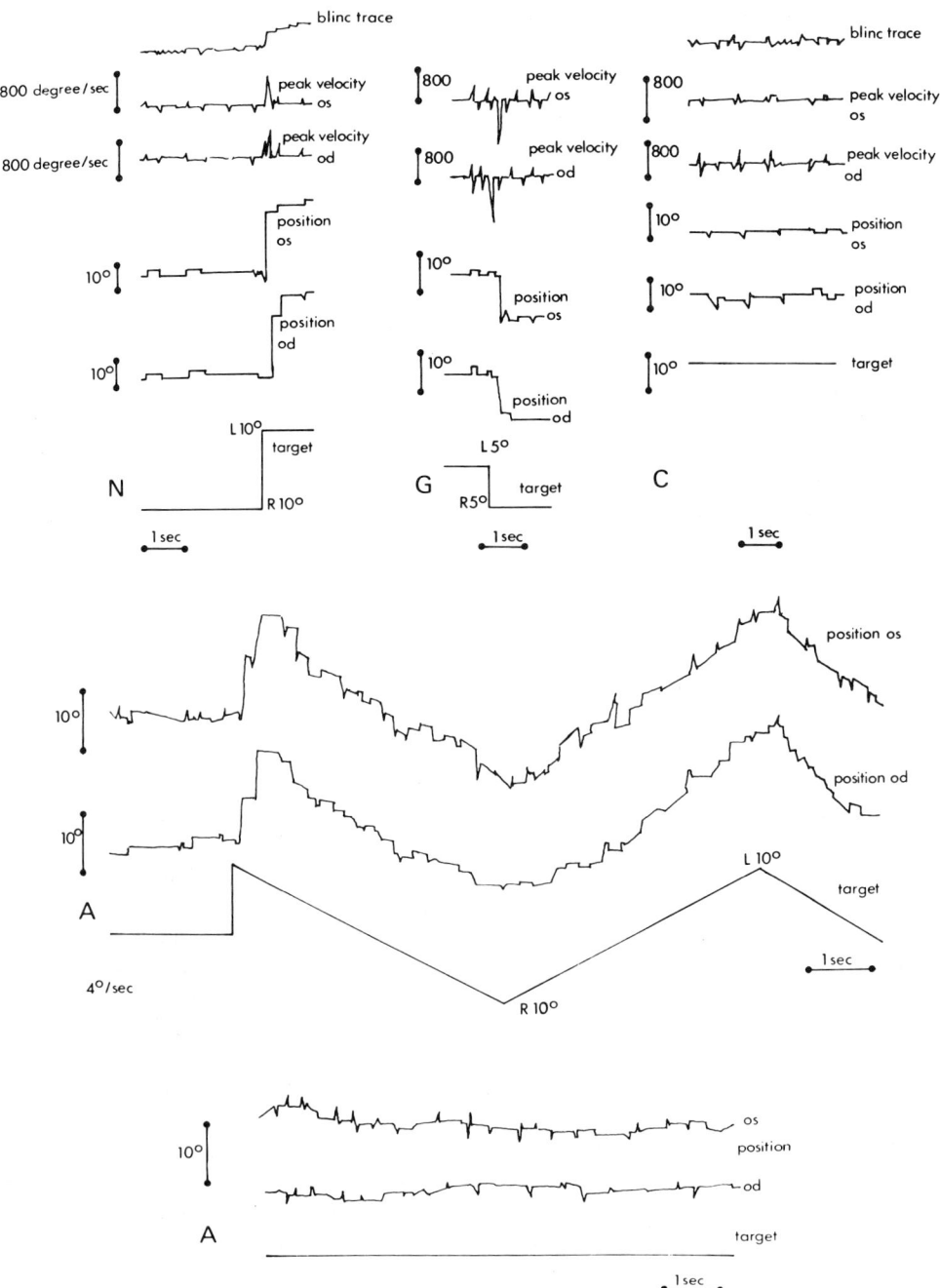

Abb. 1. Beispiele okulographischer Aufzeichnungen. Obere Reihe: Fall N, Fall G: Refixationssakkade; Fall C: Fixation. Mittlere Reihe: Fall A: Folgebewegung 4°/sec. Untere Reihe: Fall A: Fixation

In dieser Reihenfolge wird der für Gegenrucke typische Rechteckstoß immer kleiner, bis er bei verschwindend kleinem intersakkadischen Intervall durch eine Zacke ersetzt wird. Ein solches Phänomen war bei Patient A und B zu beobachten:

Patient A entwickelte einen posttraumatischen Tremor im linken Arm nach einer Hirn-Kontusion drei Jahre zuvor, mit retrograder und anterograder Amnesie. Nachdem er das Bewußtsein wiedererlangte, klagte er über Doppelbilder beim Blick nach unten. Die Untersuchung ergab okuläre Oszillationen, aber der Patient hatte keine Oszillopsien. Die Aufzeichnung seiner Augenbewegungen dokumentiert eine unstete Fixation, ständig unterbrochen von kleinen Ruckbewegungen. Horizontale Folgebewegungen wurden schon bei langsamer Geschwindigkeit durch Sakkaden korrigiert (Abb. 1A).

Patient B erkrankte an schwerer trunkaler Ataxie mit Vertigo und Oszillopsien. Die Symptomatik war besonders schwerwiegend, wenn der Patient versuchte sich aufzurichten. Eine Lumbalpunktion ergab einen Eiweißgehalt des Liquors von 94 mg% mit 5 Lymphozyten pro cmm. Seine Augenbewegungen waren durch schnelle okuläre Oszillationen vorwiegend nach rechts charakterisiert. Die okulographische Aufzeichnung demonstriert, daß die Fixation ständig durch Salven sakkadischer Aktivität unterbrochen ist. Dieses Störmuster, zusammengesetzt aus gepaarten Sakkaden entgegengesetzter Richtungen, beginnt mit einer Sakkade nach rechts, gefolgt unmittelbar von einer Sakkade nach links. Nicht immer bringt diese Sakkade die Augen wieder auf die Ausgangsposition zurück, so daß eine weitere Sakkade nach rechts die überschießende Sakkade nach links korrigieren muß. Auch nach Refixationssakkaden zu beiden Seiten war dieses Störmuster festzustellen. Langsame Folgebewegungen nach links werden verhältnismäßig glatt ausgeführt, während beim Umschlag nach rechts sofort die sakkadischen Salven ausgelöst werden. Erneuter Wechsel nach links bringt die sakkadische Aktivität wieder zum Abklingen (Abb. 2).

Der Mangel an anatomischer Korrelierung bei fast allen diesen Patienten macht jeden Versuch zunichte, diese Störung der Augenmotilität einem pathologischen Substrat zuzuordnen. Kürzliche Veröffentlichungen scheinen zu belegen, daß die Kombination von Gegenrucken, Dysmetrie und „rebound" Nystagmus auf eine cerebellare Unterfunktion hinweisen (Zee et al., 1976). Läsionen im Bereich des Kleinhirnwurmes (Sellhorst et al., 1976) und einseitige Unterbrechung des Brachium conjunctivum mit Unterbindung der cerebello-pontinen Projektionen (Dell'Osso et al., 1975) sind geeignet, Störungen der Augenmotilität hervorzurufen, und die Rückbildung eines Opsoclonus durch Phasen von oculärem Flattern (Savino et al., 1975) ist beschrieben worden. Das Syndrom von trunkaler Ataxie und oculären Oszillationen bei Patienten mit benigner Encephalitis ist ein seltenes, aber bekanntes klinisches Syndrom (Cogan, 1968; Baringer et al., 1968.

Mehrere repräsentative Sakkadenpaare dieser vierzehn klinischen Fälle sind ausgesucht worden, um Dauer, Amplitude, Höchstgeschwindigkeit, Beschleunigung und Dezeleration der einzelnen sakkadischen Komponenten zu berechnen. Einer eingehenden Analyse wurden die Werte von Patient A und B unterworfen.

Die Berechnung aller Parameter von Sakkaden in dieser Arbeit bestätigt eine enge Beziehung dieser Parameter, die typisch für alle Sakkaden ist, gleichgültig unter welchen Bedingungen die betreffende Sakkade ausgeführt worden ist. In der Tat ist dieser Zusammenhang benutzt worden, Sakkaden zu definieren (Bahill et al., 1975c). Nach dieser Vorlage sind die einzelnen sakkadischen Parameter von Patient A (Abb. 3) und B (Abb. 4 u. 5) eingetragen. Diese Diagramme unterstreichen die sakkadische Natur dieser Augenbewegungen und heben ihre sakkadische Identität hervor.

Der neurologische Kontrollmechanismus, der diesen sakkadischen Augenbewegun-

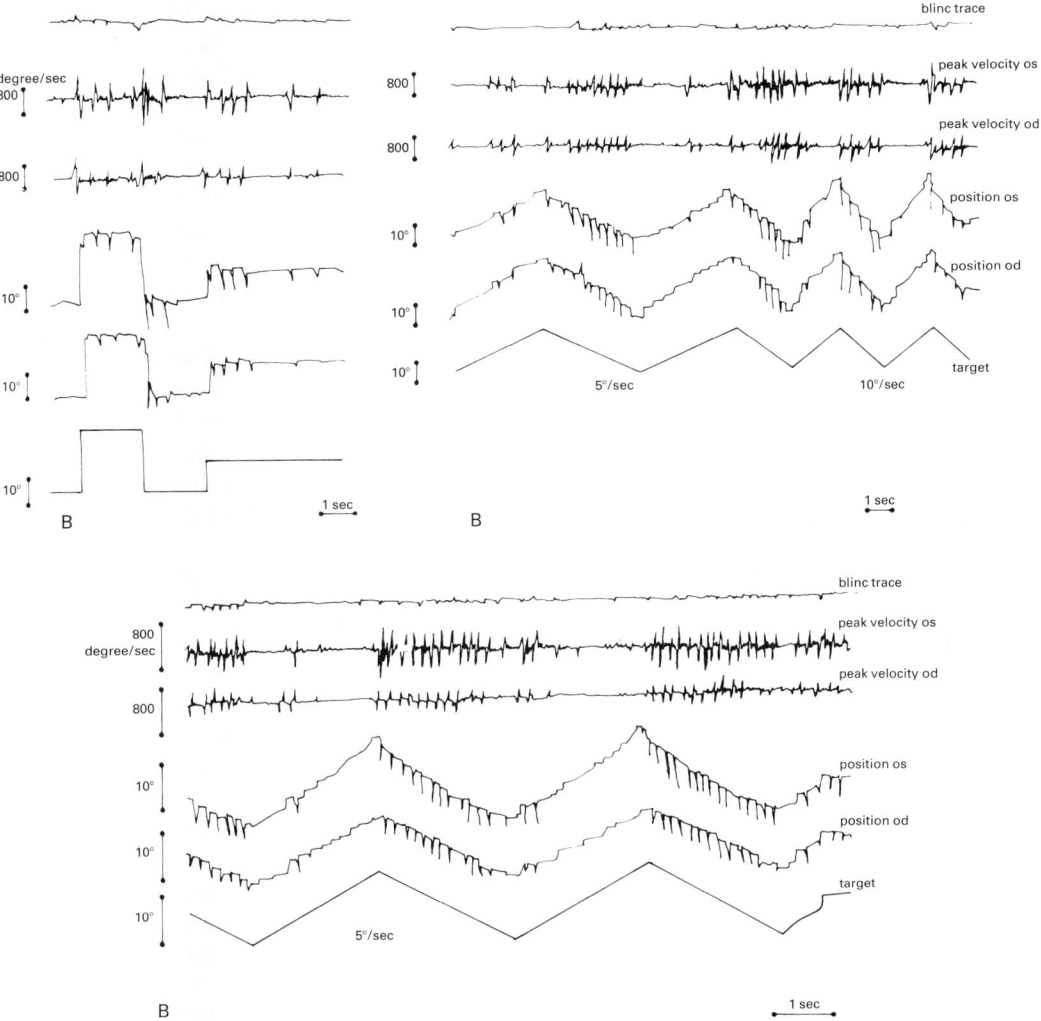

Abb. 2. Beispiele okulographischer Aufzeichnungen Fall B. Obere Reihe links: Refixationssakkaden; rechts: Folgebewegungen 5°/sec und 10°/sec; untere Reihe: Folgebewegungen 5°/sec

gen untersteht, ist kaum bekannt. Auf einer niedrigen Stufe wird das typische Innervationsmuster einer Sakkade eingeführt. Hierbei handelt es sich darum, eine Positionsänderung der Augen, codiert als sogenannte step-Komponente, innerhalb einer gewissen Zeit, codiert als sogenannte pulse-Komponente, durchzuführen. Obwohl auf dieser Stufe das Kontrollsignal eine gewisse Stereotype aufweist, ist die Sakkade dennoch im Verlauf zu beeinflussen und nicht als ballistische Bewegung anzusehen. Unter physiologischen Bedingungen (Bahill et al., 1975a, 1975d) kann es neben einer Aufspaltung des Kontrollsignals in zwei zeitlich getrennte Signale auch zu einer Inversion kommen (Bahill et al., 1975b), mit einer Umkehrung der Entladung vom ursprünglichen Agonisten zum Antagonisten, wobei eine normale, reziproke Innervation beibehalten wird und Sakkaden von normaler Dynamik entstehen.

Bei Sakkaden in entgegengesetzte Richtungen mit langem ISI stellt die zweite Sakkade eine visuell programmierte Korrektursakkade der ersten dar. Solche Sakkaden

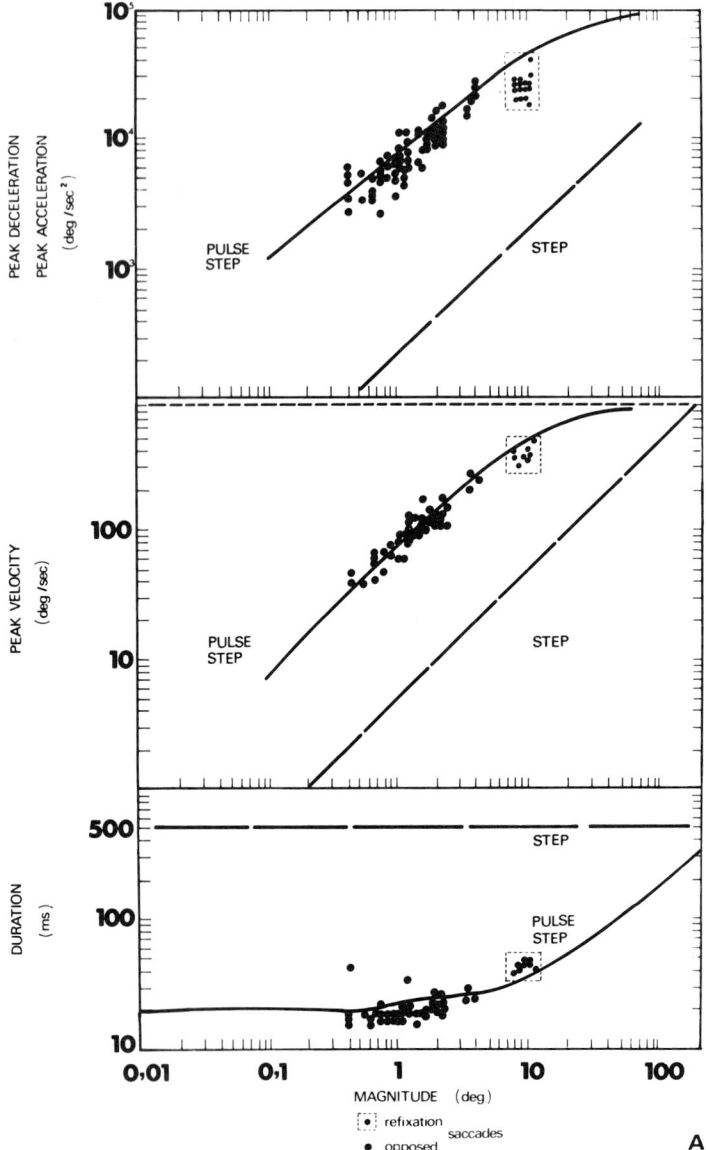

Abb. 3. Main-Sequence-Diagramm Fall A. Kleine Punkte im gestrichelten Rahmen: 10° Refixationssakkaden; dicke Punkte: sakkadische Paare

verschwinden in Dunkelheit. Die Erzeugung von schnell aufeinanderfolgenden, umgekehrten Sakkaden sprengt den Rahmen einer sensorischen Rückkoppelung (Bahill et al., 1975a). ISI-Werte bis zu etwa 120 msec gehören zu sakkadischen Paaren, von denen die zweite als Korrektursakkade von der internen Efferenzkopie der ersten Sakkade programmiert sein könnte. Salven von entgegengesetzten Sakkaden ohne ISI zeigen sich klinisch als Opsoclonus, ein Krankheitsbild, gekennzeichnet durch die Aufhebung der Inhibition des sakkadischen Systems.

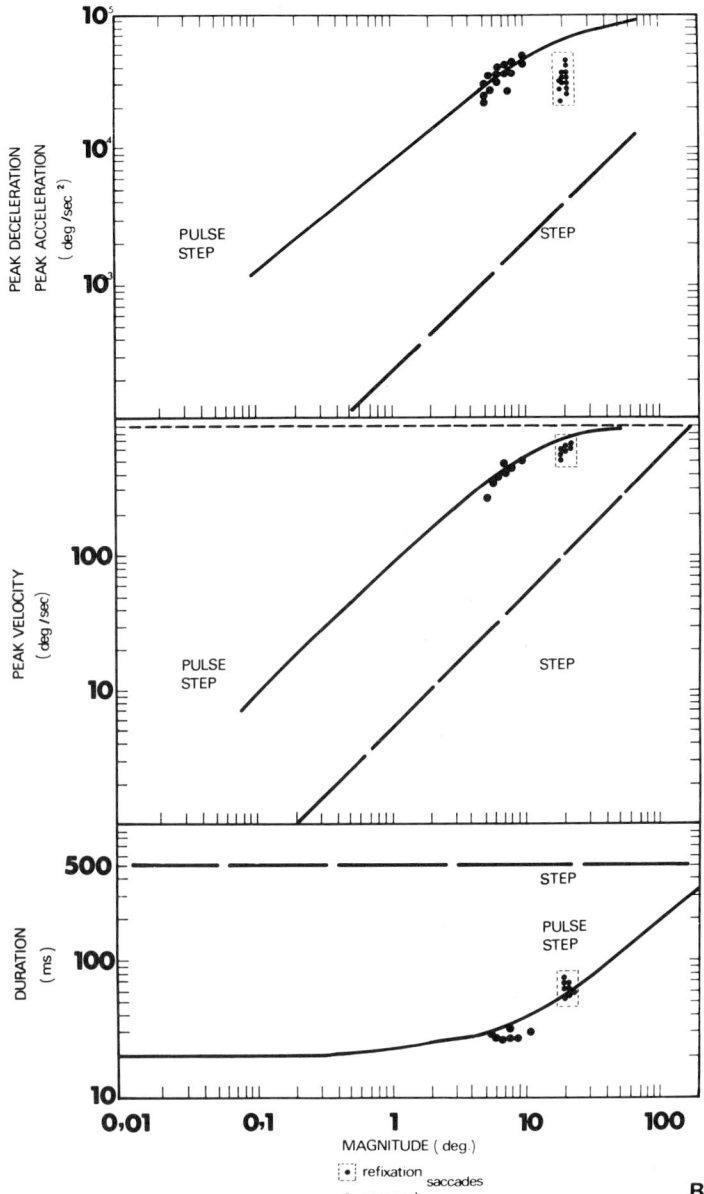

Abb. 4. Main-Sequence-Diagramm Fall B. Kleine Punkte im gestrichelten Rahmen: 20° Refixationssakkaden; dicke Punkte: darauf folgende entgegengesetzte Sakkaden

Diese Arbeit von Paarung entgegengesetzter Sakkaden zeigt auf, daß das neuronale Kontrollsystem, an der Grenze seiner Kapazität, Signale von verschwindend kleiner Refraktärperiode aufbauen kann. Offensichtlich ist das sakkadische System fähig, auch unangemessenen oder sinnlosen Kommandos zu folgen, die ihm von supranukleären Strukturen aufgezwungen worden sind.

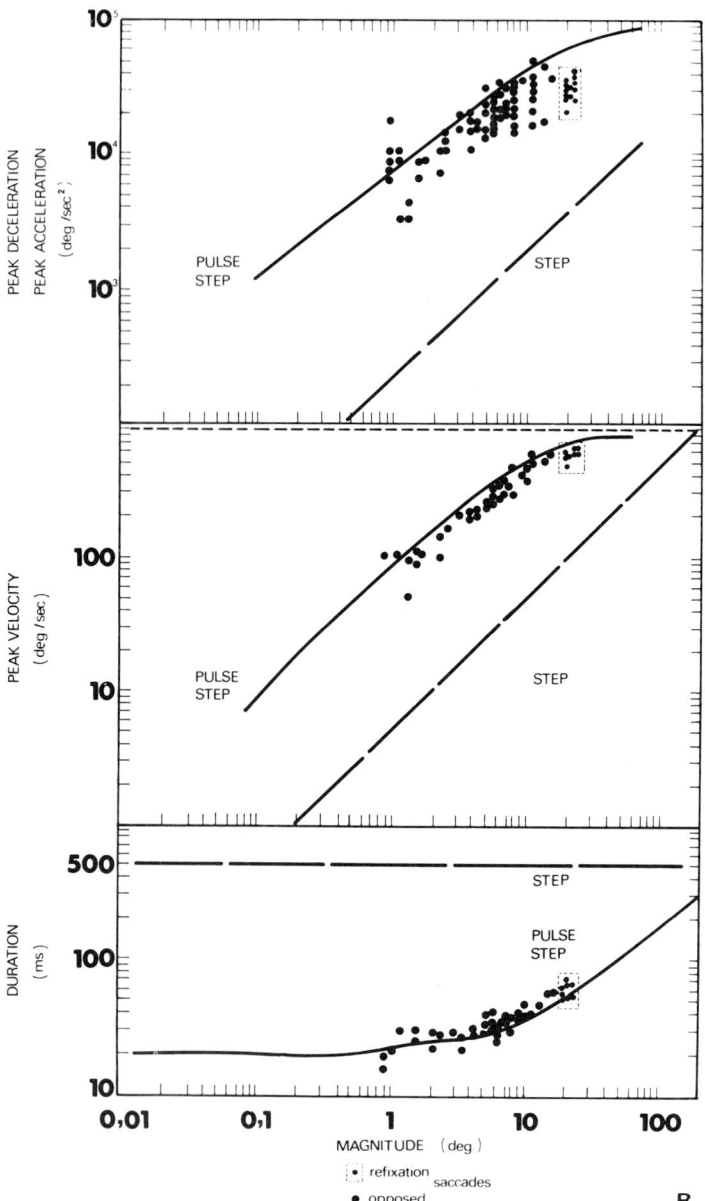

Abb. 5. Main-Sequence Diagramm Fall B. Kleine Punkte im gestrichelten Rahmen: 20° Refixationssakka-den; dicke Punkte: sakkadische Paare

Literatur

Bahill, A. T., Bahill, K. A., Clark, M. R., Stark, L.: Closely spaced saccades. Invest. Ophthal. **14,** 317–320 (1975a)

Bahill, A. T., Clark, M. R., Stark, L.: Dynamic overshoot in saccadic eye movements is caused by neurological control signal reversals. Exp. Neurology **48,** 107–122 (1975b)

Bahill, A. T., Clark, M. R., Stark, L.: The Main sequence, a tool for studying human eye movements. Math. Biosc. **24,** 191–204 (1975c)

Bahill, A. T., Stark, L.: Overlapping saccades and glissades are produced by fatigue in the saccadic eye movement system. Exp. Neurology **48**, 95–106 (1975d)

Baringer, J. G., Sweeny, V. P., Winkler, G. F.: An acute syndrome of ocular oscillations and truncal myoclonus. Brain **91**, 473–480 (1968)

Cogan, D. G.: Opsoclonia, body tremulousness in benign encephalitis. Arch. Ophth. (Chig.) **79**, 545–551 (1968)

Dell'Osso, L. G., Troost, B. T., Daroff, R. B.: Macro square wave jerks. Neurology (Minn.) **25**, 975–979 (1975)

Jung, R., Kornhuber, H. H.: Results of electronystagmography in man: The value of optokinetic, vestibular, and spontanous nystagmus for neurologic diagnosis and research. In: The Oculomotor System. Bender, M. B. (ed.), p. 428–482. New York: Harper and Row 1964

Savino, P. J., Glaser, J. S.: Opsoclonus, Pattern of regression in a child with neuroblastoma. Brit. Journal Ophthal. **59**, 696–698 (1975)

Sellhorst, J. B., Stark, L., Ochs, A. L., Hoyt, W. F.: Disorders in cerebellar ocular motor control. I. Saccadic overshoot dysmetria: an oculographic, control system and clinico-anatomical analysis. Brain **99**, 497–508 (1976)

Stark, L., Vossius, G., Young, L. R.: Predictive control of eye tracking movements. Institute of Radio Engineers Transactions on Human Factors in Electronics. **HFE-3**, 52–57 (1962)

Zee, D. S., Yee, R. D., Cogan, D. G., Robinson, D. A., Engel, W. K.: Oculomotor abnormalities in hereditary cerebellar ataxia. Brain **99**, 207–234 (1976)

Aussprache

Herr Jaeger (Heidelberg):
Es wird die Vermutung geäußert, daß sich auch bei den Patienten von Herrn Hamann Opsoklonien finden. Was die Nomenklatur angeht, so würde ich vorschlagen, das Wort Sakkaden auf die wirklich intendierten Bewegungen der Blickrichtungsänderung zu beschränken.

Herr May (Karlsruhe):
Unmittelbar aufeinanderfolgende Sakkaden in entgegengesetzter Richtung, also ohne intersakkadisches Intervall, ähnlich den „Eiszapfensakkaden", können auch an Gesunden unter bestimmten Versuchsbedingungen beobachtet werden. Man fordert Versuchspersonen, deren Augenbewegungen registriert werden, auf, ein Sehziel, das — unterbrochen von Ruhephasen — langsam und in Sprüngen bewegt werden kann, zu fixieren, beziehungsweise ihm zu folgen. Wenn man die Augenbewegungen auf die Zielbewegungen zurückkoppelt, treten bei den Versuchspersonen nach kurzer Zeit solche unmittelbar aufeinanderfolgende Sakkaden entgegengesetzter Richtung auf, die gewissermaßen einen Versuch des Systems darstellen, die Versuchsanordnung, die eine Foveation des Sehziels verhindert, zu überlisten. Diese Untersuchungen wurden an unserem Institut (Institut für Biokybernetik und Biomedizinische Technik der Universität Karlsruhe, Direktor Herr Prof. Dr. G. Vossius) von Herrn Dipl.-Ing. D. Bouis im Rahmen seiner jetzt kurz vor ihrem Abschluß stehenden Doktordissertation durchgeführt.

Gleitende Augenbewegungen und optokinetischer Nystagmus

Bewegungswahrnehmung und Augenbewegungen bei Flickerbelichtung unbewegter visueller Muster[1]

Movement Perception and Eye Movements Elicited by Stationary Visual Patterns Illuminated by Intermittent Flashes

F. Behrens, O.-J. Grüsser
Physiolog. Inst. der FU, Berlin

Schlüsselwörter: Bewegungswahrnehmung, Elektrookulographie, Flickerbelichtung, Scheinbewegung, Sigma-Bewegung, Reafferenzprinzip, Efferenz-Kopie, Nystagmus (optokinetischer), Folgebewegungen, Random-Dot-Muster.

Key words: Movement perception, electrooculography, flicker illumination, apparent movement, sigma movement, reafference principle, efference copy, nystagmus (optokinetic), pursuit movement (smooth), random dot pattern.

Summary: Apparent movement perception without corresponding movement of the retinal image is elicited if the eyes move at an adequate velocity across intermittently illuminated stationary patterns which contain a certain amount of spatial periodicity (Lamontagne, 1973). This σ-movement also elicits an optokinetic nystagmus (σ-OKN) or (for closed figures) slow pursuit eye movements. The σ-OKN and the σ-movement are essentially caused by the internal *feedback* of the efferent motor signals controlling pursuit eye movements. In adult subjects we investigated the σ-effects applying different stimulus patterns (Figs. 2B–2E) and changed the following parameters of the 50 µs flashes illuminating the stationary stimulus patterns: Flash intensity, flash frequency, and the "jitter" of the flash intervals. To obtain the latter stimulus sequence, temporal noise was added to the sequence of regular flashes, thus producing flash sequences of a constant average flash rate, but a controllable variability in the interval distribution of successive flashes.

Besides stationary patterns in which the spatial periodicity could also be seen without eye movements, we applied visual patterns composed of alternating vertical stripes of spatially correlated and non-correlated visual noise (random dot patterns with 50 percent black and 50 percent white squares, Fig. 2E). If these stimulus patterns were intermittently illuminated, no stripes could be discovered. If, however, in addition, pursuit eye movements were elicited at an appropriate speed, the correlated random dot stripes suddenly became visible moving at the speed of the σ-eye pursuit movements in front of a "snowstorm" background. The σ-movement of these random dot stripes also elicited a regular σ-OKN, which in turn maintained the apparent motion perception and the visibility of the stripes. As soon as the σ-OKN was interrupted, for example by closing the eyelids for more than 0.5 s, the σ-movement and the stripes disappeared. During the apparent motion of the vertical noise stripe pattern, one could easily glance up and down along the moving stripes, whereby vertical or oblique saccades were superimposed onto the horizontal σ-OKN *without interrupting* the perceived horizontal σ-movement of the (vertical) stripes.

σ-pursuit movements and σ-OKN were also not interrupted if the image of the apparently moving pattern (Figs. 2B–2D) was shifted across the retina by saccades in an arbitrary direction. The σ-effects were still present when instead of flashes of constant intervals, irregularly timed flashes of constant average flash rate were applied.

These observations indicate that σ-movement perception, the σ-OKN, and the σ-pursuit eye movements are elicited by feedback of different motor signals controlling the slow pursuit eye movements. The interaction between the retinal input (signal of visual stimulus displacement on the retina) and the "efference-copy" do not occur solely at a central visual system level for which a regular retinotopic projection is valid, but also at least at a level of the central nervous system, at which the visual space is represented independently of its projection on the retina.

[1] Mit Unterstützung der Deutschen Forschungsgemeinschaft (Gr. 161)

Hermann von Helmholtz (1866) war wahrscheinlich der erste, der annahm, daß die motorischen Kontrollsignale zur Steuerung der Augenbewegungen innerhalb des Zentralnervensystems zurückgemeldet und mit den afferenten visuellen Signalen (Bildverschiebung auf der Netzhaut) verrechnet werden. Diese auch von Sechenov (1878) postulierte *Verschränkung afferenter sensorischer und efferenter motorischer Signale* bei der Wahrnehmung wurde in den Modellen von J. v. Uexküll (1920) und von v. Holst und Mittelstaedt (1950) näher analysiert. Im „Reafferenzprinzip" von v. Holst und Mittelstaedt wird das Kontrollsignal für die Augenbewegungen als *Efferenzkopie* innerhalb des ZNS zurückgemeldet und mit umgekehrtem Vorzeichen mit dem afferenten Signal (Reizmusterverschiebung auf der Retina) in den sensorischen Zentren verrechnet (Abb. 1). Eine visuelle Bewegungswahrnehmung müßte demnach zustande kommen, wenn die Augen sich willkürlich bewegen, das Netzhautbild dabei jedoch stabilisiert bleibt. Dies ist z. B. der Fall, wenn man ein positives parafoveales Nachbild im Dunkeln zu fixieren versucht: Es kommt zu Augenbewegungen und einer Bewegungswahrnehmung in Richtung der Augenbewegungen. Die Augenbewegungen bestehen vorwiegend aus Saccaden, wenn die Distanz zwischen Nachbild und Fovea größer als 2 bis 3 Grad ist. Liegt das Nachbild näher zur Fovea, so werden gleitende Augenbewegungen ausgelöst (Helmholtz, 1866; Kommerell, Klein, 1971; Kommerell, Täumer, 1972).

Es ist bisher unklar, ob die rückgemeldeten efferenten motorischen Signale im zentralen visuellen System mit den afferenten Signalen auf einer neuronalen Abbildungsstufe verrechnet werden, für die eine „ortsfeste" retinotope Organisation gültig ist (z. B. Corpus geniculatum laterale, Area 17, 18, 19; Hypothese A) oder auch auf einer neuronalen Abbildungsstufe, in der eine *Entkopplung* von wahrgenommener Lokalisation des bewegten Musters im extrapersonalen Raum und seiner Abbildung auf der Retina bereits vollzogen ist (Hypothese B, Abb. 1).

Um diese Frage zu beantworten, muß man Experimente vornehmen, in denen räumlich stationäre Reizmuster (analog zu dem parafovealen Nachbild des oben erwähnten Experiments) wegen gleichzeitiger Augenfolgebewegung bewegt gesehen werden, jedoch mit *zusätzlichen saccadischen Augenbewegungen* auf der Netzhaut verschoben werden können. Bleibt die Scheinbewegung erhalten, so kann man die Gültigkeit der Hypothese B annehmen. Experimente dieser Art lassen sich durch Messung der

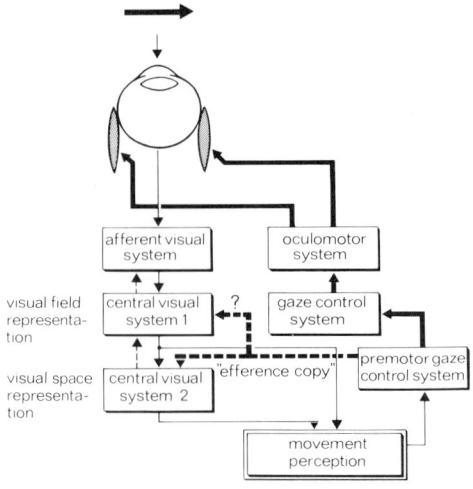

Abb. 1. Schema des afferenten visuellen und des efferenten blickmotorischen Systems, sowie der Interaktion der Efferenzkopie aus dem prämotorischen System der Blickkontrolle mit dem zentralen visuellen System. Eine Bewegungswahrnehmung kommt zustande, wenn eine retinale Bildverschiebung ohne entsprechende Augenbewegung oder eine gleitende Augenbewegung ohne retinale Bildverschiebung ausgelöst wird. Im zweiten Fall erfolgt die Aktivierung bewegungsspezifischer Neuronensysteme über die interne Rückmeldung im ZNS

Augenbewegungen und Beobachtung der Scheinbewegungen vornehmen, die durch intermittierend belichtete stationäre räumlich periodische Reizmuster ausgelöst werden (Lamontagne, 1973).

Methode

An 20 bis 45 Jahre alten Versuchspersonen wurden mit Hilfe des DC-EOG's die horizontalen und/oder vertikalen Augenbewegungen registriert (3 A-9 Einschübe von 565 Tektronix-Oscilloscopen, Frequenzgrenzen 0—100 Hz; Speicherung mit Analogbandgerät, Ausschreibungen der Registrierungen mit Siemens-Mingograph).

Die *stationären Reizmuster* wurden mit kurzen Lichtblitzen von etwa μs Dauer im Frequenzbereich zwischen 5 und 120 Blitzen · s⁻¹ belichtet. Neben periodischen Blitz-

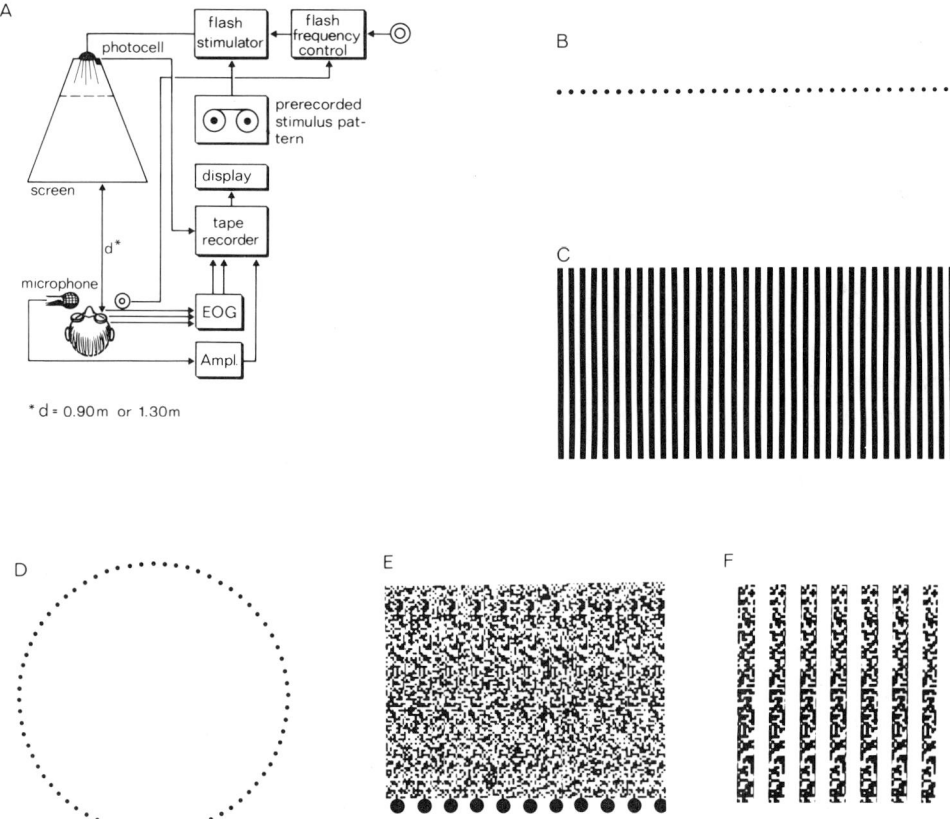

Abb. 2. (A) Schema der Versuchsanordnung. (B) Lineares Punktmuster: Punktgröße 0,51 Grad, Punktabstand 1,27 Grad. (C) Streifenmuster: Periode 1,27 Grad. (D) Kreisförmiges Punktmuster: Kreisdurchmesser 28,6 Grad. Die Angaben für B bis D gelten jeweils für 0,90 m Beobachtungsdistanz. (E) Statistisches Streifenmuster aus korrelierten und nicht-korrelierten Streifen, die aus „random dot patterns" hergestellt wurden. Die schwarzen Punkte befinden sich unter den Streifen mit korreliertem Rauschen. Sie waren für die Versuchsperson während des Experimentes jedoch nicht sichtbar. (F) Abbildung zur Veranschaulichung des Eindruckes, den eine Versuchsperson hat, wenn sie die σ-Bewegung an Muster E wahrnimmt (Ausschnitt). An Stelle des wahrgenommenen „Schneesturm"-Hintergrundes ist ein heller Hintergrund dargestellt, damit sich die korrelierten Streifen optisch abheben

folgen wurden durch die Kombination von zwei Wavetek-Impulsgeneratoren (einer davon mit Zufallssignalen) Impulsfolgen mit *gleichem mittleren Impulsintervall* aber variabler Streuung der Intervalle hergestellt. Die elektrischen Impulsfolgen wurden auf einem Analogband gespeichert und die statistischen Eigenschaften durch Intervall-Histogramm-Analyse mit einem Linc-8-Digitalrechner bestimmt. Die Verteilung der Impulsintervalle der „verrauschten" Blitzfolgen näherten sich jeweils Gauss-Verteilungen, für die *Mittelwerte* und *Standardabweichungen* berechnet wurden. Mit den gespeicherten Impuls-Sequenzen wurden während der Experimente die Blitze ausgelöst (Photostimulator, van Gogh, Amsterdam).

Es wurden zahlreiche stationäre Reizmuster angewandt. In der vorliegenden Arbeit werden Resultate an vier unterschiedlichen Reizmustern (Abb. 2) beschrieben. Die Reizmuster waren auf einem 42 × 42 Grad großen vertikalen Schirm in 0,90 m Entfernung von der Versuchsperson angebracht. Der Schirm wurde durch die Blitze etwa gleichmäßig ausgeleuchtet (Abb. 2A). Das in der Abbildung 2E gezeigte Reizmuster wurde mit Hilfe eines „random dot pattern" mit je 50% Weiß- und Schwarz-Karos (Julesz, 1970) hergestellt. Es bestand aus einer Folie aus vertikalen identischen Streifen, die durch nicht-identische Streifen gleicher Breite unterbrochen waren. Unter normalen Bedingungen betrachtet läßt das Muster die Streifung praktisch nicht erkennen (Abb. 2E). Es wurde auf große Filmplatten umkopiert, die auf dem Projektionsschirm angebracht wurde. Für die Versuchspersonen hatte das 30 × 12 [grad] große Muster Streifen von 0,75 [grad] Breite und 12 [grad] Höhe (Beobachtung aus 1,30 m Entfernung).

Während der EOG-Registrierungen saß die Versuchsperson in einem akustisch und optisch abgeschirmten dunklen Raum. Der Kopf der aufrecht sitzenden Versuchspersonen war an der Stirn und am Nacken fixiert.

Resultate

Die Sigma-Bewegung (Lamontagne-Effekt). Fixierte die Versuchsperson das intermittierend belichtete Punktmuster (Abb. 2B) oder das Schwarz-Weiß-Streifenmuster (Abb. 2C), so sah sie ein stationäres, flickerndes Muster. Wurde mit Hilfe einer kleinen, mit der „richtigen" Geschwindigkeit bewegten Reizmarke der Fixationspunkt der Versuchsperson über das intermittierend belichtete Muster bewegt, so trat plötzlich eine *Bewegungswahrnehmung in Richtung der Augenbewegung* auf. Die „richtige" Geschwindigkeit der Reizmarke war jene, die den Fixationspunkt während eines Blitzintervalls genau von einem Punkt oder Streifen zum nächsten brachte. Für den fovealen und parafovealen Bereich war dann also der visuelle Reiz trotz Augenbewegungen bei jedem Blitz der gleiche, wodurch das oben erwähnte experimentelle Paradigma (keine retinale Bildverschiebung während der Augenbewegungen) erfüllt war. Dieser Effekt wurde erstmals durch Lamontagne beschrieben (s.a. Heywood, 1973; Korn, 1974). Die meisten Versuchspersonen berichteten alsbald über eine kontinuierlich wahrgenommene horizontale Bewegung des Punkt- oder Streifenmusters, wobei die Bewegungswahrnehmung (σ-Bewegung) subjektiv sich nicht von jener unterschied, die ein wirklich bewegtes Streifenmuster hervorrief, mit Ausnahme, daß das scheinbewegte Muster zusätzlich einen Flickereindruck hervorrief. Während der Bewegungswahrnehmung hatten die Versuchspersonen einen regelhaften optokinetischen Nystagmus (σ-OKN), dessen langsame Phase in Richtung der Scheinbewegung zeigte. Wir beobachteten schon in den ersten Experimenten, daß die Versuchspersonen mit zusätzlichen Saccaden innerhalb des scheinbewegten Musters hin und her schauen konnten, was die

σ-Bewegung und den dadurch ausgelösten σ-OKN nicht unterbrach. Am Punktmuster (Abb. 2B) konnte weiter festgestellt werden, daß die σ-Bewegung und der σ-OKN auch nicht aufgehoben wurden, wenn die Versuchsperson *neben* das Muster in das optisch leere Feld des intermittierend belichteten Schirmes blickte. War das Muster horizontal angeordnet, so konnte die Versuchsperson etwa 10 Grad nach oben und unten blicken, ohne daß die σ-Bewegung oder der σ-OKN aufgehoben wurden.

Gleitende Augenfolgebewegungen. Wurde anstelle eines horizontalen Punktmusters eine geschlossene Figur (z. B. ein Kreis aus Punkten gleicher Abstände, Abb. 2D) benutzt, so konnten ebenfalls gleitende Augenfolgebewegungen induziert werden, die zur Wahrnehmung einer Scheinbewegung führten. Die Augen bewegten sich kreisförmig, so daß sich in den vertikalen und horizontalen EOG-Ableitungen entsprechend der Vektorprojektion auf die vertikale und horizontale Achse sinusförmige, 90° phasenverschobene EOG-Registrierungen ergaben (Abb. 3A). Die Versuchspersonen berichteten über eine *Scheinbewegung des ganzen Kreises* in Richtung der Augenbewegung und bemerkten erst bei erhöhter Aufmerksamkeit, daß der Teil des Kreises, der jeweils der Fixationsstelle gegenüber lag, sich in entgegengesetzter Richtung zu drehen schien. Diese „paradoxe" Scheinbewegung störte jedoch nicht den dominanten Eindruck, daß der ganze Kreis sich in Richtung der Augenfolgebewegung drehen würde. Die σ-Bewegung und die σ-Augenfolgebewegung wurden in der Regel nicht unterbrochen, wenn die Versuchsperson von einem Punkt des Kreises auf einen entfernteren anderen blickte und so durch Saccaden das Bild des ganzen Kreises auf der Netzhaut verschob. Die σ-Augenfolgebewegungen verliefen nach den Saccaden „richtig" weiter und induzierten weiterhin die Scheinbewegung, die ihrerseits wieder die Augenbewegungen auslöste (Abb. 3B). Dieses Resultat weist daraufhin, daß das Programm der langsamen Augenfolgebewegungen nach einer Saccade richtig weitergeführt wurde und *eine Translation des Signalmusters auf der Netzhaut* die Wahrnehmung der Scheinbewegung nicht un-

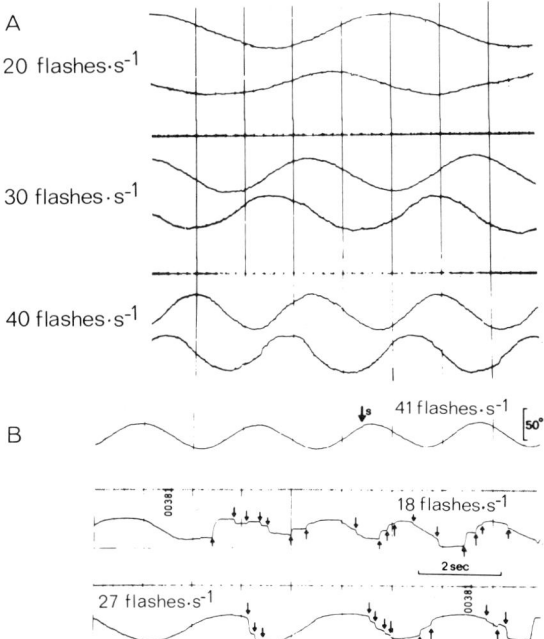

A
20 flashes·s⁻¹

30 flashes·s⁻¹

40 flashes·s⁻¹

B

41 flashes·s⁻¹

18 flashes·s⁻¹

2 sec

27 flashes·s⁻¹

Abb. 3. (A) Messung der horizontalen und vertikalen Augenbewegung (EOG), die durch das Muster 2D während der σ-Bewegung ausgelöst wird. Blitzfrequenz zur Belichtung des stationären Musters 20, 30 und 40 Blitze pro Sekunde. Die Amplitude der sinusförmigen horizontalen und vertikalen EOG-Komponente betrug jeweils 21 Grad (Kreisdurchmesser 42 Grad). (B) Die Versuchsperson schaut auf dem scheinbewegten Muster 2D hin und her. Willkürliche Saccaden sind während der Sigma-Bewegung des Musters durch Pfeile markiert. Amplitude der sinusförmigen horizontalen Augenbewegung 21 Grad (vertikales EOG nicht dargestellt)

terbrach. Dieser Befund wies daraufhin, daß Hypothese A vermutlich nicht oder wenigstens nicht allein richtig ist und war Anlaß zu dem nächsten Experiment mit statistischen Streifenmustern.

Die Erkennung von scheinbewegten Streifen, die erst durch die Augenbewegung sichtbar werden. Alle Versuchspersonen, die regelmäßig eine σ-Bewegung und einen σ-OKN mit Hilfe des Streifenmusters der Abb. 2E hatten, hatten zuvor Erfahrung mit dem Phänomen am Muster 2B, 2C und 2D. Das Muster der Abb. 2E ließ auch in der im Experiment benutzten Vergrößerung keine vertikalen Streifen bei Fixation erkennen. Wurde mit richtiger Geschwindigkeit (s. oben) eine horizontale Augenfolgebewegung induziert, so nahm die Versuchsperson plötzlich vertikale Streifen wahr, die sich in Richtung der Augenbewegung und einige Zentimeter vor dem Hintergrund im Raum zu bewegen schienen. Der Hintergrund wurde als ein unregelmäßiges „Schneegestöber" gesehen, vor dem sich die bewegten Streifen klar abhoben. Die scheinbewegten Streifen lösten ihrerseits Augenfolgebewegungen aus und ähnlich wie Muster 2B und 2C einen

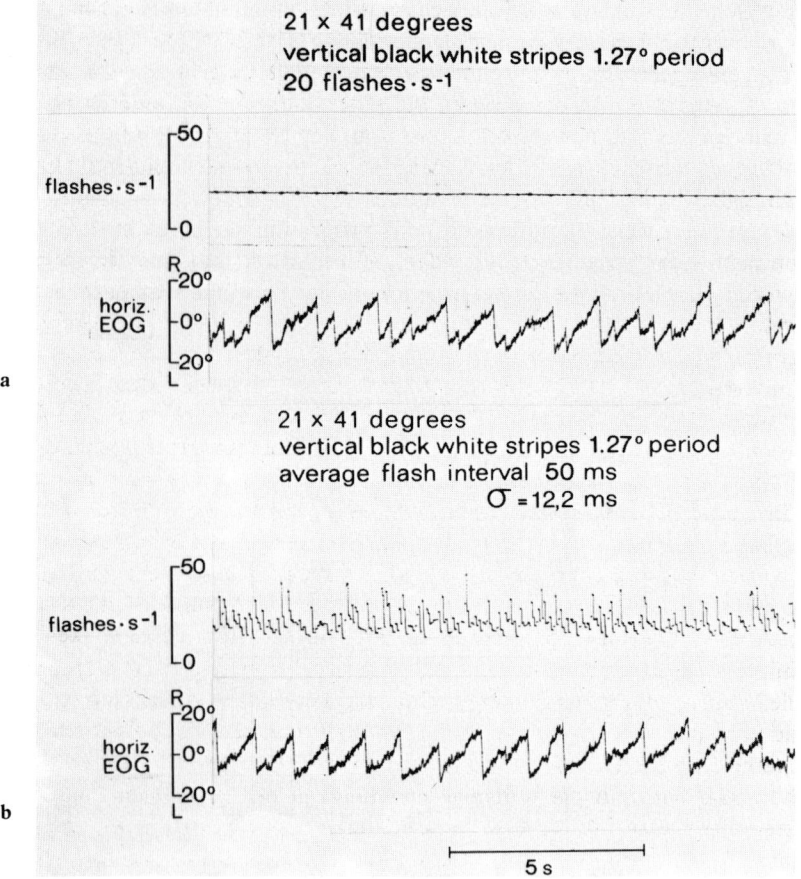

Abb. 4. (a) Horizontaler σ-OKN, der ausgelöst wurde, wenn das vertikale Streifenmuster (Abb. 2C) durch eine regelmäßige Blitzfolge von 50 ms Intervallen belichtet wurde. **(b)** Horizontaler σ-OKN bei unregelmäßiger Belichtung des Musters 2C (mittleres Blitzintervall 50 ms, Standardabweichung 12,2 ms). Trotz der starken Unregelmäßigkeit der Blitze wurde ein regelmäßiger σ-OKN ausgelöst. Momentane Blitzrate auf oberer Spur dargestellt

regelmäßigen σ-OKN (Abb. 5b). Sobald der σ-OKN (etwa durch einen Lidschluß >
0,5 s) unterbrochen wurde, verschwanden die Streifen, die Versuchsperson sah dann
das stationäre Flickern des Musters 2E. Was die Versuchsperson während des σ-OKN
sah, soll die Abb. 2F dem Leser vermitteln, die anstelle des „Schneegestöbers" einen
weißen Hintergrund hat, vor dem die identischen Streifen erkennbar sind.

Mit diesem Streifenmuster war die Frage einfach zu überprüfen, ob zur Auslösung
von σ-Bewegung und σ-OKN ein von Blitz zu Blitz *identisches retinales* Muster oder
lediglich ein *identisches Muster im Raum* erforderlich ist. Die Streifen wurden nämlich
nur dann sichtbar, wenn die räumliche Autokorrelation des Musters (in Richtung der σ-
Bewegung) durch die richtigen Augenbewegungen und die entsprechenden neuronalen
Operationen ausgeführt werden. Wäre ein von Blitz zu Blitz identisches retinales Muster notwendig, so wäre Hypothese A gestützt. Kann man jedoch während des σ-OKN
und der σ-Bewegung beliebig mit zusätzlichen Saccaden auf dem Streifenmuster hin-
und herschauen (parallel, senkrecht oder schräg zur Bewegungsrichtung), ohne daß die
σ-Bewegung unterbrochen wird, so muß man annehmen, daß sowohl die neuronalen
Korrelationsmechanismen, welche erst die Wahrnehmung der Streifen ermöglichen als
auch die Rückmeldung, die zur Scheinbewegung der Streifen führt, auf einem neuronalen Abbildungsniveau ausgeführt werden, das „oberhalb" der retinotopen Abbildungsebene liegt (Hypothese B). Der zweite Fall traf in der Tat zu. Die Versuchspersonen
konnten beliebig auf dem Streifenmuster umherblicken, sahen dennoch die Streifen sich
kontinuierlich in eine Richtung bewegen und konnten gröbere identische Detailmuster
auf den scheinbewegten Streifen auch erkennen. Vertikale, horizontale oder schräge
Saccaden unterbrachen weder den σ-OKN noch die Wahrnehmung der Scheinbewegung und der Streifen.

**Der Einfluß von zeitlichen Rauschfaktoren auf die Sigma-Bewegung und den Sigma-
OKN.** Bisher wurde nur über Befunde berichtet, bei denen die Blitzintervalle extrem
regelmäßig waren. Bei regelhafter *Änderung* der Blitzintervalle (Frequenzhub sinusförmig, dreieckförmig oder rechteckförmig) sahen die Versuchspersonen eine Beschleunigung der Scheinbewegung und reagierten darauf mit einer entsprechenden Erhöhung
der Winkelgeschwindigkeit der langsamen Phase des σ-OKN bzw. der kreisförmigen
Augenfolgebewegungen (Muster 2C, 2D). Lamontagne (1973) hatte beschrieben, daß
für das Muster 2B kleinste Abweichungen der Punkte von der regelmäßigen räumlichen
Anordnung während der σ-Bewegung als Verschiebungen wahrgenommen werden.
Während der σ-Bewegung und des σ-OKN ist also eine sehr genaue räumliche Auflösung möglich, was auch aus den im vorausgehenden Abschnitt beschriebenen Experimenten mit den statistischen Streifenmustern hervorgeht. Dieser Befund könnte sowohl
mit Hypothese A als auch mit Hypothese B erklärt werden. Für die Gültigkeit der
Hypothese A müßte man jedoch darüber hinaus noch eine sehr genaue zeitliche Präzision
der Blitze für die Wahrnehmung der Bewegung fordern. Die Blitze müßten immer dann
ein retinales Bild erzeugen, wenn die Fovea exakt an der „richtigen" Stelle während der
langsamen Folgebewegung des σ-OKN angekommen ist. Mit Muster 2B und 2C fiel
uns jedoch schon bald auf, daß die Winkelgeschwindigkeit der langsamen Phase der
einzelnen Nystagmusschläge des σ-OKN bei konstanter Blitzfrequenz erheblich
schwanken konnte, ohne daß die Gleichförmigkeit der Wahrnehmung und Bewegung
beeinträchtigt worden wäre. Für die σ-Bewegung war also keineswegs ein von Blitz zu
Blitz exakt gleiches Netzhautbild erforderlich. Diese räumlich-zeitliche Toleranz wurde
durch Anwendung von Blitzfolgen näher untersucht, deren mittleres Intervall jeweils
gleich war, deren Einzelintervalle jedoch vorprogrammiert schwankten (s. Methode).

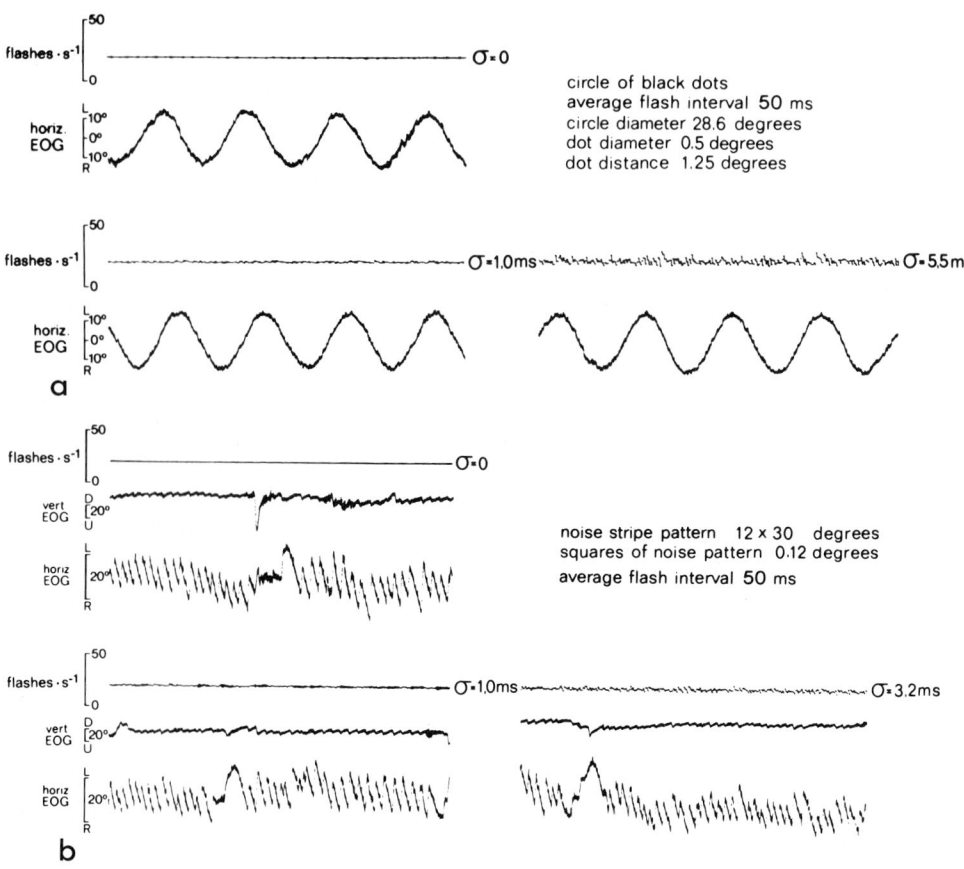

Abb. 5. (a) Horizontales EOG bei σ-Bewegung. Das Kreismuster der Abb. 2D wurde mit regelmäßigen und unregelmäßigen Blitzen von 50 ms mittlerem Intervall (Standardabweichung 1,0 und 5,5 ms) belichtet. Kreisdurchmesser 28,6 Grad. (b) Horizontaler optokinetischer Nystagus bei Scheinbewegung des Streifenmusters der Abb. 2E in horizontaler Richtung nach rechts, mittleres Blitzintervall 50 ms (20 Blitze · s⁻¹), in regelmäßiger Folge (Standardabweichung 0 ms) und verschieden stark verrauschter Folge (Standardabweichung 1,0 und 3,2 ms)

Zu unserer Überraschung wurde eine regelmäßige σ-Bewegung mit Muster 2C und 2D auch dann wahrgenommen, wenn die Blitzrate eine erhebliche statistische Streuung hatte (Abb. 4b, 5), wobei z. B. bei einem mittleren Blitzintervall von 50 ms Standardabweichungen bis zu $\leq$ 12,2 ms toleriert wurden (Variationskoeffizient $\leq$ 0,24), ohne daß eine Unterbrechung des σ-OKN oder der σ-Bewegung notwendigerweise eintrat. Wurde das random-dot-Streifenmuster (Abb. 2E) zur Auslösung des σ-OKN benutzt und zusätzlich die Blitzfolge zeitlich verrauscht, so waren σ-OKN und σ-Bewegung auslösbar, solange der Variationskoeffizient der Blitzintervallverteilung $\leq$ 0,11 war (mittleres Blitzintervall 50 ms). Obgleich in diesem Experiment die Streifen erst sichtbar wurden, wenn die langsamen Augenbewegungen „richtig" ausgeführt wurden, wurde auch die Wahrnehmung der Streifen und beliebige Details der „random dot-Streifen" unterhalb der angegebenen zeitlichen Schwankungsgrenzen nicht durch die unregelmäßige Blitzfolge beeinträchtigt (Abb. 5b).

Schlußfolgerung und Zusammenfassung. Werden während gleitender Augenfolgebewegungen stationäre Reizmuster, die *in Richtung* der Augenbewegung eine räumliche

Periodizität aufweisen, intermittierend belichtet, so tritt eine Scheinbewegung (σ-Bewegung) des Musters auf (in Richtung der Augenbewegung), die ihrerseits langsame Augenfolgebewegungen auslöst. Wird ein in *einer* Richtung periodisches Muster (z. B. Streifen- oder Punktemuster) intermittierend belichtet, so entsteht ein regelmäßiger optokinetischer Nystagmus (σ-OKN), dessen langsame Phase mit der Scheinbewegung des Musters korreliert ist. Die *mittlere Winkelgeschwindigkeit* der langsamen Phase des σ-OKN steigt linear mit der Blitzfrequenz an. Werden *zeitlich verrauschte Blitzfolgen* mit konstantem mittleren Blitzintervall zur Belichtung der Muster angewandt, so läßt sich dennoch ein σ-OKN und eine σ-Bewegung auslösen, wenn der Variationskoeffizient der Blitzintervallverteilung (Standardabweichung/mittleres Intervall) ≤ 0,24 ist. σ-OKN und σ-Bewegung werden durch Saccaden quer oder schräg zur Bewegungsrichtung nicht unterbrochen. Das scheinbewegte Muster kann also auf der Netzhaut verschoben werden, *ohne* daß die Bewegungswahrnehmung und der σ-OKN unterbrochen werden. Wird ein Muster aus räumlich korrelierten und räumlich nicht korrelierten „random dot-Streifen" hergestellt, so können σ-OKN und σ-Bewegung bei intermittierender Belichtung ebenfalls ausgelöst werden, obgleich die korrelierten Streifen erst während der Augenfolgebewegung überhaupt sichtbar werden. Auf diesem Streifenmuster kann während der σ-Bewegung und während des σ-OKN beliebig hin- und hergeblickt werden, ohne daß eine Unterbrechung der σ-Effekte eintritt. Wird dieses stationäre Reizmuster darüber hinaus mit statistischen Blitzfolgen belichtet, so lassen sich die σ-Effekte auslösen, wenn der Variationskoeffizient der Intervalle der Blitzfolgen ≤ 0,11 ist. Aus diesen Befunden kann man schließen, daß eine Rückmeldung der Signale für langsame Augenfolgebewegungen innerhalb des ZNS erfolgt. Die Signale werden mit den afferenten retinalen Signalen (Bildverschiebung auf der Netzhaut) verrechnet. Die σ-Bewegung tritt auf, weil keine den Augenbewegungen entsprechende Verschiebung des Netzhautbildes erfolgt. Unsere Befunde weisen jedoch daraufhin, daß die Verrechnung zwischen Afferenz und Efferenzkopie nicht oder nicht nur in einem neuronalen System erfolgt, für das eine strenge retinotope Abbildung gilt. Offenbar ist auch eine neuronale Abbildungsebene in der Großhirnrinde beteiligt, in der der visuelle Raum unabhängig von seiner Projektion auf die Netzhaut repräsentiert ist.

Literatur

Helmholtz, H., von: Handbuch der physiologischen Optik. Voss: Leipzig 1866
Heywood, S.: Pursuing stationary dots: smooth eye movements and apparent movement. Perception **2**, 188—195 (1973).
Holst, E., Mittelstaedt, H. v.: Das Reafferenzprinzip (Wechselwirkungen zwischen ZNS und Peripherie). Naturwissenschaften **37**, 464—473 (1950)
Julesz, B.: Foundations of Cyclopean Perception. Chicago: 1971
Kommerell, G., Klein, U.: Über die visuelle Regelung der Okulomotorik: Die optomotorische Wirkung exzentrischer Nachbilder. Vision Res. **11**, 905—920 (1971)
Kommerell, G., Täumer, R.: Investigations of the eye tracking system through stabilized retinal images. In: Cerebral Control of Eye Movements and Motion Perception. Dichgans, J., Bizzi, E. (Hrsg.), S. 288—297. Basel: S. Karger 1972
Korn, A.: Untersuchungen von Eigenschaften des Augenfolge-Systems mit Hilfe von Scheinbewegungen. Z. exp. angew. Psychol. **21**, 378—393 (1974)
Lamontagne, C.: A new experimental paradigm for investigation of the secondary system of human and visual motion perception. Perception **2**, 167—180 (1973)
Sechenov, I.: The elements of thought (1878). Übersetzt in: The Lectured Works. E. J. Bonset. S. 403—489. Amsterdam 1968
Uexküll, J., v.: Theoretische Biologie. Berlin: Paetel 1920

Aussprache

Herr R. Jung (Freiburg):
Das interessante Schema Grüsser's scheint mir für die Unterscheidung von motorischen und praemotorischen Regulationen wichtig. Ich halte es für unbewiesen, daß in den Oculomotoriusregionen eine „Efferenzkopie" im Sinne von Holst's existiert. Es erscheint auch für andere oculomotorische Funktionen unwahrscheinlich, daß eine so exakte Verrechnung von Reafferenz und Efferenzkopie im oculomotorischen Apparat selbst stattfindet. MacKay's Evaluationshypothese kann diese Regulationen besser erklären.

Dagegen halte ich es für möglich, daß für höhere Funktionen, in dem, was Grüsser den praemotorischen Apparat nennt, und im Substrat der Bewegungswahrnehmung ein Mechanismus ähnlich von Holst's Reafferenz existiert, und auch MacKay schließt das nicht aus. Dafür braucht man aber nicht exakte Verrechnungen von Motoneuronefferenz und Reafferenz, sondern nur eine *innere* Rückmeldung. Diese kann für die Koordination der beiden Arten des afferenten und efferenten Bewegungssehens bedeutsam und von der Aufmerksamkeit reguliert sein, wie ich es früher mit Dichgans postuliert habe.

Wichtig scheint mir auch, daß nach Grüsser's Schema die primäre Sehrinde nicht nur eine retinotopische Lokalisation hat, sondern die Raumlokalisation auch durch Augenbewegungen beeinflußt werden kann. Dazu passen Brindley's Untersuchungen bei corticalen Phosphenen und eigene Beobachtungen über die Raumverschiebung durch Augenbewegungen beim hemianopischen Flimmerskotom der Migräne, das wahrscheinlich in der primären Sehrinde lokalisiert ist.

Herr Grüsser (Berlin):
Aus unseren Experimenten ergibt sich ebenfalls kein Hinweis dafür, daß die Efferenzkopie von den oculomotorischen oder blickmotorischen Zentren des Hirnstammes ausgeht. Es erscheint mir wahrscheinlicher, daß eine Verrechnung der efferenten Signale aus den prämotorischen Regionen der Hirnrinde mit den afferenten visuellen Signalen im Cortex erfolgt (Abb. 2). Aufgrund unserer Versuche läßt sich nicht ausschließen, daß eine solche Verrechnung in cortikalen Strukturen mit einer *retinotopen Organisation* (visueller Cortex I-III) erfolgen kann. Unsere Ergebnisse weisen jedoch darauf hin, daß diese Verrechnung zumindest auch in einer cerebralen Struktur erfolgt, deren Erregungsmuster den uns umgebenden Raum unabhängig von seiner augenblicklichen Abbildung auf der Netzhaut repräsentiert. Wäre dies nicht der Fall, so könnte die Versuchsperson auf dem Random-Dot-Muster, das erst durch die Augenbewegung überhaupt als Streifenmuster sichtbar wird, während des σ-OKN nicht beliebig hin- und herblicken, ohne daß die σ-Bewegung nicht sofort verschwinden würde. Bei der σ-Bewegung werden Kopf- und Augenstellung näherungsweise genauso gut miteinander verrechnet wie dies bei der normalen visuellen Bewegungswahrnehmung der Fall ist. Die σ-Effekte sind bei Bewegung des Kopfes und/oder der Augen gleichartig auslösbar. Auch dies weist eher auf eine Integration der sensorischen Signale mit Efferenzkopie-Signalen „oberhalb" des visuellen Cortex hin.

Die Ergebnisse mit den zeitlich statistischen Blitzfolgen weisen darauf hin, daß die Verrechnung zwischen der Efferenzkopie prämotorischer Signale und der Afferenz mit einer sehr großen Toleranz erfolgt.

Ich kann bestätigen, daß sich ein parafoveales Migräne-Flimmerscotom ähnlich zu verschieben scheint wie ein parafoveales Nachbild. Es wäre interessant zu erfahren, ob die Flimmerscotome sich ähnlich wie die Nachbilder auch zu bewegen scheinen, wenn eine Erregung der Otolithen und Cupularecptoren ausgelöst wird (Grüsser, Grüsser-Cornehls, Progress in Brain Research **37**, 573–583, 1972).

Herr Jung (Freiburg):
Die Flimmerphosphene der Migräneaura werden auch durch Labyrinthreize in Richtung der langsamen Nystagmusphasen verschoben. Diese Winkelverschiebung ist aber wesentlich kleiner als bei willkürlichen Blickwendungen.

Herr Crone (Amsterdam):
Auch stationäre retinale Reize können zur Bewegungswahrnehmung und zur Folgebewegung beitragen, wie Folgebewegungen bei stabilisierten parafovealen Reizen beweisen. Deshalb ist bei Ihrem Experiment ein retinotopischer Faktor nicht ausgeschlossen.

Herr Grüsser (Berlin):
Dies ist für jene Experimente, in denen ein Sigma-OKN mit periodischen Streifen- oder Punktmustern ausgelöst wird, in der Tat der Fall. In den Experimenten mit den Random-Dot-Streifen, in denen das gesehene Muster überhaupt erst durch die Augenbewegungen der Versuchsperson generiert wird, muß man

jedoch eine Interaktion zwischen dem sensorischen Signal und der „Efferenzkopie" des prämotorischen Kommandos auf einer visuellen „Verarbeitungsebene" oberhalb der retinotopen Projektion annehmen. Die Versuchspersonen konnten beliebig auf dem scheinbewegten Muster hin- und hersehen, ohne daß die Sigma-Effekte unterbrochen wurden. Schließlich zeigen Untersuchungen mit Messung der freien Kopf- und/oder Körperbewegung, daß alle Sigma-Effekte auch auslösbar sind, wenn anstelle der langsamen Augenfolgebewegungen Folgebewegungen mit dem Kopf oder dem Körper gemacht werden. Diese Befunde bestätigen ebenfalls die Existenz einer Verrechnungsebene oberhalb der retinotopen Projektion in der Großhirnrinde.

Arthrokinetischer Nystagmus bei passiven Arm- und Beinbewegungen[1]

Arthrokinetic Nystagmus by Passive Arm or Leg Rotation

T. Brandt, W. Büchele

Neurolog. Klinik mit klinischer Neurophysiologie, Krupp Krankenanstalten, Essen

Schlüsselwörter: Nystagmus (arthrokinetischer), Circularvektion, Armbewegungen.

Key words: Nystagmus (arthrokinetic), Circularvection, arm rotation.

Zusammenfassung: Passive Arm- oder Beinbewegungen führen zu einer zwingenden Eigenbewegungsempfindung und einem horizontalen Nystagmus, die der Extremitätenbewegung entgegengerichtet sind.

Die mittlere Geschwindigkeit der langsamen Phase nimmt mit der Extremitätengeschwindigkeit zu und erreicht 15°/sec; das Schlagfeld des arthrokinetischen Nystagmus ist in Richtung der raschen Phase verlagert und nach Reizende dauert die okulomotorische Aktivität nach: arthrokinetischer Nachnystagmus.

Arthrokinetische Circularvektion und Nystagmus sprechen für eine funktionell wichtige Konvergenz vestibulärer und somatosensorischer Afferenzen aus den Gelenken im Rahmen der multisensorischen Wahrnehmung von Eigenbewegungen.

Summary: A compelling illusion of body rotation and a lateral nystagmus with the fast phase beating in the opposite direction occurs, when the horizontally extended arm or leg of an objectively stationary subject is passively moved about a vertical axis in the proximal joints.

Mean slow phase velocity increased with increasing actual limb velocity and reached 15°/sec; the mean position of the eyes was deviated towards the direction of circularvection and the fast phase as in optokinetic nystagmus; the oculomotor activity continued after the cessation of stimulation: arthrokinetic after-nystagmus.

Arthrokinetic circularvection and nystagmus indicate a functionally significant convergence of vestibular and somatosensory joint afferences. Information about joint movements plays an important role within the multisensory processes of self-motion perception.

Aktive Extremitätenbewegungen dienen der Haltungsregulation, Fortbewegung sowie Ziel- und Feinmotorik, wobei die räumliche Lokalisation in egozentrischen Koordinaten zum stationären Körper durchgeführt wird. Andererseits kann es bei passiven Bewegungen des Armes oder des Beines zu der zwingenden Empfindung einer Körperbewegung in Gegenrichtung kommen, so daß somatosensorische Informationen aus den Gelenken — ähnlich dem visuellen System — eine alternative Interpretation der Wahrnehmung erlauben: Extremitäten- oder Eigenbewegung. Im letzteren Fall findet eine Verlagerung des subjektiven stationären Bezugssystems vom Egozentrum zur Stelle des Hand- oder Fußkontaktes in der Umwelt statt. Eigenbewegungsempfindungen, die bei einer objektiv ruhenden Person allein durch passive Rotation der Extremitäten induziert werden, sprechen für eine somatosensorisch-vestibuläre Konvergenz mit einem funktionellen Beitrag der Gelenkafferenzen zur Wahrnehmung und Kontrolle der Körperfortbewegung (Brandt et al., 1977). Da eine Eigendrehempfindung (Circularvektion) gewöhnlich von nystagmischen Augenbewegungen begleitet ist, konnte erwartet werden, daß es auch einen gelenkinduzierten „arthrokinetischen" Nystagmus gibt, über den im folgenden berichtet wird.

Schlagrichtung, Schlagfeld, Geschwindigkeitsgang und Nachdauer des arthrokinetischen Nystagmus. Die Versuchspersonen saßen entweder in Dunkelheit mit fixiertem

---

[1]   Mit Unterstützung der Deutschen Forschungsgemeinschaft, Br. 639/1 „Bewegungskrankheit"

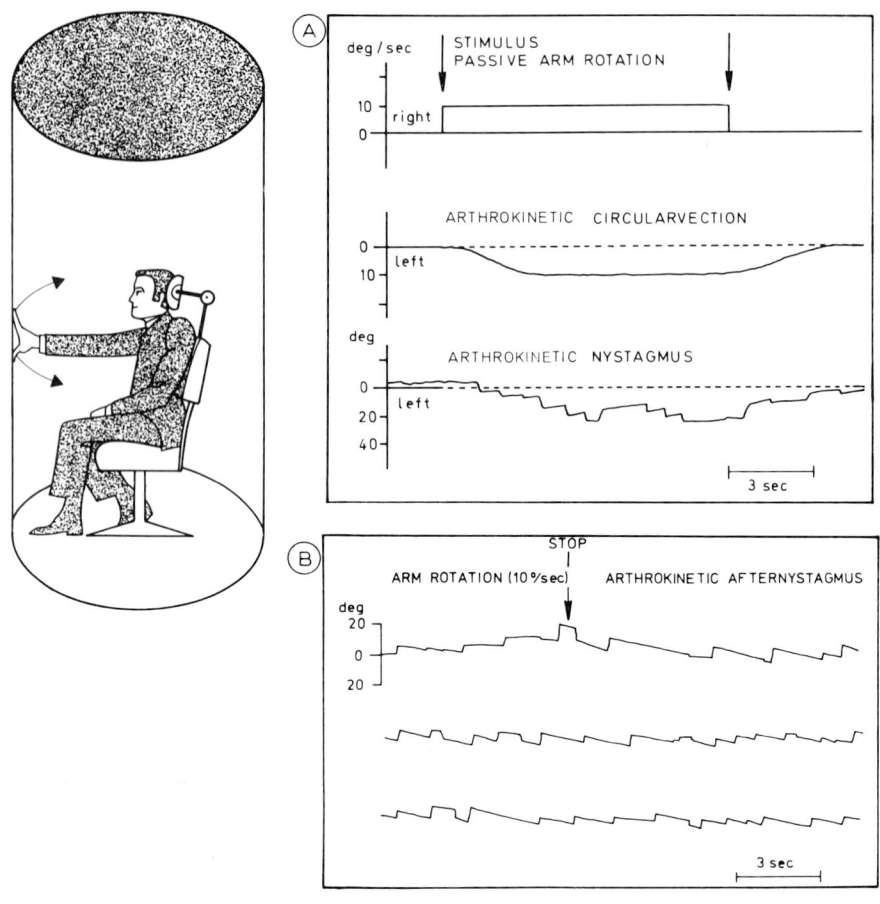

Abb. 1. Schematische Darstellung der Reizbedingung zur Auslösung einer arthrokinetischen Circularvektion und eines Nystagmus durch passive Armrotation im Dunkeln. Eigendrehempfindung und Nystagmus sind der Bewegung des Armes entgegengerichtet (A). Beispiel eines langdauernden arthrokinetischen Nachnystagmus nach einfacher Armrotation um 100° (B)

Kopf auf einem stationären Drehstuhl im Zentrum einer rotierenden geschlossenen Drehtrommel (Abb. 1) oder sie wurden mit konstanter Winkelgeschwindigkeit auf einem Drehstuhl gegenüber der stationären Umwelt gedreht. Die Augenbewegungen wurden elektronystagmographisch registriert (Trommelexperimente: DC-Verstärkung; Drehstuhlexperimente: AC-Verstärkung mit einer Zeitkonstante von 10 sec) und mit Hilfe eines mechanischen Tintenschreibers ausgeschrieben.

Die Gelenkstimulation erfolgte dadurch, daß der im Dunkeln horizontal seitwärts ausgestreckte Arm auf ein Zeichen des Experimentleiters Kontakt mit der rotierenden Umwelt aufnahm und so im Schultergelenk um einen Winkel von 90–100° passiv bewegt wurde. Da sich die Reizzeiten mit zunehmender Winkelgeschwindigkeit der passiven Gliedbewegungen verkürzen, wurde der Geschwindigkeitsgang des Nystagmus unter wiederholten Armrotationen untersucht, wobei die Bewegung des rechten Armes von der des linken abgelöst wurde.

Bei allen 20 Versuchspersonen kam es durch die passiven Gelenkbewegungen mit einer Latenz von wenigen Sekunden zu einer zwingenden Eigendrehempfindung (Abb. 1), die jedoch ausblieb, wenn im Kontrollexperiment der Arm auf Aufforderung aktiv rotiert wurde. Die arthrokinetische Circularvektion überdauert den Reiz als positiver

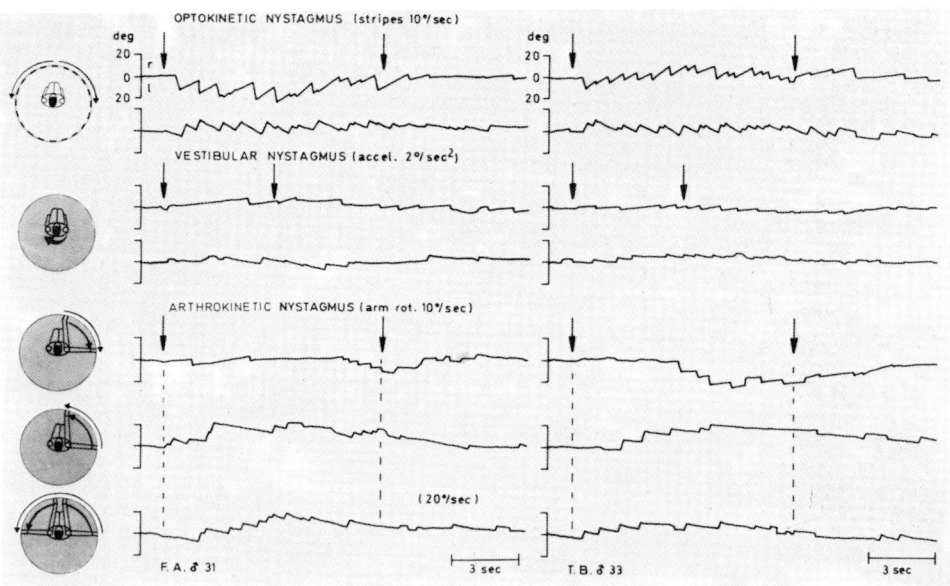

Abb. 2. Vergleichende Darstellung des optokinetischen, vestibulären und gelenkinduzierten somatosensorischen Nystagmus bei zwei Versuchspersonen. Die Reizbedingungen sind schematisch dargestellt

Nacheffekt. Die Eigendrehempfindung wird regelmäßig von einem Nystagmus begleitet, dessen *Schlagrichtung der Gliedbewegung entgegengerichtet* ist, d. h. die rasche Phase schlägt in Richtung der induzierten Circularvektion. Es findet meist eine *Schlagfeldverlagerung in Richtung der Sakkaden und der Circularvektion* statt — ähnlich einer optokinetischen Schlagfeldverlagerung — die nach Reizende rückläufig ist (Abb. 2). Es zeigt sich ebenso wie beim OKN eine deutliche *Erregungsnachdauer mit einem positiven arthrokinetischen Nachnystagmus*, der im Einzelfall auch nach nur Sekunden dauernder Reizzeit zusammen mit einer Nachdrehempfindung bis zu Minuten anhalten kann (Abb. 1 B). Die *mittlere Geschwindigkeit der langsamen Phasen* des arminduzierten Nystagmus liegt schon bei langsamen Reizmustergeschwindigkeiten von 10°/sec um etwa 50% niedriger und zeigt nach Anstieg der Umweltdrehgeschwindigkeit bis 90°/sec eine *Sättigungstendenz bei etwa 10—15°/sec* (Abb. 3). Einzelne langsame Phasen erreichen Winkelgeschwindigkeiten von 40°/sec. Die niedrigeren Werte für die passiven Beinbewegungen (Abb. 3) sind offenbar methodisch bedingt, da die Rotation im Hüftgelenk nur um kleinere Winkel und nur unter erheblicher aktiver tonischer Innervation und damit rascher Ermüdung möglich war. Arthrokinetischer Nystagmus war zwar schwächer als der OKN bei 10°/sec Streifenmusterbewegung, jedoch stärker als der vestibuläre Nystagmus bei 2°/sec^2 Körperdrehbeschleunigung über 5 sec bis zu 10°/sec (Abb. 2). Der Nystagmus ist abhängig von der Vigilanz, zeigt erhebliche intra- und interindividuelle Schwankungen, kann bei offenen und geschlossenen Augen ausgelöst werden und interagiert mit einem vestibulären Spontannystagmus in Form einer ipsiversiven Bahnung und kontraversiven Hemmung. Die Existenz eines rein *haptokinetischen Nystagmus* durch Reizung der Hautrezeptoren ist wahrscheinlich, da großflächige Hautbewegungsreize (Umweltschleifen) ebenfalls eine haptokinetische Circularvektion hervorrufen können (Dichgans, Brandt, 1977). Das Schleifenlassen von beiden Handflächen an der Innenseite der Trommel war in unseren Versuchen jedoch nicht ausreichend, um einen hautinduzierten Nystagmus auszulösen.

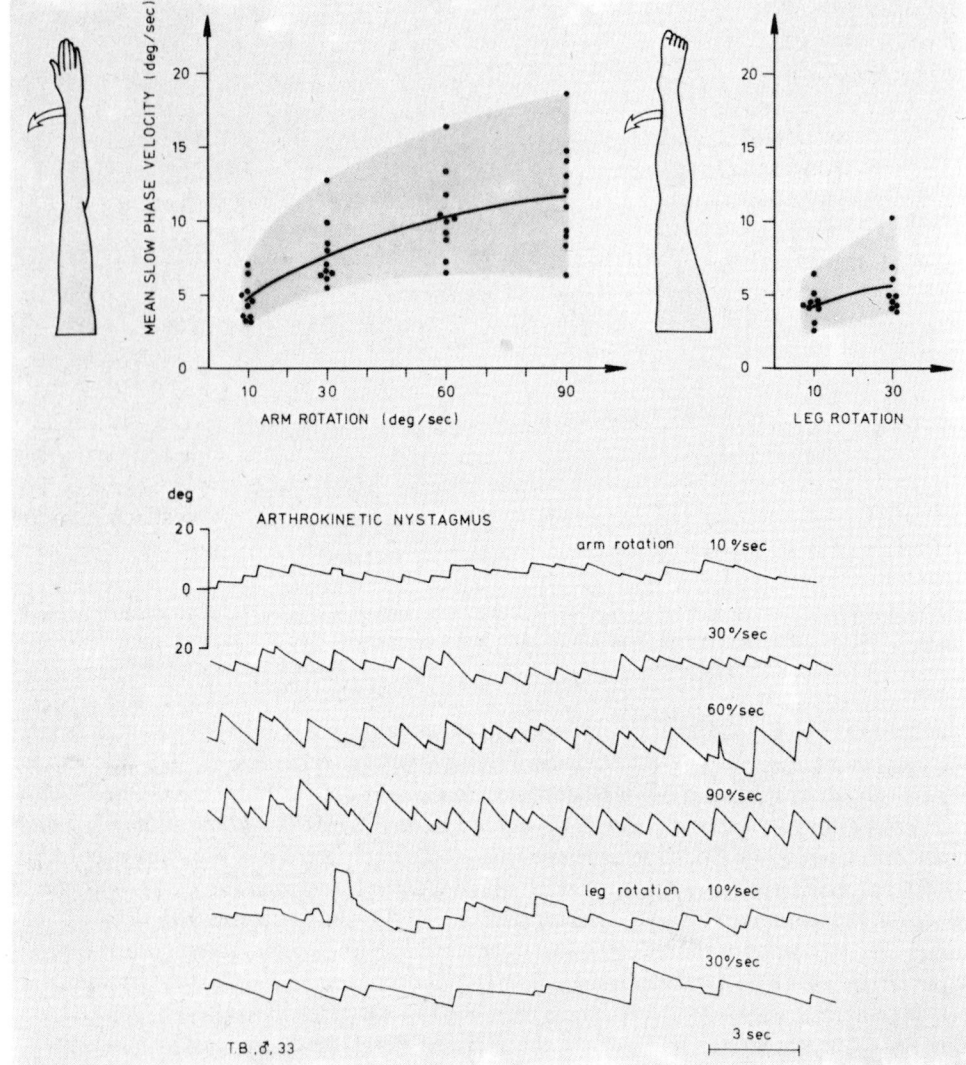

Abb. 3. Mittelwerte der Geschwindigkeiten der langsamen Phasen des arthrokinetischen Nystagmus als Funktion der Arm- oder Beingeschwindigkeit für zehn Versuchspersonen (oberer Bildanteil). Originalregistrierung des horizontalen arthrokinetischen Nystagmus bei passiver Arm- oder Beinrotation für eine Versuchsperson (unterer Bildanteil)

Physiologische Grundlagen und funktionelle Bedeutung. Nystagmus, als alternierende Folge rascher und langsamer Augenbewegungsphasen kann nicht nur durch vestibuläre Labyrinthreize oder optokinetische Stimulation ausgelöst werden. Er wurde ebenfalls beschrieben bei Drehung der Halswirbelsäule (Bos, Philipszoon, 1963), bei bewegten akustischen Schallquellen (von Stein, 1910; Dodge, 1923; Hennebert, 1960; Ganz et al., 1969), intensiver Vorstellung einer Bewegung (Zikmund, 1966; Gauthier, Hofferer, 1976) und schließlich bei hypnotischer Suggestion von Umweltbewegung (Brady, Levitt, 1964). Die regelmäßige Sequenz rascher sakkadischer und langsamer Folgebewegungen ist nicht begrenzt auf die Optomotorik, sondern zeigt sich auch im Elektromyogramm der Nackenmuskeln oder in Form eines „Ohrnystagmus" von Kaninchen (Schaefer, 1972).

Arthrokinetische Circularvektion und Nystagmus (AKN) zeigen Parallelen zur optokinetischen Circularvektion und OKN (Mach, 1875; Fischer, Kornmüller, 1930; Dichgans, Brandt, 1977). Beide Reizbedingungen erlauben eine ambivalente Interpretation der Wahrnehmung: entweder Objekt- oder Eigenbewegung, was Konsequenzen für die Haltungsregulation hat. Beide, OKN und AKN sind charakterisiert durch eine Schlagfeldverlagerung in Richtung der raschen Phase und damit in Richtung der induzierten Eigenbewegungsempfindung. Der AKN zeigt eine Erregungsnachdauer ähnlich dem optokinetischen Nachnystagmus (Brandt et al., 1974). Neurophysiologische Grundlage der optokinetischen Circularvektion ist nach bisherigen Mikroelektrodenableitungen im Tierexperiment eine optisch-vestibuläre Konvergenz in den Vestibulariskernen (Dichgans, Brandt, 1973; Dichgans et al., 1973; Henn et al., 1974; Allum et al., 1976; Daunton, Thomson, 1976; Waespe, Henn, 1977). Optokinetische Nacheffekte unterliegen wahrscheinlich auch der Steuerung im zentral vestibulären System des Hirnstammes und des Archicerebellums (Cohen et al., 1973; Uemura, Cohen, 1973; Brandt et al., 1974). Tierexperimentell wurde eine somatosensorisch-vestibuläre Konvergenz im ponto-mesencephalen Hirnstamm (Potthoff et al., 1967) und den Vestibulariskernen (Fredrickson et al., 1966) beschrieben.

Als periphere Reizaufnehmer sind für den arthrokinetischen Nystagmus tatsächlich die Gelenkrezeptoren anzusehen, während den Muskelrezeptoren keine wesentliche Bedeutung für die Kinaesthetik zukommt (Kornhuber, 1972; Skoglund, 1973). Wie bereits von Goldscheider (1889) festgestellt, können die Gelenkrezeptoren Positionsänderungen um 1° wahrnehmen, was durch die Zusammenarbeit der Ruffini-Körper (in den Bändern Golgi-Organe genannt) der Pacini-Körper und der freien Nervenendigungen erreicht wird (Gardner, 1950; Skoglund, 1973).

Arthrokinetische Circularvektion und Nystagmus sprechen für eine funktionell bedeutsame somatosensorisch-vestibuläre Konvergenz, die schließlich zu einer Aktivierung des neuronalen Netzwerkes der paramedianen pontinen Haube führt, wo der Nystagmus generiert wird. Es kann angenommen werden, daß Gelenkafferenzen bei der multisensorischen Wahrnehmung von Körperbewegungen eine wichtige Rolle spielen. Wahrscheinlich kommt es im Rahmen der Reifung von Körperfunktionen erst nach der vorläufigen Optimierung des vestibulären Systems — welches eindeutig nur die Wahrnehmung von Eigenbewegungen erlaubt — zu einer späteren Kalibrierung der visuellen und somatosensorischen Informationen. Während aktiver Körperbewegungen werden die multisensorischen Reafferenzen für ein bestimmtes Bewegungsmuster miteinander verglichen, so daß eine gegenseitige sequentielle Eineichung stattfindet. Für den visuellen Beitrag zur Haltungsstabilisation des freien Standes von Kindern konnte eine solche stufenweise Entwicklung der beteiligten Sinnessysteme während des aktiven Laufenlernens bereits nachgewiesen werden (Brandt et al., 1976).

Literatur

Allum, H. H. J., Graf, W., Dichgans, J., Schmidt, C. L.: Visual-vestibular interactions in the vestibular nuclei of the goldfish. Exp. Brain Res. **26**, 463—485 (1976)

Bos, J. H., Philipszoon, A. J.: Some forms of nystagmus provoked by stimuli other than accelerations. Pract. oto-rhino-laryng. **25**, 108—118 (1963)

Brady, J. P., Levitt, E. E.: Nystagmus as a criterion of hypnotically induced visual hallucinations. Science **146**, 85—86 (1964)

Brandt, T., Büchele, W., Arnold, F.: Arthrokinetic nystagmus and ego-motion sensation. Exp. Brain Res. **30,** 331–338 (1977)

Brandt, T., Dichgans, J., Büchele, W.: Motion habituation: Inverted self-motion perception and optokinetic after-nystagmus. Exp. Brain Res. **21,** 337–352 (1974)

Brandt, T., Wenzel, D., Dichgans, J.: Die Entwicklung der visuellen Stabilisation des aufrechten Standes beim Kind: Ein Reifezeichen in der Kinderneurologie. Arch. Psychiat. Nervenkr. **223,** 1–13 (1976)

Cohen, B., Uemura, T., Takemori, S.: Effects of labyrinthectomy on optokinetic nystagmus (OKN) and optokinetic after-nystagmus (OKAN). Equil. Res. **3,** 80–93 (1973)

Daunton, N. G., Thomsen, D.: Otolith-visual interactions in single units of cat vestibular nuclei. Neuroscience Abstr. **2,** 1526 (1976)

Dichgans, J., Brandt, T.: Visual-vestibular interaction and motion perception. In: Cerebral Control of Eye Movements and Motion Perception. Dichgans, J., Bizzi, E. (eds.), p. 327–338. Basel, New York: Karger 1972

Dichgans, J., Brandt, T.: Visual vestibular interaction: Effects on self-motion perception and postural control. In: Handbook of Sensory Physiology. Held, R., Leibowitz, H., Teuber, H. L. (eds.), Vol VIII. p. 753–804. Berlin, Heidelberg, New York: Springer 1978

Dichgans, J., Schmidt, C. L., Graf, W.: Visual input improves the speedometer function of the vestibular nuclei in the goldfish. Exp. Brain Res. **18,** 319–322 (1973)

Dodge, R.: Thresholds of rotation. J. exp. Psychol. **6,** 107–137 (1923)

Fischer, M. H., Kornmüller, A. E.: Optokinetisch ausgelöste Bewegungswahrnehmung und optokinetischer Nystagmus. J. Psychol. Neurol. (Lpz.) **41,** 273–308 (1930)

Fredrickson, J. M., Schwarz, D., Kornhuber, H. H.: Convergence and interaction of vestibular and deep somatic afferents upon neurons in the vestibular nuclei of the cat. Acta otolaryng. (Stockh.) **61,** 168 (1966)

Ganz, H., Fend, J., Huth, F.-W.: Versuche über audiokinetische Augenbewegungen: I Binaurale Reizung bei Normalhörigen. Z. Laryng. Rhinol. 625–636 (1969)

Ganz, H., Mattern, B.: Untersuchungen über audiokinetische Augenbewegungen: II Audiokinetik und Richtungshörprüfung. Z. Laryng. Rhinol. 763–780 (1969)

Gardner, E.: Physiology of movable joints. Physiol. Rev. **30,** 127–176 (1950)

Gauthier, G. M., Hofferer, J.-M.: Eye tracking of self-moved targets in the absence of vision. Exp. Brain Res. **26,** 121–139 (1976)

Goldscheider, A.: Untersuchungen über den Muskelsinn. Arch. Anat. Physiol. **13,** 369–502 (1889)

Held, R., Dichgans, J., Bauer, J.: Characteristics of moving visual scenes influencing spatial orientation. Vision Res. **15,** 357–365 (1975)

Henn, V., Young, L. R., Finley, C.: Vestibular nucleus units in alert monkeys are also influenced by moving visual fields. Brain Res. **71,** 144–149 (1974)

Hennebert, P. E.: Nystagmus audiocinétique. Acta otolaryng. **51,** 412–415 (1960)

Kornhuber, H. H.: Tastsinn und Lagesinn. In: Physiologie des Menschen. Somatische Sensibilität, Geruch und Geschmack. Gauer, O. H., Kramer, K., Jung, R. (Hrsg.), Bd. XI, S. 51–112. Berlin, Wien: Urban & Schwarzenberg 1972

Mach, E.: Grundlinien der Lehre von den Bewegungsempfindungen. Leipzig: Engelmann 1875

Potthoff, P. C., Richter, H. P., Burandt, H.-R.: Multisensorische Konvergenzen an Hirnstammneuronen der Katze. Arch. Psychiat. Nervenkr. **210,** 36–60 (1967)

Schaefer, K.-P.: Neuronal elements of the orienting response. Bibl. ophthal. **82,** 139–148 (1972)

Skoglund, S.: Joint receptors and kineasthesis. In: Handbook of Sensory Physiology, Somatosensory System. Iggo, A. (ed.), Vol II, p. 111–136 Berlin, Heidelberg, New York: Springer 1973

Stein, S. von: Schwindel (Autokinesis externa et interna). Leipzig: Lessier 1910

Uemura, T., Cohen, B.: Effects of vestibular nuclei lesions on vestibulo-ocular reflexes and posture in monkeys. Acta otolaryng. (Stockh.) Suppl. **315,** 1–71 (1973)

Waespe, W., Henn, V.: Neuronal activity in the vestibular nuclei of the alert monkey during vestibular and optokinetic stimulation. Exp. Brain Res. **27,** 523–538 (1977)

Zikmund, V.: Oculomotor activity during visual imagery of a moving stimulus pattern. Stud. Psychol. **8,** 254–272 (1966)

Höhenschwindel, ein Entfernungsschwindel durch visuelle Destabilisation des aufrechten Standes?[1]

Height Vertigo, a Distance Vertigo Through Visual Destabilization of Free Stance

T. Brandt, F. Arnold, W. Bles, T. S. Kapteyn

Neurolog. Klinik mit klinischer Neurophysiologie, Krupp Krankenanst. Essen; HNO-Univ.-Klinik, Vrije Univ. Amsterdam

Schlüsselwörter: Höhenschwindel, Haltungsstabilisation, visueller Entfernungsschwindel.

Key words: Height vertigo, Posture, visual distance vertigo.

Zusammenfassung: Die Pathogenese des Höhenschwindels wird meist als psychopathologischer Vorgang erklärt. Das Sehen ist jedoch von besonderer Bedeutung für die Haltungsstabilisation und eine einfache geometrische Analyse zeigt, daß mit zunehmender Entfernung zwischen Auge und stationären Umweltkontrasten auch die Amplitude der Körperschwankungen zunehmen muß, bis diese visuell entdeckt werden können. Bei großer Entfernung kommt es zu einem Wahrnehmungskonflikt zwischen den vestibulären und somatosensiblen Meldungen über eine reale Körperschwankung und der visuellen Illusion der Unbewegtheit. Geometrisch beginnt der Höhenschwindel bereits bei wenigen Metern Höhe und ist unter 100 m schon maximal. Es konnte gezeigt werden, daß er von der Körperstellung abhängt und beim freien Stand am ausgeprägtesten ist. Messungen mit einer Stabilometer-Plattform auf einem hohen Gebäude ergaben, daß die Körperschwankungen von stehenden Versuchspersonen mit zunehmender Distanz zwischen Beobachter und sichtbarer Umwelt (2 versus 200 m) vor allem im langsamen Frequenzbereich unter 0,1 Hz zunehmen. Diese Instabilität verschwindet, wenn in der Gesichtsfeldperipherie stationäre nahe Kontraste vorhanden sind, entsprechend der Dominanz der Retinaperipherie für die dynamische Raumorientierung.

Die experimentellen Daten unterstützen die Hypothese und zeigen praktische Möglichkeiten auf, den Höhenschwindel durch Änderung der physikalischen Reizsituation zu vermindern.

Summary: The pathogenesis of height vertigo mostly has been explained in terms of psychopathological processes. Vision, however, plays a powerful role within the multiloop control of postural stabilization. A simple geometrical analysis shows that by increasing the distance between the eyes and visible stationary surroundings, the body sway must increase as well in order to be visually detected. Thus, in case of large distances, vestibular and somatosensory information about an off vertical body shift are in conflict with the visual illusion of no change in position, finally leading to postural imbalance. Geometrically, height vertigo should begin at a few meters distance and should be maximal already below one hundred meters distance. As it has been evidenced in normal subjects it highly depends on body position and is the most pronounced at free stance.

Using a force measuring platform on a high building it could be demonstrated that the body sway of standing subjects increases with increasing distance between the observer and stationary visual contrasts (2 VS. 200 m). The sway amplitudes were especially affected in the low frequency range below 0.1 Hz. This destabilizing effect on upright stance is absent when looking through a frame of nearby stationary contours, according to the dominance of the retinal periphery for dynamic spatial orientation.

The experimental data therefore support the theoretical explanation and provide some practical possibilities for minimizing perceptual and postural problems in persons susceptable to height vertigo.

Höhenschwindel ist eine Stand- und Bewegungsunsicherheit mit Angst und vegetativen Begleitsymptomen beim Blick von hohen, freistehenden Gebäuden, einer Klippe oder einem Gebirgsgrat. Er ist ebenso wie die Bewegungskrankheit in Fahrzeugen ein akutes

---

[1] Mit Unterstützung der Deutschen Forschungsgemeinschaft, Br. 639/1 „Bewegungskrankheit"

„physiologisches" Krankheitsbild mit großen intra- und interindividuellen Aus-
prägungsschwankungen und spontaner Remission nach Fortfall der auslösenden Reizsituation. Parallelen zu den Kinetosen zeigen sich auch in der Reizhabituation durch
wiederholte Exposition (z. B. bestimmte Berufe wie Gerüstarbeiter, Dachdecker, Seilar-
tisten) mit Erlangung einer erstaunlichen Balance-Leistung oder Höhenunempfindlich-
keit. Teleologisch ergibt sich die Frage, ob es sich beim Höhenschwindel um ein un-
zweckmäßiges Epiphänomen einer bestimmten visuellen Reizkonstellation handelt oder
ob er (ebenso wie die Kinetosen) als sinnvolles, vegetatives Warnsignal aufgefaßt werden kann, den Körper einer physikalischen Reizsituation zu entziehen, sobald die
Raumkonstanz-Wahrnehmung mit adäquater Haltungsregulation nicht mehr gewährleistet ist. Das Fehlen experimenteller Untersuchungen des Höhenschwindels in
der Literatur wird dadurch verständlich, daß er in den älteren Arbeiten (Purkinje, 1820;
Kobrak, 1924) bis heute überwiegend durch psychopathologische Termini wie neur-
asthenischer Schwindel oder Höhenphobie erklärt wird. Auch der von Pogány (1958)
herausgestellte Befund, daß höhenanfällige Personen häufig diskrete Funktionsstörun-
gen des visuellen, akustischen oder vestibulären Systems zeigen, trägt zum Verständnis
der Pathophysiologie wenig bei.

Im folgenden wird die Hypothese, daß dem Höhenschwindel aus rein geometri-
schen Gründen eine visuell induzierte Haltungsinstabilität mit Fallgefahr zugrunde liegt
(Brandt, 1976), mit Hilfe einer Stabilometer-Plattform geprüft. Es wird gezeigt, daß die
spontanen Körperschwankungen tatsächlich beim Blick von hohen Gebäuden zunehmen und daß damit wegen der Gefahr des Absturzes eine Höhenangst berechtigt und
sinnvoll ist.

**Visueller Beitrag zur Haltungsstabilisation: kritische Auge-Objekt-Distanz, Entfer-
nungsschwindel.** Neben vestibulären und anderen propriozeptiven Afferenzen aus Gelenken, Muskeln und Haut regeln visuelle Rückmeldungen über spontane Körperschwankungen die Stabilisation des aufrechten Standes. Dies ist allein aus der Zunahme der Standunruhe bei Augenschluß um 50—100% (Travis, 1945; Edwards, 1946)
ersichtlich und wird seit Romberg (1846) zur klinischen Ataxieprüfung genutzt. Auch
bei optimal ruhigem, aufrechtem Stand führt der Körper feine Schwankungen unterschiedlicher Frequenz und Amplitude aus, die den Eingangsreiz zur multisensorisch
geregelten Haltungskorrektur darstellen. Voraussetzung der visuellen Stabilisation des
aufrechten Standes ist eine durch selbstgenerierte Körperschwankungen hervorgerufene
retinale Bewegungsmessung. Eine seitliche Körperschwankung wird als Relativbewe-
gung zu ruhenden Umweltkontrasten visuell erfaßt und löst eine „reflektorische" Haltungskorrektur zur Gegenseite aus. Wegen der besonderen Becken-Beinmechanik sind
die seitlichen Schwankungen des Körperschwerpunktes und des Kopfes für mehrere
Zentimeter tatsächlich horizontal (Kapteyn, 1973).

Unter Vernachlässigung der Vorwärts-Rückwärts-Schwankungen und komplizierter Reizbedingungen (z. B. während efferentem Bewegungssehen bei Objektfixation
oder Bewegungsparallaxe zwischen den Objekten) zeigt eine einfache geometrische
Analyse, daß die visuelle Stabilisation seitlicher Körperschwankungen in kritischer
Weise von der Auge-Objekt-Distanz abhängig ist (Abb. 1). Für eine gegebene Amplitude der seitlichen Kopfschwankung X (cm) wird die retinale Bildverschiebung um so
kleiner, je größer die Entfernung Y (m) zwischen Objekt und Auge wird. Unterschreitet
der Winkel α schließlich bei großer Distanz die Wahrnehmungsschwelle des visuellen
Systems, so entsteht eine intermodale Konfliktsituation. Die vestibulären und somatosensorischen Meldungen über eine Verschiebung des Körperschwerpunktes über der
Standfläche stehen im Widerspruch zu der visuellen Information erhaltener Stabilität,

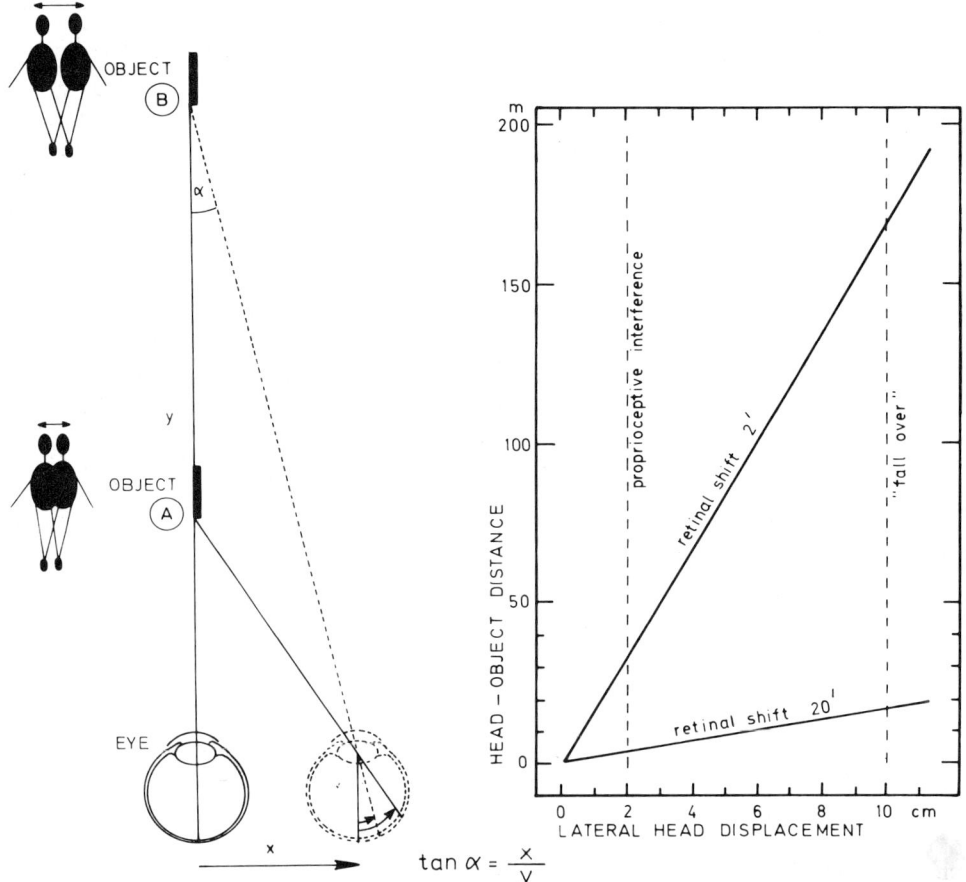

Abb. 1. Geometrische Analyse der visuellen Stabilisation beim aufrechten Stand in Abhängigkeit von der Distanz zwischen Auge und stationären Umweltkontrasten. Die durch eine seitliche Körperschwankung X-ausgelöste retinale Bildverschiebung ist umso kleiner, je größer Y ist (linker Bildanteil). Nach $\tan \alpha = \frac{x}{y}$ ist für die Annahme einer retinalen Wahrnehmungsschwelle von 20 Bogenminuten eine Kopfverschiebung von 2 cm schon bei einer Auge-Objekt-Distanz von 3 m und eine maximale Kopfverschiebung von 10 cm bei einer Distanz von 20 m nicht mehr visuell erkennbar (rechter Bildanteil). Je nach Festlegung der Wahrnehmungsschwelle beginnt der Höhenschwindel theoretisch bereits ab 3 m und ist bei 20 bzw. 170 m gesättigt

was zu einer Vergrößerung der Schwankamplitude führen kann. Nach

$$\tan \alpha = \frac{x}{y}$$

lassen sich für angenommene retinale Bildwanderungsschwellen von 20 Bogenminuten oder 2 Bogenminuten die notwendigen seitlichen Kopfverschiebungen in cm für eine zunehmende Auge-Objekt-Entfernung berechnen (Abb. 1). Eine seitliche Kopfverschiebung von über 10 cm führt bei geschlossenem Stand zum Umfallen. Schon ab 2 cm mit einer Standardabweichung von ± 1,5 cm kommt es zu einem propriozeptiven Eingriff in die Haltungsregulation (Bles et al., 1977).

Die Interpretation dieses theoretischen Zuganges führt zu der zunächst überraschenden Hypothese, daß der Höhenschwindel (wenn er auf einer visuellen Haltungsdestabilisation beruht) bereits in einer Höhe von etwa 3 m beginnen und schon bei 20 bzw. 170 m maximal ausgeprägt sein müßte, je nachdem welche retinale Schwelle zugrunde gelegt wird. Auch Schwankungen von 10 cm könnten dann visuell nicht mehr wahrgenommen werden, wobei lediglich die Entfernung zwischen Auge und Objekt entscheidend ist, nicht jedoch, ob der Blick nach horizontal oder unten gerichtet ist. Wenn dem Höhenschwindel tatsächlich diese Pathogenese zugrunde liegt, so sollte erwartet werden, daß die spontanen Körperschwankungen unter entsprechenden Reizbedingungen meßbar in ihrer Amplitude zunehmen, und daß der Schwindel in seiner Ausprägungsstärke von der Körperhaltung entscheidend abhängt, d. h. im Liegen, wenn die Notwendigkeit der Haltungsstabilisation minimal ist, praktisch verschwindet.

Abhängigkeit des subjektiven Höhenschwindels von der Körperstellung. Höhenangst führt intuitiv zu einer Sicherung der Körperhaltung durch Anlehnen oder Festhalten, und schon Goethe war es im 18. Jahrhundert beim Blick vom Straßburger Münster aufgefallen, daß der Höhenschwindel im Stehen durch Hinsetzen verschwindet. Wir ließen 20 freiwillige, unselektierte Versuchspersonen vom Rand des Flachdaches eines 20 m hohen Gebäudes in vier randomisiert eingenommenen Körperstellungen (Liegen, Knie-Ellenbogenlage, Sitzen, Stehen) 30 sec lang in die Tiefe schauen und dann die Höhenangst in Form einer Viererskalierung von 0—+++ beurteilen (Abb. 2). Die einzige Sicherung bestand in einem um die Hüfte geschlagenen, durchhängenden Seil, welches die Körperhaltung nicht beeinflußte. Als unangenehmste Situationen wurden

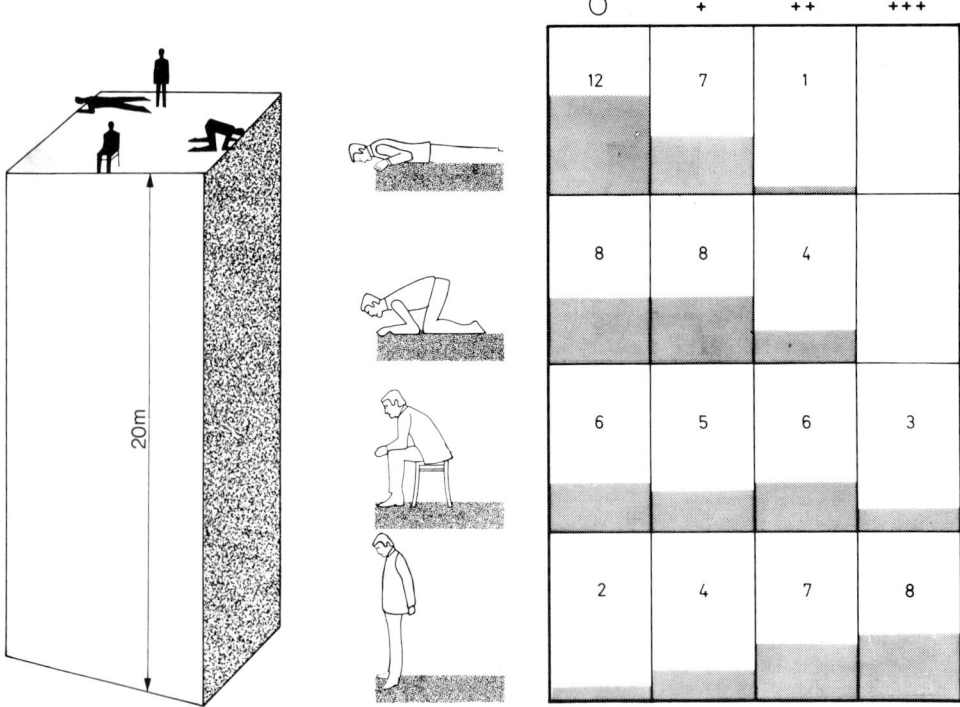

Abb. 2. Skalierung der Höhenangst von 20 gesunden Versuchspersonen in Abhängigkeit von der Körperstellung (Liegen; Knie-Ellenbogen-Lage; Sitzen; Stehen) beim Blick vom Rand eines 20 m hohen Gebäudes (0 = kein Schwindel; + geringer Schwindel; ++ mittelgradiger Schwindel; +++ starker Schwindel). Am unangenehmsten wurde der freie Stand empfunden, während im Liegen von der Mehrzahl der Probanden keine Angst empfunden wurde

der Reihenfolge nach das „Stehen", das „Sitzen" und dann die Knie-Ellenbogenlage angegeben, während das Liegen meist keinen Schwindel oder Höhenangst verursachte. Dieses Ergebnis, daß die Höhenangst im Stehen am ausgeprägtesten ist, paßt zur oben dargestellten Hypothese einer Störung der Standregulation, beweist diese jedoch nicht, da es sich um einen rein cognitiven Vorgang handeln kann. Es waren zusätzlich objektive Messungen der Körperschwankungen unter entsprechenden Reizbedingungen notwendig.

Stabilometrie des aufrechten Standes unter Höhenschwindelbedingungen. Auf dem Balkon des 4. bzw. 8. Stockes eines Hochhauses wurden mit Hilfe einer modifizierten Stabilometer-Plattform nach Kapteyn (1972) die spontanen Vorwärts-Rückwärts- und seitlichen Körperschwankungen von Versuchspersonen unter Variation der visuellen Reizbedingungen registriert (Abb. 3). Während des freien Standes konnte das Gesichts-

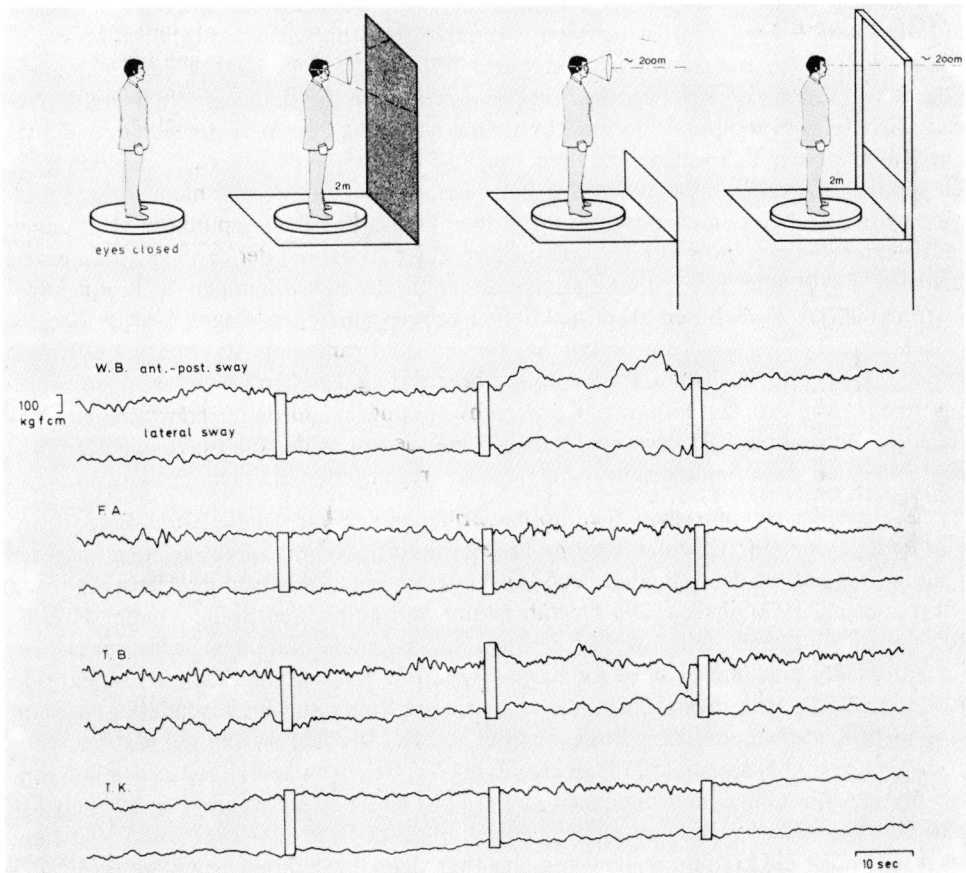

Abb. 3. Stabilogramm der Vorwärts-Rückwärts- und seitlichen Körperschwankungen von 4 Versuchspersonen unter den Bedingungen 1. Augen-zu; 2. Blick gegen eine Wand in 2 m Entfernung, Gesichtsfeld 75°; 3. Blick vom Balkon eines Hochhauses mit den nächsten stationären Umweltkontrasten in 200 m Entfernung, Gesichtsfeld 75°; 4. Blick vom Balkon wie in 3., jedoch mit nahen stationären Kontrasten im peripheren Gesichtsfeld. Die Höhenschwindelbedingung 3 führt zu einer deutlichen Destabilisation und Zunahme der Körperschwankungen vor allem im langsamen Frequenzbereich unter 0,1 Hz, die nicht mehr nachweisbar sind, wenn im peripheren Gesichtsfeld ein Rahmen erkennbar ist

feld der Versuchsperson durch einen Trichter auf 75 Grad Sehwinkel eingeschränkt werden. Die Registriereinheit besteht aus einer Plattform von 50 cm Durchmesser, die auf einem vertikalen, medianen Metallstift von 8 cm Höhe ruht und bei maximalen Körperschwankungen weniger als 2 Bogenminuten ausgelenkt wird. Das Arbeitsprinzip beruht auf einer Verbiegung des vertikalen Trägers, die mit Hilfe von 4 empfindlichen Dehnungsmeßstreifen und einer elektronischen Wheatstone-Brückenschaltung gemessen wird und nach Verstärkung mit einem mechanischen Tintenschreiber (Cardirex) als Stabilogramm ausgeschrieben wird. Die Resonanzfrequenz beträgt 70 Hz und interferiert nicht mit den spontanen Körperschwankungen. Die Kurven werden auf einem Tonband (Philips, analog 7) gespeichert und mittels eines PDP-8-Computersystems analysiert in Form der Spektralanalyse (Fast-Fourier-Transformation), der RMS-Werte (Root-Mean-Square) und der Linienintegrale der Schwerpunktsverschiebungen. Die Signale werden zum Teil mittels eines digitalen Filters in einen low-pass-Frequenzanteil bis zu 0,1 Hz und einen High-pass-Anteil mit den höheren Frequenzen zerlegt.

Aus den Registrierungen der Drehmomente, die während des aufrechten Standes auf die Plattform wirkten, ist deutlich erkennbar, daß die visuelle Stabilisation durch Blick gegen eine 2 m entfernte, strukturierte Wand die Schwerpunkts-Verschiebungen gegenüber Augen-zu verringert. Beim Blick vom Balkon durch den Trichter und kürzester Distanz zu stationären Umweltkontrasten von etwa 200 m zeigte sich eine deutliche Zunahme der Schwankamplituden sowohl für Vorwärts-Rückwärts-, als auch für die seitliche Richtung, die von den Versuchspersonen subjektiv meist nicht wahrgenommen wurde. Dabei kam es entweder zu großen langsamen Schwerpunktsauslenkungen im Frequenzbereich unter 0,1 Hz und gleichzeitiger Abnahme der raschen Frequenzen („visuell eingestellter Typ") oder zu einer Zunahme der Schwingungen im Frequenzbereich um 1 Hz, ähnlich den Standreaktionen bei geschlossenen Augen („propriozeptiv eingestellter Typ"). Wenn im peripheren Gesichtsfeld rahmende stationäre Kontraste, wie in diesem Fall die Konturen der Balkonbegrenzung, gesehen werden können, resultiert eine Abnahme der spotanen Körperschwankungen und damit eine Stabilität des freien Standes (Abb. 3). Diese qualitativen Veränderungen der Haltungsregulation lassen sich auch durch statistische Analysen der registrierten Kurven bestätigen.

Wie bei der dynamischen Raumorientierung mit optisch induzierten Eigenbewegungsempfindungen (Circularvektion, Linearvektion) kommt offenbar auch bei der Haltungsregulation der retinalen- und Tiefenperipherie eine besondere Bedeutung zu (Brandt et al., 1973, 1975). Die Destabilisation des aufrechten Standes unter Höhenschwindelbedingungen gilt sowohl für afferentes als auch efferentes Bewegungssehen, für binokuläre und monokuläre Reizung, so daß die Konvergenz keine entscheidende Rolle spielt. Die Haltungsstabilisation scheint nach Vorversuchen besonders gut, wenn stationäre Kontraste in 30 cm Entfernung angesehen werden, was zu den Beobachtungen von Lee und Lishman (1975) paßt, die bei Vergleichsuntersuchungen des aufrechten Standes für Umgebungsdistanzen von 45 cm eine bessere Balance fanden als für 450 cm. Wie Untersuchungen unter stroboskopischer Umweltbeleuchtung (6/sec) gezeigt haben, ist die kontinuierliche Verschiebung der Umweltkontraste über die Retina neben der reinen Ortsverschiebung ein wichtiger Stabilisationsfaktor (Amblard u. Cremieux, 1976).

Studien an Kindern haben gezeigt, daß innerhalb der Reifung des multisensorischen Regelkreises zur Haltungsregulation der visuelle Beitrag erst nach der vorläufigen Optimierung des vestibulären und somatosensiblen Eingangs zusammen mit Erlernen des aktiven Laufens an Bedeutung gewinnt (Brandt et al., 1976).

Praktische Folgerungen zur Prophylaxe des Höhenschwindels

Der Höhenschwindel kann damit zumindest zum Teil als physiologischer Entfernungsschwindel durch visuelle Haltungsdestabilisation angesehen werden. Er setzt bereits bei einer Höhe von wenigen Metern ein und ist wahrscheinlich schon bei weniger als 100 m Distanz zu den nächsten stationären Umweltkontrasten maximal. Er kann nicht nur beim Blick von hohen Gebäuden, sondern auch beim Blick zur Spitze eines hohen Gebäudes auftreten, eine Vergleichssituation, mit der es gelingen könnte, den Anteil der Angst von dem der reinen Haltungsunsicherheit zu trennen. Zur starken Höhenangst gehört möglicherwese das Bewußtsein der Verletzungsgefahr beim Hinstürzen.

Zur Verringerung des Höhenschwindels mit der Gefahr des Abstürzens ergeben sich außer der intuitiven Sicherung durch Anlehnen, Festhalten oder Hinlegen folgende praktische Hinweise:

1. Es sollten möglichst nahe, stationäre Sehdinge angesehen werden. Großflächige Bewegungsreize dagegen, wie Schneetreiben, Baumbewegungen im Wind, sollten vermieden werden, da sie zu subjektiven Eigenbewegungsempfindungen (Circularvektion, Linearvektion) in Gegenrichtung mit Haltungskompensation und Körperkippung in Richtung der Musterbewegung führen.

2. Beim Blick in die Tiefe sollten gleichzeitig feste, rahmende Vordergrundkontraste im peripheren Gesichtsfeld vorhanden sein, da die dynamische Raumorientierung vorwiegend auf Informationen der peripheren Retina beruht.

3. Extreme Kopfneigungen, wie z. B. Reklination, durch die die Otolithen aus ihrem optimalen Arbeitsbereich (etwa 20° Kopfneigung nach vorn) gebracht werden, sollten vermieden werden, da sonst die visuellen Fehlinformationen innerhalb der multimodalen Integration ein größeres sensorisches Gewicht bekommen. Aus den gleichen Gründen sollten die Füße möglichst horizontal auf dem Untergrund stehen.

4. Es sollte bei Absturzgefahr niemals ohne Sicherung durch ein Fernglas gesehen werden, da bei der Gesichtsfeldeinschränkung und ungewohntem Verstärkungsfaktor der retinalen Bildverschiebung eine besondere Haltungsinstabilität auftritt.

Literatur

Amblard, B., Cremieux, J.: Rôle de l'information visuelle du movement dans le maintien de l'équilibre. Aggressologie **17**, C, 25–37 (1976)

Bles, W., Kapteyn, T. S., De Wit, G.: Effects of visual-vestibular interaction on human posture. Adv. Oto-Rhino-Laryng. **22**, 111–118 (1977)

Brandt, T.: Optisch-vestibuläre Bewegungskrankheit, Höhenschwindel und klinische Schwindelformen. Fortschr. Med. **94**, 1177–1182 (1976)

Brandt, T., Dichgans, J., Koenig, E.: Differential effects of central versus peripheral vision on egocentric and exocentric motion perception. Exp. Brain Res. **16**, 476–491 (1973)

Brandt, T., Wenzel, D., Dichgans, J.: Die Entwicklung der visuellen Stabilisation des aufrechten Standes beim Kind: ein Reifezeichen in der Kinderneurologie. Arch. Psychiat. Nervenkr. **223**, 1–13 (1976)

Brandt, T., Wist, E. R., Dichgans, J.: Foreground and background in dynamic spatial orientation. Percept. a. Psychophys. **17**, 497–503 (1975)

Edwards, A. S.: Body sway and vision. J. Exp. Psychol. **36**, 526–535 (1946)

Kapteyn, T. S.: Het staan van de Mens. Amsterdam: Thesis 1973

Kapteyn, T. S.: The stabilogram: measurement techniques. Aggressologie **13**, C, 75–78 (1972)

Kobrak, F.: Über den Bergschwindel und andere praktisch wichtige Schwindelphänomene. Mschr. Ohrenheilk. **58**, 126–134 (1924)

Lee, D. N., Lishman, J. R.: Visual proprioceptive control of stance. J. Human Movem. Stud. **1**, 87–95 (1975)

Pogány, E.: Über den Höhenschwindel. Mschr. f. Ohrenheilk. u. Lar.-Rhin. **92**, 209—213 (1958)
Purkinje, J. E.: Beiträge zur näheren Kenntnis des Schwindels aus heautognostischen Daten. Med. Jb.
    (Österreich) **6**, 79—125 (1820)
Romberg, M. H.: Lehrbuch der Nervenkrankheiten des Menschen. Berlin: A. Duncker 1846
Travis, R. C.: An experimental analysis of dynamic and static equilibrium. J. Exp. Psych. **35,** 216—234
    (1945)

Aussprache

Herr Kaufmann (Bonn):
Man sollte auch daran denken, daß normalerweise der Fußboden in den Horopter integriert ist. Für Ihre
„am Abgrund" stehenden Versuchspersonen trifft das nicht mehr zu.

   Unsicherheit und Unbehagen entstehen bei Diskrepanzen zwischen Horopter und Umwelt häufig
(z. B. neue Brille, Blick durch Fernglas etc.).

Herr Brandt (Essen):
Es kann durchaus sein, daß es noch derartige Möglichkeiten der visuellen Destabilisierung gibt. Wir haben
sie bisher nicht untersucht.

Herr Jaeger (Heidelberg):
Der Selbstversuch Goethes auf dem Straßburger Münster — wobei festgestellt werden konnte, daß der
Schwindel auftritt, wenn bei aufrechter Körperhaltung mit extrem gesenkter Blickrichtung in die Tiefe
geblickt wird, während der Schwindel nicht auftrat, wenn bei Bauchlage der Blick in die Tiefe ohne
Blicksenkung erfolgen konnte — läßt sich wohl am besten in der Weise erklären, daß im normalen täglichen
Leben Blicksenkung immer mit Konvergenz verbunden ist. Steht man dagegen am Abgrund und blickt in
die Tiefe, wird trotz Blicksenkung nicht mehr konvergiert. Auf diese Weise rückt der Fußboden, auf dem
man steht, in den Bereich der physiologischen Diplopie, was er sonst — wenigstens im Bereich des zentralen
Gesichtsfeldes — nie tut. Dieses Phänomen bedeutet sicher — zusätzlich zu den zweifellos vorhandenen
psychologischen Faktoren — einen wesentlichen Faktor beim Zustandekommen des Höhenschwindels.
[Vergl. dazu W. Jaeger: Ophthalmologische Ursachen des Schwindels. F. Meythaler (Hrsg.). In:
Wissenschaft für die Praxis. S. 95—109, 1961.]

Herr Grüsser (Berlin):
Sie sagten, ein stationärer visueller Reiz in der Peripherie wirke stabilisierend. Daraus kann man, glaube
ich, folgern, daß sich der Schwindel einer Versuchsperson verstärken müßte, welcher man mit einer Art
Rucksack Reize in der Peripherie gibt, die sich mitbewegen.

Herr Brandt (Essen):
Eine ähnliche Reizsituation war bei den Experimenten mit dem am Kopf befestigten Trichter zur
Einschränkung des Gesichtsfeldes in einfacher Form bereits gegeben, da der Rand des Trichters die
Kopfbewegungen mit ausführte. Dies verstärkte den Schwindel nicht. Im Gegensatz zu den stabilisierenden
Konturen der Balkonbegrenzung im peripheren Gesichtsfeld wird der augennahe Trichterrand möglicher-
weise egozentrisch als Teil des frei beweglichen Kopfes wahrgenommen, ohne meßbaren Einfluß auf
Haltungsregulation und Raumorientierung. Zu starken Körperschwankungen bis zum Umfallen kommt es
jedoch, wenn die gesamte sichtbare Umwelt, z. B. ein um die Sehlinie rotierender halbsphärischer Dom, in
Form eines negativen „feed back" während aktiver seitlicher Körperschwankungen in Richtung der
Körperbewegung mitgekippt wird.

Optokinetischer Nystagmus: Ergebnisse einer Computer-Analyse bei Normalpersonen und bei Patienten[1]

Optokinetic Nystagmus. Computer Analysis, Results in Normal and Pathological Cases

J. P. H. Reulen, C. M. J. Velzeboer
Free Univ., Dept. of Medical Physics, Amsterdam

Schlüsselwörter: Optokinetischer Nystagmus, Computer-Analyse.

Key words: Optokinetic nystagmus, Computer analysis.

Zusammenfassung: Es wird eine Off-line Computer-Analyse des optokinetischen Nystagmus (OKN) beschrieben. Die registrierten Nystagmussignale werden zunächst analog gefiltert, um physiologische und elektrische Störpotentiale weitgehend zu eliminieren. Der Einfluß der Filterung auf die Ergebnisse der Computer-Analyse wird besprochen. Untersucht werden die durchschnittliche Geschwindigkeit der langsamen Phase, die Dauer der langsamen und raschen Phase und die Amplitude der raschen Phase im Verhältnis zur Drehrichtung und Geschwindigkeit des optokinetischen Reizes. Mit Hilfe dieser Parameter ist eine Unterscheidung zwischen dem sog. „Schau"- und dem „Stier"-OKN möglich. Bei Normalpersonen wurde gelegentlich Richtungsüberwiegen auf einer Seite gefunden. Daher können Seitendifferenzen bei Patienten nicht ohne weiteres als pathologisch bewertet werden.

Summary: Off-line computer analysis of optokinetic nystagmus (OKN) signals is described. Before computer processing, nystagmus signals are analog filtered to minimize physiological and/or electrical noise, eventually corrupting the eye movement signal. The influence of filtering with regard to the results of computer analysis is discussed. Mean slow phase velocity, slow and fast phase duration, and fast phase amplitude as related to speed and rotation direction of the stimulus are studied. These parameters can serve to distinguish between the so-called "look" and "stare" optokinetic nystagmus. In normal subjects sometimes a directional preponderance for slow following is found. Therefore relation of asymmetries in average values of optokinetic nystagmus parameters to pathological situations is not always a valid approach.

Aussprache

Herr Mackeben (Berlin):
Könnten Sie noch einmal genau die Anweisungen nennen, mit denen Ihre Versuchspersonen zum Ausführen eines Stare- bzw. Look-Nystagmus angeregt wurden.

Herr Reulen (Amsterdam):
Im Fall des Schau-Nystagmus erhielt die Versuchsperson den Auftrag, so genau wie möglich mit den Augen zu folgen; im Falle des Stier-Nystagmus lautete der Auftrag, geradeaus zu „stieren". Beim Stier-Nystagmus hat man als Versuchsperson überhaupt nicht den Eindruck, daß sich die Augen bewegten — im Gegensatz zum Schau-Nystagmus.

Herr Mackeben (Berlin):
Besteht Ihrer Meinung nach ein Zusammenhang zwischen der Auslösbarkeit von Stier-Nystagmus und der Größe des optokinetisch gereizten Netzhautareals?

Herr Reulen (Amsterdam):
Ich glaube, daß für die optimale Auslösung eines Stier-Nystagmus ein Reizfeld von horizontal 180° und vertikal mindestens 100° erforderlich ist. Wenn man das Reizfeld eingrenzt, besonders in der horizontalen

---

[1] Der Beitrag erscheint ausführlich in: Computers and Biomedical Research

Richtung, so unterdrückt man den Stier-Nystagmus sehr schnell. Wie die genauen Daten sind, könnte ich in diesem Augenblick aber nicht sagen.

Herr Mackeben (Berlin)
Teilen Sie meine Ansicht, daß mit der in der Klinik häufig verwendeten Handtrommel sicher kein Stier-Nystagmus ausgelöst werden kann?

Herr Reulen (Amsterdam):
Ich glaube, daß es sehr schwierig wäre, mit der Handtrommel einen Stier-Nystagmus auszulösen.

Herr Precht (Frankfurt) als Vorsitzender:
Herr Professor Jung, können Sie zu dieser Frage noch einmal Stellung nehmen?

Herr R. Jung (Freiburg):
Seitendifferenzen des optokinetischen Nystagmus sind bei Gesunden mit Großfeldreizungen sehr gering und werden auch durch Aufmerksamkeitsminderung vorgetäuscht, wie die periodischen Geschwindigkeitsminderungen der langsamen Phasen. Man soll daher nur die jeweils *schnellsten* langsamen Phasen für Seitendifferenzen auswerten.

Ter Braaks „Stiernystagmus" ist ein unaufmerksamer Nystagmus, der auch von der Retinaperipherie ausgelöst wird, sein „Schaunystagmus" ist ein Aufmerksamkeitsnystagmus, bei dem einzelne bewegte Sehdinge foveal fixiert werden. Die Geschwindigkeit der langsamen Phase ist von der optisch-visuellen Aufmerksamkeit abhängig und vermindert sich mit dieser, wie Dichgans gezeigt hat. Seitendifferenzen bei Reizung mit kleinem Feld (z. B. Optokinetiktrommel) sind häufiger und neurologisch bedeutsamer (Dichgans und Mitarbeiter).

Herr Precht (Frankfurt):
Dr. Robinson, ich weiß, Sie haben sich mit diesem Problem näher befaßt, wollen Sie dazu noch etwas sagen?

Herr Robinson (Baltimore):
(Frei in's Deutsche übersetzt) Ich meine, es gibt ein optokinetisches Hirnstammsystem, welches wir vom Kaninchen geerbt haben. Es beginnt am Nucleus des tractus opticus, geht hinunter durch die Pons zum vestibulären Nucleus und hat etwas mit Zirkularvektion und optokinetischem Nachnystagmus zu tun; und wenn man diese Phänomene nicht auslöst, so untersucht man — nach meiner Definition — auch nicht den „eigentlichen optokinetischen Nystagmus". Wenn man eine bewegte Handtrommel oder projizierte Streifenmuster anblickt, so wird im wesentlichen das Folgesystem angesprochen, und man untersucht mit diesen Instrumenten das „Schau-Folgen". Das „eigentliche optokinetische System", welches wir vom Kaninchen geerbt haben, kann man nur durch eine Ganzfeldreizung erregen, und nur wenn wir Zirkularvektion und Nachnystagmus ausgelöst haben, ist wohl die Gewähr gegeben, daß man dieses vom Kaninchen ererbte optokinetische System erregt hat.

Herr Dichgans (Freiburg):
Dr. Robinson's comments clarify by simplification! Optokinetischer Nystagmus = Stier-Nystagmus = vorwiegend peripher, Pursuit = Schau-Nystagmus = vorwiegend zentral. Beide Systeme haben stark überlappende Funktionen. Das Schau-System macht die Feineinstellung; das Stier-System (via Vestibularis-Kern?) macht den Grundtonus.

Optokinetischer und vestibulärer Kopfnystagmus: Untersuchungen von Normalpersonen und Patienten mit angeborenen und erworbenen Augenbewegungsstörungen[1]

Optokinetic and Vestibular Head Nystagmus: Investigations of Normal Subjects and Patients with Congenital and Acquired Disturbances of Eye Motility

D. Schmidt, C. L. Schmidt

Augenklinik der Univ., Freiburg; Hals-Nasen-Ohren-Klinik der Univ., Freiburg

Schlüsselwörter: Kopfnystagmus, optokinetischer Kopfnystagmus, vestibulärer Kopfnystagmus, Ophthalmoplegie (congenitale und erworbene).

Key words: Head nystagmus, optokinetic head nystagmus, vestibular head nystagmus, ophthalmoplegia (congenital and acquired).

Zusammenfassung: Elektromyographisch wird bei optokinetischer Reizung eine rhythmische Aktivierung im Musculus splenius capitis von Normalpersonen nachgewiesen. Simultan erfolgt elektronystagmographische Registrierung horizontaler Kopfbewegungen durch Ableitung mit einem hochempfindlichen Dehnungsmeßfühler. Sichtbare Kopfbewegungen treten nur bei groben optokinetischen Reizen auf.

Im Gegensatz zu Patienten mit erworbener Motilitätsstörung findet sich bei Patienten mit kongenitaler Ophthalmoplegie eine deutliche Verstärkung des Kopfnystagmus.

Auch bei vestibulärer Prüfung zeigt sich bei Normalpersonen eine elektromyographisch nachweisbare Aktivierung im Musculus splenius capitis. Elektronystagmographisch weist etwa die Hälfte der Versuchspersonen perrotatorisch auftretende pendelnde Kopfbewegungen auf. Bei allen 27 Normalpersonen bestanden postrotatorisch kurzfristig grobe Pendelbewegungen des Kopfes.

Summary: An optokinetic stimulation was used to demonstrate rhythmic activation of the M. splenius capitis electromyographically in normal subjects. ENG-registration of eye movements by simultaneous recording of horizontal head movements with a highly sensitive extensometer. Visible head movements only appear with gross optokinetic stimulation.

In patients with congenital ophthalmoplegia, a distinct intensification of the head nystagmus was found, in contrast to those with acquired disturbances of eye motility.

Following vestibular testing in normal subjects an electromyographical activation of the M. splenius capitis was recorded.

Approximately half the test subjects demonstrated pendular head movements electronystagmographically during rotation. In all 27 normal subjects obvious pendular movements of the head occurred briefly following rotation.

Untersucht wurden 27 gesunde Versuchspersonen sowie 5 Patienten mit erworbener und 5 Patienten mit kongenitaler inkompletter Ophthalmoplegie. ENG-Registrierung der Augenbewegungen bei simultaner Ableitung der Kopfbewegungen mit einem hochempfindlichen Dehnungsmeßfühler und gleichzeitige EMG-Ableitung des M. splenius capitis.

Bei allen Versuchspersonen war ein vestibulärer postrotatorischer sowie ein optokinetischer Kopfnystagmus nachweisbar. Die Frequenz von Kopfnystagmus und OKN entsprach sich. Im Gegensatz zu den Patienten mit erworbenen Motilitätsstörungen fand sich bei den Patienten mit kongenitaler Ophthalmoplegie eine deutliche Verstärkung des Kopfnystagmus.

---

[1]   Gefördert von der Deutschen Forschungsgemeinschaft SFB 70, B4

Ein synkinetisches Zusammenwirken von Augen- und Kopfbewegungen bei tierex-
perimenteller Reizung des Hirnstammes wurde von Westheimer und Blair (1975) nachgewiesen. Die Koordination von Augen und Kopfbewegungen bei Sakkaden wurden
von Bizzi u. Mitarb. (1972), Dichgans u. Mitarb. (1974) und Gresty (1974) untersucht.
Bizzi u. Mitarb. zeigten elektromyographisch an Affen, daß bei Sakkaden die Innervation der Nackenmuskeln 20 msec vor der Kontraktion der Augenmuskeln erfolgt. Auch
vestibulär ausgelöste Kopfbewegungen sind von Outerbridge u. Melvill Jones (1971)
beschrieben worden. Kopfbewegungen beim kongenitalen Nystagmus wurden durch
Cogan (1967) sowie Metz u. Mitarb. (1972) analysiert.

In folgenden sollen *optokinetisch* ausgelöste Kopfbewegungen bei Menschen mitgeteilt werden.

Elektronystagmographische Registrierungen der Augen mit simultaner elektro-
myographischer Ableitung des M. splenius capitis bei optokinetischer Reizung ergaben
bei 27 normalen Versuchspersonen eine rhythmische Aktivierung der Potentiale im
Nackenmuskel (Abb. 1a). Sichtbare leichte optokinetische horizontale Kopfbewegungen bei simultaner Registrierung mit einem hochempfindlichen Dehnungsmeßfühler
wurden bei wenigen Versuchspersonen, die große Nystagmusrucke aufwiesen, während
optokinetischer Reizung festgestellt.

Die simultane elektromyographische Ableitung des M. splenius capitis und des M.
rectus lateralis des linken Auges (Abb. 1b) — bei rascher Geschwindigkeit des Regi-
strierpapiers — ergab eine nahezu synchrone Aktivierung hoher Potentiale in beiden
Muskeln.

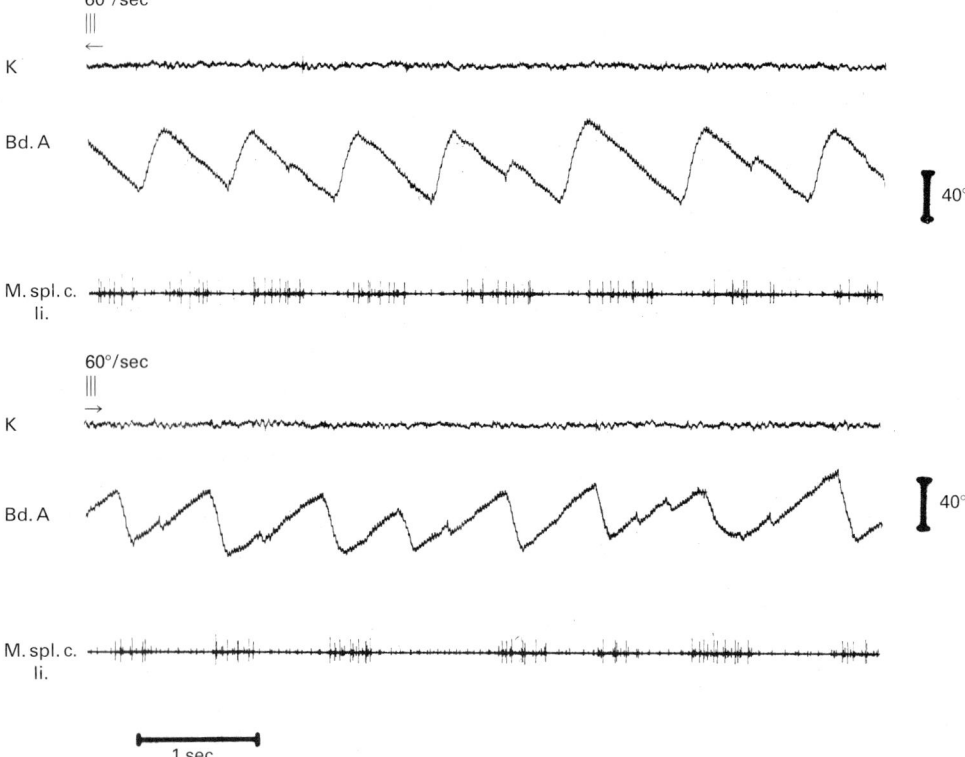

Abb. 1a. Synchrone elektronystagmographische Registrierung der Kopfbewegungen (K), beider Augen
(Bd. A) und elektromyographische Aufzeichnungen aus dem M. splenius capitis links. Es besteht eine
rhythmische Aktivierung motorischer Einheiten des Nackenmuskels während optokinetischer Reizung

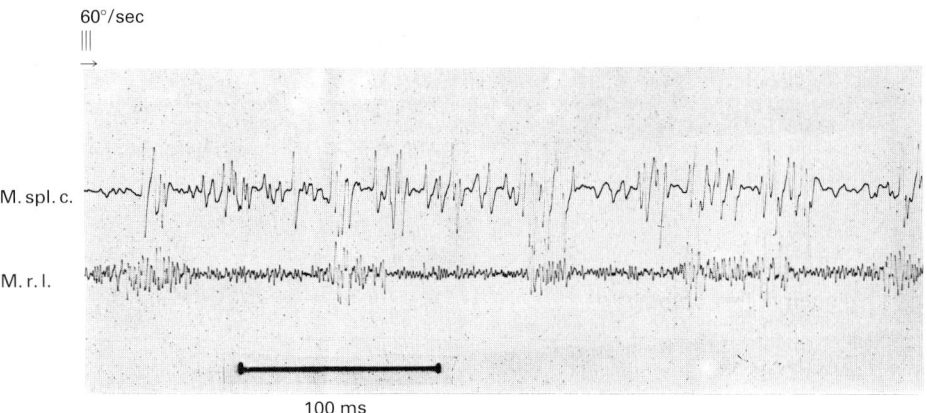

60°/sec

M. spl. c.

M. r. l.

100 ms

Abb. 1b. Simultane elektromyographische Registrierung des M. splenius capitis (obere Kurve) und des M. rectus lateralis des linken Auges. Nahezu synchrone Aktivierung hoher Potentiale in beiden Muskeln

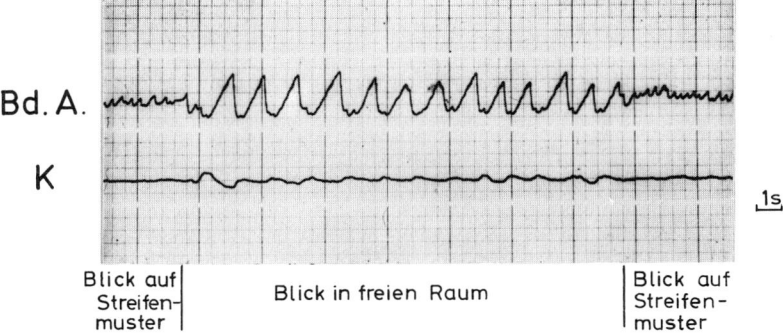

Bd. A.

K

1s

Blick auf Streifenmuster | Blick in freien Raum | Blick auf Streifenmuster

Abb. 2. Simultane elektronystagmographische Registrierung von Augen- und Kopfbewegungen bei unterschiedlichen optokinetischen Reizmustern. Die VP wird mit konstanter Geschwindigkeit gedreht. Während des Blickes auf ein schwarz-weißes vertikales Streifenmuster wird ein frequenter optokinetischer Nystagmus der Augen registriert. Bei grobem optokinetischem Reiz treten deutliche Kopfbewegungen hinzu

Optokinetisch ausgelöste Kopfbewegungen traten vor allem dann auf, wenn ein grobschlägiger Nystagmus ausgelöst wurde, wie bei folgender Versuchsanordnung (Abb. 2): Die VP wurde auf einem Drehstuhl mit einer konstanten Geschwindigkeit von 60°/sec bei geöffneten Augen gedreht. Während der Drehung blickte die VP — eine kurze Strecke lang — ein stehendes schwarz-weißes Streifenmuster an, so daß ein feinschlägiger optokinetischer Nystagmus der Augen ausgelöst wurde. Beim anschließenden Blick in den freien Raum trat hingegen ein grobschlägiger optokinetischer Nystagmus auf, der nur hierbei von einem optokinetischen Kopfnystagmus begleitet war.

Optokinetische Untersuchungen an fünf Patienten mit *kongenitalen* Paresen führten zu deutlichen optokinetischen Kopfbewegungen, selbst dann, wenn keine vollständige Ophthalmoplegie vorlag. So berichteten wir 1974 über einen 11jährigen Patienten, bei dem rasche, grobe, pendelnde Bewegungen des Kopfes bei optokinetischer Reizung beobachtet wurden, obwohl noch geringe Augenbewegungen vor allem in Adduktionsrichtung möglich waren. Es handelte sich um eine *Substitution* der fehlenden Augenbewegungen durch die Kopfbewegungen. Die raschen Kopfbewegungen ließen sich durch

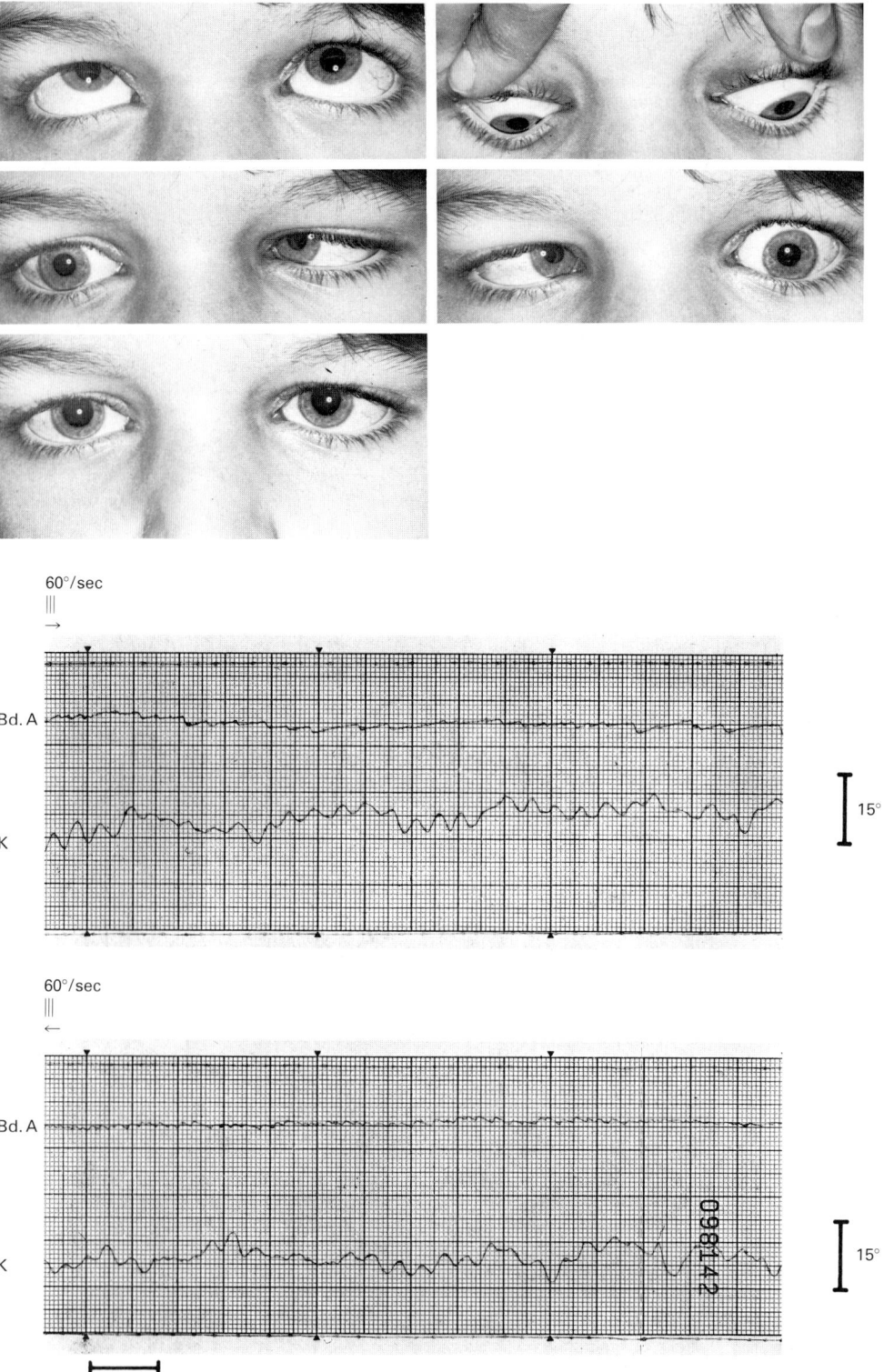

Abb. 3. Patient G. F., geb. 6. 10. 63, mit Stilling-Türk-Duane-Syndrom beider Augen. Bei optokinetischer Reizung treten in beiden Richtungen deutliche pendelnde Kopfbewegungen auf. Die Geschwindigkeit ist etwa halb so groß wie die des optokinetischen Reizes

das Trägheitsmoment des Kopfes erklären: Offenbar waren die Halsmuskeln zu schwach, um den sich schnell drehenden Kopf während einer Bewegung zu hemmen. Auch bei einem anderen Patienten (Abb. 3) mit kongenitaler beidseitiger Abduktionseinschränkung bei erhaltener Adduktion *(Stilling-Türk-Duane-Syndrom)* fanden sich deutliche Kopfbewegungen infolge optokinetischer Reizung in beiden horizontalen Richtungen.

Frequenz und Aplitude der Kopfbewegungen waren etwa halb so groß wie die des optokinetischen Reizes.

Bei fünf weiteren Patienten mit *erworbenen*, nahezu vollständigen horizontalen Ophthalmoplegien (infolge Myasthenie, chronisch progressiver Muskeldystrophie sowie neurogen bedingter Abducenz- und Okulomotoriusparese) zeigten sich aber im Gegensatz zu den kongenitalen Augenmuskelparesen sehr geringe Kopfbewegungen bei optokinetischer Reizung. Dieser deutliche Unterschied zwischen erworbenen und kongenitalen Paresen ist so zu erklären, daß Patienten mit kongenitalen Paresen von Kindheit an geübt haben, ihren Kopf kompensatorisch für die unzureichenden Augenbewegungen einzusetzen, so daß die Nackenmuskulatur schon früh trainiert wird.

Vestibuläre Prüfungen. Vestibuläre, rotatorische Prüfungen von Normalpersonen ergaben eine Aktivierung motorischer Einheiten im M. splenius capitis. Insgesamt wurden 98 motorische Einheiten abgeleitet. Davon entsprachen 35 motorische Einheiten dem Typ I (nicht spontanaktiver Typ) und 63 dem Typ II (spontanaktiver Typ, nach Schmidt et al., 1975, 1976). Der spontanaktive Typ zeigte eine Entladungsrate dieser motorischen Einheiten zwischen 10 und 30 Impulsen pro sec. Diese spontanaktiven Einheiten zeigten eine Änderung ihrer Entladungsrate bei einer Beschleunigung, die höher lag als $0,6°/sec^2$. Die elektronystagmographische Registrierung horizontaler Kopfbewegungen mit Hilfe eines hochempfindlichen Dehnungsmeßfühlers zeigte etwa bei der Hälfte der Normalpersonen perrotatorisch geringe pendelnde Kopfbewegungen. Bei allen VP traten direkt postrotatorisch grobe pendelnde Kopfbewegungen kurzfristig auf (nach Stop aus 60—90°/sec horizontaler Winkelgeschwindigkeit).

Literatur

Bizzi, E., Kalil, R. E., Morasso, P., Tagliasco, V.: Central programming and peripheral feedback during eye-head coordination in monkeys. Bibl. ophth. **82,** 220—232 (1972)

Cogan, D. G.: Congenital nystagmus. Zit. nach Metz u. Mitarb. (1972). Canad. J. Ophth. **2,** 4 (1967)

Dichgans, J., Bizzi, E., Morasso, P., Tagliasco, V.: The role of vestibular and neck afferents during eye-head coordination in the monkey. Brain Res. **71,** 225—232 (1974)

Gresty, M. A.: Coordination of head and eye movements to fixate continuous and intermittent targets. Vision Res. **14,** 395—403 (1974)

Metz, H. S., Jampolsky, A., O'Meara, D. M.: Congenital ocular nystagmus and nystagmoid head movements. Amer. J. ophth. **74,** 1131—1133 (1972)

Outerbridge, J. S., Melvill Jones, G.: Reflex vestibular control of head movement in man. Aerosp. Med. **42,** 935—940 (1971)

Schmidt, C. L., Hellweger, H., Schiel, U., Pedersen, P.: Reaktionen menschlicher Nackenmuskelfasern bei vestibulären Reizen. Arch. Oto-Rhino-Laryng. **211,** 231—236 (1975)

Schmidt, C. L., Stange, G.: Die Aktivität motorischer Einheiten des Musculus splenius capitis bei peripheren vestibulären Läsionen. Arch. Oto-Rhino-Laryng. **214,** 175—180 (1976)

Schmidt, D.: Congenitale Augenmuskelparesen. Elektromyopgraphische und elektronystagmographische Befunde angeborener supranuklearer Läsionen. Albr. Graefes Arch. klin. exp. Ophthal. **192,** 285—312 (1974)

Westheimer, G., Blair, S. M.: Synkinese der Augen- und Kopfbewegungen bei Hirnstammreizungen am wachen Macacus-Affen. Exp. Brain Res. **24,** 89—95 (1975)

Störungen der Fixation

Fixationsflucht, Photophobie und Strabismus

Fixation Flight, Photophobia and Strabismus

J. Lang[1]
Zürich

Schlüsselwörter: Fixationsflucht, Photophobie, Strabismus, Epilepsie.

Key words: Fixation flight, photophobia, strabismus, epilepsy.

Zusammenfassung: Bei einer Serie von 20 Kindern wurde ein eigenartiges Fixationsverhalten beobachtet, das bis anhin in der Literatur nicht beschrieben wurde und das am besten als Fixationsflucht und Photophobie bezeichnet wird. Die Augen weichen immer koordiniert zur Seite, nach oben oder nach unten ab. Eine richtige Fixation wird nie aufgenommen. Die Kinder sind gleichzeitig sehr lichtscheu. Im Dunkeln ist das Fixationsverhalten besser als im Hellen. Es ist fast immer ein Strabismus convergens oder divergens vorhanden. Die Kinder sind Epileptiker. Visusprüfungen sind nicht möglich. Die Kenntnis dieses Verhaltens ermöglicht eine rasche und wenig aufwendige Beurteilung des Patienten.

Summary: In a series of 20 children a characteristic fixation behaviour has been observed, to which no reference could be found in ophthalmic literature. This condition is best described as fixation flight and photophobia. Steady fixation is not maintained, rather the eyes deviate constantly up or downwards, or to the sides in a coordinated manner. Fixation behaviour is much better in the dark than in the light when there is pronounced photophobia. In addition, convergent or divergent strabismus exists. Most of the children are epileptic. Examination of visual acuity is not possible. Knowledge of this behaviour allows a quick assessment of the situation.

Im Laufe der Jahre ist mir in der Praxis bei einer Anzahl von Kindern ein okulomotorisches Verhaltensbild aufgefallen, das recht charakteristisch ist. Es wird am besten mit der Bezeichnung Fixationsflucht, Photophobie und Strabismus umschrieben. Wenn man das Verhalten einmal kennengelernt hat, so ist die Beurteilung aller ähnlichen Fälle sehr erleichtert. Eine aufmerksame Inspektion genügt dann, um das Krankheitsbild zu erkennen und die Patienten in bezug auf ihr Allgemeinbefinden und ihren Augenbefund einzuordnen. Da ich dieses Bild bis anhin in der Literatur nirgends erwähnt fand, scheint mir dessen Beschreibung nützlich.

Beim Krankengut handelt es sich um 20 Kinder, nämlich um 6 Mädchen und 14 Knaben. Das Alter bei meiner ersten Untersuchung betrug im Mittel 4 Jahre. Die mittlere Beobachtungszeit betrug 4½ Jahre.

Die Inspektion zeigt eine auffällige Haltung des Kopfes. Der Kopf wird nicht gerade getragen, sondern zeitweise in den Nacken gesenkt, zweitweise nach vorne oder zur rechten oder linken Schulter geneigt. Manche Kinder sind nicht in der Lage die Kopfhaltung zu kontrollieren.

Die Augen verhalten sich nie ruhig, sondern schweifen beständig zur Seite, nach oben oder nach unten ab. Eine Mutter hat dies sehr gut mit dem Satz charakterisiert: „Die Augen laufen dem Kind beständig davon". Häufig werden die Augen extrem nach unten gewendet, beinahe wie beim Phänomen der untergehenden Sonne. Sie sind jedoch

---

[1]   Genau Anschrift: PD Dr. J. Lang, Freie Str. 47, CH-8032 Zürich

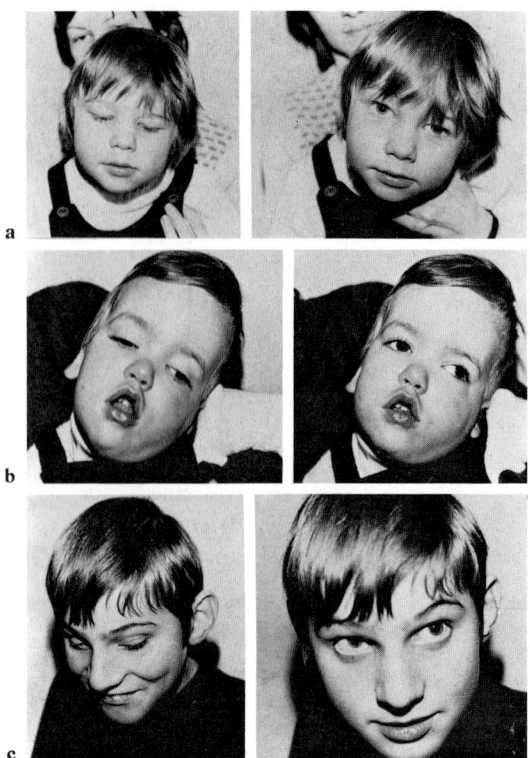

a

b

c

Abb. 1. Beispiele von Fixationsflucht und Photophobie. Das Bild links zeigt jeweilen das übliche Verhalten, das Bild rechts den Ausnahmezustand oder das Verhalten im Dunkeln. (**a**) D. M. 4j. intrauterine Asphyxie, Mikrocephalie, Epilepsie, bald konvergent bald divergent. Mutter sagt: „Die Augen laufen dem Kind beständig davon". (**b**) A. M. 1 10/12 j. Operation eines Plexuspapillomes im Alter von 8 Monaten, multifokale Epilepsie, Strabismus divergens. (**c**) N. W. 11j. perinatale Asphyxie, galt bis zum 4. Lebensjahr als blind. Hemiplegie, Epilepsie, ängstlich, affektlabil, weint und lacht durcheinander, Strabismus divergens

meist nicht senkrecht, sondern halbschräg nach rechts oder links unten gerichtet und verharren dort nicht längere Zeit, sondern schweifen beständig umher. Zeitweise sind nystagmusähnliche Bewegungen zu sehen, die aber unregelmäßig sind und schwer beschrieben werden können. Selbst große Fixationsobjekte werden nie ruhig fixiert, sondern die Augen gleiten gewissermaßen über das dargebotene Fixierobjekt hinweg.

Auffallend ist das unterschiedliche okulomotorische Verhalten im Hellen und im Dunkeln. Vor allem bei heller Beleuchtung ist das oben beschriebene Verhalten zu erkennen. Im Dunkeln werden die Lider weiter geöffnet, die Patienten heben den Blick und die Augen verhalten sich ruhiger. Auch jetzt ist zwar kein längeres Fixieren möglich, aber das Verhalten ist doch wesentlich besser als bei heller Beleuchtung. Man muß die Eltern speziell auf diesen Unterschied befragen, da er meist nicht spontan angegeben wird. Dann kann man auch erfahren, daß viele Kinder bei heller Beleuchtung stark geblendet erscheinen.

Von mehreren Kindern glaubte man während der ersten Lebensjahre sie seien blind. Erst etwa im Alter von 4—5 Jahren stellte man fest, daß die Kinder gleichwohl etwas sahen.

Eine genaue Visusprüfung ist kaum richtig durchzuführen, weder mit den „rolling" oder „mounted balls" von Stycar noch mit Bildervisus oder schon gar nicht mit Optotypen. Auch das Auslösen eines optokinetischen Nystagmus mit der Catford-Trommel ist nicht möglich. In den wenigen Fällen, wo bei älteren Kindern eine Angabe erhältlich war, betrug der Visus etwa 0,2. Man erhält jedoch den Eindruck, daß die Kinder im praktischen Leben ordentlich gut sehen. Sie greifen z. B. zielsicher nach einem Gegenstand, den sie vorher offensichtlich mit einer schweifenden Blickbewegung gesehen hatten, ohne ihn zu fixieren.

Ich habe immer wieder versucht das Fixationsverhalten im Augenhintergrund zu beobachten. Wenn dies gelingt, so sieht man, daß beidseits nicht zentral fixiert wird. Die Fixation befindet sich schweifend zwischen Papille und Makula. Bei einer erwachsenen Patientin mit entsprechendem Verhalten war es möglich die Fixation im Fundus zu photographieren. Sie befand sich beidseits nasal unterhalb der Verbindungslinie zwischen Papille und Makula.

Alle Kinder schielten, 11 davon konvergent, 8 divergent. Bei einem Kind wechselte der Winkel während der Untersuchung zwischen konvergent und divergent.

Die Untersuchung der Refraktion, der brechenden Medien und der Fundi erschien recht unauffällig. In einem Fall konnte ich im Fundus eine Anomalie der Papille und temporal verzogene Maculae sehen, wie sie bei abortiver retrolentaler Fibroplasie beschrieben werden. Bei manchen Patienten erschienen die Papillen etwas blaß und es stellte sich die Frage einer Opticusatrophie.

Wichtig und differentialdiagnostisch entscheidend war die Reaktion der Pupille auf Licht. In allen Fällen erfolgte sie prompt und einwandfrei.

Die Refraktionsanomalien halten sich im üblichen Rahmen. Auffallend war das Verhalten eines 8jährigen Knabens, der eine Myopie von $-6{,}0$ Dioptrien beidseits zeigte. Ich habe entsprechend den üblichen Vorstellungen eine Brille verordnet, in der Annahme, daß sich dadurch das Fixationsverhalten bessern würde. Das war aber nicht der Fall. Der Knabe blickte weiterhin schief in alle Richtungen, nur nicht durch das Zentrum des Brillenglases. Es war begreiflich, daß Eltern und Betreuer den Nutzen der Brille gering einschätzten und glaubten die Brille sei falsch verordnet.

Bei 8 Kindern handelte es sich um Frühgeburten mit perinataler oder später aufgetretener Asphyxie. Auch die am Termin geborenen Kinder litten an einer perinatalen Asphyxie. Ein Knabe machte im Alter von 8 Monaten plötzlich einen Atemstillstand und ein weiterer Knabe zeigte ein apallisches Syndrom nach einem im 8. Lebensmonat operierten Plexuspapillom. Alle Kinder sind schwer cerebral geschädigt und zeigen spastische Veränderungen und einen Entwicklungsrückstand.

Alle Kinder zeigen eine schwere Epilepsie, zum Teil in Form einer Grand mal Epilepsie, zum Teil in Form einer Hypsarrhythmie. Zur epileptischen Behandlung wurden Rivotril, Luminal, Suxinutin, Hydroadreson, Melleretten, Sordinol, Valium, Phenytoin, Mysoline usw. verwendet.

Differentialdiagnostisch wird vorerst stets an eine *Blindheit* gedacht. Blinde Kinder zeigen nach *Mackensen* eine motorische Unruhe und rhythmische Bewegungen, einen starken Beschäftigungsdrang und Stereotypien. Zudem zeigen blinde Kinder auffallende okuläre Phänomene. Bei geringgradiger Lichtempfindung versuchen sie durch Handbewegungen und Lichtschattenwechsel visuelle Reize zu erzeugen, oder beim digitookulären Phänomen bohren sie in der Orbita, wahrscheinlich um auf mechanischem Wege optische Reize zu erzeugen.

Kinder mit hochgradiger Visusverminderung, z. B. mit Maculopathie oder Opticusatrophie, zeigen ebenfalls ein anderes Verhalten. Sie suchen ihren Gesichtsfeldrest oder den Bereich der besten Auflösung optimal auszunützen. Im Fundus wird eine verhältnismäßig umgrenzte Zone zur Fixation verwendet. Diese Fixationszone befindet sich meist unmittelbar neben den Laesionen oberhalb der Fovea centralis. Gleichzeitig kann ein Nystagmus vorliegen.

Bei *congenitalen Blickparesen* ist ebenfalls eine Schiefhaltung des Kopfes vorhanden: Das Gesicht wird in Richtung der Blicklähmung gewendet um einen Blick zur Gegenseite zu gestatten, und es besteht ein Rucknystagmus in Richtung Blicklähmung.

Beim von *Willi* beschriebenen *Phänomen der untergehenden Sonne,* das auch als Visus hydrocephalicus bezeichnet wird, sind in den ersten Lebensmonaten die Augen extrem nach unten gerichtet. Meist ist auch hier eine cerebrale Schädigung vorhanden. Das Phänomen verschwindet jedoch spontan im Laufe der ersten Lebensmonate und hinterläßt später keine Bewegungsstörungen der Augen.

Auch *autistisch* oder *mutistische* Kinder zeigen ein ähnliches Verhalten, indem sie mit dem Untersucher keinen Blickkontakt aufnehmen, sondern immer ihre Fixation schweifen lassen. Autistische Kinder haben jedoch keine Photophobie, sondern blicken häufig und gerne in grelle Lichtquellen. Die Differentialdiagnose ist somit meist einfach.

Bei meinen Patienten sieht es aus, wie wenn keine Fixation vorhanden wäre und der Fixationsreflex fehlen würde. Man kann gewissermaßen von einer Fixationsflucht oder Fixationsanarchie sprechen. Die Bewegungen der Augen erfolgen jedoch koordiniert, d. h. beide Augen bewegen sich gleichartig. Bei zwei Patienten besteht zusätzlich ein kongenitaler Pendelnystagmus. Wahrscheinlich ist kein Rucknystagmus zu beobachten, weil die rasche Bewegung zur Fovea hin, d. h. die Sakkade zur Fixationsaufnahme fehlt.

Es stellt sich die Frage ob die Veränderungen primär durch Cerebralschaden und Epilepsie bedingt oder sekundär durch antikonvulsive medikamentöse Behandlung verursacht werden. Meine bisherigen Beobachtungen erlauben nicht dazu Stellung zu nehmen. Allerdings habe ich eine ganze Anzahl von Kindern mit Epilepsie gesehen, die nicht dieses Verhalten zeigen. Auch auf weitere mehr oder weniger spekulative Versuche, Aetiologie und Pathogenese zu deuten, soll hier nicht eingegangen werden.

In der Literatur habe ich das geschilderte Verhalten nirgends beschrieben gefunden. Am ehesten kann man die konjugierten Blickabweichungen nach *Denhoff*, *Guibor* und *Woods* in dieser Richtung deuten. Bei diesen Autoren wird jedoch eher ein Verhalten geschildert, das der Blicklähmung ähnlich ist.

Ich habe Ihnen aus zwei Gründen dieses Krankheitsbild als vorläufige Mitteilung vorgetragen. Einmal erwies es sich in der Praxis als wertvoll, gewissermaßen mit einem Aha-Erlebnis diese Fälle rasch erkennen und einstufen zu können. Auch Ihnen wird dieses Aha-Erlebnis vielleicht zunutze kommen.

Theoretisch erscheint das Verhaltensbild insofern interessant, als hier ganz offensichtlich der Fixationsmechanismus schwer gestört ist. Es handelt sich gewissermaßen um ein von der Natur am Menschen gesetztes Experiment des Fehlens der Fixation. Dies verdient wohl besondere Beachtung und Auswertung.

Aussprache

Herr Piper (Lübeck):
Blickdeviationen und Bulbuswandern stellen einen primitiven motorischen Reflex dar, sind aber zugleich nützlich zur Erzeugung bewegter Reize auf der peripheren Retina. Auch die Photophobie ist ein Phänomen der Stäbchen.

Herr Conrad (Kiel):
Ein eigener Patient hatte während der medikamentösen antiepileptischen Einstellung einen stark herabgesetzten Visus. Wie weit lassen sich Ihre Befunde durch die medikamentöse Sedierung erklären?

Herr Lang (Zürich):
Es handelt sich bei diesem Verhaltensbild wohl eher um eine Angelegenheit des Cerebrums als der Netzhaut oder des Opticus. Das Verhalten dürfte auch eher durch die schwere cerebrale Störung als durch die antiepileptische Medikation bedingt sein. Mit der Operation wäre ich sehr zurückhaltend, besonders bei Kindern, die konvergent sind. Erfahrungsgemäß werden gerade diese Kinder manchmal spontan divergent.

Primäre und sekundäre motorische Fehlleistungen der Augen

Primary and Secondary Motor Dysfunction of the Eye

K. Blassmann, E. Kraus-Mackiw, G. Rabetge

Univ.-Augenklinik, Heidelberg

Schlüsselwörter: Sensorik, Motorik, sensorische Beeinflussung motorischer Verhaltensweisen.

Key words: Sensory problems, motor problems, sensory influences on eye movements.

Zusammenfassung: Der Funktionenkomplex des einäugigen Sehaktes wie auch des beidäugigen beruht auf Wechselwirkungen sensorischer und motorischer Kräfte. An charakteristischen Patientenbeispielen wird deutlich, daß ungehemmte foveale Wahrnehmung die Vorbedingung für eine exakte Steuerung der Feinmotorik der Augen ist, und zwar bei allen Ursachen motorischen Fehlverhaltens. Aufgrund solcher sensomotorischer Verflechtungen erscheint es für die Diagnostik wie Therapie unerläßlich, Ursachen und Folgen von motorischem Fehlverhalten möglichst genauzu analysieren nach,

a) primär motorischen Ursachen, die zu motorischen Fehlleistungen führen,

b) primär sensorischen Ursachen, die dann sekundär motorische Fehlleistungen bewirken,

c) primär motorischen Ursachen, die aufgrund der dabei notwendig gewordenen sensorischen Hemmungsvorgänge reaktiv noch zusätzliche motorische Fehlleistungen hervorrufen.

Am Extremfall eines blind geborenen, jetzt 15jährigen Mädchens, konnte gezeigt werden, daß reflektorische Augenbewegungen (Bell-Phänomen, vestibulo-oculäre Reflexe) möglich sind, daß aber keinerlei Willkürbewegungen der Augen ausgelöst werden können, weder im Sinne von Kommandobewegungen noch auf das Fühlbild der eigenen Hand. Da die Augen über keine Richtungswerte verfügen, werden Augenbewegungen durch Kopfbewegungen ersetzt.

Summary: The functioning of monocular and binocular vision depends on the interaction of sensoric and motor forces. Examination of characteristic patients shows that uninhibited foveal perception is the precondition for precise motor activity of the eye in all cases of motor dysfunction.

Owing to such sensomotor interaction it would appear to be necessary for both diagnosis and therapy, to analyse the causes and results of motor dysfunction as precisely as possible:

a) primarily motor causes which lead to motor dysfunction,

b) primarily sensory causes which then lead to secondary motor dysfunction,

c) primarily motor causes which lead to sensory inhibition processes which in their turn trigger off further motor dysfunction.

The extreme example of a 15-year-old blind-born girl showed that reflex eye movements (Bell phenomenon, vestibulo-ocular reflexes) are possible whereas volontary eye movements cannot be induced, either by telling the patient to turn her eyes in a particular direction or telling her to follow the movements of her own hand with her eyes. The patient involuntarily substitutes head movements for eye movements.

Die Verflechtungen von Sensorik und Motorik gelten theoretisch wie praktisch als bekannt. Im allgemeinen wenden sich aber die therapeutischen Bemühungen vorwiegend der motorischen Komponente der sensomotorischen Wechselwirkungen zu, in der Hoffnung darauf, daß bei normalisierten motorischen Verhältnissen dann die Sensorik in physiologischer Weise davon Gebrauch machen werde. Deshalb lag uns daran, an charakteristischen Beispielen einmal stichwortartig die Problematik der Beziehung zwischen Motorik und Sensorik herauszustellen: dabei zeigt sich, daß die entscheidende Rolle für das Gelingen oder Mißlingen sowohl des einäugigen wie des beidäugigen Sehaktes der Sensorik zufällt, d. h., die Motorik bedarf der fovealen Führung.

Motorisches Fehlverhalten wird „primär" genannt, wenn der Grund für dieses Fehlverhalten im Motorischen zu suchen ist und sich als Behinderung für die Sensorik erweist.

„Sekundär" bezeichnen wir das Fehlverhalten der Motorik, wenn durch den Ausfall fovealer Fixationsleistung das motorische „Material" nicht gezielt oder/und sicher genutzt werden kann.

In einem Kurzfilm, der diese vorgenannte motorische Problematik ausschnittsweise kennzeichnen soll, wurden zunächst 3 Fälle mit sekundärem, also sensorisch bedingtem Mißlingen motorischer Leistung gezeigt, dann folgten 4 Fälle mit primär motorischen Fehlern, die wiederum rückwirkend die Sensorik beeinflussen.

I. Sekundäres Fehlverhalten der Motorik

1. Angeborene Vollblindheit (15jähriges Mädchen). Weil dies blinde Mädchen nie gesehen hat, gelingen ihm keine Willkürbewegungen. Unwillkürliche motorische Reaktionen, wie Lidschluß auf den Luftzug beim Vorbeiführen eines Bleistiftes, treten verzögert auf. Egozentrisch bestimmte Kopfbewegungen ersetzen Blickwendungen in die verbal geforderten verschiedenen Richtungen.

Daß Augenbewegungen motorisch möglich sind, ist am Bellschen Phänomen und den vestibulär ausgelösten Richtungsänderungen der Augen entgegen der Kopfdrehung zu erkennen.

Motorisch: keine Willkürimpulse, angedeutet reflektorische Reaktionen.

Sensorisch: wegen fehlender Richtungswerte ersatzweise egozentrisch bestimmte Kopfbewegungsimpulse.

2. Erworbene praktische Blindheit (67jährige Frau). Da diese Patientin einmal fixieren konnte, gelingen ihr Willkürbewegungen leicht. Die Motilität ist frei. Bei Folgebewegungen taumeln dagegen die Augen, weil die Feinmotorik nicht durch foveale Fixationsfähigkeit geführt werden kann.

Motorisch: Richtungswerte motorisch verfügbar; ungeschickte, häufig ruckende oder stockende Bewegungsabläufe.

Sensorisch: nicht ausreichende Impulse für zielsichere Einstell- und Folgebewegungen (grobe Suchbewegungen).

3. Hochgradige Amblyopie links, Papillenfixation, Zustand nach Schieloperation (14jähriges Mädchen). Diese Patientin verweigert foveale Fixation links.

Binocular gibt das linke Auge die postoperativ erreichte volle Exkursionsfähigkeit auch nach temporal preis, weil es sensorisch durch die Rechtsfixation gehemmt ist. *Monocular* weicht das linke Auge bei Fixationsforderung trotz schon primär zu nasaler Ausrichtung nochmals sprunghaft nach nasal aus. Bei der *binocularen Konvergenzforderung* flieht das linke Auge anfangs in Papillendistanz dem rechten Auge voraus und gleitet dann, motorisch überfordert, unbeteiligt nach außen ab: ein Hinweis auf die Labilität der Hemmungszonen.

Motorisch: ruckend, prinzipiell Flucht: bei Fixationsforderung nach nasal springend, bei Konvergenzforderung nach temporal fortgleitend.

Sensorisch: unbedingtes Aufrechterhalten der funktionellen Hemmung mit Hilfe einer Aktivierung der Motorik.

II. Primäres Fehlverhalten der Motorik

1. Links Muskelgleichgewichtsverlagerung nach temporal bei Kunstauge rechts (55jährige Frau). Diese seit Jahren nur noch einäugige Patientin zeigt eine Ausgleichshaltung, die nicht durch eine binoculare Situation zu erklären wäre. Sie nutzt zum mühelosesten Vollbringen des Fixationsprozesses den Ort der Muskelgleichgewichtsruhelage aus, d. h. wegen Verlagerung der horizontalen Exkursionsstrecke nach temporal eine mäßige Blickwendung nach links. Durch die entgegengesetzte Kopfwendung nach rechts bringt sie dann die Position des linken Auges in Einklang mit dem physiologischen Richtungswert des „Fühlbildes des Körpers" geradeaus.

Motorisch: freie Exkursionsfähigkeit.

Sensorisch: Ausgleichshaltung zur Erzielung müheloser Fixationsruhe.

2. Angeborener Ausfall der Externusfunktion links (7jähriger Junge). Trotz ausgefallener Externusleistung findet sich links keine auffällige Retraktion und am rechten Auge keine Überaktion des Internus. Wegen des angeborenen Zustandes kommt es aufgrund beiderseits zentraler Fixationsfähigkeit nicht zu offenkundigen Binocularkonflikten. Bifoveales Einfachsehen konnte sich in den spontan zugänglichen Blickrichtungen auch rechts einspielen, jenseits hiervon zeigte sich eine zweckmäßige partielle bis totale Hemmung des linken Auges.

Motorisch: im Blickfeldbereich nach rechts: sinnvolle Steuerung; nach links: Erlöschen der Bewegung des linken Auges ohne reaktive Überaktion des rechten Auges.

Sensorisch: Binocularfunktionen in den motorisch physiologisch zugänglichen Blickrichtungen.

3. Doppelseitige Obliquus-inferior Überaktionen (5jähriger Junge). Unwillkürlich wird links fixiert, beim selten spontanen Fixationswechsel sind Lidschlußimpulse zu beobachten, die das sensorische Umschalten erleichtern sollen. Ein totaler Lidschluß ist dafür nicht notwendig. Da das jeweils abduzierte Auge tiefer steht als das andere, bedarf es beim Fixationswechsel bereits einer Heberleistung für das Erreichen der Horizontalen. Diese Heberleistung wird begleitet (unterstützt?) durch ein auffälliges Ansteigen des Brauenbogens, und zwar entsprechend der stärkeren Behinderung rechts mehr als links.

Diese Mitbewegungen machen die primär motorisch bedingten Binocularkonflikte deutlich: Lidschlußimpulse wegen sensorischer Konflikte, Frontalisinnervation wegen motorischer Konflikte.

Motorisch: Verkantung der Horizontalstrecken, sekundäre alternierende Frontalis-Innervation beim Blick nach temporal.

Sensorisch: Kneifimpulse beim Alternieren.

4. Einseitige Obliquus-inferior Überfunktion (5jähriges Mädchen). Im Gegensatz zu dem kleinen Jungen hat das kleine Mädchen Binocularfunktionen in der Ausgleichshaltung. Diese Ausgleichsimpulse zum Aufrechterhalten der Binocularität sind so stark, daß die Kleine die Kopfneigung zum Bielschowsky-Test anfänglich nicht aktiv auszuführen imstande ist. Sie neigt sich statt dessen in der Hüfte.

Wird passiv der Kopf entgegen der Ausgleichshaltung geneigt, wird nach Lidflattern die starke Obliquus-inferior Überfunktion preisgegeben. Das Mißbehagen durch die erzwungene Lösung der sensorischen Bindung wird durch abwehrende Mimik und sofortiges Zurückschnellen des Kopfes in die Ausgleichshaltung deutlich. Anschließend folgt spontan lebhaftes Kopfschütteln und dabei tiefes Aufatmen. Offenbar hilft das Kopfschütteln mit seiner vorübergehenden Aufgabe jedes Fixationsprozesses dazu, daß die Augen sich danach mit doppelseitigen Einstellbewegungen erneut sensomotorisch zusammenfinden.

Motorisch: mit Ausgleichshaltung sinnvolle Steuerung.

Sensorisch: normale Binocularfunktionen möglich, bei provoziertem Verlust Abwehrreaktionen.

Ziel dieser Ausführungen war, zu zeigen, daß einerseits intakte sensorische Leistungen imstande sind, auch gröbere motorische Fehler in ihrer Auswirkung latent zu halten, und daß andererseits fehlendes foveales Wahrnehmungvermögen trotz Muskelgleichgewichts zu einem motorischen Fehlverhalten führt, und zwar sowohl monocular als auch binocular. Es bedarf deshalb einer sorgfältigen Differenzierung der auslösenden Momente bei Vorliegen jeder Art motorischen Fehlverhaltens, wenn ihm therapeutisch sinnvoll begegnet werden soll.

Literatur

Bielschowsky, A.: Lectures on motor anomalies. Hanover, New Hampshire: Dartmouth Publications 1956

Otto, J.: Sensory influences on the motoricity of the eyes. In: Orthoptics. Mein, J., Bierlaagh, J. J. M., Brummelkamp-Dons, T. E. A. (eds.). Amsterdam: Excerpta Medica 1972

Otto, J., Höllmüller, O.: Klinische Untersuchungen zur Labilität der Binocularfunktionen. Klin. Mbl. Augenheilk. **155**, 721–743 (1969)

Aussprache

Herr Friedburg (Düsseldorf):

Wurde der „Bleistift" fixiert oder wurden großflächige – in der NH-Peripherie sichtbare – Reize angeboten? Die Steuerung der Motorik kann doch wohl auch peripher ausgelöst werden, nicht aber bei Zentralskotom und „relativ zu kleiner" Fixiermarke.

Frau Kraus-Mackiw (Heidelberg):

Als Fixationsobjekt wurde ein schwarzer Kugelschreiber in vertikaler Ausrichtung aus 40 cm Distanz angeboten.

Ein zentral fixierendes Auge beachtet bei Folgebewegungen meist unwillkürlich die Spitze des Kugelschreibers.

Ein zur zentralen Fixation nicht mehr fähiges Auge muß sich mit peripheren Wahrnehmungen der Gesamtform des Fixierobjektes behelfen.

Bei der praktisch blinden alten Dame, die als 2. Patientin im Film demonstriert wurde, sollte gezeigt werden, daß solche peripheren Wahrnehmungen nicht ausreichen, um zuverlässig ein langsam bewegtes Objekt zu verfolgen. Deshalb resultierten bei ihr im Wechsel kurze Strecken gleitende Bewegungen, dann ein Stocken, weil das Objekt der Wahrnehmung verlorengegangen war, Suchbewegungen und erneut ungeschickte Folgebewegungen.

Einstellschwankung bei der Untersuchung Schielender[1]

"Rebound-Saccade" in the Prism Cover Test

E. Mehdorn, G. Kommerell
Abt. für Schielbehandlung, Univ.-Augenklinik, Freiburg

Schlüsselwörter: Strabismus, Einstellbewegung, Einstellschwankung, Sakkaden, Binokularsehen, Abdecktest.

Key words: Strabismus, refixation, rebound-saccade, saccade, binocular vision, cover test.

Zusammenfassung: Wird bei Schielpatienten das fixierende Auge verdeckt, so erfolgt eine Einstellbewegung, deren Größe dem Exzentrizitätswinkel des Bildes auf der Netzhaut des schielenden Auges entspricht. Der Mechanismus dieser Einstellbewegung scheint also einer Blickzielbewegung des Normalen ähnlich zu sein.

Nun findet man aber bei manchen Schielpatienten auch dann eine Blicksakkade, wenn das Bild des schielenden Auges mit Hilfe von Prismen bereits auf die Fovea centralis umgelenkt wurde. Diese „Einstellbewegung" bringt zwar das Auge in Primärstellung, jedoch wird dabei in widersinniger Weise das durch Prismen bereits auf die Fovea projizierte Bild zunächst in die Peripherie verschoben und erst mit einem Gegenruck wieder auf die Fovea zurückgebracht.

Dieses Phänomen scheint uns ein Hinweis darauf, daß die Einstellbewegungen der Schielenden nicht nur retinotop organisiert sind, sondern daß auch ein extraretinales Signal über die Größe des Schielwinkels zur Verfügung steht. Dieses Signal könnte beim raschen Alternieren zwischen der Fixation des rechten und des linken Auges nützlich sein.

Summary: If the fixing eye of a squinting patient is covered, a saccade to take up fixation follows which corresponds to the eccentricity of the image on the retina of the squinting eye. The mechanism of this saccade appears to correspond to a refixation movement in normal subjects.

However, in some strabismus patients, one finds a saccade even though the image on the retina of the squinting eye had already been moved onto the fovea centralis with the aid of prisms. This saccade brings the eye into the primary position and displaces the image of the fixation target — which had already been projected onto the fovea by means of prisms — to a peripheral retinal point, so that the image must be recentered onto the fovea by a second saccade.

We propose to call this to and fro movement "rebound-saccade". This phenomenon indicates to us that the refixation saccade which occurs with the cover test is not only retinotopically organized. Extraretinal information regarding the angle of squint seems to be available to the ocular motor system. This information may be useful during rapid alternation between fixation of the right and the left eye. The rebound-saccade cannot be explained by anomalous retinal correspondence, as has been suggested by other authors. If the extrafoveal site in the esotropic eye which corresponds with the fovea of the other eye remained the motor zero point for a short while after covering the fixing eye, one would assume that the first saccade in the squinting eye is directed nasally. We find however that the first saccade is consistently directed temporally.

Gleicht man einen Schielwinkel durch Prismen aus, so wird der Fixierpunkt nicht nur auf der Fovea des führenden, sondern auch auf der des abgewichenen Auges abgebildet. Wird in dieser Situation das führende Auge verdeckt, so sollte eigentlich keine Einstellbewegung erfolgen. Trotzdem kann man gar nicht selten eine Sakkade des schielenden Auges zur Primärposition hin beobachten, so daß nun widersinnigerweise das bereits auf die Fovea fallende Bild auf einen exzentrischen Netzhautort verschoben wird. Erst eine erneute Sakkade bringt das Bild wieder auf die Fovea zurück (Abb. 1).

---

[1] Unterstützt von der Deutschen Forschungsgemeinschaft, SFB 70, B 4

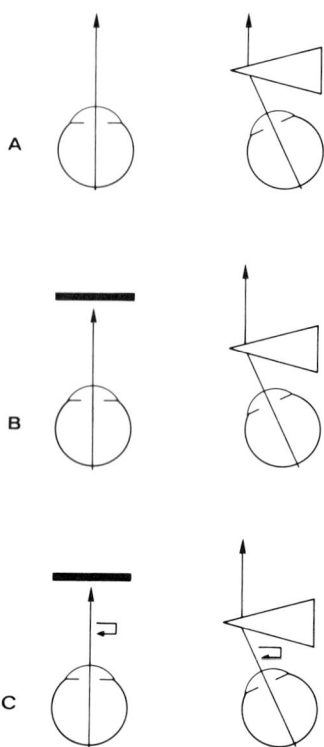

Abb. 1. (A) Ausgangssituation beim Prismenabdecktest. Strabismus convergens dexter. (B) Abdecken des linken, führenden Auges bewirkt normalerweise keine Einstellbewegung. (C) Abdecken des führenden Auges bewirkt Einstellschwankung synchron an beiden Augen

Sowohl die erste als auch die zweite Sakkade werden, wie gewöhnliche Blickzielbewegungen, von beiden Augen gemeinsam ausgeführt.

Wir wollen das beschriebene Phänomen mit Rotter (1956) als „Einstellschwankung" (ES) bezeichnen. Obwohl anzunehmen ist, daß jeder Strabologe die ES kennt, fanden wir in der Literatur nur wenige Hinweise, aber keine befriedigende Erklärung (Burian, von Noorden, 1974; Ham, Silva, 1976; Hamburger, 1942; Krüger, 1972; Lang, 1976; Quéré, Clergeau, Fontenaille, 1975; Rotter, 1956; Sachs, 1897; Tschermak, 1899).

Um die ES genauer zu analysieren, haben wir bei unseren letzten 100 Schielpatienten nach dem Phänomen gesucht. Dabei fanden wir eine ES in 15 Fällen. Alle 15 konnten frei alternieren. Die Mehrzahl bevorzugte jedoch ein Auge zur Fixation. Es handelte sich um 3 normosensorische Spätschieler und um 12 Patienten mit anomaler retinaler Korrespondenz. Bei 4 Patienten bestand ein Strabismus divergens. In einigen Fällen konnten prae- und postoperative Befunde verglichen werden.

Eine elektrookulographische Untersuchung erfolgte bei 10 Patienten. Abbildung 2 zeigt die bitemporale DC-Registrierung von acht nacheinander beim gleichen Patienten durchgeführten Prismenabdecktests. Das Prisma wurde im Verlauf dieser acht Abdecktests nicht geändert. Zum Abdecken diente ein Fotoverschluß. Der Zeitpunkt des Schließens konnte über einen Blitzkontakt (welcher zuvor mit Hilfe einer Fotozelle geeicht worden war) registriert werden. Die Latenzen zwischen dem Abdecken des fixierenden Auges (Pfeil in Abb. 2) und dem Beginn der ersten Sakkade betrugen etwa 200 ms. Weitere 200 ms vergingen bis zur rückführenden Ausrichtung des schielenden Auges auf das Fixierobjekt. Bei Wiederholungen des Prismenabdecktests blieb die La-

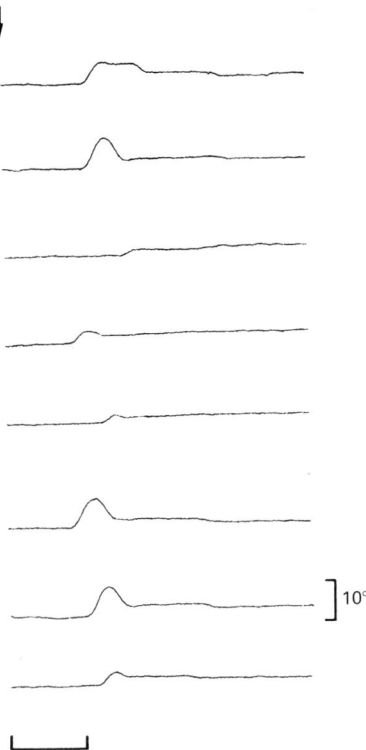

]10°

L_____J
200 ms

Abb. 2. Prismenabdecktest 8mal hintereinander bei gleicher Prismenstärke, beim selben Patienten. Bitemporale DC-Elektro-Okulographie. ↓ = Zeitpunkt des Abdeckens. Auslenkung nach oben entspricht Rechtswendung der Augen

tenz bis zuᵣ ersten Sakkade etwa gleich, der Beginn der rückführenden Sakkade wurde jedoch zunehmend vorverlegt. In dem gezeigten Beispiel (Abb. 2) entspricht die Endposition der Augen nicht ganz der Ausgangsposition, da das Prisma den Schielwinkel nicht vollständig korrigiert.

Wir fanden die Amplitude der ersten Sakkade beim ersten Abdecken meist so groß wie den Schielwinkel, nie größer, wohl aber gelegentlich kleiner. Bei Wiederholungen des Prismenabdecktests wurde die Amplitude zusehends kleiner, bis schließlich keine ES mehr nachweisbar war. So sieht man auch in Abbildung 2 schließlich nur noch die dem Restwinkel entsprechende kleine Einstellbewegung (Zeile 3 in Abb. 2). Es erfolgt offenbar eine Adaptation mit dem Ziel, das überflüssige Hin-und-Her der Augen zu vermeiden. Im Laufe der Adaptation kann immer wieder einmal eine ES durchbrechen (Zeile 6 in Abb. 2). Wenn man den Versuch oft genug wiederholt, tritt die ES immer seltener auf.

Bei manchen Patienten beobachteten wir eine ES nur dann, wenn das führende Auge abgedeckt wurde und das schielende die Fixation aufnehmen sollte. Bei anderen Patienten zeigte sich die ES bilateral symmetrisch, gleichgültig, ob das führende oder das schielende Auge abgedeckt wurde. Die operierten Patienten wurden am nächsten Morgen gleich beim Entfernen des Monokulus untersucht. Bei einigen der 15 Patienten zeigte sich die ES nur ein- oder zweimal, bei den übrigen verschwand die ES erst im Laufe einer längeren Testserie. Aufschlußreich scheint uns der Fall einer Patientin, die wegen eines Strabismus convergens mit deutlicher Nah-Fern-Differenz operiert wurde und postoperativ in der Ferne einen geringen Übereffekt aufwies. Wurde bei Fernfixation der einseitige Abdecktest ohne Prisma durchgeführt (Abb. 3), so machte nun das

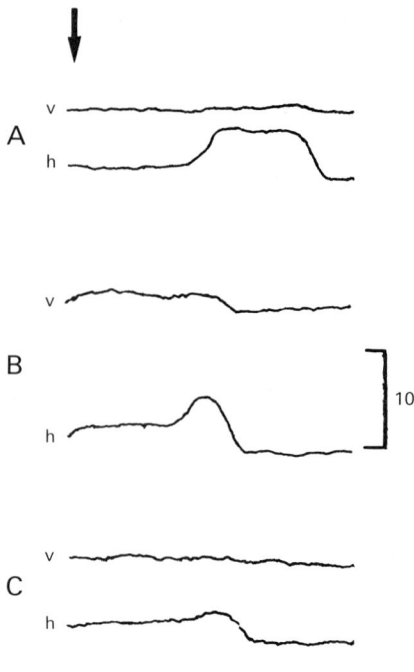

Abb. 3. Abdecktest ohne Prisma bei postoperativem Strabismus divergens dexter in der Ferne (praeoperativ Strabismus convergens dexter mit großer Nah-Ferndifferenz). Bei A und B Einstellschwankung mit erster Sakkade in die „falsche" Richtung. Bei C Einstellbewegung entsprechend der Divergenz-Schielstellung. Die vertikale Ableitung (v) ist in diesem Beispiel mitregistriert, um das Fehlen eines Lidschlagartefaktes zu zeigen

nach außen abgewichene Auge nicht eine Einstellbewegung nach nasal (mit entsprechender Sakkade des anderen Auges nach temporal), wie man dies erwarten könnte, sondern immer noch, wie bei dem praeoperativen Strabismus convergens, eine Einstellbewegung nach temporal. Erst nach einer gewissen Latenz wurde die „falsche" Sakkade durch eine zweite korrigiert, wobei dann die Augen über die Ausgangsposition hinweg in die endgültige Stellung gebracht wurden, in welcher das offene Auge fixierte. Erst nach mehrmaliger Wiederholung wurden Einstellbewegungen beobachtet, welche sofort in die richtige Richtung zielten. Die Latenzen für diese sofort in die richtige Richtung zielenden Sakkaden waren deutlich läger als für die erste Sakkade der ES.

Diskussion

Verdeckt man das führende Auge eines Schielenden, so nimmt das abgewichene Auge die Fixation mit einer „Einstellbewegung" auf. In der Literatur wird allgemein die Auffassung vertreten, diese Einstellbewegung werde allein durch das Bild des Fixierpunktes auf der Netzhaut des abgewichenen Auges ausgelöst, und Größe und Richtung der Einstellbewegung seien vom Abstand zwischen Bild und Fovea abhängig (Burian, von Noorden, 1974). Da man mit diesem Konzept das Phänomen der ES nicht erklären kann, deuten wir die Einstellbewegung des Schielenden wie folgt: Das Zentralnervensystem hat aus Erfahrung gelernt, welche Sakkade erfolgen muß, damit die Fixation von einem auf das andere Auge übergeht. Die Kenngröße dieser dem Schielwinkel entsprechenden Sakkade ist gespeichert und bestimmt die Einstellbewegung, sobald das fixierende Auge verdeckt wird, oder wenn der Patient „frei alterniert". Mit Hilfe dieser extraretinalen Information über den Schielwinkel kann die Einstellbewegung programmiert werden, noch bevor die Suppression am Schielauge aufgehoben ist. Erst die anschließende Feineinstellung wird dann von der retinalen Fixation geregelt.

Die dem Schielwinkel entsprechende Steuerung durch das zerebral gespeicherte Programm läuft schematisch 200 ms nach Verdecken des fixierenden Auges ab, und zwar auch dann, wenn das Netzhautbild des Schielauges prismatisch auf den Bereich der Fovea umgelenkt worden war. In diesem Fall verschiebt die Sakkade das Netzhautbild aus dem Zentrum heraus, so daß eine weitere Sakkade erforderlich wird, die das Bild endlich auf die Fovea bringt. Diese rasch auseinander folgenden zwei Sakkaden stellen eine „Einstellschwankung" (ES) dar.

Eine ES zeigt, daß die retinale Fixationsregelung des Schielauges nicht sofort bei Abdecken des Führungsauges einsetzt. Dieses initiale Fehlen der Fixationsregelung beruht wahrscheinlich auf einer Suppression, welche erst im Laufe von 200–300 ms aufgelöst werden kann. Führt man den Abdecktest unter Beibehaltung der prismatischen Umlenkung mehrere Male aus, so verschwindet die ES allmählich. Die zweite, endgültig fovealisierende Sakkade wird von Mal zu Mal vorverlegt. Dies könnte auf einer rascheren Auflösung der retinalen Suppression beruhen. Schließlich wird offenbar das zerebral gespeicherte Programm an die retinale Rückmeldung adaptiert.

Von anderen Autoren wurde die Meinung vertreten, die ES stelle ein objektives Zeichen der anomalen Netzhautkorrespondenz dar (Rotter, 1956; Krüger, 1972; Quéré et al., 1975; Ham, Silva, 1976). Diese Auffassung stimmt weder mit unseren Erfahrungen überein noch läßt sie sich theoretisch begründen. Bliebe die mit der Fovea des Führungsauges korrespondierende nasale Netzhautstelle des in Konvergenz abgewichenen Auges kurz nach dem Abdecken okulomotorischer Nullpunkt, so müßte die ES stets mit einer nach *nasal* gerichteten Sakkade des Schielauges beginnen. Tatsächlich erfolgt aber die erste Sakkade ausnahmslos in umgekehrter Richtung.

Diagnostische Bedeutung der Einstellschwankung. Findet man bei einem Patienten nach Schielwinkelausgleich durch Prismen oder Operation eine ES, so ist auf Grund dieses objektiven Zeichens anzunehmen, daß zum Zeitpunkt der Untersuchung das Bild eines Auges supprimiert wird. Andererseits beweist das Fehlen einer ES aber nicht beidäugige Zusammenarbeit.

Literatur

Burian, H. M., Noorden, G. K. von: Binocular vision and ocular motility. St. Louis: C. V. Mosby 1974

Ham, O., Silva, M. L.: Un signo objetivo de correspondencia retinal anomala. Sao Paulo 1976

Hamburger, F. A.: Untersuchungen über die Sehweise Schielender. Albrecht v. Graefes Arch. Ophthal. **144**, 718–785 (1942)

Krüger, K. E.: Physiologische und methodische Grundlagen der Pleoptik und Orthoptik. Leipzig: VEB Thieme 1972

Lang, J.: Strabismus. 2. Aufl. Bern: H. Huber 1976

Quéré, M. A., Clergeau, G., Fontenaille, N.: L'Hypermétrie de réfixation: signe objectif de correspondance rétinienne anomale. Arch. Opht. (Paris) **35**, 265–268 (1975)

Rotter, H.: Die Einstellschwankung beim Fixationswechsel alternierend Schielender. Ophthalmologica **132**, 116–124 (1956)

Sachs, M.: Über das Sehen der Schielenden. Albrecht v. Graefes Arch. Ophthal. **43**, 597–612 (1897)

Tschermak, A. v.: Über anomale Sehrichtungsgemeinschaft der Netzhäute bei einem Schielenden. Albrecht v. Graefes Arch. Ophthal. **47**, 508–550 (1899)

Aussprache

Herr Jaeger (Heidelberg):
Beim 1. Patienten, dessen überschießende Einstellbewegungen Herr Mehdorn demonstrierte, war das Prisma etwas unterkorrigiert. Demnach war beim Abdecktest noch eine Einstellbewegung notwendig. Diese ist dann entsprechend überschießend ausgefallen. Wie hat sich der Patient bei voller Korrektur mit dem Prisma verhalten, wenn also kein Anreiz zu einer Einstellbewegung mehr vorhanden gewesen ist?

Herr Mehdorn (Freiburg):
Bei voller Prismenkorrektur trat ebenfalls eine „Einstellschwankung" auf.

Herr Lang (Zürich):
Rotter aus Wien hat diese überschießende Einstellbewegung sehr treffend „Einstellschwankung" genannt.

Herr Mehdorn (Freiburg):
Bei der schriftlichen Überarbeitung des Vortrags haben wir auf Anregung von Herrn Lang den Begriff „überschießende Einstellbewegung" verlassen in der Absicht, Verwechselungen mit „hypermetrischen" Sakkaden zu vermeiden.

Herr Harms (Tübingen):
Muß man zur Erklärung des eben geschilderten Phänomens wirklich annehmen, daß noch ein extraretinales Signal über die Größe des Schielwinkels zur Verfügung steht?

Könnte nicht die Umstellung von dem binokularen Sehsystem bei Rechtsfixation auf das Binokularsehen bei Linksfixation eine ausreichende Erklärung sein?

Dann wäre es nur die Lücke, die durch den Wechsel von einem System zum anderen entsteht, also ein sensorischer Vorgang, der vorübergehend die Kontrolle der Augenbewegung beeinträchtigt. Die Tatsache, daß das Bild im schielenden Auge mit Hilfe von Prismen bereits auf die Fovea centralis umgelenkt ist, sagt noch nichts darüber aus, ob die sensorische Umstellung schon erfolgt ist.

Herr Kommerell (Freiburg):
Unsere Auffassung soll am Beispiel einer Esotropie mit normaler Korrespondenz erklärt werden. Wenn das linke Auge in Primärposition fixiert, dann wird der angeblickte Gegenstand egozentrisch „geradeaus vorn" lokalisiert. Ein gleichzeitig auf der rechten Fovea abgebildetes Objekt wird entweder supprimiert oder im Sinne einer Konfusion an der gleichen Stelle lokalisiert, d. h. ebenfalls „geradeaus vorn". Verdeckt man nun das linke Auge, so erscheint das auf der Fovea des rechten Auges abgebildete Objekt nicht mehr geradeaus vorn, sondern egozentrisch richtig auf die linke Seite lokalisiert, und das ursprünglich vom linken Auge fixierte Ziel erscheint weiterhin geradeaus vorn, *unabhängig davon, ob eine Einstellbewegung ausgeführt wurde oder nicht*. Beim Übergang des Sehens auf das andere Auge wird dessen Lokalisationsweise also um den Betrag des Schielwinkels verlagert, so daß z. B. Zeigebewegungen der Hand ihr Ziel treffen, gleichgültig, ob der Patient das rechte oder das linke Auge zur Fixation benutzt. Dem Gedanken von Herrn Harms folgend könnte man annehmen, daß die Information über den Schielwinkel nur in einer einzigen neuralen Struktur gespeichert vorliegt und dann sowohl „motorisch" für die Einstellbewegung als auch „sensorisch" für die Umstellung der egozentrischen Lokalisation benutzt wird. Diese Annahme erscheint uns aber nicht zwingend.

Ergänzung bei der schriftlichen Abfassung: Bei Patienten mit kürzlich erworbener Augenmuskelparese und auch bei einigen Patienten mit Begleitschielen (Ambrose, P. S., von Noorden, G. K.: Arch. Ophthalmol. **94**, 1896—1898, 1976) fehlt die Umstellung der egozentrischen Lokalisation bei Übernahme des Sehens durch das andere Auge. Es kommt dann zum Vorbeizeigen.

Bei Patienten mit harmonisch anomaler Korrespondenz ist im Verlauf des Fixationswechsels eine Umstellung der egozentrischen Lokalisation nicht mehr erforderlich. Das Bild des schielenden Auges wird gerade wegen der anomalen retinalen Korrespondenz bereits vor einem Fixationswechsel egozentrisch richtig lokalisiert. Die Richtungskonstanz der Sehdinge bei Übernahme der Fixation durch das andere Auge kann in diesen Fällen genauso erklärt werden wie die Richtungskonstanz bei Blickbewegungen des Normalen.

Herr Robinson (Baltimore):
One problem is that a central pre-programmed saccade could occur when one eye is covered that need not be determined by current knowledge of eye position but by a remembered correction. The latter may not

account for actual eye position. In incomitant strabismus, the amount of correction would depend on the gaze angle. It would be interesting to measure the saccade, on covering, in different eye positions.

Herr Mehdorn (Freiburg):
Unsere bisherigen Untersuchungen an Patienten mit concomitierendem Strabismus geben keinen Aufschluß darüber, ob die erste Sakkade der Einstellschwankung auf einem festen, vorgefertigten Programm beruht oder ob bei der Erstellung des Programms die aktuelle Position des Auges in der Orbita mit verrechnet wird. Bei Patienten mit paretischem Schielen haben wir bislang nicht nach Einstellschwankungen gesucht. Da diese Patienten in der Regel nicht alternieren, besteht für das Zentralnervensystem wahrscheinlich kein Anlaß, Sakkaden-Programme entsprechend den verschiedenen Schielwinkeln zu speichern.

Herr Herzau (Tübingen):
Die überschießenden Einstellbewegungen sind wohl jedem bekannt, der eine Schielwinkelmessung mit alternierender Fixation durchführt. Diese bei der Untersuchung störenden Bewegungen treten aber nicht nur beim Prismenabdecktest auf, sondern auch, wenn abwechselnd zwei verschiedene Objekte im Raum fixiert werden, deren Abstand dem Schielwinkel entspricht. Wir haben dieses Phänomen jedoch nur bei Patienten mit anomaler Netzhautkorrespondenz beobachtet.

Herr Mehdorn (Freiburg):
Auf welche Weise man eine bifoveale Abbildung erreicht, ist für die Auslösung einer Einstellschwankung unerheblich. — Wir fanden eine Einstellschwankung bei 3 Patienten mit *normaler* Korrespondenz. Selbst Ham und Silva, welche die Einstellschwankung als diagnostischen Hinweis auf anomale Korespondenz ansehen, hatten in ihrem Patientengut 3 Fälle mit normaler Korrespondenz, die sie als „Ausnahmen" ansahen.

Fusionsbewegungen

Proportionalregelung der Fusion, Integralregelung der willkürlichen Konvergenz

Proportional Control of Fusion-Integral Control of Voluntary Convergence

R. A. Crone, J. L. Vrooland, S. Hardjowijoto
Oogheelkundige Kliniek, Univ., Amsterdam

Schlüsselwörter: Proportionalregelung, Fusion, Konvergenz, Fixationsdisparität.

Key words: Proportional control, fusion, convergence, fixation disparity.

Summary: When, by a fusional stimulus, the eyes are brought into a position of vergence, there remains a steady-state error (proportional control system). In convergent positions this error can be reduced to zero by voluntary convergence. Voluntary convergence, and movements of gaze, have an integral control system without steady-state error. There are physiological and clinical proofs for this difference between fusional and voluntary convergence. In normal subjects the convergence can be measured with more or less influence of voluntary convergence. In cases of fusional weakness and trained convergence the error is small, in convergence weakness with good fusion it is large. Exceptionally large is the steady-state error of motor fusion in anomalous binocular vision.

Augenstellungen, die unter optischen Einflüssen eingenommen werden, kommen teilweise reflektorisch und teilweise willkürlich zustande. Reflektorisch ist die Fusionsstellung, willkürlich dagegen ist die Blickstellung auf einen im Sehraum gewählten Fixierpunkt.

Die Blickstellung hat eine außerordentlich große Genauigkeit, mit unmeßbar kleinem mittlerem Fehler bei nicht zu extremen Blickrichtungen. Das ist nicht der Fall bei den Vergenzstellungen. Diese haben eine systematische Ungenauigkeit, die sogenannte Fixationsdisparität. Die Vergenzstellung bleibt immer hinter dem durch den Fusionsreiz gegebenen Sollwert zurück (Ogle et al., 1967).

Abbildung 1 zeigt die Fixationsdisparität als Funktion von zwei verschiedenen Fusionsreizen. Die Messungen wurden mit der üblichen Ogleschen Versuchsanordnung ausgeführt, mit variabelem Prisma und einem Fusionsmuster in $3\frac{1}{2}$ m Abstand und mit Noniuslinien in einem Viereck von $1\frac{1}{2}° \times 1\frac{1}{2}°$ ohne Fusionsreize. Die Fixationsdisparität ist dem Fusionsreiz bei der horizontalen und vertikalen Fusion ungefähr proportional in einem Verhältnis von 1 : 10.

Augenstellungen werden im allgemeinen erreicht durch ein System von negativer Rückkopplung: Die Abweichung vom Sollwert löst eine Rückführung aus, die der Abweichung entgegen wirkt.

Die Fusion wird gesteuert durch das einfachste System, dem sogenannten Proportionalregler. Bei diesem gibt es ein proportionales Verhältnis zwischen dem Output (der Vergenzstellung) und der Ist-Solldifferenz (der Fixationsdisparität), dem Input des Regelsystems: Output = K × Input. K, der sogenannte Verstärkungsfaktor, ist bei der horizontalen und vertikalen Fusion — wie gesagt — ungefähr 10. Die Ist-Solldifferenz, also die Fixationsdisparität, ist als bleibende Regelabweichung eine Unvermeidlichkeit. Die Fixationsdisparität, der Input des Reglers im Regelkreis, ist der retinale Stimulus,

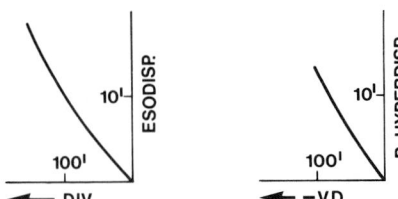

Abb. 1. Fixationsdisparität bei prismatischer Vergenz. Links: Divergenz; rechts: negative Vertikaldivergenz. Die Vergenzstellung bleibt 10% hinter dem Fusionsreiz zurück

der den Output, also die Vergenzstellung, stabilisiert. Wird der retinale Reiz weggenommen, z. B. durch Schließen der Augen, dann kehren die Augen sofort in die Ruhelage zurück.

Ganz anders steht es mit willkürlichen Blickstellungen. Diese haben keine bleibende Regelabweichung. Technisch braucht man dafür einen sogenannten Integralregler. Dabei ist der Output proportional dem Zeitintegral des Inputs — anders gesagt: dabei ist nicht die Größe, sondern die Veränderungsgeschwindigkeit der Blickstellung der Abweichung vom Sollwert proportional:

$$\text{Output} = \int \text{Input } dt, \text{ oder: } \frac{d\,\text{Output}}{dt} = K \times \text{Input.}$$

Wenn die Blickbewegung zur Ruhe kommt, ist die Abweichung vom Sollwert = 0. Das System braucht also keinen retinalen Reiz, um den Output einzuhalten. Es hat dazu gleichsam ein eigenes „Gedächtnis". Deshalb kann man — was bei der Fusion nicht der Fall war — eine Blickstellung auch mit geschlossenen Augen noch einige Zeit festhalten. Daß willkürliche Bewegungen integral gesteuert werden, ist nicht verwunderlich. Willkürliche Bewegungen sind intentional: Die Aufhebung der Abweichung wird durch das Ziel bestimmt; die Vorgeschichte der Abweichung spielt dabei keine Rolle.

Die Theorie von der proportionalen Steuerung der Fusion wäre schon längst allgemein anerkannt, wenn sie auch bei der wichtigsten Vergenzstellung, der Konvergenz, stimmte. Das ist aber augenscheinlich nicht der Fall: Bei der Konvergenz ist die Fixationsdisparität gering oder fehlt fast völlig. Die geringe Fixationsdisparität, die bei der Konvergenz noch immer auftreten kann, wird zudem von einigen Untersuchern noch als Artefakt angesehen, erzeugt durch die Oglesche Untersuchungsmethode mit einem fusionsfreien Gebiet im Zentrum des Gesichtsfeldes. Das hat zur Verwerfung der Theorie von der proportionalen Steuerung der Fusionsstellung geführt (Toates, 1974).

Ich habe seinerzeit darauf hingewiesen, daß der horizontale Verlauf der Fixationsdisparitätskurve bei Konvergenzforderung auf dem Zusammenspiel von zwei Faktoren beruht. Auf echter Fusion, die mit Restfehler geregelt wird und auf willkürlicher Konvergenz ohne Restfehler.

Die Argumente waren klinisch: Bei Lähmung der willkürlichen Konvergenz fand ich eine steile symmetrische Fixationsdisparitätskurve, bei Fusionsschwäche und orthoptisch geübter Konvergenz dagegen eine flache Kurve (Crone, 1973).

Jetzt werden für dieselbe These physiologische Argumente geliefert. 10 normale Versuchspersonen ohne nennenswerte Heterophorie wurden untersucht: es hat sich gezeigt, daß bei diesen normalen Versuchspersonen bei Stimulierung der willkürlichen Konvergenz eine flache Kurve gefunden wurde, während starke Reizung der Fusion eine sehr steile Kurve ergab. Die übliche Messung der Prismenfixationsdisparität nach Ogle ergab Exodisparitätskurven von sehr verschiedenem Verlauf (Abb. 2).

Die zwei Experimente wurden wie folgt ausgeführt:

1. *Stimulierung der willkürlichen Konvergenz* erzeugten wir durch einen zentral fixierten Punkt (eine rote Leuchtdiode von 2 mm im Abstand von $3\frac{1}{2}$ m) in einem

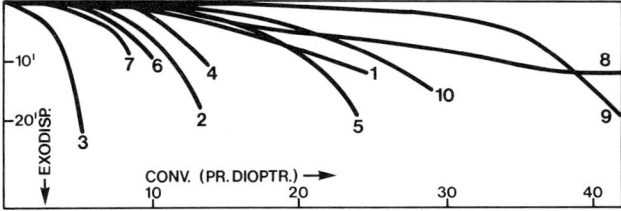

Abb. 2. Exodisparität bei prismatischer Konvergenz bei den 10 normalen Versuchspersonen (numeriert), untersucht mit der Ogleschen Methode

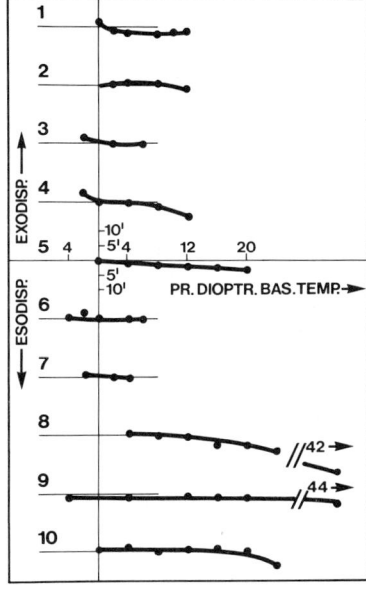

Abb. 3. Experiment I. Rotes Fixierlicht in dunklem Zimmer

dunklen Zimmer. Sonst waren nur die polarisierten Noniuslinien, aber keine fusionierbaren Konturen vorhanden.

Die Kurven aller Versuchspersonen waren außerordentlich flach (Abb. 3). Der mittlere horizontale Durchmesser der Panumareale betrug 4 Bogenminuten. Versuchspersonen, die willkürlich schielen konnten, hatten lange Kurven; solche, die diese Kunst nicht beherrschten, kurze.

2. *Stimulierung der fusionellen Konvergenz* gelang durch Darbietung stereoskopischer „Random Dot Patterns" (RDP) (vide Julesz, 1971, Abb. 2, 4). Sie unterdrückten die willkürliche Konvergenz, weil sie keine bedeutungsvollen Details zur bifovealen Fixation enthalten. Zugleich stimulieren sie die Fusion durch einen Reichtum von Konturen. Wahrscheinlich trägt auch die Stereoskopie, die eigentliche Existenzberechtigung der Fusion, zur Stimulierung der Fusion bei.

Die Versuchsanordnung finden Sie schematisch in Abbildung 4, von oben gesehen. Die RDPs werden mittels halbdurchlässiger Spiegel haploskopisch angeboten, die Noniuslinien durch Polarisation. Das schwarze Feld in der Mitte des Schemas zeigt was die Versuchsperson sieht. Die Ränder der RDPs sind verwischt, um willkürlicher Verschmelzung der Ränder entgegen zu wirken. Die Versuchsperson sieht umher im inneren Viereck, das tiefer zu liegen scheint, und setzt die Noniuslinien übereinander.

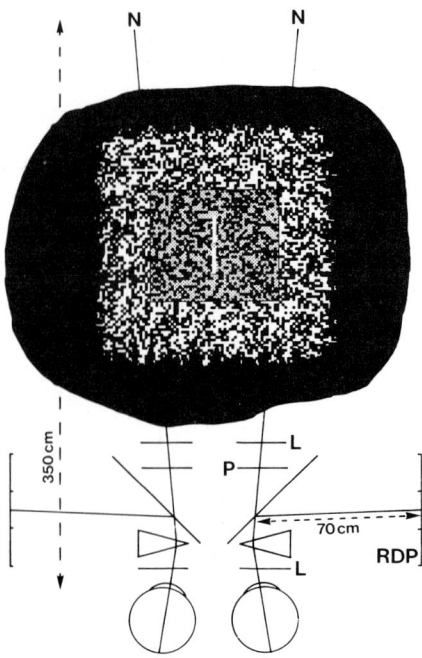

Abb. 4. Versuchsanordnung von Experiment II. Exodisparität bei prismatischer Konvergenz. L: Linsen zur Abbildung der Random Dot Patterns (RDP) und polarisierten Nonius-Linien (N) im nichtakkommodierenden Auge. P: Polaroid Platte. Mitte: subjektive Erscheinung von RDP und N

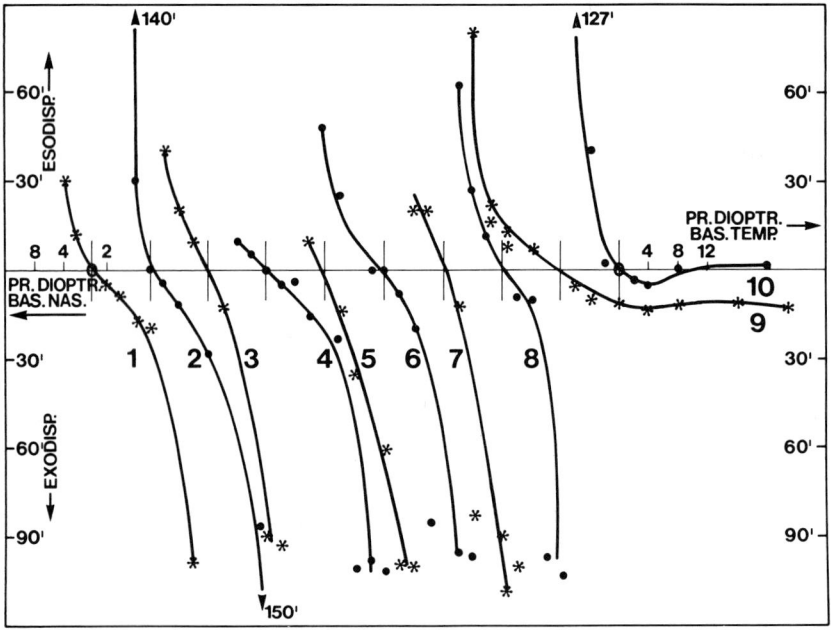

Abb. 5. Experiment II. Kurven bei Anbietung stereoskopischer „Random Dot Patterns"

Das überraschende Resultat dieses Experimentes ist abgebildet in Abbildung 5. Nicht nur laufen die Kurven sehr steil, auch die Fixationsdisparität erreicht außerordentlich hohe Werte, und das geschieht während doch das ganze zentrale Gesichtsfeld voller scharf abgebildeter fusionierbarer Konturen ist. Es ergibt sich, daß Panumareale unter günstigen Bedingungen — auch bei fovealen Konturen — einen horizontalen

Durchmesser von mehr als 4° haben können. Der Mittelwert beträgt 140 Bogenminuten. Das ist noch mehr als Fender und Julesz vor 10 Jahren mit beidäugig stabilisierten RDPs erreichten (Julesz, 1971).

Diese physiologischen Untersuchungen über den Anteil der fusionellen und willkürlichen Konvergenz in der totalen Konvergenz scheinen aus verschiedenen Gründen wichtig:

Erstens unterstützen sie die These, daß Fusion proportional geregelt werde und Willkürbewegungen, auch die willkürliche Konvergenz, integrierend. Dadurch erhält die Fixationsdisparität eine eindeutige Rolle im Regelkreis der Fusion. Auch wird besser verständlich, daß abnormale Fixationsdisparität zu gestörter Motorik führt, nämlich zur Heterophorie.

Zweitens ergibt sich, daß bei normalen Versuchspersonen völlig normales Tiefensehen, *ohne foveale Hemmung*, bestehen kann bei einem „Schielen" von 2°—3°. Das muß für die Pathophysiologie des Mikrostrabismus neue Perspektiven öffnen.

Drittens noch eine letzte Folgerung: Die Panumareale werden oft gesehen als die Gebiete, innerhalb derer binokular gesehen wird, mit normaler Korrespondenz. Wenn die Panumareale aber bei Normalen dehnbar sind bis 3° oder sogar 4°, sollten die Begriffe der Korrespondenz und des normalen und anomalen Binokularsehens ohne Rücksicht auf Panumareale definiert werden.

Literatur

Crone, R. A.: Diplopia. Amsterdam: Excerpta Medica. New York: Amer. Elsevier Publ. Cy, Inc. 1973

Julesz, B.: Foundations of cyclopean perception. Chicago, London. Univ. of Chicago Press 1971

Ogle, K. N., Martens, T. G., Dyer, J. A.: Oculomotor imbalance in binocular vision and fixation disparity. Philadelphia: Lea & Febiger 1967

Toates, F. M.: Vergence eye movements. Documenta Ophthal. **37,** 153—214 (1974)

Aussprache

Herr Jaeger (Heidelberg):
Nur eine kurze Vorbemerkung zur Nomenklatur: Früher wurden in unserer Nomenklatur Mikrostrabismus und Fixationsdisparität als Synonyma verwendet. Inzwischen hat sich jedoch allgemein eingebürgert, den Mikrostrabismus auch wirklich Mikrostrabismus zu nennen. Das, was Herr Crone unter Fixationsdisparität versteht, kann zwar die Voraussetzung für das Auftreten eines Mikrostrabismus sein, ist aber nicht mit ihm identisch. Wir sollten uns der Nomenklatur von Herrn Crone anschließen und den Mikrostrabismus nicht mehr als Fixationsdisparität bezeichnen. Auf diese Weise ist der Begriff der Fixationsdisparität für dasjenige Phänomen frei geworden, welches Herr Crone uns in so eindrucksvoller Weise zeigen konnte.

Herr Crone (Amsterdam):
Obgleich die Grenzen zwischen Mikrostrabismus und Fixationsdisparität unscharf sind, verwende ich den Begriff der Fixationsdisparität grundsätzlich im selben Sinne wie Ogle.

Herr de Decker (Kiel):
Könnte die Größe der Fixationsdisparität bei Prüfung mit dem Random-dot-Muster darauf beruhen, daß die Stereoempfindung noch fortbesteht, wenn Fusion im Sinne des Panumsehens schon nicht mehr existiert?

Für den klinisch Interessierten sei darauf hingewiesen, daß jede Versuchsanlage spezielle Einflüsse auf die Normen hat.

Herr Herzau (Tübingen):

Wenn die äußeren Ränder des im zweiten Versuch benutzten Stereobildes einen Abstand von 15 Grad haben, dann kann das Zentrum des Bildes supprimiert werden, ohne daß es zum Verlust des Tiefeneindrucks des Musters kommt. Die Versuchsanordnung scheint mir deshalb nicht zu garantieren, daß die sensorische Fusion des Zentrums gemessen wurde.

Herr Scott (San Francisco):

It is important that a high degree of stereoscopic fusion (140″) can be shown with 1°–2° of strabismus induced by prisms, just as has been shown in clinical strabismus of 1°–2°. However, can not the central (foveal) area of the random dots still be suppressed with maintenance of the fusion percept during this induced strabismus?

Herr Crone (Amsterdam):

Daß foveal keine Suppression auftrete beim zweiten Versuch, ist schwer zu beweisen und zu widerlegen. Vielleicht sind die kleinen Panumareale doch ein typischer Laboratoriumsbefund, und das Binokularsehen ist im gewöhnlichen Umhersehen viel weniger begrenzt.

Herr Lang (Zürich):

Durch eine kegelförmig gegen den Beschauer sich erstreckende Random-dot-Figur könnte man die zentrale Suppression ausschließen. Ist die Belastung mit Prismen nicht unphysiologisch?

Herr Crone (Amsterdam):

Ein zentraler Reiz zum Tiefensehen könnte beim zweiten Versuch aufschlußreich sein. Es ist aber zu vergegenwärtigen, daß die Dehnung der Panumareale erzeugt wird durch die simultane Reizung von ausnahmslos „gleichgestimmten" Disparitätsdetektoren.

Vertikale Fusionsbewegungen

Vertical Fusional Movements

W. A. Houtman, J. H. Roze, W. Scheper

Univ.-Augenklinik, Groningen

Schlüsselwörter: Disjunktive Augenbewegungen, vertikale disjunktive Augenbewegungen, vertikale Fusionsbewegungen, Fusion (motorische), Fixationsdisparität.

Key words: Disjunctive eye movements, vertical disjunctive eye movements, vertical fusional eye movements, motor fusion, fixation disparity.

Zusammenfassung: Über die vertikalen disjunktiven Augenbewegungen sind keine objektiven Daten bekannt. Mittels einer von Robinson (1963) angegebenen Registriermethode gelang es, diese Bewegungen genügend präzise aufzuzeichnen. Messungen vertikaler Fusionsbewegungen sind vor allem deshalb interessant, weil keine Überlagerung mit akkommodativer Vergenz erfolgen kann. Es stellte sich heraus, daß vertikale Fusionsbewegungen in stärkerem Maße vom visuellen Reiz abhängig sind als horizontale Fusionsbewegungen.

Die Latenz-Zeit beträgt ungefähr 150 msec. Die Bewegungen dauern etwa 5—6 sec, wenn die Amplitude der Reize unter 20 Bogenminuten liegt; bei größeren Amplituden dauern die Fusionsbewegungen länger. Eine Frequenzanalyse auf sinusförmige Reize wird gegeben.

Summary: Vertical fusional eye movements were objectively measured and recordings made using a scleral search coil in an electromagnetic field (Robinson, 1963). Up to this time no objective data about vertical fusional eye movements were available.

The amplitude of the response is highly influenced by the characteristics of the stimulus such as field-size and complexity. The movements are very slow, lasting 5—6 sec for disparities up to 20 min of arc and even longer for greater disparities.

Dynamic studies of the vertical disjunctive eye movements are presented. The significance of these findings is discussed in relation to the question of whether the two systems for horizontal disjunctive eye movements can be distinguished.

Vertikale Fusionsbewegungen

Bei horizontalen disjunktiven Augenbewegungen ergibt sich die Frage, ob zwei Systeme zu unterscheiden sind, eines für die motorische Fusion und eines für die willkürliche Blickänderung auf einen weiter oder näher gelegenen Punkt.

Nach der Ansicht Ogles (1964, 1967), der schnelle und unmittelbare vertikale und zyklo-fusionelle Bewegungen postuliert, scheint eine derartige Trennung nicht notwendig.

Dem steht die Auffassung von Hofmann (1900) gegenüber. Dieser Autor sieht in der motorischen Fusion eine Art von Anpassung (Adaptation) an geänderte, beziehungsweise pathologische Verhältnisse. Bei Störungen korrigiere die motorische Fusion die willkürliche Vergenz.

Auch Crone (1969) macht den Unterschied zwischen Fusion und willkürlicher Vergenz.

Aus diesen Gründen scheinen die Eigenschaften der vertikalen motorischen Fusion von Interesse zu sein.

Methoden

Messungen der vertikalen motorischen Fusion waren mittels der von Robinson (1963) angegebenen Registriermethode und mit auf beiden Augen angebrachten perilimbalen Sauglinsen nach Collewijn (1975) möglich.

Als Reize dienten polarisierte, gleiche Bilder vor beiden Augen. Die motorischen Antworten wurden durch Verschiebung eines der Bilder angeregt.

Die Antworten der Abbildungen 1—3 wurden nach mathematischer Entfernung der konjugierten Augenbewegungen, so weit diese abhängig von der Art der Reizung auftraten, erhalten. Dies scheint gerechtfertigt zu sein, weil vertikale konjugierte Augenbewegungen im allgemeinen gleichgroß sind und keine langsamen spontanen Schwankungen (Drifts) zwischen beiden Augen in der Vertikalen auftreten.

Bei langsamer Verschiebung der Bilder wird die Fusionsbewegung vornehmlich durch das erregte Auge ausgeführt.

Die angegebenen Zahlen für die psycho-physischen Amplituden der Fusion sind die Fünfzig-Prozent-Werte von 160 Messungen. Die Reize wurden in Stufen von zehn Bogenminuten[1] „at random" mittels eines Microprocessors angeboten.

Die Registrierungen wurden bei zwei Personen (A und B) mit normalem Binokularsehen und ohne vertikale Heterophorie durchgeführt.

Die Reize

Mit stufenartig angebotenen fovealen Reizen fanden wir keine gut reproduzierbaren motorischen Antworten, möglicherweise wegen Resonanz bei der verwendeten Frequenz von 0,05 Hz. Deswegen wurde anschließend der Einfluß einiger Reizcharakteristika auf die Amplitude der vertikalen sensorischen Fusion untersucht, gemessen mit dem Kriterium der Diplopiegrenze auf stufenartig abgebotene Reize. Es ergibt sich dabei, daß der Durchmesser der angebotenen Reize weitgehend die Amplitude der sensorischen Fusion bestimmt. Für eine effektive motorische Reizung aber ist neben dem Durchmesser nicht nur die Anwesenheit von Konturen in den Bildern notwendig, sondern die Komplexität des Reizes ist, mehr noch als der Reichtum an Konturen, der bestimmende Faktor. Die motorische Fusion braucht andere Parameter als die sensorische Fusion (Houtman, 1978).

Eine Trennung in der Erregungsform für sensorische und motorische Fusion machte auf andere Weise Alpern (1969), wenn er als Reiz oculozentrische Disparation für die sensorische Fusion gegenüber egozentrischer Disparation für die motorische Fusion unterschied.

Für einen fovealen Stimulus durch eine weiße Fläche von 10 Bogenminuten auf dunklem Hintergrund ist die Amplitude etwa 30 Bogenminuten, für einen komplexen Reiz wie die Abbildung eines Kopfes von 3° etwa 50 Bogenminuten, bei einem Durchmesser von 10° etwa 70 Bogenminuten.

Die motorische Antwort. Als Reize für die motorische Antwort benützten wir hauptsächlich den komplexen Stimulus 10°.

---

[1]   Programmierung und Microprocessortechnik: Albert Damhof

Antwort auf stufenartig angebotene Reize

Die Gesamtdauer der Antwort beträgt etwa 5 sec, wenn die Disparation 15–20 Bogenminuten nicht überschreitet. Die Latenzzeit ist bei diesen langsamen Antworten schwierig zu messen, sie überschreitet aber niemals 150 msec. Die Auf- und Abbewegung sind symmetrisch, wenn die Amplitude der Reize etwa 15 Bogenminuten nicht überschreitet (Abb. 1A). Das gleiche zeigt sich auch in Fällen, in denen man größere Amplituden um die Nullinie anbietet (Abb. 1B).

Bei größeren Amplituden erfolgt die Rückkehr in die Ausgangstellung nach Ende des Reizes schneller. Wenn die Reizdauer verlängert wird, verringert sich das Zurückbleiben der motorischen Antwort, und die zurückkehrende Bewegung ist verlangsamt (Abb. 2).

Die motorische Antwort wurde auch bei sinusförmigen Reizen registriert. Für größere Amplituden zeigt die Antwort nicht mehr Sinusform (Abb. 1C, 1D).

Das Verhältnis von Amplitude des Reizes zu Amplitude der Antwort ist frequenzabhängig. Bei 0,02 Hz nähert sich die Amplitude der Antwort der Amplitude eines Reizes von 20 Bogenminuten (Abb. 3). Wenn die Frequenz niedrig genug ist, beträgt das Verhältnis annähernd eins (1,0). Wegen der Genauigkeitsgrenze der Methode läßt sich eine bleibende Fixationsdisparität nicht ausschließen. Subjektive Messungen sind hier möglicherweise genauer.

„Closed loop"-Studien für sinusförmige Reize

Das Verhältnis Amplitude der motorischen Antwort zu Amplitude des Reizes in Abhängigkeit von der Frequenz zeigt Abbildung 3. Auch hier wird deutlich, daß das

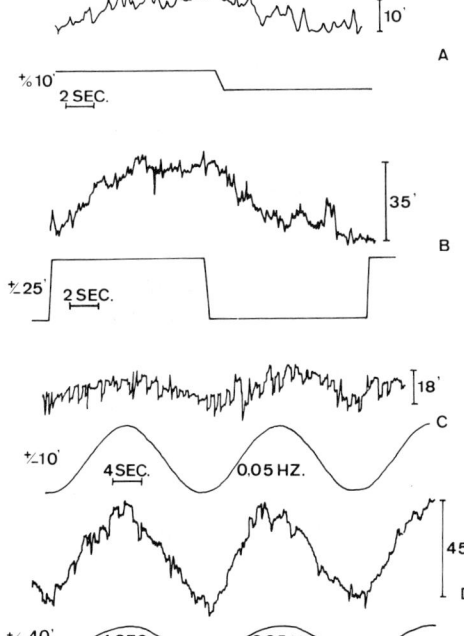

Abb. 1. Als Reiz diente eine komplexe Abbildung von 10° Durchmesser. (A) Die Registrierung stellt eine Mittlung (CAT) von 10 Antworten auf stufenförmig angebotene Reize dar. (B) Amplitude des Reizes insgesamt 50 Bogenminuten um die Nullinie. Einzelregistrierung aus einer Serie von 10 Antworten. (C) Sinusförmiger Reiz. Reiz-Amplitude 20 Bogenminuten um die Nullinie. Zwei Antworten aus einer Antwortserie. (D) Amplitude 45 Bogenminuten. Die Antwort zeigt deutlich nicht-lineare Eigenschaften

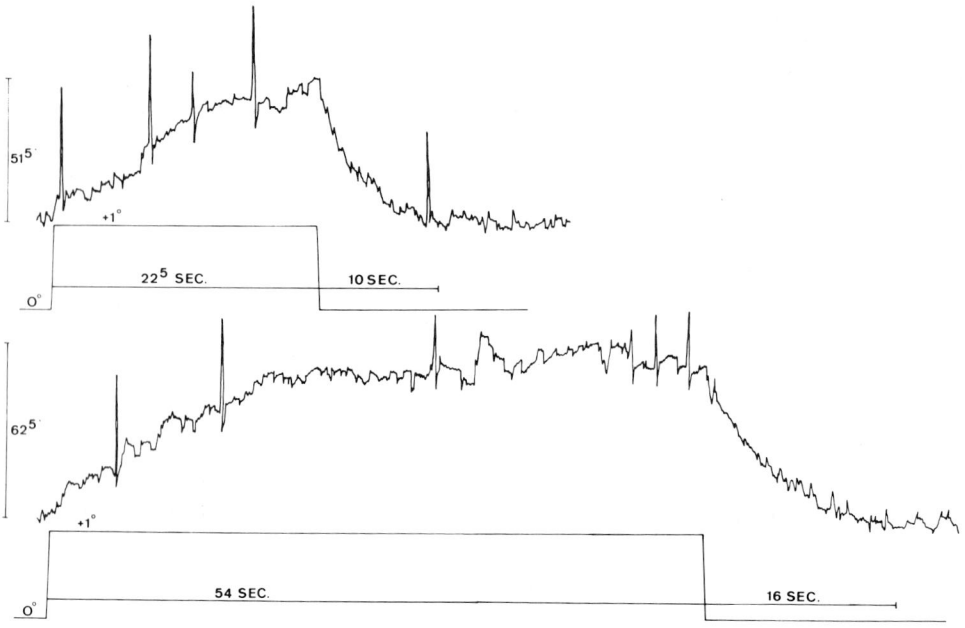

Abb. 2. Das Zurückbleiben der Antwort bei großer Disparation vermindert sich bei längerer Anbietungsdauer, und nach längerer Reizexposition kehren die Augen langsamer in die Ausgangsposition zurück. Reize: Komplexe Bilder mit einem Durchmesser von 10°

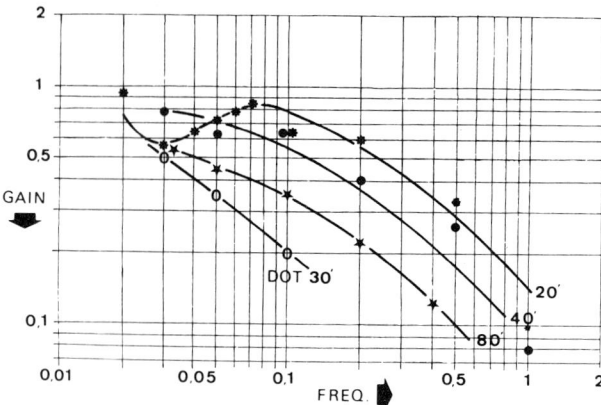

Abb. 3. Amplitude-Frequenz-Charakteristik bei sinusförmig dargebotenen Reizen. Reize: Komplexes Bild mit Durchmesser 10° (Kurven 20′, 40′, 80′, die Amplituden der Reize sind 20, 40 und 80 Bogenminuten) und weißer Punkt mit Durchmesser 10 Bogenminuten (dot 30′, Amplitude des Reizes 30 Bogenminuten). Sowohl die Frequenz (Hertz) als auch das Verhältnis von Amplitude der Antwort zu Amplitude des Reizes (gain) sind logarithmisch dargestellt

vertikale System langsamer als das der horizontalen disjunctiven Augenbewegungen ist. In den Untersuchungen horizontaler Vergenzen durch Rashbass und Westheimer (1961) sowie Zuber (1971) beginnt der abfallende Teil der Kurve für Amplituden von ein bis zwei Graden bei etwa 0,5 Hz. In unserer Untersuchung beginnt der abfallende Teil bereits bei 0,03–0,05 Hz.

Daneben besteht eine amplitudenabhängige Nichtlinearität (Abb. 3). Dies ist auch für die horizontale Vergenz bekannt (Zuber, 1971). Für kleine Amplituden besteht eine Instabilität bei 0,03–0,05 Hz (Abb. 3).

Betrachtet man die Einzelregistrierungen für Reize von 20 Bogenminuten, so fällt hauptsächlich eine variable Reduktion der Antwortamplitude auf (Abb. 1C); für Reize von 10 Bogenminuten beeinflussen sehr variable Phasenverschiebungen die Mittelwerte. Eine derartige Instabilität ist für fusionelle horizontale Vergenzen nicht bekannt, wohl aber bei akkommodativer Vergenz und bei Akkommodation, und zwar ebenfalls bei kleineren Amplituden (Westheimer und Campbell, 1961; Krishnan et al., 1973).

Für foveale Reize beginnt der abfallende Teil der Kurve bereits bei niedrigeren Frequenzen. Der Einfluß des extrafovealen Sehens sollte für den abfallenden Teil der Frequenzkurve der horizontalen Vergenz näher untersucht werden.

Es stellt sich nun die Frage, ob es essentielle Unterschiede zu den horizontalen disjunktiven Augenbewegungen gibt. Am auffallendsten ist die Trägheit des vertikalen Systems und die starke Abhängigkeit von der Reizart. Dies steht besser mit Hofmanns Auffassung als mit Ogles Postulaten in Einklang. Bezüglich der Dauer der motorischen Zyclofusionsbewegungen konnten wir Hofmanns (1900) Wahrnehmung bestätigen (Houtman, 1978). Hofmann gab bereits eine Dauer von 3 bis 10 min an. Die motorische Fusion ist als ein eigenständiger Mechanismus zur Erlangung der richtigen Augenstellung zu deuten.

Das horizontale System ist schneller und weniger von den Reiz-Eigenschaften abhängig (Westheimer und Mitchell, 1969). Die Hypothese Westheimers (1969), daß in der horizontalen Vergenz möglicherweise ein genaues System die Bewegung nur beendet und die binokulare Ausrichtung festhält, sollte näher untersucht werden. Unsere Befunde stehen im Einklang mit Befunden von Keller (1973), der an Affen zeigte, daß die akkommodative Vergenz durch eine rein tonische Änderung der Entladungsfrequenz nukleärer Zellen erzielt wird.

Literatur

Alpern, M.: The Eye. 2. Edition. Davson, H. (ed.), Vol. 3, p. 114. 1969

Campbell, F. W., Westheimer, G.: Dynamics of accomodative responses of the human eye. J. Physiol. (Lond.) **151**, 285–295 (1961)

Collewijn, H., van der Mark, F., Jansen, T. C.: Precise recordings of human eye movements. Vision Res. **15**, 447–450 (1975)

Crone, R. A.: Heterophoria. II Fusion and Convergence. Albrecht v. Graefes Arch. klin. exp. Ophthalmol. **177**, 66–74 (1969)

Hofmann, F. B., Bielschowsky, A.: Über die der Willkür entzogenen Fusionsbewegungen der Augen. Pflügers Arch. ges. Physiol. **80**, 1–40 (1900)

Houtman, W. A.: Thesis. Groningen 1978

Keller, E. L.: Accomodative vergence in the alert monkey. Motor unit analysis. Vision Res. **13**, 1565–1575 (1973)

Krishnan, V. V., Phillips, S., Stark, L.: Frequency analysis of accommodation, accommodative vergence and disparity vergence. Vision Res. **13**, 1545–1554 (1973)

Ogle, K. N.: Researches in binocular vision. New York: Hafner Publ. Company 1964

Ogle, K. N., Martens, T. G., Dyer, J. A.: Oculomotor imbalance in binocular vision and fixation disparity. Philadelphia: Lea & Febiger 1967

Rashbass, C., Westheimer, G.: Disjunctive eye movements. J. Physiol. (Lond.) **159**, 339–360 (1961)

Robinson, D. A.: A method of measuring eye movement using a scleral search coil in a magnetic field. I.E.E.E. Trans. Biomed. Electron. BME. **10**, 137–145 (1963)

Westheimer, G., Mitchell, D. E.: The sensory stimulus for disjunctive eye movements. Vision Res. **9**, 749–755 (1969)

Zuber, B.: Control of vergence eye movements. In: The Control of eye movements. Bach-y-Rita, P., Collins, C. (eds.). New York: Academic Press 1971

„Anomale Fusionsbewegungen" bei Schielenden

Der senso-motorische Aspekt des anomalen Binokularsehens: Die anomalen Fusionsbewegungen[1]

The Sensorio-Motorial Aspect of Anomalous Binocular Vision: Anomalous Fusional Movements[2]

E. C. Campos, B. Bagolini

Univ.-Augenklinik, Modena; Dept. of Ophthalmology, Center for Sensory Studies, Univ. of Florida, College of Medicine, Gainesville

Schlüsselwörter: Fusion, anomales Binokularsehen, Esotropie, Strabismus, Prismen.

Key words: Fusion, anomalous binocular vision, esotropia, prisms, strabismus.

Zusammenfassung: Es ist gezeigt worden, daß Strabismus concomitans mit kleinem Schielwinkel nicht nur zu sensorischen Veränderungen führt (nämlich Suppression, anomale Netzhautkorrespondenz und Amblyopie), sondern auch zu senso-motorischen Folgeerscheinungen. Diese senso-motorischen Aspekte können besonders gut mit Hilfe von Prismen untersucht werden. Die senso-motorischen Erscheinungen werden von den Autoren als anomale Fusionsbewegungen gedeutet. Anomale Fusionsbewegungen weisen sowohl Gemeinsamkeiten als Unterschiede beim Vergleich mit normalen Fusionsbewegungen auf. Ihr Zweck besteht in der Aufrechterhaltung eines anomalen Binokularsehens bei anomaler retinaler Korrespondenz. Insgesamt handelt es sich hierbei um eine grobe binokulare Zusammenarbeit, die therapeutisch besonders schwer zu durchbrechen ist. Immerhin kann diese anomale binokulare Zusammenarbeit aber im täglichen Leben genützt werden, besonders dann, wenn der Schielwinkel sehr klein ist. Es wird über 30 Patienten berichtet, an denen die anomalen Fusionsbewegungen beobachtet wurden.

Summary: It has been shown that in small-angle concomitant esotropia there are not only sequelae of sensorial type (i.e. suppression, anomalous correspondence and amblyopia) but also of sensorio-motorial type. These elements can be studied particularly well by means of prisms. They have been interpreted as of fusional nature although of anomalous type and have been therefore called anomalous fusional movements (a.f.m.). A.f.m. have some common and some differential features with normal fusional movements. Particularly they both exist not only in convergence, but also in divergence and verticality. In both normal fusional movements and a.f.m. there is a variation in the muscle tonus when retinal images undergo a certain displacement. However, a.f.m. are very slow and less precise, if compared with normal fusional movements. The aim of a.f.m. is to maintain, together with anomalous retinal correspondence, the anomalous binocular vision. This entity consists of a rough binocular cooperation in some strabismic patients, that is particularly difficult to disrupt by means of various therapeutical approaches. However, it gives the patient a type of binocularity which can be used in daily life, particularly if the angle of deviation is very small. A sample of 30 patients with concomitant esotropia where a.f.m. were studied is presented.

[1] Diese Untersuchung wurde ermöglicht durch den C.N.R. Grant „Progetti finalizzati. Applicazione di tecnologie avanzate al sistema visivo" (zu B.B.) sowie durch eine Gemeinschaftsunterstützung von Fight-for-Sight Inc. New York, N.Y., zum Gedächtnis an Hermann Burian M.D. (zu E.C.C.) und durch ein National Eye Institute Research Grant No. EY-01418-03 (zu Jay M. Enoch Ph.D.), NIH, Bethesda, MD

[2] This research has been supported in part by C.N.R. Grant "Progetti finalizzati. Applicazione di tecnologie avanzate al sistema visivo" (to B.B.), in part by a Fellowship supported by Fight-for Sight Inc., New York, NY, in Tribute to the Memory of Hermann Burian M.D. (to E.C.C. who is on leave from the U. of Modena) and in part by National Eye Institute Research Grant No. EY-01418-03 (to Jay M. Enoch Ph.D.), NIH, Bethesda, MD

Viele Kollegen, vor allem in Kontinentaleuropa, wenden heute Prismen bei der Behandlung der Begleit-Esotopie an[3]. Die Applikation von Prismen wird von manchen Autoren schon präoperativ, von den meisten postoperativ empfohlen. Bagolini beschrieb die Prismenbehandlung bereits 1961.

Sinn der Behandlung soll es sein, eine anomale Netzhautkorrespondenz (A.N.K.) zu durchbrechen und möglichst zu normalisieren. Es zeigt sich jedoch, daß eine exakte Prismenkorrektur von manchen Patienten durch Vergrößerung des Schielwinkels kompensiert wird. Wir deuten dieses Phänomen, welches allgemein als „Prismenschlucken" bekannt ist und das schon von Halldén beobachtet wurde, als eine anomale Fusionsbewegung (A.F.B.). Die Ansicht mancher Autoren (Burian, 1974; Pratt-Johnson, 1976) ist es, die A.F.B. mit den Horror Fusionis bzw. der Diplopie-Phobie zu erklären. Wir stimmen mit dieser Ansicht aber nicht überein.

Um diese Bewegungen zu studieren, haben wir 30 Patienten, die zwischen 5 und 12 Jahren alt waren, untersucht. Alle Patienten hatten einen kleinen Schielwinkel — höchstens 16 Prismen Dioptrien. 8 Patienten waren vorher operiert worden und hatten einen Restwinkel; 22 Patienten waren nie operiert worden. Alle 30 Patienten gaben beim Streifenglas-Test eine harmonische A.N.K. an.

Bei allen 30 Patienten beobachteten wir (Tabelle 1), daß eine Korrektur des Schielwinkels durch Prismen kompensiert wurde, so daß beim anschließenden Abdecktest wieder Einstellbewegungen der ursprünglichen Größe festzustellen waren. Eine Überkorrektur um 20 Prismen-Dioptrien wurde von 19 der 30 Patienten voll, von 6 Patienten teilweise kompensiert.

Wir haben auch untersucht, ob anomale Fusionsbewegungen in die Divergenz hinein ausgelöst werden könnten. Zu diesem Zweck haben wir, ausgehend vom ursprünglichen Schielwinkel, 10 Prismen-Dioptrien, nunmehr mit der Basis innen, vorgesetzt und festgestellt, daß auch diese Prismen von 11 Patienten vollständig und von weiteren 11 Patienten teilweise kompensiert wurden.

Um festzustellen, ob auch anomale Fusionsbewegungen in vertikaler Richtung ausgelöst werden können, haben wir 4 oder 7 Prismen-Dioptrien mit der Basis oben oder unten vor ein Auge gesetzt. Bei diesem Test konnte bei 13 Patienten kein klares Ergebnis gewonnen werden. Bei den übrigen 17 Fällen fanden wir 9mal vollständig und 4mal teilweise kompensierende anomale Fusionsbewegungen in vertikaler Richtung.

Wir können also feststellen, daß alle 30 Patienten anomale Fusionsbewegungen zeigten, jeder von ihnen in Richtung Konvergenz, viele von ihnen auch in Richtung Divergenz und in vertikaler Richtung.

Über die Stärke der anomalen Fusionsbewegungen können wir ein Urteil gewinnen, wenn wir feststellen, ob auch eine Prismen-Überkorrektur kompensiert wird. Ist dies der Fall, so sprechen wir von stark verankerten anomalen Fusionsbewegungen (Bagolini, 1976b). Die Zeiten bis zum Ende der anomalen Fusionsbewegungen waren folgende: Voll korrigierende Prismen, Basis außen, wurden in durchschnittlich 20 min kompensiert. Eine Überkorrektur um 20 Dioptrien wurde ungefähr in 55 min kompensiert. Schließlich wurden die 10 Prismen-Dioptrien, Basis innen, in 69 min kompensiert. Zahlenangaben über die Kompensationszeiten für die vertikalen Prismen sind nicht möglich. Im allgemeinen waren die Kompensationszeiten bei Patienten, die nicht operiert worden waren, kürzer als bei den operierten.

Die anomalen Fusionsbewegungen sind so langsam, daß sie nicht direkt mit dem Auge beobachtet werden können. Man kann sie nur aus der Änderung des Schielwinkels mit Hilfe des Abdecktestes deduzieren.

---

[3]   Wir werden uns in dieser Mitteilung zur Begleit-Esotropie beschränken

Tabelle 1

	Prismen vollständig kompensiert	Prismen teilweise kompensiert	Prismen nicht kompensiert
Exakte Prismenkorrektion des Schielwinkels	30		
20 Prismen Dioptrien Basis — außen Überkorrektion	19	7	4
Prismenkorrektion von 10 Prismen Dioptrien Basis — innen	11	12	7
Prismenkorrektion von 4 oder 7 Prismen Dioptrien Basis — oben und unten	9	4	4

Um die anomalen Fusionsbewegungen zu interpretieren, muß ihre Beziehung zur anomalen Netzhautkorrespondenz in Betracht gezogen werden. Anomale Netzhautkorrespondenz bei Esotropie bedeutet, daß die relative Lokalisation der Fovea des Schielauges nur in einem binokulären Zustand auf eine exzentrische nasale Zone übergegangen ist. Es besteht außerdem keine „Punkt-zu-Punkt"-Korrespondenz mehr (wie sie beim Normalen vorliegt), sondern der Fovea des fixierenden Auges entspricht eine mehr oder weniger ausgedehnte Fläche auf der Retina des abgewichenen Auges. Es bildet sich also eine „Punkt-zu-Fläche"-Korrespondenz aus (Bagolini, 1962, 1967, 1976a; Bagolini, Campos, 1977; Campos, Catellani, 1976).

Entsprechend dieser „Punkt-zu-Fläche"-Korrespondenz läßt sich im Raum ein dem Panumschen Areal des Normalen entsprechender Bereich nachweisen, in dem binokular einfach gesehen wird. Dieses Pseudo-Panumsche Areal weist von Patient zu Patient eine unterschiedliche Tiefe auf, ist in jedem Fall aber tiefer als das Panumsche Areal des Normalen. Im Pseudo-Panumschen Areal verfügen die Patienten über ein zwar anomales, jedoch brauchbares Binokularsehen.

Prismen mit der Basis außen verschieben das Netzhautbild nach temporal. Initial gelingt es dadurch, das Bild des abgewichenen Auges von einem exzentrischen nasalen Areal auf die Fovea umzulenken. Wir haben aber gesehen, daß die Augen in dieser Situation in eine verstärkte Konvergenz streben, so daß das Bild wieder auf den ursprünglichen extra-fovealen Bezirk des Schielauges verschoben wird. Offenbar neigt das extra-foveale Gebiet des Schielauges dazu, nicht nur den sensorischen Raumwert, sondern auch den motorischen Wert der Fovea für Fusionsbewegungen zu übernehmen. Wie das normale Binokularsehen vom sensorischen Standpunkt aus durch eine normale Netzhautkorrespondenz und vom senso-motorischen Standpunkt aus von normalen Fusionsbewegungen getragen wird, so besteht das von Bagolini (1967, 1976a) beschriebene Bild des anomalen Binokularsehens bei Strabismus aus einer anomalen retinalen Korrespondenz und aus anomalen Fusionsbewegungen. In dieser Vorstellung haben die anomalen Fusionsbewegungen den Zweck, das anomale Binokularsehen zu erhalten.

Im folgenden sollen nun normale und anomale Fusionsbewegungen miteinander verglichen werden.

Gemeinsame Eigenschaften

1. Sowohl bei den normalen als auch den anomalen Fusionsbewegungen kommt es zu einer Veränderung des Muskeltonus, sobald eine bestimmte Verschiebung der Netz-

hautbilder vorgenommen wird. Setzt man den Augen Prismen mit der Basis außen vor und verschiebt dadurch die Netzhautbilder nach temporal, so nimmt der Muskeltonus der Einwärtswender zu.

2. Sowohl normale als auch anomale Fusionsbewegungen sind in Richtung Konvergenz mit der größten Amplitude auslösbar, sie existieren aber auch in Richtung Divergenz und in vertikaler Richtung.

Unterschiedliche Eigenschaften

1. Anomale Fusionsbewegungen sind viel langsamer als normale.

2. Anomale Fusionsbewegungen sind ungenauer als normale.

3. Die Stärke der anomalen Fusionsbewegungen unterscheidet sich von Patient zu Patient erheblich. Dieser Aspekt hat auch praktische Bedeutung. Alle Patienten mit Esoptropie kompensieren ein dem Schielwinkel entsprechendes Prisma fast immer vollständig. Eine schwache Überkorrektur wird von vielen Patienten, eine starke Überkorrektur nur von wenigen Patienten kompensiert. Man kann für jeden Patienten ein Prisma ermitteln, welches gerade nicht mehr kompensiert wird. Prismen dieser Stärke können auch nützlich sein, um die anomalen Fusionsbewegungen zu beseitigen. Auf Einzelheiten der entsprechenden Behandlung möchten wir hier nicht eingehen.

Die anomalen Fusionsbewegungen erschweren die Prismenbehandlung der anomalen Netzhautkorrespondenz erheblich. Sie beeinflussen auch den Ausgang eines chirurgischen Eingriffs. Die Tatsache, daß der gleiche chirurgische Eingriff bei verschiedenen Patienten zu einer unterschiedlichen Winkelkorrektur führt, beruht wahrscheinlich darauf, daß die anomalen Fusionsbewegungen mehr oder weniger stark verankert sind. Wahrscheinlich ist die Erfahrung, daß der gleiche Eingriff bei großem Schielwinkel einen größeren Effekt bringt, auf die anomalen Fusionsbewegungen zurückzuführen, die wohl bei kleinen Schielwinkeln fester verankert sind.

Der chirurgische Eingriff hat eine abschwächende Wirkung auf die anomalen Fusionsbewegungen. So haben wir beobachtet, daß Patienten mit einem postoperativen Restwinkel eine Überkorrektur durch Prismen nicht so schnell kompensieren wie Patienten mit entsprechend großen Primär-Esotropien.

Wenn es bei einem Patienten mit Begleitesotropie gelungen ist, die Korrespondenz zu normalisieren und die anomalen Fusionsbewegungen zu beseitigen, so hat man damit immer noch kein normales Binokularsehen erreicht. Vielmehr sollte es gelingen, auch noch normale Fusionsbewegungen herbeizuführen. Dieses Behandlungsziel ist aber äußerst schwer zu erreichen, wenn die sensorischen und die senso-motorischen Anomalien vorher stark verankert waren. Immerhin ist aber eine anomale Netzhaut-Korrespondenz zusammen mit anomalen Fusionsbewegungen ein akzeptables Behandlungsergebnis, sofern der Schielwinkel nicht auffällt. Der Patient verfügt damit über ein gewisses, wenn auch unterwertiges Binokularsehen.

References

Adelstein, F., Cüppers, C.: Probleme der operativen Schielbehandlung. Ber. dtsch. ophthal. Ges. **69**, 580 (1968)

Bagolini, B.: Anomalous retinal correspondece: definition and diagnostic methods. Doc. Ophthal. **23**, 346 (1967)

Bagolini, B.: Considerations generales sur le C.V. binoculaire du strabisme. E.R.G. et Champ Visuel. Symp. jubil. Jacques Daviel, 1962

Bagolini, B.: Diagnostic et possibilité de traitement de l'etat sensoriel du strabisme concomitant avec des instruments peu dissociants (test du verre strié et barre de filtres). Ann. Ocul. **194**, 236 (1961)

Bagolini, B.: Part I — Sensorial anomalies in strabismus (Suppression, anomalous correspondence, amblyopia). Doc. Ophthal. **41**, 1 (1976a)

Bagolini, B.: Part II — Sensorio-motorial anomalies in strabismus (anomalous movements). Doc. Ophthal. **41**, 23 (1976b)

Bagolini, B., Campos, E. C.: Binocular campimetry in small-angle concomitant esotropia. Second International Visual Field Symposium, Tübingen, Doc. Ophthal. Proc. Series **14**, 405, 1977

Burian, H. M.: Persönliche Mitteilung an Bagolini, 1974

Campos, E. C., Catellani, T.: Perimetria binoculare nell'esotropia concomitante a piccolo angolo. Boll. **55**, 205, 1976

Halldén, U.: Fusional phenomena in anomalous correspondence. Acta Ophthalmol. Kbl. Suppl. **37**, 1952

Pratt-Johnson, J. A.: Sensory basis for prismotherapy in esotropia. In: Second Congress of the International Strabismological Association. 20. 6.—25. 6. 1974. Fells, P. (ed.), p. 247. Marseille: Diffusion generale du Librairie 1976

Aussprache

Herr Friedburg (Düsseldorf):

1. Auch der Normale hat offenbar keine Punkt-zu-Punkt-Korrespondenz, sonst gäbe es kein Panum-Areal.

2. Das „Pseudo-Panum-Areal" ist wohl nicht identisch mit der von Neurophysiologen als Panum-Areal bezichneten Zone (Bishop), in der Stereosehen erfolgt.

3. Der Bezug auf eine Art „Pseudofovea" müßte besser als periphere Fusion bezeichnet werden, da die Schielfovea supprimiert ist.

Herr Campos (Modena):

In Normalen gibt es tatsächlich eine Punkt-zu-Punkt-Korrespondenz, wenn man von Howpter spricht. Innerhalb des Panumschen Areal gibt es jedoch eine Disparität. Pseudo-Panum-Areal bedeutet nicht, daß ein optimales Binokularsehen mit Stereopsis stattfände (s. a. Bagolini: Doc. Ophthalmologica **41**, 1, 1976). Es ist nur eine Fläche im Raum demonstrierbar, in der sich die Gesichtsfelder beider Augen überlagern. Die binokulare Perzeption kann man nur beweisen, wenn man als Prüfmarken Fusionsreize (mit Kontrollmarken für die Binokularität) benützt. Ein fusionierbares Umfeld reicht nicht aus. Das Fehlen der Diplopie bei Strabismus mit kleinem Winkel muß daher nicht unbedingt durch eine Suppression erklärt werden. Wenn man z. B. A- und V-Syndrome sensorisch untersucht (wie dies Ciancia sowie Helveston und von Noorden getan haben), so geben die Patienten mit den Streifengläsern sowohl bei Blickhebung als auch bei Blicksenkung (mit entsprechender Änderung der Horizontalabweichung) immer ein Kreuz an. Dies bedeutet, daß sich der Raumwert dauernd ändern kann. Eine Suppression ist in diesen Fällen also offenbar nicht notwendig; sie würde auch nicht „ökonomisch" für das Sehsystem sein. — Schließlich möchte ich sagen, daß wir Phänomene wie anomale Netzhautkorrespondenz usw. nur an der Peripherie des Systems diagnostizieren können. Wir wissen überhaupt nicht, was im zentralen Bereich passiert. Manche Neuro-Physiologen (Bishop, Nelsson usw.) behaupten sogar, daß die anomale Netzhautkorrespondenz mit einer Verbreiterung der rezeptiven Felder zu erklären sei. — Wir sind der Meinung, daß der Schielende sensorische Mechanismen benützt, die den physiologischen ähnlich sind. Das anomale Binokularsehen ist aber viel schwächer und gröber als das normale. Die Schielfovea muß nicht immer supprimiert sein wenn eine A.N.K. zu beweisen ist. Die periphere Fusion muß nicht immer normal sein. In manchen Fällen könnte sie mit den anomalen Fusionsbewegungen erklärt sein.

Herr Herzau (Tübingen):

Beim anomalen Binokularsehen Schielender mit harmonisch anomaler Korrespondenz erscheint mir eine regionale Suppression der Bildeindrücke eines Auges für eine möglichst gute Sehschärfe im Gesichtsfeld geradezu erforderlich. Vor allem bei größeren Schielwinkeln werden die Objekte im Gesichtsfeld auf Netzhautstellen mit meist stark unterschiedlicher Sehschärfe abgebildet. Die dann im visuellen Cortex für die Fusion zur Verfügung stehenden beiden Informationen entsprechen demnach einem scharfen und einem unscharfen Bild. Eine störungsfreie und detaillierte Verwertung ist dann aber nur möglich, wenn der unscharfe Bildeindruck gehemmt wird, da er bei einer Bildverschmelzung eine Verschlechterung der Sehschärfe bewirken muß. Auf diese Weise sind sowohl das Fixierpunkt-Skotom beim schielenden Auge, als auch das dem entsprechende Skotom am Führungsauge erklärbar.

Herr Campos (Modena):

Die Frage, ob während des binokularen Sehaktes, bei Kleinwinkel Schielpatienten und bei Normalen, irgendwo eine Suppression erfolgt, ist noch ungeklärt. Wir glauben aber, daß die sensorische Fusion nicht auf einer alternierenden Suppression beruht, sondern daß die Impulse beider Augen gleichzeitig benützt werden. Die zwei Argumente, welche wir für diese Auffassung anführen können, sind erstens das Stereosehen und zweitens die Existenz von binokularen Neuronen, welche von Wiesel und Hubel demonstriert wurden. In unserer Auffassung folgen wir der Meinung von Burian. Wir haben Argumente um zu beweisen, daß auch in Kleinwinkel Schielpatienten eine gleichzeitige Benützung der Impulse beider Augen stattfindet.

Schielwinkelveränderungen unter Prismenausgleich: Postoperative Spätresultate

Changes in the Angle of Squint After Prismatic Correction: Postoperative Follow-Up Results

L. Welge-Lüßen, W. Aust

Univ.-Augenklinik, Marburg; Augenklinik der Städt. Krankenanst., Kassel

Schlüsselwörter: Schieloperation, Strabismus, Prismen, anomale Netzhautkorrespondenz, normale Netzhautkorrespondenz, Schielwinkeländerung, anomale Fusionsbewegungen, Fusion.

Key words: Surgery of squint, strabismus, prismotherapy, anomalous correspondence, normal correspondence, changes of angle of squint, anomalous fusion, fusion.

Zusammenfassung: Spätuntersuchungen von 88 Patienten mit Strabismus convergens concomitans ohne Amblyopie, die 5 bis 9 Tage lang präoperativ einen Prismenausgleich ihres Schielwinkels tragen. Bei 63 Kindern führt der Prismenausgleich zu einer Schielwinkelvergrößerung. Legt man den vergrößerten Schielwinkel der Operation zugrunde, so tritt selbst bei Patienten mit einer Schielwinkelvergrößerung von über 6° nicht häufiger als bei Patienten, die keine Schielwinkelvergrößerung zeigen, eine Divergenzstellung auf, wie Spätuntersuchungen 9 bis 12 Jahre nach der Operation feststellen. Als Erklärung für die Winkelvergrößerung ist lediglich bei Patienten mit kleinem Schielwinkel und hochgradiger sensorischer Anpassung, die keine Winkelkonstanz unter dem Prismenausgleich zeigen, eine Fusion auf anomaler Grundlage denkbar. Bei allen anderen Patienten dürfte die Winkelvergrößerung den Zweck haben, eine sich im Schielwinkel entwickelte binokulare Koordination zu erhalten. In der vorhandenen Schielstellung haben sich Anpassungsmechanismen entwickelt, durch die eine Konfusion bzw. eine Diplopie vermieden wird. Wird dieses Gleichgewicht durch Prismenvorsatz zerstört, so versucht der Patient, seinen Schielwinkel wieder so weit zu vergrößern, bis das störungsfreie Gleichgewicht erreicht ist. Außer der Stellungsänderung dürfte gleichzeitig eine Abwandlung der Suppressionszonen in Größe und Intensität erfolgen.

Summary: Follow-up investigations of 88 patients with concomitant convergent strabismus, without amblyopia, who had worn a prismatic correction of their angle of squint for 5 to 9 days preoperatively. In 63 children the prismatic correction led to an increase in the angle of squint. The increased angle was taken as a basis for the operation and follow-up investigations 9 to 12 years after surgery established that later, a position of divergence appeared no more frequently in those patients with an increase of more than 6° in the angle of squint, than in patients who showed no increase in angle. — Only in those patients showing a high-grade adaptation to a small angle in sensorial testing, can the increase of the angle under prisms be explained as an anomalous fusion movement. In all other patients, the increase in angle seems to occur in order to keep a binocular coordination which has been developing according to the original angle. In this angle, adaptive mechanisms have led to avoidance of confusion and diplopia. The state of adaptation is disturbed when prisms are applied. Thus, the patient tries to increase his angle until a non-disturbing balance is reached again. In addition to the increase in angle, size and intensity of the suppression zones are presumably changed.

Das Phänomen der postoperativen Schielwinkelvergrößerung kann in der Behandlung des Strabismus convergens als unangenehme Komplikation angesehen werden. Um die unvorhersehbare postoperative Winkelvergrößerung zu erfassen, führen wir seit 1965 präoperativ einen mindestens 5—10tägigen Prismenausgleich des objektiven Schielwinkels durch und simulieren so zum Teil die postoperative sensorische Situation.

Über den Verlauf von 88 Kindern mit Strabismus convergens concomitans, die beiderseits zentral fixierten und gleiches Sehvermögen hatten, berichteten wir 1968 (Aust, Welge-Lüssen). Die Kinder waren zum Zeitpunkt der Operation 5—8 Jahre alt, die primären Schielwinkel lagen zwischen +1°—+28°. Bei insgesamt 63 Kindern kam es zu einer Winkelvergrößerung, bei 22 zu einem Anstieg um mehr als +6° unter dem Prismenausgleich. Bei 11 Kindern verkleinerte sich der ursprüngliche Winkel, bei 14 trat keine Schielwinkeländerung auf.

Das therapeutische Vorgehen nach längerem prismatischen Schielwinkelausgleich ist häufig Ursache von Diskussionen, so daß es uns angebracht erscheint, Spätresultate, die 9—12 Jahre nach der Operation gewonnen wurden, vorzutragen.

Patienten mit primären Winkelvergrößerungen zwischen +1° und +5° untersuchten wir nicht mehr nach. Wir haben uns bei den Kontrollen auf die Gruppe der maximalen Schielwinkelvergrößerungen um mehr als +6°, die der Winkelkonstanz und die der Winkelverkleinerung unter Prismenausleich beschränkt. Die Winkelmessung erfolgte in 5 m Entfernung durch den Prismen-Cover-Test, die binokulare Zusammenarbeit wurde mittels des Horizontalprismas, des Vertikalprismas mit Hell-Rot-Glas, des Phasen-Differenzhaploskopes (Aulhorn, 1968), des Synoptophors, der Streifengläser und des Titmus-Testes überprüft.

Unter 23 Patienten mit maximaler Schielwinkelvergrößerung von 6° und mehr (Abb. 1) fällt bei den kleineren primären Schielwinkeln bis +10° auf, daß von 13 Patienten 5 anamnestisch eine Amblyopie hatten. Nur 1 Patient mußte wegen einer sekundären Divergenzstellung erneut operiert werden, ein anderer auch wegen einer postoperativen Konvergenzstellung. 8 von 13 Patienten erreichten nach der ersten Operation Parallelstand. Von 10 Patienten mit einem Winkel von über +10° fanden wir nur in 3 Fällen Parallelstand, jedoch 5mal eine postoperative Restkonvergenz, 2mal eine postoperative Divergenz.

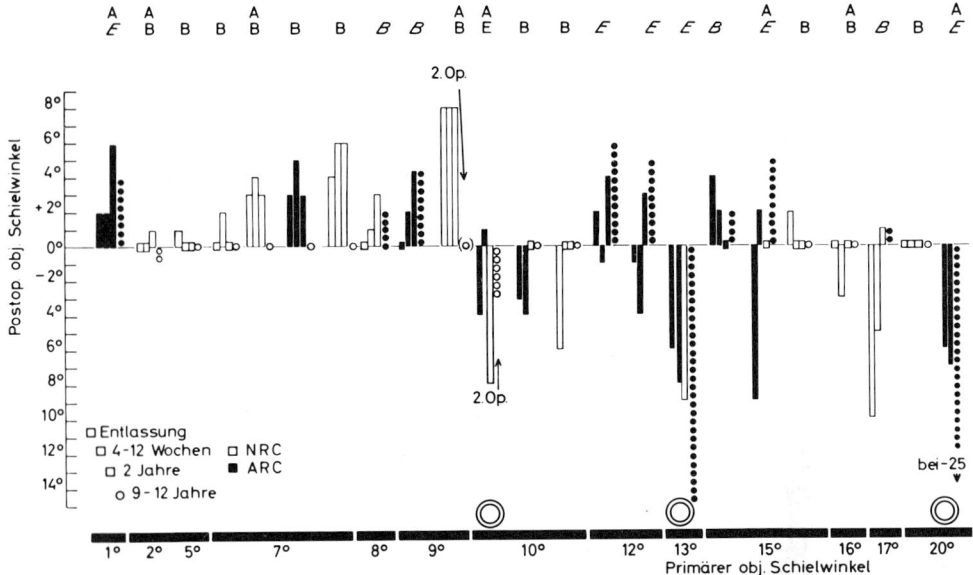

Abb. 1. Schielwinkelvergrößerung 6° und mehr bei längerem Prismenausgleich (23 Patienten). Abszisse: Präoperativer objektiver Winkel bei der stationären Aufnahme vor 9—12 Jahren. Ordinate: Postoperative objektive Winkel. Bei Entlassung: 1. Säule; 4—12 Wochen nach der Operation: 2. Säule; 2 Jahre nach der Operation: 3. Säule; 9—12 Jahre nach der Operation: Punkt- bzw. Punktkette. 0°-Winkel werden durch ein Quadrat bzw. bei Spätkontrollen als Punkt angegeben. A Anamnestisch Amblyopie, B Binokularsehen bei normaler Korrespondenz mit Simultansehen (positiver Lichtschweiftest) und mit Simultansehen (positivem Lichtschweiftest) und Stereosehen von mindestens 200 Winkelsekunden, B Binokularsehen bei anomaler Korrespondenz mit positivem Lichtschweiftest. E Exklusion eines Auges bei normaler Korrespondenz, E Exklusion eines Auges bei anomaler Korrespondenz. Die Kreise unten über der Abszisse markieren Divergenzstellungen bei der Spätkontrolle. Doppelkreise: Divergenz mehr als 2°

Die Abbildung 2 zeigt die Spätverläufe von 15 Kindern ohne Schielwinkeländerung unter Prismenausgleich. Interessant ist dabei, daß nur in 2 Fällen primär kleine Winkel vorlagen, die übrigen 13 Patienten hatten präoperative Winkel von über +10°. Bei über der Hälfte der Kinder standen die Augen postoperativ parallel. In 4 Fällen war eine Divergenz auslösbar, bei 4 Patienten trat eine erneute Winkelvergrößerung ein. Sie wurden noch mal operiert. 3 dieser Kinder erlangten Parallelstand mit vollem Binokularsehen.

11 Patienten (Abb. 3) verkleinerten unter permanentem Prismenausgleich ihren Schielwinkel um 2°/9°. Nur einmal kam es postoperativ zu einer spontan auslösbaren Divergenz von −1° bei anomaler Korrespondenz, in 2 Fällen trat postoperativ eine Winkelvergrößerung ein, so daß eine Zweitoperation erforderlich wurde. 5 Patienten

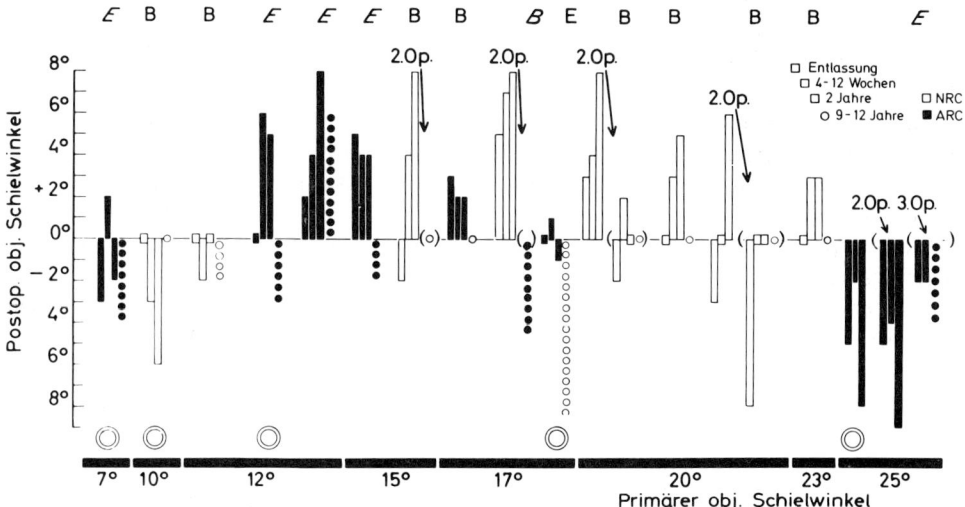

Abb. 2. Schielwinkelkonstanz bei längerem Prismenausgleich (15 Kinder). Weitere Erklärung s. Legende zu Abbildung 1

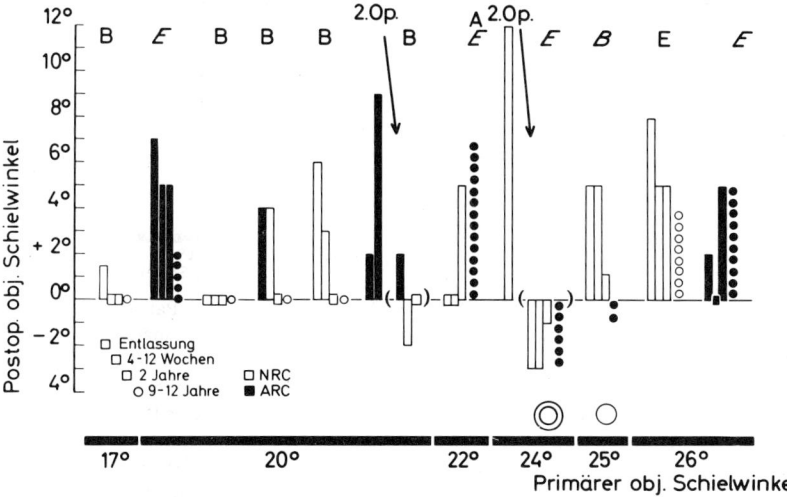

Abb. 3. Schielwinkelverkleinerungen um 2°/9° (11 Patienten). Weitere Erklärung s. Legende Abbildung 1

erreichten Parallelstand mit Binokularsehen im freien Raum auf normaler Grundlage.

Unsere größte Sorge war, daß sich, wenn man der Operation den unter dem Prismenausgleich vergrößerten Schielwinkel zugrundelegt, vermehrt sekundäre Divergenzstellungen entwickeln würden. Die jahrelange Beobachtung der Fälle zerstreut diese Bedenken. Divergenzstellungen in der Gruppe mit starker Schielwinkelvergrößerung unter Prismenausgleich sind nicht häufiger als in der Gruppe, die keine Winkeländerung zeigte.

Schwierig ist es, das Phänomen der Winkelvergrößerung unter Prismen zu erklären. Die Vorstellungen von Bagolini, daß es sich um anomale Fusionsbewegungen handeln könnte, halten wir für Patienten mit kleinem Schielwinkel und festen anomalen Binokularverhältnissen für denkbar. Oft läßt sich sogar in diesen Fällen grobes Stereosehen nachweisen. Meistens aber vergrößern diese Patienten unter Prismen den Schielwinkel ständig, eine Winkelkonstanz ist unter der Prismenverstärkung nicht zu beobachten. Bei solchen Patienten operieren wir in der Regel nicht. Unter den hier besprochenen primär 88 Fällen findet sich kein derartiges Krankheitsbild.

Bei den hier nachuntersuchten Patienten, die eine Winkelkonstanz nach begrenzter Veränderung des Schielwinkels in einer bestimmten Zeiteinheit — meist innerhalb der ersten 5—10 Tage nach Prismenausgleich — zeigten, müssen andere Mechanismen eine Rolle spielen. Der primäre Winkel betrug bis auf wenige Ausnahmen mehr als +5°. Die Winkelvergrößerung ist sowohl bei Patienten mit der Angabe „Normaler Korrespondenz" als auch „Anomaler Korrespondenz" zu beobachten. Bei der Größe des Schielwinkels erscheint es unwahrscheinlich, daß aufgrund der dann bestehenden zentralen Suppressionsmechanismen die peripheren Netzhautanteile eine so starke Fusion ermöglichen, wie sie nötig wäre, um die oft erstaunliche Winkelvergrößerung unter dem Prismenausgleich als Fusionsbreite erklären zu können.

Bei Minderung der zentralen Fusion ist bei Menschen mit normalem Binokularsehen die Fusionsbreite erheblich eingeschränkt, wie eine andere Untersuchung zeigt, die Aust später veröffentlichen wird. Schwierig würde auch die Deutung der Winkelvergrößerung durch eine periphere Fusion bei Patienten sein, die normale Netzhautkorrespondenz angaben. Bei ihnen müßten periphere Netzhautabschnitte, die bei den Korrespondenzprüfungen nicht erfaßt wurden, auf dem Boden einer anomalen Korrespondenz eine Fusion hervorrufen. Das würde bedeuten, daß unterschiedliche Korrespondenzverhältnisse zwischen zentralen und peripheren Netzhautabschnitten bestehen. Es erscheint uns deswegen für die Gruppe der Patienten mit meist mittelgroßem und größerem Schielwinkel wahrscheinlicher, daß die durch den Prismenausgleich hervorgerufene Diplopie bzw. Konfusion eine Art Fluchtschielen verursacht, damit die störenden Seheindrücke auf Netzhautbezirke fallen, für die bereits Suppressionszonen bestehen. Zusätzlich muß es zu einem Umbau der Suppressionszonen kommen. Es ist anzunehmen, daß sich diese Suppressionszonen in dem Moment erweitern bzw. ihre Suppression intensivieren, in dem keine weitere Schielwinkelvergrößerung zu beobachten ist. Für diese Theorie spricht auch, daß die Patienten nach dem Prismenausgleich anfangs meist eine Diplopie bzw. eine erhebliche Störung ihrer Seheindrücke angeben, die sie nicht genau charakterisieren können und die später verschwindet. Patienten mit normaler Korrespondenz müssen, da sie in der Schielstellung aber keine Diplopie haben, entsprechend große Suppressionszonen im Raum aufweisen. Die Irritation der Suppressionszonen durch den Prismenausgleich könnte in diesen Fällen eine Erklärung für die Winkelvergrößerung sein.

Danksagung: Wir danken den Orthoptistinnen der Univ.-Augenklinik Marburg, Fräulein Dieks und Fräulein Kasimirek, für ihre technische Mitarbeit.

Literatur

Aulhorn, E.: Erfahrungen mit der Phasendifferenzhaploskopie. Ber. Dtsch. Ophthal. Ges. **69**, 593—598 (1968)

Aust, W., Welge-Lüßen, L.: Prä- und postoperative Schielwinkeländerungen nach längerem präoperativen prismatischen Schielwinkelausgleich. Klin. Mbl. Augenheilk. **155**, 494—503 (1969)

Bagolini, B.: Sensorio-Motorial Anomalies in Strabismus (Anomalous Movements). Doc. Ophthal. **41**, 1. 23—41 (1976)

Aussprache

Herr Campos (Modena):

1. Die anomalen Fusionsbewegungen können wir nicht mit einem Horror fusionis erklären. In diesem Zustand des Horror fusionis entsteht die Esotropie, um einer bifovealen Reizung auszuweichen, und das retinale Bild wird *von der Fovea weg* geschoben. Wenn wir dagegen bei unseren Patienten mit Hilfe von Prismen den Fixierpunkt auf die temporale Netzhauthälfte abbilden, so wird durch die einsetzende Konvergenz das Bild zunächst *zur Fovea hin* geschoben.

2. Herr Welge-Lüßen, wenn Sie auf der Basis des vergrößerten Winkels nach einer Prismenkompensation operieren, so gehen Sie auch ein innervationelles Element an. Der „Prism adaptation-Test" von Jampolsky scheint aber keinen Wert zu haben, auch nach der Meinung von Herrn Jampolsky selbst.

Herr Aust (Kassel):

Ausgangspunkt der praeoperativen Prismenbehandlung war für uns als Kliniker die Beobachtung, daß häufig postoperative Winkelvergrößerungen auftraten und wir mit dieser Methode versuchten, die postoperative sensorische Situation wenigstens teilweise zu simulieren, um den so gefundenen größeren Schielwinkel bei der Operation sofort berücksichtigen zu können. Unsere Sorge, daß wir bei diesen Patienten vermehrt eine sekundäre Divergenzstellung finden würden, war gücklicherweise unnötig, wie die nun jahrelangen Nachuntersuchungen zeigen.

Ich möchte noch einmal klarstellen, daß diese Winkelvergrößerungen sowohl bei Patienten auftraten, die nach den heute üblichen unterschiedlichen Korrespondenztesten anomale als auch normale Netzhautkorrespondenz angaben. Bei den Patienten mit normaler Netzhautkorrespondenz dürfte die Winkelvergrößerung nicht durch einen Horror fusionis im engeren Sinne ausgelöst worden sein. Bei einem Horror fusionis handelt es sich sicher um die Schwierigkeit einer foveolaren Verschmelzung, kleine Objekte, die der Netzhautmitte dargeboten werden, können nicht fusioniert werden, die Bilder springen umeinander herum. Bei den hier meist größeren Schielwinkeln bestanden ausgedehnte zentrale Suppressionszonen.

Herr Mühlendyck (Gießen):

Als Erklärung für die Winkelvergrößerung nach Prismenausgleich sind bisher 2 Möglichkeiten diskutiert worden. Läßt man die Phorien unberücksichtigt, gibt es noch eine 3. Möglichkeit. Bei Fällen mit einem Nystagmus latens kann schon die durch das Prisma bedingte Sichtverminderung ausreichen, um die Kompensation des Nystagmus über die Binokularfunktion zu durchbrechen. Da das Manifestwerden des Nystagmus mit größeren Störungen verbunden ist, kommt es bei vielen Patienten zur „Blockierung", die wir als weiterer Kompensationsmechanismus kennengelernt haben. Dies erfolgt manchmal so schnell, daß es fast unmöglich ist, einen Nystagmus zu beobachten. Da in dieser Stellung das Fixierlicht excludiert wird, kann man diese Winkelvergrößerung differential-diagnostisch von der bei einer anomalen Netzhautkorrespondenz mit Hilfe eines Vertikalprismas unterscheiden. Bei einer anomalen Korrespondenz wird das 2. Licht direkt unter dem Fixierlämpchen, bei der beschriebenen Form homonym in einem der Winkelvergrößerung entsprechenden Abstand lokalisiert.

Herr Welge-Lüßen (Marburg):

Herrn Mühlendyck, Gießen, danke ich für die Diskussionsbemerkung. — Kinder mit latentem Nystagmus, bei denen die Winkelvergrößerung unter Prismenausgleich geradezu typisch ist, sind in unserem Patientengut bei der ersten Veröffentlichung im Jahre 1968/1969 unberücksichtigt geblieben. Bei den jetzigen Spätkontrollen haben wir nochmals genau auf die Fixation, die stets ruhig zentral lag, und den Visus, der stets bei Primärblick voll war, geachtet.

Herr Lang[1] (Zürich):

Die wichtige Frage, ob eine anomale Netzhautkorrespondenz Fusionsbewegungen oder gar eine postoperative Rückkehr in den alten Schielwinkel bewirken kann, wird sehr unterschiedlich beurteilt. Besonders in der amerikanischen Literatur wird die ANK diesbezüglich als unwirksam betrachtet. Wie stellt sich das Publikum zur Frage:

1. Wer glaubt, die anomale Netzhautkorrespondenz kann Fusionsbewegungen bewirken? Ergebnis: fast alle. — Wer glaubt, die anomale Netzhautkorrespondenz macht keine Fusionsbewegungen? Ergebnis: fast niemand.

2. Wer glaubt, die anomale Korrespondenz verursacht eine Rückkehr in den alten Schielwinkel? Ergebnis: fast alle. — Wer glaubt, dies sei nicht der Fall? Ergebnis: sehr wenige.

---

[1]   Als Moderator auch in den Verträgen von Campos und Stangler-Zuschrott

Der Einfluß der peripheren Fusion auf den Schielwinkel amblyoper Patienten

The Influence of Peripheral Fusion on the Angle of Squint in Amblyopic Patients

E. Stangler-Zuschrott

I. Univ.-Augenklinik, Wien

Schlüsselwörter: Amblyopie, Fusion (periphere, pathologische), anomale Korrespondenz, Strabismus.

Key words: Amblyopia, fusion (peripheral, pathological), anomalous correspondence, strabismus.

Zusammenfassung: Bei fast allen Patienten mit hochgradiger Amblyopie und exzentrischer Fixation gelingt es, mit den Streifengläsern von Bagolini Binokularsehen in der Netzhautperipherie in Form eines Pseudo-Panum-Areales nachzuweisen und dessen Ausdehnung zu messen. Dies bedarf keiner aufwendigen Apparatur und ist auch dann möglich, wenn andere Untersuchungsmethoden versagen. Ein schmaler Bereich binokularen Einfachsehens um den objektiven Schielwinkel, also bei Hornhautreflexsymmetrie, spricht für das Vorliegen einer NRC. Ein verbreitertes Pseudo-Panum-Areal, das vom objektiven Schielwinkel in Richtung Divergenz verlagert ist, bedeutet ARC. Bei kleinen Schielwinkeln besteht im untersuchten Nahbereich meist harmonische ARC, bei großem Schielwinkel disharmonische ARC, die postoperativ in eine harmonische ARC übergeht. Oft wird der praeoperativ gemessene Anomaliewinkel postoperativ als Restschielwinkel eingenommen und dadurch das Pseudo-Panum-Areal zum Fixationspunkt hin verlagert. Bei NRC bedeutet dies Parallelstellung der Bulbi trotz bestehender Amblyopie. Die periphere Fusion scheint also auch bei hochgradiger Amblyopie für die Bulbusstellung von entscheidender Bedeutung zu sein.

Summary: Investigation in free space with Bagolini's striated glasses reveals binocular perception by the peripheral retina, even in cases with dense amblyopia. This more or less pathological binocular vision is, like Panum's area in normal subjects, limited to a restricted area of free space. From the position of this zone in relation to the objective angle of squint, inferences can be made regarding the retinal correspondence and the postoperative angle of squint.

Das Vorhandensein peripherer Fusion bei harmonisch anomaler Netzhautkorrespondenz trotz bestehender Amblyopie ist für die Mikrotropie allgemein bekannt. Untersuchungen über das binokulare Sehen Amblyoper mit größerem Schielwinkel sind von Otto am Synoptophor und von Bagolini u. Mitarb. im freien Raum mit dem Horopter-Apparat durchgeführt worden.

Auch heute noch werden nicht selten hochgradig amblyope und exzentrisch fixierende Patienten zur Schieloperation vorgestellt. Damit ergibt sich die Frage des Operationserfolges und der postoperativen Diplopie. Wegen ausgedehnter Hemmungszonen des amblyopen Auges ist oft weder die bifoveale Korrespondenzprüfung noch die Untersuchung am Synoptophor aufschlußreich, bei der Konvergenzprüfung mit einer Taschenlampe und vorgesetzten Streifengläsern findet man aber häufig binokulares Einfachsehen in begrenzten Nahbereichen vor dem Auge. In Anlehnung an die Untersuchungen von Bagolini haben wir begonnen, diesen Bereich binokularen Einfachsehens zu messen.

Untersuchungsmethode

Das Fixationslicht eines Tropometers wird durch eine unbeleuchtete Fixiermarke ersetzt, zwischen jeweils fixierendem Auge und Fixationseinrichtung wird ein Meßband gelegt (Abb. 1). Die Entfernung zwischen Auge und Fixationspunkt beträgt 44 cm. Auf dem Meßband wird eine kleine bewegliche Lichtquelle in Augenhöhe vom Auge weg gegen den Fixationspunkt hin verschoben, also immer in der Sehachse des führenden Auges, um die Bestimmung des Punktes der Hornhautreflexsymmetrie zu erleichtern (Winkel Kappa). Die Lichtquelle wird jeweils nur kurz eingeschaltet, um die Aufmerksamkeit des Patienten nicht von der Fixationsmarke abzulenken. Aus der abgelesenen Entfernung des Lichtes vom Auge bei Hornhautreflexsymmetrie wird der objektive Schielwinkel berechnet. Der Patient soll nun bei exaktem Blick auf die Fixiermarke indirekt das bewegliche Licht beobachten und angeben, in welchem Bereich die Lichtstrahlen der Bagolini-Gläser vor seinen Augen bei einseitiger zentraler Aussparung (entsprechend dem Skotom des amblyopen Auges — dieses Skotom kann auch etwas asymmetrisch gelagert sein) symmetrisch erscheinen. Die Grenzen dieses Feldes werden notiert und ein Mittelwert aus fünfmaliger Prüfung berechnet. Trotz zentraler Suppression schwanken die Angaben bei mehrmaligen Prüfungen meist nur gering. Außerhalb dieser gemessenen Felder werden die Strahlen der Bagolini-Gläser verschoben angegeben oder sie fehlen teilweise oder ganz. Diplopie haben wir bisher nur bei einem Patienten beobachtet. Findet sich eine schmale Zone binokularen Einfachsehens im Bereich des objektiven Schielwinkels, liegt normale Netzhautkorrespondenz vor. Bei anomaler Netzhautkorrespondenz besteht immer ein verbreitertes, gegen den Fixierpunkt hin verschobenes sogenanntes Pseudo-Panum-Areal außerhalb des objektiven Schielwinkels.

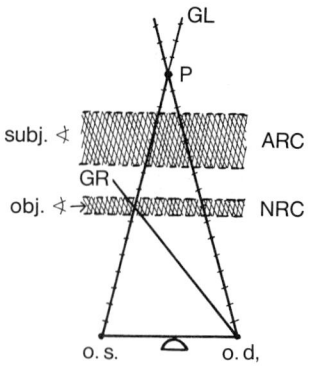

Abb. 1. Schematische Darstellung der Versuchsanordnung. P = Fixationspunkt. Der Kopf des Patienten ruht auf einer Kinnstütze. Zwischen fixierendem Auge (o.d. oder o.s.) und Fixationspunkt befindet sich ein Meßband. GR = Gesichtslinie des rechten Auges, GL = Gesichtslinie des linken Auges. Der Kreuzungspunkt beider Gesichtslinien liegt im objektiven Schielwinkel. Schraffiert Pseudo-Panum-Areal bei NRC bzw. ARC

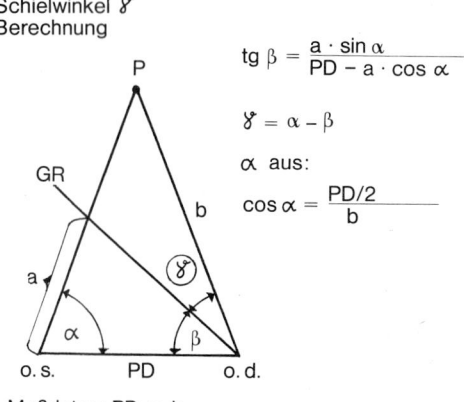

$$tg\,\beta = \frac{a \cdot \sin\alpha}{PD - a \cdot \cos\alpha}$$

$$\gamma = \alpha - \beta$$

α aus:

$$\cos\alpha = \frac{PD/2}{b}$$

Abb. 2. Ableitung der Berechnung des Schielwinkels Gamma. a = gemessene Strecke vom fixierenden Auge weg, b = Entfernung Auge — Fixationspunkt = 44 cm, PD = Pupillardistanz

Nach trigonometrischen Gesetzen (Abb. 2) kann man nun aus der abgelesenen Distanz vom Auge, aus der Pupillardistanz des Patienten und dem Winkel Alpha, der je nach der Pupillardistanz geringen Schwankungen unterliegt und für jede PD berechnet wurde, den Schielwinkel sowie die Ausdehnung des Pseudo-Panum-Raumes in Winkelgraden ermitteln. Der subjektive Schielwinkel wurde in der Mitte des Pseudo-Panum-Raumes angenommen und aus diesem berechnet. Die Berechnung des Schielwinkels γ erfolgt nach der Formel

$$\text{tg } \beta = \frac{a \cdot \sin \alpha}{PD - a \cdot \cos \alpha} \qquad \cos \alpha = \frac{PD/2}{b} \qquad \gamma = \alpha - \beta$$

Bisherige Ergebnisse

Von 40 untersuchten Patienten zeigte nur einer ständige Suppression des amblyopen Auges, bei einem Patienten konnte die Suppression durch eine Einschleichfolie 0,2 vor dem führenden Auge beseitigt werden, bei den übrigen Fällen waren die Messungen ohne Schwierigkeiten möglich.

Die mit dieser Untersuchungsmethode ermittelten Daten seien nun anhand des folgenden Beispiels mit dem Ergebnis anderer Untersuchungsmethoden verglichen:

Fall 1. M. R., männlich, geb. 1962. Schielbeginn im 3. Lebensjahr, damals periphere Fixation bei monolateralem Strabismus, die durch Okklusionsbehandlung zentral wurde. Schieloperation im 4. Lebensjahr, dann weiterer Behandlung ferngeblieben. 1976 Wiedervorstellung, wünscht Schieloperation. Refraktion: rechts +1,0 sph. c. +2,0 cyl. 95°, links +1,25 sph. c. +1,75 cyl. 95°. Strabismus convergens monolat. o.d. Fixation rechts parafoveolär nasal bis temporal. Visus rechts 6/30, Einzeloptotypen 5/12, Jäger 5 (Text) Visus links: 6/6. Schielwinkel nach Krimsky für die Ferne +10 Pdpt, für die Nähe +25 Pdpt. Anomale Netzhautkorrespondenz, Anomaliewinkel, gemessen mittels bifovealer Korrespondenzprüfung 6°, am Synoptophor 5°, mit der Streifenglasmethode 6° (Abb. 3). Operation: Rücklagerung des rechten M. rect. int. + Fadenoperation. Postoperativer Schielwinkel im Nahbereich nach Krimsky +12 Pdpt., nach dem Hornhautreflexbildchen an unserer Tropometer-Versuchsanordnung +5° 09'. Das vor der Operation im Konvergenzbereich festgestellte Pseudo-Panum-Areal berührt

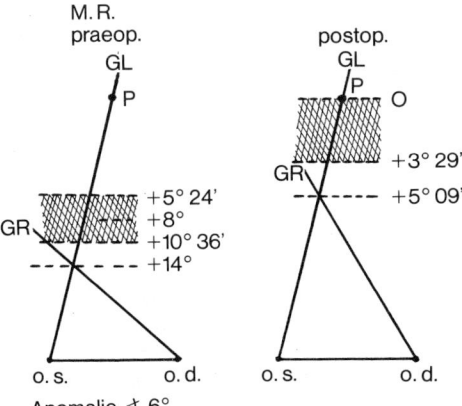

M. R.
praeop.
GL
P

postop.
GL
P
O

+5° 24'
+8°
+10° 36'
+14°

+3° 29'
+5° 09'

GR

GR

o. s.   o. d.   o. s.   o. d.

Anomalie ⪦ 6°

Abb. 3. Untersuchungsergebnis bei Patient 1. Praeoperativ beträgt der objektive Schielwinkel +14°, der subjektive Schielwinkel ist bei +8° anzunehmen. Der postoperative objektive Schielwinkel beträgt 5° 9'; schraffiert Pseudo-Panum-Areal

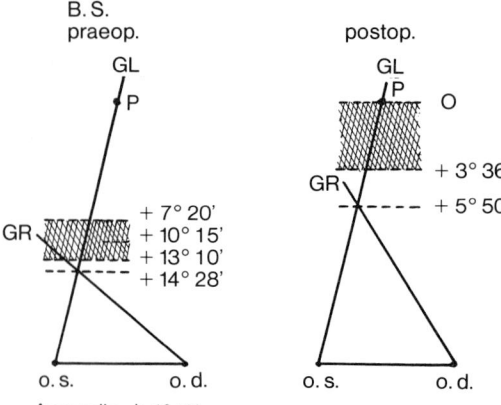

Abb. 4. Untersuchungsergebnis bei Patient 2

jetzt den Fixationspunkt, liegt jedoch im Konvergenzbereich, der Restschielwinkel entspricht etwa dem vor der Operation gemessenen Anomaliewinkel, der Anomaliewinkel ist kleiner geworden.

Fall 2. Beispiel einer Patientin, bei der ausschließlich mit Hilfe der Streifenglasmethode eine Aussage über das periphere Binokularsehen gemacht werden konnte.

B. S., weiblich, geb. 1956. Schielbeginn im 2. Lebensjahr, erfolglose Amblyopiebehandlung im Alter von 9 Jahren, damals Tenotomie des M. rect. int. o.d. 1976 Vorstellung wegen asthenopischer Beschwerden und Zunahme des Schielwinkels; Visus rechts +8,0 sph. 1/60; Einzeloptotypen 2/12, keine Naheleistung. Links: +5,5 sph. = 6/6. Die Patientin trägt Vollkorrektur. Strabismus convergens unilat. o.d. Fixation paramaculär temporal bis peripher nasal wechselnd. Schielwinkel nach Krimsky: Ferne +16 Pdpt., Nähe +28 Pdpt. Messung des Anomaliewinkels: Mit der bifovealen Korrespondenzprüfung wegen ausgedehnter Hemmungszonen nicht sicher möglich, ARC wahrscheinlich. Synoptophor: Exklusion rechts; mit der Streifenglasmethode +4° 13′. Operation: Resektion des rechten M. rect. externus um 7 mm. Postoperativer Schielwinkel im Nahbereich nach Krimsky +12 bis 14 Pdpt., nach dem Hornhautreflexbildchen in unserer Versuchsanordnung 5° 50′ (Abb. 4). Wie bei Fall 1 berührt das Pseudo-Panum-Areal nun den Fixationspunkt, ist jedoch im Konvergenzbereich gelagert; es besteht also harmonisch anomale Netzhautkorrespondenz. Der Restschielwinkel entspricht annähernd dem vor der Operation festgestellten Anomaliewinkel.

Fall 3. Beispiel eines Falles von normaler Netzhautkorrespondenz bei hochgradiger Amblyopie und exzentrischer Fixation.

K. B., weiblich, geb. 1970. Schielbeginn im Alter von 1 Jahr. Schieloperation (Winkel +20°) im Alter von 4 Jahren, dreimal vergebliche Amblyopiebehandlung. Jetzt Parallelstellung der Bulbi. Fixation links in Papillennähe. Visus: rechts +5,25 sph. c. +1,5 cyl. 75° = 6/6, links +5,0 sph. c. +1,75 cyl. 110° = 1/60, Einzeloptotypen 3/35; keine Naheleistung. Anomaliewinkel mittels bifovealer Korrespondenzprüfung 0° (NRC); am Synoptophor Exklusion links; mit der Streifenglasmethode 0° 0′ 45″. Der Panum-Bereich des binokularen Einfachsehens liegt bei Hornhautreflexsymmetrie um den Fixationspunkt und beträgt 0° 28′ 30″ (Abb. 5).

Anhand einiger Beispiele versuchten wir, eine Beziehung zwischen gemessenem Anomaliewinkel und Tiefe des Panum-Bereiches herzustellen (Tabelle 1). In Überein-

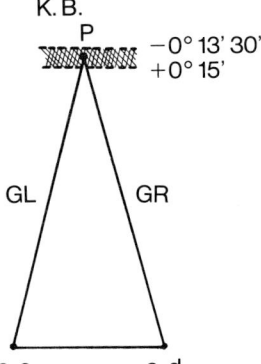

K. B.
P
−0° 13′ 30″
+0° 15′

GL   GR

o. s.   o. d.   **Abb. 5.** Untersuchungsergebnis bei Patient 3

Anomaliewinkel	Panum-Bereich
0°	0° 28′ 30″
1° 12′	3° 18′
2° 48′	4° 33′
3° 19′	2° 01′
3° 51′	4° 19′
4° 13′	5° 50′
4° 51′	2° 28′
5° 12′	3° 51′
6°	5° 12′
6° 24′	5° 29′
8°	5° 28′
8° 04′	6° 05′
10° 39′	6° 58′

Tabelle 1. Vergleich zwischen der Größe des Anomaliewinkels und der Tiefe des Pseudo-Panum-Bereichs

stimmung mit Bagolini, Capobianco und Ravalico finden wir einen schmalen Panum-Bereich um 30′ bei NRC. Bei Anomaliewinkeln zwischen 1° und 5° zeigt der Pseudo-Panum-Bereich eine Ausdehnung zwischen 2° und 5°, bei Anomaliewinkeln zwischen 5° und 11° zwischen 5° und 7°. Es scheint eine Abhängigkeit zwischen Größe des Anomaliewinkels und Tiefe des Pseudo-Panum-Raumes zu bestehen, allerdings ist auf Grund des derzeit kleinen Krankengutes eine sichere Aussage noch nicht möglich.

Zuletzt sei auf die *Fehlerquellen* der beschriebenen Untersuchungsmethode hingewiesen.

1. Ungenaue Bestimmung des Schielwinkels nach dem Hornhautreflexbildchen mit einer Fehlerbreite von ±1°.

2. Stark schwankende Schielwinkel können eine exakte Messung unmöglich machen, da sich die Pseudo-Panum-Areale entsprechend den Änderungen des Schielwinkels verlagern.

3. Bei einem Schielwinkel über +15° wird die Messung ungenau, da die gemessenen Strecken (a) keine linearen Größen darstellen. So ergibt sich z. B. aus der Messung eines Tiefen-Bereiches von 9,8—11 cm vor dem Auge ein Pseudo-Panum-Bereich von 2° 46′, aus einer Messung von 42—45 cm ein Bereich von nur 0° 29′. Daher ist bei einer

Distanz von 10 cm vor dem Auge bei NRC ein Panum-Tiefenbereich, der weniger als 1° betragen müßte, kaum noch exakt meßbar. Allerdings sind auch dann noch aus der Lage des Fusionsfeldes zum objektiven Schielwinkel Hinweise möglich, ob ARC oder NRC vorliegt.

4. Bei großen Skotomen des amblyopen Auges kann eine Verschiebung der Lichtstrahlen der Bagolini-Gläser infolge der zentralen Aussparung nicht genau wahrgenommen werden.

5. Unklare Angaben der Patienten machen eine Untersuchung unmöglich. Bei Kindern unter 6 Jahren ist die Untersuchungsmethode daher kaum anwendbar.

Literatur

Bagolini, B.: Anomalous Correspondence: Definition and diagnostic Methods. Documenta Ophth. **23**, 346—387 (1967)
Bagolini, B.: Sensorial anomalies in strabismus. Documenta Ophth. **41**, 1—41 (1976)
Bagolini, B., Capobianco, N. M.: Subjective space in comitant squint. Amer. J. Ophthal. **59**, 430—442 (1965)
Otto, J.: Lehrbuch und Atlas der Orthoptik. Bern: Huber-Verlag 1975
Ravalico, G., Capobianco, N. M.: Prova della diplopia fisiologica nella visione binoculare normale ed anormale. Boll. d'oculist. **49**, 537—545 (1970)

Aussprache

Herr Crone (Amsterdam):
Die Pseudo-Panum-Areale sind natürlich eigentlich die Areale, innerhalb deren sich die Augenstellung ändern kann, ohne daß das anomale Binokularsehen verloren geht. — Sie haben eine gewisse Korrelation zwischen der Größe des Schielwinkels und der Größe der Pseudo-Panum-Areale gefunden. Ich habe ähnliche Untersuchungen gemacht, indem ich die Fusionsbreite der anomalen Fusion bei Patienten mit kleinem Schielwinkel gemessen habe. Dabei zeigte sich in einem Teil der Fälle eine relativ große motorische Fusionsbreite mit einem kleinen Pseudo-Panum-Areal und in einem anderen Teil der Fälle praktisch keine motorische Fusion mit einem großen Pseudo-Panum-Areal. Das Pseudo-Panum-Areal zeigte also keine Korrelation zum Schielwinkel.

Frau Stangler-Zuschrott (Wien):
Eine Beziehung zwischen der Größe des Anomalie-Winkels und der Breite der Pseudo-Panum-Areale müßte durch eine größere Fallzahl belegt werden.

Herr Aust (Kassel):
Wenn ich Sie recht verstanden habe, so stellten Sie bei Fall 3 normale Netzhautkorrespondenz fest, obwohl die Patientin in Papillennähe fixierte. Meines Wissens würde es sich um den 1. Fall der Weltliteratur handeln, bei dem bei nicht zentraler Fixation normale Netzhautkorrespondenz nachzuweisen war.

Frau Stangler-Zuschrott (Wien):
Normale Netzhautkorrespondenz wurde etwa bei 15 Fällen von exzentrischer Fixation am Papillenrand nachgewiesen. Die Publikation ist in Vorbereitung (Vortrag am österreichischen Symposion der Strabologen in Salzburg 1976).

Kongenitaler Nystagmus

Congenital Nystagmus Waveforms and Foveation Strategy

Kurvenformen des kongenitalen Nystagmus und Strategie der „Foveation"

L. F. Dell'Osso
Ocular Motor Neurophysiology Laboratory, Miami Veterans Administration Hosp., Dept. of Neurology,
Univ. of Miami Medical School, Miami

Key words: Congenital nystagmus, waveforms, foveation, nystagmus therapy.

Schlüsselwörter: Congenitaler Nystagmus, Kurvenformen, Foveation, Nystagmus-Behandlung.

Zusammenfassung: Genaue Messungen der Augenbewegungen an 100 Personen mit kongenitalem Nystagmus brachten eine sichere Grundlage für die Klassifizierung der zahlreichen Bewegungsformen. Es ergaben sich objektive Definitionen, die auf meßbaren Größen beruhen und nicht auf dem „klinischen Eindruck". Die Genauigkeit der Ableitungen gewährte, zusammen mit Filmaufnahmen des Fundus, die während der Fixation eines Laser-Zielpunktes ausgeführt wurden, Einblicke in den Mechanismus des kongenitalen Nystagmus. Viele der Kurvenformen erklären sich aus dem Versuch, das Zielobjekt möglichst lange auf der Fovea zu belassen. Diese Strategie erfolgt im Interesse einer Verbesserung der Sehschärfe.

The definition and waveform categorizations presented in this paper are the result of careful study of the eye movement recordings made of 100 patients with congenital nystagmus (CN). These were dc-coupled, high-bandwidth (100 Hz) recordings made using a noise-free infra-red reflection technique. Eye position and velocity records were made for both eyes simultaneously. Foveation strategies were verified using a laser-target retinal cinematographic technique (Dell'Osso, 1973a). The results of these studies have been a greater understanding of this ocular motor instability (CN) and the therapeutic use of composite prisms and surgery to improve visual acuity. Secondarily, many false or misleading clinical impressions have been exposed and reliance upon them discredited.

The clinical catch phrases which have led the misunderstanding of the nature of CN are: "movements of equal speed in each direction", "fast phase", "slow phase" and finally the concept of "sensory-detect" and "motor-detect" CN. Clinical observation can yield only a gross, oversimplified description of the complex waveforms of CN. Only estimates of mean velocities and time intervals can be made rather than peak velocities and partial time intervals for the different types of movements in the same direction. There exist pendular CN waveforms whose directional components are of unequal speed and jerk waveforms whose directional components are of equal speed. Thus, while looking at a CN patient's eyes, the criterion of "equal speed" cannot be used to determine waveform. Similarly, there exists a pendular CN waveform with an apparent "fast phase" and "slow phase"; there is also a jerk waveform where the movement in the jerk direction ("fast phase") takes longer than that in the other direction ("slow phase"). Obviously, such waveforms have been misdiagnosed in the past (especially if recordings of eye velocity were not used) and therefore, claims in the literature regarding etiological inferences of waveforms or directional effects of superimposed latent components cannot be supported. Indeed, the whole concept of "senso-ry" and "motor" defect waveforms is flatly contradicted by accurate waveform record-ings and all CN is revealed to be an ocular motor instability, whatever the resulting waveform.

Retinal cinematography and dc-coupled recordings have established that descrip-tions of pendular CN as to-and-fro movements across the line of regard are false. Actually, the eyes rest on the target (foveation) at one or the other peak of the oscilla-tion (Dell'Osso, 1973a). Both the side to which the eyes are biased and the frequency of bias reversals are idiosyncratic and affected by gaze angle and psychophysiologic fac-tors. Jerk nystagmus has been shown to consist of a slow, accelerating drift of the eyes off target followed by a saccade which stops the drift and either fully or partially corrects eye position (Dell'Osso et al., 1974). Both types are slow eye movement de-fects reflecting instability in the slow eye movement subsystem.

One final clinical misconception which concerns the genesis of CN is its relation to ambient or retinal illumination (eyelid position). Previous observations attempting to relate either of these factors to CN genesis were misleading because the key variable of fixation attempt was never considered. It is the very attempt to fixate or to direct the eyes which brings on the CN oscillation. Statements such as, "nystagmus disappeared behind closed lids but increased in the dark" are irrelevant since the patient's fixation attempts were not monitored while making these observations. The discovery that fixa-tion attempt was related to CN genesis is consistent with observations of decreased or no nystagmus in patients who are not attending to a visual input (e.g. when day-dreaming) and with the opposite condition whereby attempts to read lower on the acuity chart produce intensified nystagmus and even head nodding. This vicious cycle of increased effort causing increased nystagmus which decreases acuity is fully discuss-ed elsewhere (Dell'Osso, 1973b).

Our studies have resulted in the following two definitions for pendular and jerk CN waveforms:

Pendular. An ocular motor instability of the slow eye movement subsystem resulting in periodic motion of the eyes away from and back to the intended gaze angle (or target) such that the waveform is approximately sinusoidal. Occasionally small foveating sac-cades will be present on the peaks corresponding to target foveation.

Jerk. An ocular motor instability of the slow eye movement subsystem resulting in a periodic drift of the eyes away from the intended gaze angle (or target) which requires a saccade in the opposite direction to stop the slow eye movement. The saccade may either fully refoveate the target or begin a slow eye movement in the proper direction for refoveation. The direction of the jerk nystagmus is defined as the direction of this corrective saccade.

Key in these definitions are that both types: result from slow eye movement in-stabilities; cause the eyes to move away from and back to the target; and may contain small breaking saccades (Dell'Osso, Daroff, 1976) which sometimes achieve target foveation. The direction of jerk nystagmus is always that of the corrective saccade regardless of its foveating ability or the time required for foveation. These definitions, consistent with recorded data, correct previous errors and assumptions and allow a meaningful, systematic classification of CN waveforms.

Three main groups of CN waveforms emerge from recordings: pendular, jerk and dual. The jerk group is further divided into two subcategories: unidirectional and bidi-rectional. Comprehensive discussion and examples of all waveforms appear elsewhere

(Dell'Osso, Daroff, 1975; Dell'Osso, 1976). Briefly, there are three pendular waveforms, eight jerk waveforms (four unidirectional and four bidirectional) and one dual waveform. One of the pendular waveforms is easily mistaken clinically for jerk, five of the jerk waveforms usually are mistaken clinically for pendular and the direction of one jerk waveform is clinically reversed.

Good recordings allow for easy identification of that portion of the waveform which corresponds to target foveation. A small flattened part of the waveform which does not vary from beat-to-beat identifies when the eyes are motionless and on-target. It is careful observation of this time-on-target and reduction of nystagmus intensity with gaze angle or convergence that has resulted in the therapeutic use of composite prisms and surgery to increase visual acuity (Dell'Osso et al., 1972).

One final observation of bias reversals has enabled us to assess foveal function. If the flattened portions of oppositely biased nystagmus beats line up (i.e. they are at the same gaze angle) good foveal function is indicated; if there is a difference then foveal aplasia or displasia should be suspected (Dell'Osso, Daroff, 1975).

References

Dell'Osso, L. F., Gauthier, G., Liberman, G., Stark, L.: Eye movement recordings as a diagnostic tool in a case of congenital nystagmus. Am. J. Optom. **49**, 3—13 (1972)

Dell'Osso, L. F.: Fixation characteristics in hereditary congenital nystagmus. Am. J. Optom. **50**, 85—90 (1973a)

Dell'Osso, L. F.: Improving visual acuity in congenital nystagmus. In: Neuro-Ophthalmology, Symposium of the University of Miami and the Bascom Palmer Eye Institute. Smith, J. L., Glaser, J. S. (eds.), Vol. VII. Chap. 9. St. Louis: C. V. Mosby Co. 1973b

Dell'Osso, L. F., Flynn, J. T., Daroff, R. B.: Hereitary Congenital Nystagmus: An intrafamilial study. Arch. Ophthal. **92**, 366—374 (1974)

Dell'Osso, L. F., Daroff, R. B.: Congenital nystagmus waveforms and foveation strategy. Doc. Ophthal. **39**, 155—182 (1975)

Dell'Osso, L. F.: Functional definitions and classification of congenital nystagmus waveforms. Ophthal. Digest **38**, 19—27 (1976)

Dell'Osso, L. F., Daroff, R. B.: Braking saccade — a new fast eye movement. Aviat. Sp. and Environ. Med. **47**, 435—437 (1976)

Aussprache

Herr Lang (Zürich):
Gilt ihre Beobachtung, daß der Pendelnystagmus nicht symmetrisch über die Fovea hinweg gleitet, nur für Erwachsene? — Bei Säuglingen sieht man eindeutig einen symmetrischen Pendelnystagmus.

Herr Dell'Osso (Miami):
Although we have not recorded babies' eye movements we have done young children (3—6 years) as well as adults and can say with assurance that as soon as the patient has something he wishes to fixate his CN will be biased to one side or the other. He will not oscillate across the target because that would preclude good vision. Any patient can, of course, shift his bias from one side to the other.

Herr Metz (San Francisco):
Why is the null point broadened by ocular muscle surgery?

Herr Dell'Osso (Miami):
The reason for this increase in the null region is unclear, but we have drastically altered the ocular motor plant by operating and this seems to result in a load-change on an oscillating system such that the oscillations diminish.

Herr Mackensen (Freiburg):

I agree with what you told us concerning nystagmus surgery, but I feel that to drive a motor car should not be an indication for this. Nearly all kinds of congenital nystagmus are activated under psychic excitation, and this will reduce the visual acuity. Therefore it would be better to keep this fellow away from motor traffic.

Herr Dell'Osso (Miami):

I'm happy to hear someone else state that CN is very dependant on psychological factors for that is precisely why the prisms and the operation work; they decrease fixation attempt. As to changing one's life-style by allowing one to drive, not being enough justification for a CN operation, I must disagree. Little anxiety is produced by driving once you gain experience, and the operation has already reduced this anxiety effect on CN as evidenced by the reduced CN intensity post-operatively. Also, I would find it a curious set of values if ophthalmologists could justify operating purely for the patients vanity (which they do) and not to enrich the patient's life by making his schoolwork and participation in sports easier and freeing him with a car.

Herr Strachan (Sheffield):

Has the Faden-Operation been used to help these cases of congenital nystagmus?

Herr Dell'Osso (Miami):

We have not done the Cüppers operation. We have performed recession-resection procedures in these cases.

Herr Jaeger (Heidelberg):

Es ist eine klinische Erfahrung, daß beim congenitalen Nystagmus der binokulare Visus besser ist als der monokulare. Deshalb darf man bei der Visusprüfung bekanntlich bei diesen Patienten nie vergessen, den binokularen Visus mit anzugeben. Kann etwas darüber gesagt werden, ob diese Verbesserung bei binokula-rem Visus auf alle von Herrn Dell'Osso analysierten Bewegungsabläufe zutrifft oder ob diese verschiede-nen Bewegungsabläufe sich in ihrem Verhältnis monokularer Visus/binokularer Visus verschieden verhal-ten?

Herr Crone (Amsterdam):

Ist periodisch alternierender Nystagmus bei kongenitalem Nystagmus weniger selten als gewöhnlich ange-nommen wird?

Herr Dell'Osso (Miami):

Periodic Alternating nystagmus (PAN) does occur both as a form of congenital nystagmus (CN) and acquired nystagmus (AN). Many times it is missed because the directional changes are really aperiodic (APAN) and require lengthy viewing and recording to document. The periodicity is sometimes affected by gaze changes so that the motility exam, as normally conducted in the clinic, masks the PAN or APAN. The waveforms distinguish CN from AN.

Herr Körner (Bern):

I would like to ask the speaker whether he has also investigated subjects with acquired pendular and other nystagmus forms. Are there systematic differences in the characteristic of waveforms of congenital versus acquired pendular nystagmus? I have observed a post-saccadic pause of spontaneous nystagmus only in acquired, but not in congenital cases, otherwise there were pronounced similarities.

Herr Dell'Osso (Miami):

One can usually distinguish acquired pendular (P) nystagmus from congenital P nystagmus by looking at eye movement records for fixation bias shifts and/or flattening of the peaks on one side of the oscillation. Either of these signs identifies congenital nystagmus (CN). Also, patients with CN usually have small foveating saccades on the peaks to one side of the oscillation which results in a characteristic CN wave-form, pendular with foveating saccades (P_{FS}).

If none of the above are present and the waveform is pure P one must rely on the history and look for afferent ocular defects which usually accompany (but do not cause) this type of CN. A third possibility is CN/A which is nystagmus acquired in early infancy and which mimics the CN waveforms described above but is secondary to an afferent defect.

Nystagmus Induced by Stationary Stroboscopy

Nystagmus, induziert durch unbewegtes Flackerlicht

J. T. W. van Dalen

Electrophysiology Unit, Dept. of Ophthalmology, Wilhelmina Gasthuis,
Univ. of Amsterdam, Amsterdam

Key words: Flash induced nystagmus, latent nystagmus, nystagmus.

Schlüsselwörter: Flackerlicht-Nystagmus, latenter Nystagmus, Nystagmus.

Zusammenfassung: Costin und Bergmann haben 1965 am Kaninchen einen „neuartigen" Nystagmus beschrieben, der durch intermittierende Belichtung eines Auges bei Okklusion des anderen Auges auslösar war. Wir haben uns mit der Untersuchung dieses FIN (flash induced nystagmus) beim Menschen befaßt. Der FIN zeigt eine Analogie zum latenten Nystagmus insofern, als seine rasche Phase ebenfalls zum nicht okkludierten Auge gerichtet ist.

Nach bilateraler Labyrinthektomie am Kaninchen konnte keinerlei FIN mehr ausgelöst werden, während die Reaktionen auf optokinetische Reizung normal blieben. Nach Entfernung des linken Labyrinths blieb der FIN bei Reizung des rechten Auges besser auslösbar als bei Reizung des linken Auges.

A nystagmus induced by intermittent photic stimulation was described by Costin and Bergmann (1965) and by Itin (1969) in rabbits.

Some years later this flashnystagmus was also evoked in monkeys (Pasik, Pasik, 1970). Stroboscopic stimulation was monocular and the contralateral eye was occluded light tight. The most prominent feature of the flash-induced nystagmus was the direction of the fast phase: always towards the stimulated eye.

Costin et al. (1966) and Pasik et al. (1973) studied the influence of body position of the flash nystagmus. Costin found that flashnystagmus to the right, elicited from the right eye, was enhanced by right, and depressed by left sided position of the rabbit and vice versa. Pasik could not confirm these results in the monkey; he found a maximum frequency of nystagmus beats in the upside-down position, and a minimal frequency in both lateral positions, irrespective of which eye was stimulated.

Although the visual systems in monkey and man are rather similar, Keane (1972) was unable to evoke a flashnystagmus in man under test conditions similar as to those used for monkeys.

In man a condition is known which shows a certain relationship to the flash-induced nystagmus; in latent nystagmus occlusion of one eye elicits a nystagmus with the fast phase towards the nonoccluded eye.

Since we are interested in the origin of latent nystagmus, we have tried to evoke flash nystagmus in man. — For a more profound study of the flash nystagmus further experiments were performed on rabbits.

Results

1. Human Experiments. Stroboscopic stimulation was monocular; a semitransparent occluder, made of half a ping-pong ball, was placed in front of the stimulated eye, in order to provide homogeneous illumination of the retina. Of sixty subjects tested, as

Table 1

Flashes/sec	Number of nystagmus beats/60 sec			
2	60	10	85	35
5	76	48	99	59
10	39	27	126	46
15	59	17	124	46
20	70	11	102	45
25	30	36	88	39
30	28	9	99	45
35	41	35	90	23
40	67	19	100	23
45	5	14	58	—
50	—	26	75	—
55	—	—	46	—
60	—	—	—	—
Subjects	E. B.	A. F.	A. B.	E. W.

reported earlier (Van Dalen, 1977) twenty-four showed the phenomenon of flash-induced nystagmus.

Tabel 1 summarizes the results obtained from four subjects. Subjects E. B. and A. F. were ophthalmologically normal and showed symmetrical optokinetic reactions (monocularly and binocularly tested).

Subject A. B. had an intermittent divergent squint with sporadically a latent nystagmus.

Subject E. W. showed an alternating hyperphoria without latent nystagmus. The optokinetic nystagmus (Monocularly tested) was asymmetrical: a strong optokinetic response was only obtained when the stripes moved from the temporal to the nasal side of the face.

The fast phase of the nystagmus was directed towards the stimulated eye. Occasionally an after-nystagmus was observed. In general the optimal stimulation frequency varied from 5—20 flashes/sec, with a maximum response of 126 nystagmus-beats/60 sec (subject A. B.).

2. Animal Experiments. The rabbits were tested monocularly; the pupil of the stimulated eye was dilated with atropine 1%. The contralateral eye was blindfolded. The stroboscope was placed 10 cm before the stimulated eye.

All our test animals showed the phenomenon of flash-induced nystagmus without premedication. The direction of the fast phase was always towards the stimulated eye. There were marked differences in response among the various rabbits, while individual rabbits showed the same pattern of response at different times.

Table 2 gives the results of a rabbit with a good response (No. 1636) and another with a not as good response (No. 1633). — After a short latency there was a gradual buildup of the nystagmus uptil a steady state was reached (Fig. 1). The effective stimulation frequency varied between 10 and 60 flashes/sec.

The optimal stimulation frequency varid from 25—35 flashes/sec. Usually an after-nystagmus, with a duration of 30—60 sec, was observed, the direction of which was also towards the stimulated eye. Occasionally a flash-induced after-nystagmus was seen. Background illumination did not abolish the flash-induced after-nystagmus.

Table 2

Flashes/sec	Number of nystagmus beats/60 sec	
2	—	—
5	—	—
10	—	—
15	—	—
20	53	—
25	84	24
30	81	42
35	77	12
40	63	1
45	10	—
50	3	—
55	7	—
60	7	—
65	—	—
70	—	—
75	—	—
	No. 1636	No. 1633

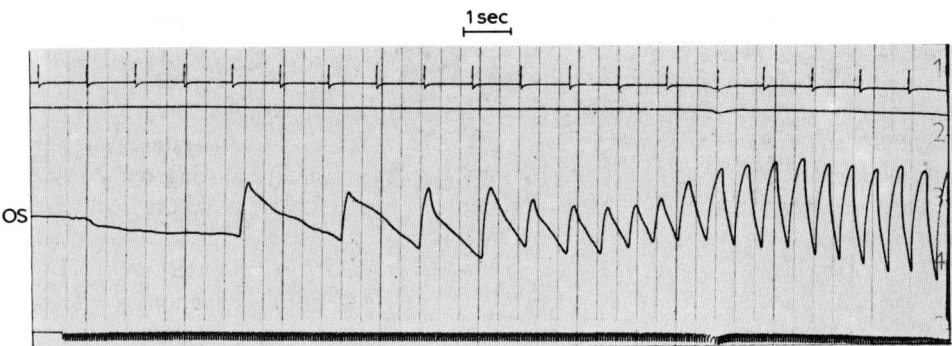

rabbit 1682 , tc 0.3 , HF 15 ,
↑ left
↓ right , 20 flash / sec , ↓1 cm = 650 μV,
intensity 0.4 Joule / flash , 10 cm distance, OS = stimulated (mydriasis) , OD = occluded ,
10° = 930 μV.

Fig. 1. After beginning of the flashing a buildup of the nystagmus is seen until a steady state is reached (rabbit 1682)

Since the vestibular organ seems to play an important role in flash-induced nystagmus, we performed unilateral and bilateral labyrinthectomy in a number of animals. After bilateral labyrinthectomy there was no flash-nystagmus at all (tested immediately after the operation up to 9 months later). The optokinetic reactions in the tested animals were normal for low velocities. The animals which had undergone unilateral labyrinthectomy showed significant differences in the number of nystagmus-beats between the reactions obtained from the right or left eye (Table 3).

Table 3. Unilateral labyrinthectomy (L.)

Flashes/sec	Number of nystagmus beats/60 sec	
2	—	—
5	—	—
10	—	—
15	1	7
20	16	24
25	19	32
30	22	24
35	16	25
40	4	16
45	7	10
50	1	5
55	1	6
60	—	2
	OS Stimulated	OD Stimulated

Discussion and Conclusion

In man we were able to evoke a flash-induced nystagmus under special stimulation conditions: the semitransparent occluder before the stimulated eye was essential. Apparently fixation strongly suppresses the response.

Our rabbit experiments showed that the vestibular organ plays an important role in the flash induced nystagmus: after a bilateral labyrinthectomy there was no flash nystagmus at all. — The flash nystagmus shows a characteristic correlation with the latent nystagmus; after monocular occlusion a nystagmus is also elicited with the fast phase towards the nonoccluded eye. — The nature of the flash-nystagmus will be investigated in further experiments, both in rabbits and man.

References

Bergman, F., Costin, A., Chaimowitz, M.: Interaction of central and flash nystagmus. Exp. Neurol. **13,** 317—329 (1965)

Costin, A., Chaimowitz, M., Bergman, F.: Influence of side position of the head on central and flash nystagmus in the rabbit. Acta Otolaryngol. **61,** 323—331 (1966)

Costin, A., Chaimowitz, M., Bergman, F.: Nystagmus evoked by intermittent photic stimulation of the rabbit eye. Experientia **21,** 167—168 (1965)

Dalen, J. T. W. van: Flash induced nystagmus in man. Ophth. Res. (In press)

Itin, W.: Le nystagmus photique provoqué par stimulation lumineuse intermittente. Rev. Laryng.-oto.-rhinol. (Bordeaux) **90,** 520—528 (1969)

Keane, J. R.: Flash-evoked nystagmus: absence in man. Neurology **22,** 551—553 (1972)

Pasik, P., Pasik, T., Valciukas, J.: Effect of head and body tilt on flicker-induced nystagmus in monkeys. Exp. Neurol. **41,** 15—28 (1973)

Pasik, P., Pasik, T., Valciukas, J.: Nystagmus induced by repetitive light flashes in monkeys. Brain Res. **19,** 313—317 (1970)

Aussprache

Herr Jung (Freiburg):

Es ist mir nicht klar, wie nach einseitiger Labyrinthexstirpation, die doch einen langdauernden spontanen Nystagmus hervorruft, der flickerinduzierte Nystagmus bei Reizung eines Auges untersucht werden kann.

Herr van Dalen (Amsterdam):

After a unilateral labyrinthectomy in rabbits, the experiments were started approximately 6 months after the operative procedure, when the spontaneous nystagmus had subsided.

Asymmetry of Optokinetic Nystagmus Observed in Normal Kittens and Light Deprived Cats

Asymmetrie des optokinetischen Nystagmus bei Katzen nach monokularem Lidverschluß: Musterdeprivation

J. van Hof-van Duin

Dept. of Physiology, Erasmus Univ., Rotterdam

Key words: Nystagmus (optokinetic, latent, asymmetric), deprivation.

Schlüsselwörter: Nystagmus (optokinetischer, latenter, asymmetrischer), Deprivation.

Zusammenfassung: Bei einer vergleichenden Studie über die Entwicklung der visuomotorischen Koordination an normalen, an monokular deprivierten (MD) und an in Dunkelheit aufgezogenen Katzen zeigte sich u.a., daß der optokinetische Nystagmus (OKN) bei monokulär deprivierten Katzen gestört war. Der OKN wurde durch Inspektion beurteilt. Als Reiz diente eine schwarz-weiße Streifentrommel, in deren Mitte die Katze fest angeschnallt war. Um eine monokulare Deprivation herbeizuführen, wurden die Lider eines Auges z. Zt. der Geburt vernäht und nach ca. 8 Monaten wieder geöffnet. Darauf wurden die Katzen durch Zunähen des kontralateralen Auges gezwungen, das deprivierte Auge zu benützen. Ein normaler OKN konnte über das deprivierte Auge der MD-Katzen nur dann ausgelöst werden, wenn die Streifen von temporal nach nasal über das Gesichtsfeld geführt wurden. Bewegungen der Streifen von nasal nach temporal führten zu unregelmäßigen Augenbewegungen. Ähnlich asymmetrisch war der OKN, wenn das offene Auge während des einäugigen Lidverschlusses gereizt wurde. Normale erwachsene Katzen zeigten dagegen einen normalen OKN, sowohl bei Streifenbewegungen von temporal nach nasal als auch von nasal nach temporal. Bei keiner der Katzen konnte Spontannystagmus beobachtet werden.

Es werden die möglichen Mechanismen besprochen, welche zu der Asymmetrie des OKN führen. Bei dieser Diskussion wird besonders berücksichtigt, daß sowohl normale Katzen kurz nach der Geburt als auch in Dunkelheit aufgezogene Katzen nach visueller Erholung eine entsprechende Asymmetrie des OKN aufweisen, wenn nur ein Auge optokinetisch gereizt wird.

During a comparative study on the development of visuomotor coordination in normal, monocularly pattern deprived, and dark reared cats, among other phenomena, optokinetic nystagmus (OKN) was found to be impaired in monocularly deprived (MD) cats (van Hof-van Duin, 1976b), but showed no abnormalities in normal kittens and in binocularly deprived (BD) cats *if tested binocularly* (van Hof-van Duin, 1976a).

In studying the visuomotor development of normal kittens and the degree of recovery in MD and BD cats, animals were tested daily using several behavioral tests. Oculographic testing of OKN was discarded to avoid possible interference with normal development or recovery. OKN was studied by observing eye movements in response to a pattern of large black and white stripes (each 9 cm wide), moving at different speeds in front of the eyes, with the cat under restraint in the center of the drum. The radius of the drum was 60 cm, the height 120 cm. Drum velocities used in the experiments were 6°/sec, 12°/sec, 20°/sec and 36°/sec. Testing was done with clockwise as well as with counterclockwise rotations.

Monocular deprivation was achieved in 13 cats by eyelid suturing of one eye 7—10 days after birth. At the age of 8—10 months the animals were forced to use their deprived eye (DE) by reverse eye closure i.e. suturing the normal eye (henceforth called the non-deprived eye-NDE), and opening the deprived one.

To compare performances of the DE with those of the NDE visuomotor behavior was tested before as well as after reverse closure. When the kittens used their NDE the

Table 1. Development of optokinetic nystagmus in normal and monocularly deprived cats

Direction of stripes in visual field	Normal cats tested monocularly (n = 8) range of days after birth	Monocularly deprived cats	
		Non-deprived eye (n = 13) range of days after birth	Deprived eye (n = 13) range of days after reverse closure
a) From temporal to nasal drum velocity			
6°/sec	34—38	31—56	positive
12°/sec	31—34	31—46	positive
20°/sec	28—34	19—35	positive
36°/sec	28—34	19—35	positive
b) From nasal to temporal drum velocity			
6°/sec	42—60	all drum speeds:	all drum speeds:
12°/sec	38—45	after 4 months	impaired
20°/sec	34—45	still irregular	
36°/sec	38—56	or negative	
From temporal to nasal as well as from nasal to temporal drum velocity	tested binocularly (n = 8)		
6°/sec	31—38		
12°/sec	31—34		
20°/sec	26—31		
36°/sec	26—31		

visuomotor coordination developed normally within the first 10 weeks after birth, except for an asymmetrical optokinetic response (Table 1). That is, the optokinetic response was found to be positive, only if stripes were moved in the visual field from temporal to nasal. Movements of stripes from nasal to temporal elicited irregular eye movements, but a regular nystagmus could not be elicited. Immediately following reverse suture a similar asymmetrical OKN was found and this direction preference did not change in the course of the investigation, that is, up to 3 years.

Since asymmetry in OKN is also seen in the NDE during the deprivation period, this phenomenon is not necessarily a deprivation effect as such, but appears to be dependent on presenting visual input via one or both eyes.

How can one explain this asymmetry or preference for temporal to nasal motion? Mechanisms for optokinetic nystagmus elicited by temporal to nasal pattern movement may be localised in pretectal areas. They have been demonstrated electrophysiologically in the nucleus of the optic tract (NOT), in the rabbit by Collewijn (1975), and in the cat by Hoffmann and Schoppmann (1975). Wood, Spear and Braun have shown in 1973 that in the cat removal of the visual and suprasylvian cortex results in a similar direction preference as we found after monocular lidclosure, whereas in normal adult cats if tested monocularly, according to Braun and Gault (1969) such a preference is absent.

So in the cat, the OKN seems to be made up out of 2 components: one of importance for the detection of movements in the visual field from nasal to temporal and localised in the visual and suprasylvian cortex, the second component involved in the detection of visual field movements from temporal to nasal and localised in the NOT.

In the visual cortex of the normal adult cat most neurons are functionally connected to both eyes. Many of them are sensitive to binocular disparity and may, by signaling the depth of an object in visual space, underlie the processes of binocular fusion and stereopsis. After monocular deprivation virtually no cells in the visual cortex can be driven by both eyes and only few units can be influenced by the deprived eye (Wiesel, Hubel 1963), so asymmetry of OKN observed after monocular deprivation may be regarded as a consequence. The direction preference observed during the deprivation period in the NDE can be explained in the same way: in the visual cortex one finds a serious loss of binocular units, since virtually all neurons are completely dominated by the NDE.

The symmetrical optokinetic responses of each eye found in normal adult cats are apparently dependent on cortical processing of binocular visual information.

In a study in 8 normal kittens who were tested for optokinetic responses during the first weeks after birth, a difference in the development of the two components of the OKN could be demonstrated *if each eye was tested separately* (Table 1). The temporal to nasal optokinetic response developed at an earlier age (31—38 days) than the response to movements from nasal to temporal (35—60 days of age), possibly suggesting that binocular cortical processing develops at a time when functioning of monocular subcortical pathways has already been established. As can be expected binocular stimulation cancels the asymmetry in optokinetic responses (see lowest part Table 1).

A similar direction preference of each eye for movements in the visual field from temporal to nasal was found in cats who were dark reared from birth until the age of 7 months, and who, according to several tests, showed normal visuomotor coordination (van Hof-van Duin, 1976a). This could be explained by the fact that only 40—50% of the neurons in the visual cortex of BD cats respond normally (Wiesel, Hubel, 1965).

Summarizing I would like to put forward the hypothesis that the loss of normal units in the visual cortex — probably the loss of binocular neurons —, found during and after monocular deprivation as well as after binocular deprivation, which leads to abnormal cortical processing of binocular visual information, is responsable for the asymmetrical optokinetic responses. Extending this theory to human patients with a similar asymmetrical optokinetic nystagmus or a latent nystagmus, one would expect a positive correlation between the decrease in binocular depth perception and the degree of strabismus and/or amblyopia. (Binocular depth perception can be measured in comparable percentages by testing the amount of interocular transfer of after-images as motion after-effect or tilt after-effect.) So I would like to finish by asking clinicians whether indeed such a positive correlation has been found.[1]

References

Braun, J. J., Gault, F. P.: Monocular and binocular control of horizontal optokinetic nystagmus in cats and rabbits. J. comp. physiol. Psychol. **69**, 12—16 (1969)

Collewijn, H.: Oculomotor areas in the rabbit's midbrain and pretectum. J. Neurobiol. **6**, 3—22 (1975)

---

[1] In the discussion: Dr. Lang from Zürich mentioned that in patients indeed a positive correlation between loss of binocular depth perception and degree of strabismus has been demonstrated

Hof-van Duin, J. van: Development of visuomotor behavior in normal and dark-reared cats. Brain Res. **104,** 233–241 (1976a)

Hof-van Duin, J. van: Early and permanent effects of monocular deprivation on pattern discrimination and visuomotor behavior in cats. Brain Res. **111,** 261–276 (1976b)

Hoffmann, K.-P., Schoppmann, A.: Retinal input to direction selective cells in the nucleus tractus opticus of the cat. Brain Res. **99,** 359–366 (1975)

Wiesel, T. N., Hubel, D. H.: Comparison of the effects of unilateral and bilateral eye closure on cortical unit responses in kittens. J. Neurophysiol. **28,** 1029–1040 (1965)

Wiesel, T. N., Hubel, D. H.: Single cell responses in striate cortex of kittens deprived of vision in one eye. J. Neurophysiol. **26,** 1003–1017 (1963)

Wood, C. C., Spear, P. D., Braun, J. J.: Direction-specific deficits in horizontal optokinetic nystagmus following removal of visual cortex in the cat. Brain Res. **60,** 231–237 (1973)

Beziehungen zwischen Strabismus und Nystagmus[1]

Relations Between Strabismus and Nystagmus

G. Kommerell

Univ.-Augenklinik, Abt. für Schielbehandlung, Freiburg

Schlüsselwörter: Blickparetischer Nystagmus, latenter Nystagmus, optokinetischer Nystagmus, Binokularsehen, Strabismus, Esotropie.

Key words: Gaze paretic nystagmus, latent nystagmus, optokinetic nystagmus, binocular vision, strabismus, esotropia.

Summary: "Esotropia with nystagmus" is a distinct congenital or infantile syndrome, whose analysis revealed the following three elements:
1. Pathological convergence innervation,
2. Inability to hold lateral gaze, and
3. Defect of smooth pursuit from nasal to temporal.

The first element results in the esotropia, an addition of the second and third elements explains the jerk nystagmus with its exponential slow phase.

It is not yet clear whether esotropia and nystagmus are causally related, and if so, how. Adelstein and Cüppers (1966) suggested that the convergence signal was induced by the patient's tendency to block a pre-existing nystagmus. However, the inverse hypothesis seems tenable. A primary convergence innervation, while preventing binocular vision, could lead to the nystagmus. Finally, there might be a common cause which produces both esotropia and nystagmus.

Im folgenden soll die „frühkindliche Esotropie mit Nystagmus" analysiert werden, ein Krankheitsbild, das von Ciancia 1962 beschrieben wurde.

Das fixierende Auge wird in Adduktion eingestellt; auch wenn wir das Auge mit einem Fixierobjekt hin und her führen wollen, bleibt die Adduktion erhalten, und das Kind verfolgt den Gegenstand, indem es seinen Kopf mitdreht. In vielen Fällen wird das rechte Auge im linken und das linke Auge im rechten Blickfeld benützt; man spricht dann von einer gekreuzten Fixation. Wird die Abduktion eines Auges durch Okklusion des anderen Auges erzwungen, so treten zwar rasche Sakkaden auf, die das Auge mehr oder weniger weit in das temporale Blickfeld führen, aber immer wieder driftet das Auge zurück zur Nase. So kommt ein Nystagmus zustande.

Die „frühkindliche Esotropie mit Nystagmus" kann auf die Addition von 3 Elementen zurückgeführt werden.

1. Innervatorische Konvergenz

Die Esotropie beruht nicht auf einer beidseitigen Abduzensparese, denn die hohe Geschwindigkeit der Abduktionsrucke beweist, daß der Rectus lateralis funktioniert (Quéré et al., 1975; Kommerell, 1975a). Vielmehr ist eine aktive innervatorische Konvergenz anzunehmen, die sich bei Aufhebung der Innervation in Narkose oder im Schlaf löst (Stellwag von Carion, 1870; Rählmann, 1879; Graefe, 1880; Adler, 1945; Breinin, 1957; Møller, 1958; Börner, 1963; Adelstein, Cüppers, 1966; Apt, Wiesen-

---

[1] Gefördert von der Deutschen Forschungsgemeinschaft, SFB 70, B4

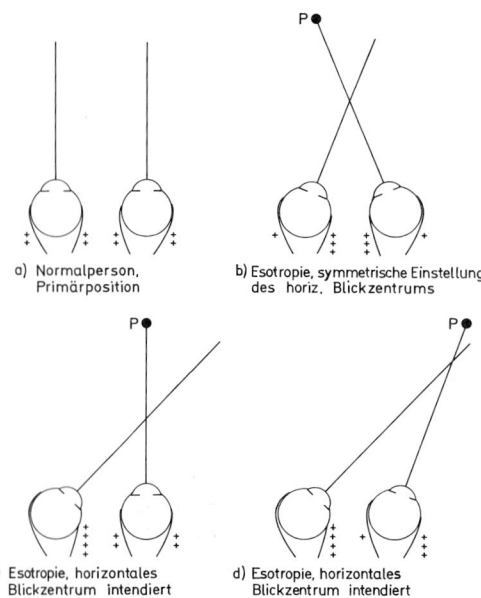

a) Normalperson,
   Primärposition

b) Esotropie, symmetrische Einstellung
   des horiz. Blickzentrums

c) Esotropie, horizontales
   Blickzentrum intendiert
   extremen Rechtsblick

d) Esotropie, horizontales
   Blickzentrum intendiert
   extremen Rechtsblick

Abb. 1. Wechselwirkung zwischen pathologischer Konvergenz-Innervation und horizontalem Blickzentrum

berg, 1976). Die Quelle der pathologischen Konvergenz-Innervation ist noch unbekannt. Es ist wahrscheinlich, daß das pathologische Konvergenz-Signal spätestens auf dem Niveau der Augenmuskelkerne mit dem Signal des horizontalen Blickzentrums verrechnet und über die „gemeinsame Endstrecke" (Robinson, Keller 1972) zu den Augenmuskeln geleitet wird.

Abbildung 1 zeigt die Addition und Subtraktion dieser Signale an den Augenmuskeln. Normalerweise sind Rectus internus und externus beider Augen etwa gleich innerviert, wenn das horizontale Blickzentrum des Hirnstamms Mittelstellung intendiert. Durch Addition des pathologischen Konvergenz-Signals resultiert eine symmetrische Esotropie mit vermehrter Innervation der Interni und verminderter Innervation der Externi. Der Patient muß dann seinen Kopf drehen, wenn er in Richtung der Körpermedianen fixieren will. Wenn das Blickzentrum Seitwärtsblick befiehlt, so gelangen die Augen aus der symmetrischen in eine asymmetrische Esotropie. Um das rechte Auge in die Pimärposition zu bringen, muß das Blickzentrum ein starkes Rechtswende-Signal aussenden. Die Muskeln des rechten Auges sind dann genauso innerviert wie die Muskeln eines normalen Auges in Primärposition; im linken Internus dagegen arbeiten bereits alle motorischen Einheiten mit höchster Entladungsfrequenz, und der linke Externus wird überhaupt nicht mehr innerviert. Es ist klar, daß das linke Auge aus dieser Position nicht noch weiter nach rechts bewegt werden kann, denn weitere motorische Einheiten sind nicht verfügbar. Zusätzliche Rechtswende-Signale des Blickzentrums werden sich daher nur noch am rechten Auge auswirken können, so daß im extremen Blickfeld eine Inkomitanz entsteht, die sich beim Prismentest nach Cüppers (1971) zeigt und von Quéré u. Mitarb. (1975) als „Schieldyssynergie" beschrieben wurde.

2. Halteschwäche für Seitwärtsblick

Das horizontale Blickzentrum zeigt auch bei okulomotorisch Gesunden eine — wenn auch wenig ausgeprägte — Tendenz, mittlere Blicklagen einzustellen: Wenn man einen

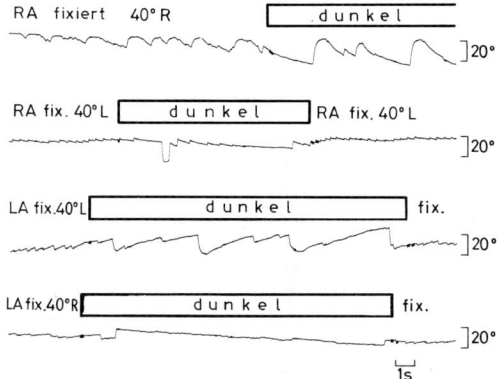

Abb. 2. Esotropie von 35° seit früher Kindheit (C. W., geb. 13. 3. 1960). In Dunkelheit driften die Augen auf einen Nullpunkt, der ca. 10° links von der „symmetrischen Esotropie" liegt. In den oberen drei Kurven keine Verlangsamung der Drift durch Fixation. In der untersten Kurve bewirkt die Fixation eine Umkehr der Dunkel-Drift: Der Mechanismus des „latenten" Nystagmus überwiegt den „blickparetischen". – DC-Elektro-Okulogramm, bitemporale Ableitung. Auslenkung der Kurve nach oben entspricht Rechtsblick. In hier nicht abgedruckten parallelen Ableitungen beider Augen zeigten sich geringere Amplituden am jeweils adduzierten Auge entsprechend der in Abbildung 1 erklärten Inkomitanz. Die Bewegungen beider Augen waren stets gleichgerichtet

Fixierpunkt im seitlichen Blickfeld anbietet, dann alles Licht löscht und die Anweisung gibt, weiter in die gleiche Richtung zu schauen, so driften die Augen langsam zur Mitte hin. Wird der Fixierpunkt dann wieder eingeschaltet, so sieht man keinerlei Drift mehr; offenbar wird die Drift durch Fixation verhindert (Becker, Klein, 1973).

Den gleichen Test haben wir bei Patienten mit frühkindlichem Schielen durchgeführt (Abb. 2). Bei Dunkelheit registrierten wir eine ungewöhnlich starke zentripetale Drift mit exponentialer Kurvenform. Die Drift wurde immer wieder durch Rucke in der Gegenrichtung unterbrochen. Die resultierende Bewegungsfolge ist als isolierte Störung der tonischen Innervation bei erhaltener phasischer Innervation zu deuten und entspricht damit einem blickparetischen Nystagmus (Kommerell 1975b). Die in Dunkelheit registrierte hohe Driftgeschwindigkeit entspricht einem ausgeprägten zentripetalen Trend des horizontalen Blickzentrums, das heißt einem Trend zur *symmetrischen* Esotropie.

3. Defekt des Folgesystems von nasal nach temporal

Aus Abbildung 2 ist zu erkennen, daß die zentripetale Drift durch Fixation nicht gebremst werden kann. Während der langsamen Nystagmusphase gleitet das Bild des Fixierpunktes von der Fovea ab nach nasal hin. Das sensomotorische System ist für diese retinale Bildverschiebung offenbar unempfindlich. Erst nach einiger Zeit merkt das System, daß sich das Objekt nicht mehr auf der Netzhautmitte befindet und induziert daher einen refovealisierenden Ruck, der aber sofort wieder von einer Drift gefolgt wird.

Die Unfähigkeit der Augen, im lateralen Blickfeld zu verharren, besteht also aus zwei Elementen: Erstens finden wir einen fixationsunabhängigen Trend zur Mitte hin, den wir an der Dunkeldrift erkennen, zweitens kommt erschwerend hinzu, daß das visuelle System nicht in der Lage ist, den Trend zur Mitte hin aufzuhalten. Beide Elemente zusammen erklären den Nystagmus und führen die Augen nach Blickwendungen immer wieder in die symmetrische Esotropie zurück.

Reizung des LA

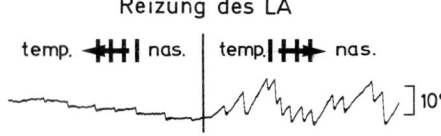

Reizung des RA

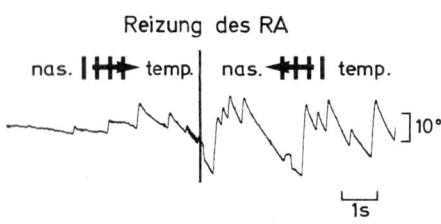

Abb. 3. Monokulare optokinetische Reizung im ganzen Gesichtsfeld (60° s⁻¹). Nur bei Streifenbewegung von temporal nach nasal entsteht ein optokinetischer Nystagmus. Bei Streifenbewegung von nasal nach temporal setzt sich der „latente" Nystagmus durch (C. W., geb. 13. 3. 1960)

Die Unempfindlichkeit des sensomotorischen Systems gegen retinale Bildwanderung nach nasal — oder, was das gleiche bedeutet, gegen Objektwanderung nach temporal — können wir auch leicht bei monokularen optokinetischen Reizungen feststellen (Abb. 3). So fanden wir bei Patienten, die das Syndrom der „frühkindlichen Esotropie mit Nystagmus" in ausgeprägter Form aufwiesen, nur dann einen optokinetischen Nystagmus, wenn Konturen von temporal nach nasal bewegt wurden. Die Augen waren aber nicht in der Lage, den Konturen von nasal nach temporal zu folgen. Vielmehr setzte sich dabei der spontane Nystagmus in umgekehrter Richtung durch. Eine entsprechende optokinetische Asymmetrie war auch von Kornhuber (1960) und von Doden (1960) beobachtet worden, und eine Störung der glatten Folgebewegungen von nasal nach temporal registrierten Quéré u. Mitarb. (1975) sowie Ciancia (1976).

Aus den beschriebenen Befunden möchte ich eine Erklärung des sogenannten *latenten Nystagmus* geben, den ich in Analogie zum Down-beat-Nystagmus (Zee et al., 1974) deute: Beim gesunden Menschen reagieren die beiden Systeme für Folgebewegungen nach rechts und nach links auch bei monokularer Reizung mit gleicher Empfindlichkeit. Bei ruhender Umwelt halten sich beide Systeme die Waage und stabilisieren die Blickposition. Bei unseren Patienten aber überwiegt das Folgesystem von temporal nach nasal. Entsprechend diesem überwiegenden Folgesystem gleiten die Augen nach nasal ab, obwohl ein ruhender Fixierpunkt angeboten wird. Durch die refovealisierenden Rucke entsteht dann bei Fixation des linken Auges ein Rucknystagmus nach links und bei Fixation des rechten Auges ein Rucknystagmus nach rechts.

Schlußfolgerung

Betrachten wir noch einmal die drei Elemente, welche sich aus den Befunden ableiten ließen: Als erstes Element zeigte sich eine pathologische Konvergenz-Innervation. Sie erklärt die Esotropie. Als zweites Element fanden wir eine Halteschwäche für Seitwärtsblick und als drittes Element einen Defekt des glatten Folgesystems von nasal nach temporal. Die Addition der Elemente zwei plus drei erklärt den Nystagmus.

Zweites und drittes Element besitzen zwar meist das gleiche Vorzeichen. Es gibt aber auch Blickrichtungen, in denen die beiden Elemente einander entgegen laufen. So zeigt sich in Zeile 4 der Abbildung 2, wenn das linke Auge 40° nach rechts blicken soll, bei Dunkelheit eine Drift nach links, bei Fixation aber eine Drift nach rechts. Offenbar ist die Asymmetrie der Folgesysteme so ausgeprägt, daß sich der „latente Nystagmus" gegenüber der „Halteschwäche im rechten Blickfeld" durchsetzen kann. Diese Ausnahmesituation zeigt deutlich, daß der Nystagmus aus der Wechselwirkung *zweier* Elemente entsteht.

Wir fragen nun, ob Esotropie und Nystagmus kausal miteinander verknüpft seien. Adelstein und Cüppers (1966) sowie Cüppers (1971) nehmen mit der Formulierung des Nystagmus-Blockierungs-Syndroms an, der Nystagmus sei primär vorhanden, und die Esotropie stelle einen Versuch der Kompensation dar. Die meisten Befunde, welche zur Begründung dieser Hypothese vorgetragen wurden, können allein mit den hier beschriebenen drei Elementen erklärt werden und erlauben nach meiner Ansicht keine weitergehenden pathogenetischen Schlüsse. Die Hypothese der Nystagmus-Blockierung könnte lediglich in jenen Ausnahmefällen zutreffen, bei denen ein Wechsel zwischen zwei Zuständen beobachtet wurde, nämlich zwischen „starkem Nystagmus mit geringer Esotropie" und „schwachem Nystagmus mit erheblicher Esotropie" (Kommerell, 1974).

Als Alternative zu einer Nystagmus-Blockierung durch Konvergenz-Innervation ist eine inverse Kausalverknüpfung zu diskutieren: Die Konvergenz-Innervation könnte zum Nystagmus führen, und zwar über die zwangsläufig mit der Esotropie verbundene Störung des Binokularsehens. An der Katze wurde nach früher Trennung des Binokularsehens ein Defekt des Augenfolgesystems von nasal nach temporal nachgewiesen (van Hof-van Duin, 1976, 1977). Wir erkennen darin unser drittes Element wieder; ein Element, das beim Menschen einen wesentlichen Faktor des Nystagmus darstellt.

Schließlich ist als dritte Möglichkeit eine gemeinsame (noch unbekannte) Ursache zu diskutieren, welche sowohl die Esotropie als auch den Nystagmus herbeiführen könnte. Zweifellos sind weitere Beobachtungen und Experimente erforderlich, um die noch offenen Fragen zu klären.

Literatur

Adelstein, F., Cüppers, C.: Zum Problem der echten und der scheinbaren Abducenslähmung (Das sogenannte „Blockierungssyndrom"). Bücherei des Augenarztes. Beihefte der Klin. Mbl. Augenheilk. **46**, 271–278 (1966)
Adler, F. H.: Pathologic physiology of convergent strabismus. Arch. Ophthal. **33**, 362–377 (1945)
Apt, L., Isenberg, S.: Eye position of strabismus patients under general anesthesia. In: Orthoptics, past, present, future. Moore, S., Mein, J., Stockbridge, L. (eds.), p. 414–422. Miami: Fla. Symposia Specialists 1976
Becker, W., Klein, H. M.: Accuracy of saccadic eye movements and maintenance of eccentric eye position in the dark. Vision Res. **13**, 1021–1034 (1973)
Börner, R.: Zur Änderung der Augenstellung unter besonderer Berücksichtigung des Strabismus concomitans. Klin. Mbl. Augenheilk. **142**, 373–382 (1963)
Breinin, G. M.: The position of rest during anesthesia and sleep. Arch. Ophthal. **57**, 323–326 (1957)
Ciancia, A. O.: La esotropia en el lactante, diagnostico y tratamiento. Arch. Chilen. Oftalm. **19**, 117–124 (1962)
Ciancia, A. O., Melek, N., Garcia, H.: Los movimientos de sacudida, fijacion y persecucion en los estrabismos no paraliticos. Arch. Oftalm. Buenos Aires **51**, No. 3/4 (1976)
Cüppers, C.: Probleme der operativen Therapie des okulären Nystagmus. Klin. Mbl. Augenheilk. **159**, 145–157 (1971)
Doden, W.: Latenter Nystagmus bei Strabismus concomitans alternans. In: Ber. dtsch. ophthal. Ges. **63**, 468–490 (1961)
Graefe, A.: Motilitätsstörungen. In: Handbuch der gesamten Augenheilkunde. Graefe, A., Saemisch, T. (Hrsg.), VI, 4, S. 125. Leipzig: Engelmann 1880
Hof-van Duin, J. van: Early and permanent effects of monocular deprivation on pattern discrimination and visuomotor behavior in cats. Brain Res. **111**, 261–276 (1976)

Hof-van Duin, J. van: Asymmetry of optokinetic nystagmus observed in normal kittens and light deprived cats. Dieses Symposion

Kommerell, G.: Clinical clues for the organization of horizontal quick eye movements and subsequent periods of fixation. In: Basic mechanisms of ocular motility and their clinical implications. Lennerstrand, G., Bach-y-Rita, P. (eds.), p. 325–335. Oxford, New York, Toronto, Sidney, Paris, Braunschweig: Pergamon Press 1975b

Kommerell, G.: Differentialdiagnose zwischen Strabismus convergens concomitans und beidseitiger Abduzensparalyse. Klin. Mbl. Augenheilk. **166**, 734 (1975a)

Kommerell, G.: Nystagmusoperationen zur Korrektur verschiedener Kopfzwangshaltungen. Klin. Mbl. Augenheilk. **164**, 172–191 (1974)

Kornhuber, H. H.: Über Begleitschielen und latenten Nystagmus aus neurologischer Sicht. In: Sitzungsber. Rhein.-Westf. Augenärzte, 102. Vers. S. 45–48. Balve: Gebr. Zimmermann 1960

Møller, P. M.: Influence of anesthesia and premedication on the squint angle. Acta Ophthal. **36**, 499–501 (1958)

Quéré, M. A., Clergeau, C., Fontenaille, N.: Die Lähmungsdyssynergien – die Schielddyssynergien und das Cüpperssche Syndrom. Klin. Mbl. Augenheilk. **167**, 162–178 (1975)

Rählmann, E.: Zur Frage vom Einflusse des Bewußtseins auf die Coordination der Augenbewegungen und auf das Schielen. Klin. Mbl. Augenheilk. **17**, 1–13 (1879)

Robinson, D. A., Keller, E. L.: The behavior of eye movement motoneurons in the alert monkey. Bibl. Ophthal. (Karger) **82**, 7–16 (1972)

Stellwag von Carion: Lehrbuch der praktischen Augenheilkunde. Zit. nach Rählmann. S. 899. Wien 1870

Zee, D. S., Friendlich, A. R., Robinson, D. A.: The mechanism of downbeat nystagmus. Arch. Neurol. **30**, 227–237 (1974)

Aussprache

Herr Lang (Zürich):

Bei mehreren 100 Fällen von Nystagmus habe ich die Häufigkeit des Zusammentreffens von Strabismus und Nystagmus untersucht. Dabei zeigt sich ein großer Unterschied zwischen Nystagmus latens und congenitalem Pendelnystagmus. Patienten mit Nystagmus latens zeigen in über 95% der Fälle einen Strabismus. Ein Nystagmus latens ohne Strabismus ist eine große Seltenheit. Beim kongenitalen Pendelnystagmus weisen nur 50% der Fälle einen Strabismus auf.

Herr Mühlendyck (Gießen):

Wie von Herrn Kommerell dargelegt wurde, kommt es zu dem Bild einer beidseitigen Adduktionsstellung ohne Abducens-Parese aufgrund einer Innervationsstörung. Hinter dieser Störung kann einmal, wie von Adelstein und Cüppers (1966) angenommen, die Blockierung eines Nystagmus und zum andern ein überschießender Konvergenzimpuls stecken. Es trifft sicher zu, daß nach Angaben der Literatur scheinbar die Fälle ausgesprochen selten sind, bei denen man einen Nystagmus beobachten kann, der bei höherer Anforderung an die Sehschärfe unter dem Bild einer konvergenten Schielstellung „blockiert" wird. Wir haben solche Fälle häufiger gesehen, aber bisher leider keine statistischen Angaben darüber gemacht. Nach einem Gespräch mit Herrn Kommerell habe ich diese jedoch seit Januar dieses Jahres festgehalten und seitdem bei 15 Patienten dieses Phänomen beobachtet. Der Versuch, dies im Film festzuhalten, ist jedoch gescheitert, da es schon unter dem hierbei erforderlichen Licht zur „Blockierung" gekommen war. Es scheint uns wahrscheinlich, daß diese Fälle noch häufiger sind, wir sie aber im Laufe unserer Untersuchung unter dem Bild der „Blockierung" sehen. In dieser Situation kann nicht mit Sicherheit entschieden werden, was im einzelnen die Ursache ist. Wir wissen nur, daß eine Innervationsstörung dahinter steckt, die, wie im letzten Dia von Herrn Kommerell gezeigt wurde, zumindest auf zweierlei Weise erklärt werden kann.

Herr Kommerell (Freiburg):

Beobachtungen einer Zunahme der Esotropie bei visueller Beanspruchung sind zwar als Hinweise aber nicht als Beweise für die pathologische Verknüpfung „Nystagmus primär → Esotropie sekundär" zu werten, denn es sind andere Erklärungen dieser Beobachtungen denkbar. So führt z. B. der Versuch, eine kleine Optotype zu entziffern, zu einer allgemeinen Aktivierung, welche die pathologische Konvergenzinnervation verstärken könnte.

Herr Jaeger (Heidelberg):

Ich bin nicht ganz sicher, ob der Patient, dessen Bilder Herr Kommerell eben[1] demonstrierte, ein Nystagmusblockierungssyndrom im Sinne von Adelstein und Cüppers hatte. Durch Kopfdrehung nach rechts wurde der Nystagmus des adduzierten rechten Auges blockiert, der des dabei abduzierten linken Auges nicht. Sollte man das nicht besser als einen asymmetrischen blickrichtungsabhängigen Nystagmus bezeichnen?

Die Erklärung des Strabismus beim Nystagmusblockierungssyndrom schien mir auch deshalb immer sehr überzeugend, weil die dabei durchgeführte Frühoperation (mit doppelseitiger Rücklagerung der Recti interni) ex juvantibus als eine Bestätigung der Vorstellungen über die Pathogenese angesehen werden konnte.

Herr Kommerell (Freiburg):

Eine Schwächung des Drehmoments der Interni (durch Rücklagerung oder „Faden-Operation") erscheint bei der überhöhten Konvergenz-Innervation sinnvoll. Ihr Erfolg sagt aber leider nichts über die Ursache der Innervationsstörung aus.

Herr Friedburg (Düsseldorf):

Die beschriebene konnatale Esotropie ist ja häufig kombiniert mit
  1. Sursoadduktionskomponente,
  2. oft Störungen der gesamten Feinmotorik.

Hierauf hat Lang schon früher hingewiesen. Ist hieraus eine mögliche Ursache der Esotropie abzuleiten, die mehr globalen Charakter hat? — Perinatale Hirnschädigung?

Herr Kommerell (Freiburg):

Aus der Kombination mit Sursoadduktion und dissoziiertem Höhenschielen sehe ich zunächst keine Möglichkeit, Schlüsse auf die Ursache der pathologischen Konvergenz-Innervation zu ziehen.

Herr de Decker (Kiel):

Bei 2 Erwachsenen mit erworbenem Konvergenz-Überschuß (nachgewiesen durch Akkommodations- bzw. EMG-paradoxe Innervation beim Abduktionsversuch — im Internus eines Mannes mit zyklischem Schielen) war kein Nystagmus nachzuweisen, wenn abduziert wurde gegen den Widerstand des überinnervierten Internus. Offenbar gehört die Kindlichkeit des Systems dazu, das ganze „Syndrom" entstehen zu lassen.

Herr Crone (Amsterdam):

Tatsachen und Theorien müssen beim Krankheitsbild scharf unterschieden werden. Primäre sowohl als sekundäre Überfunktion des Konvergenzmechanismus sind beide Theorie. Die Tatsachen sind: Angeborenes oder sehr früh erworbenes Einwärtsschielen, anfänglich doppelseitig ohne Fixation oder Torticollis („Strabismus bilateralis"); Pseudo-Abduzensparalyse; später Torticollis, Nystagmus latens. Es ist unwahrscheinlich, daß das Einwärtsschielen zur Unterdrückung des Nystagmus dient, weil die Esotropie der fovealen Fixation vorausgeht. Ich habe schon vor mehr als 20 Jahren die Hypothese geäußert, daß Einwärtsschielen und die langsame Phase des Nystagmus latens gemeinsam durch irgendeine angeborene optomotorische Asymmetrie von Adduktion und Abduktion verursacht seien.

---

[1] In der Diskussion wurde die in Klin. Monatsbl. Augenheilk. **164**, 172—191 (1974) publizierte Abb. 11 gezeigt

Zusammenfassung des Symposions „Augenbewegungsstörungen, Neurophysiologie und Klinik"

G. Kommerell

Univ.-Augenklinik, Freiburg

Dieses Symposion wurde von Anatomen, Neurophysiologen, Neurologen und Ophthalmologen gestaltet. Ich bin nicht in der Lage, in einer Zusammenfassung alle diese Aspekte gebührend zu würdigen und will mich daher bewußt auf die Ergebnisse beschränken, welche für den Kliniker von besonderer Bedeutung sind. Dabei scheint es mir nicht zweckmäßig, die einzelnen Vorträge separat zu besprechen. Vielmehr möchte ich bestimmte Problemkreise besonders herausstellen. — Das Symposion gliederte sich in drei Teile.

Im ersten Teil wurde der *periphere okulomotorische Apparat* behandelt. Zu ihm gehören die Augenmuskelkerne, die Hirnnerven III, IV und VI, die Muskeln und der in der Orbita bewegte Bulbus. Wir wissen heute, daß der periphere okulomotorische Apparat in schematischer Abhängigkeit die vom Zentralnervensystem erteilten Befehle ausführt. Bei einer bestimmten Stellung des Auges wird immer dieselbe Auswahl von Nerven- und Muskelfasern innerviert, und jede dieser Fasern zeigt dabei die für sie spezifische Entladungsfrequenz — wenn man einmal von Ermüdung und Schlaf absieht. Es spielt keine Rolle, ob die Position des Auges durch eine Version oder Vergenz, durch einen visuellen oder einen vestibulären Reiz erreicht wurde. Alle diese Signale laufen schließlich über die sogenannte *gemeinsame Endstrecke*, welche an den Augenmuskelkernen beginnt (Robinson). Die komplizierte Verrechnung verschiedener Positionssignale erfolgt also supranukleär, spätestens an der Zellmembran der Motoneurone.

Die Augenmuskeln haben einen sehr komplizierten Aufbau (Mayr, Mühlendyck). Es können zwei Schichten von Muskelfasern unterschieden werden, eine äußere, „orbitale" Schicht und eine innere, dem Bulbus zugewandte Schicht. Über die Funktion läßt sich vereinfachend sagen, daß bei der relativ schwachen Dauerinnervation, welche den Bulbus in Primärstellung hält, nur die Muskelfasern der „orbitalen" Schicht arbeiten. Um der Dauerbelastung gerecht werden zu können, ist diese orbitale Schicht mit einem besonders hohen Enzymgehalt ausgestattet (Rüssmann et al.). Bei starken Muskelanspannungen wird zusätzlich die „bulbäre" Schicht aktiviert. Solche starken Muskelanspannungen sind in der Regel nur kurzfristig erforderlich, nämlich dann, wenn der Bulbus in einer extremen Position gehalten oder im mittleren Blickfeld bei einer Sakkade beschleunigt werden soll (Robinson).

Obwohl Spindeln und afferente Strecksignale nachgewiesen wurden, gibt es im Augenmuskel keinen Streck-Reflex (Robinson). Diese Tatsache hat Bedeutung für die Berechnung von Schieloperationen. Wenn man zunächst von senso-motorischen Faktoren absieht, die ich später besprechen werde, so sind keine Innervationsänderungen zu erwarten, wenn ein Muskel des schielenden Auges operativ verlängert oder verkürzt wird. Dagegen verändert sich die Steifigkeit des Muskels, wenn seine Vorspannung über längere Zeit erniedrigt oder erhöht wird. Eine genauere Erforschung von Veränderungen dieser mechanischen Eigenschaften des operierten Muskels erscheint notwendig.

Bei der Übertragung der Muskelkraft auf den Bulbus haben sich interessante klinische Aspekte ergeben. Ich nenne nur zwei Beispiele: Das Abgleiten der Horizontalmotoren bei vertikaler Blickwendung kann beim Duane-Syndrom zu verstärkter Hebung und Senkung führen. Diese Motilitätsstörung kann korrigiert werden, indem die Horizontalmotoren am Äquator des Bulbus mit der sogenannten Fadenoperation befestigt werden (Scott). — Bei der Transpositions-Operation nach Jensen wird ein paralytischer Muskel durch innervierte Muskulatur ersetzt. Schon unmittelbar nach dem Eingriff kann eine relativ gute Motilität festgestellt werden (Metz). Natürlich läßt sich diese rasche Besserung nicht aufgrund eines Umlernens der Innervation erklären. Vielmehr stellt die transponierte Muskulatur eine passive Federkraft dar, deren Zug stabil bleibt und nicht allmählich nachläßt, wie die Federkraft eines resezierten paralytischen Muskels. Die Elastizität der transponierten Muskelbündel verhindert eine Kontraktur des Antagonisten, der so seine volle Länge und daher seine gute Funktion bewahren kann.

Im zweiten Teil des Symposions wurde die *Organisation der Okulomotorik im Hirnstamm* besprochen. Fortschritte auf diesem Gebiet wurden durch elektrische Einzelzellableitungen und durch neuartige Tracer-Techniken erzielt.

Die praenukleären Fasern, welche im Fasciculus longitudinalis medialis verlaufen und den Medialis-Subnucleus ansteuern, stammen nicht unmittelbar aus der paramedianen pontinen retikulären Formation (PPRF), sondern werden im VI. Nucleus noch einmal umgeschaltet (Henn, Büttner und Büttner-Ennever). Sie zeigen bereits das Entladungsmuster von Motoneuronen (Fuchs et al. sowie Robinson u. Pola). Außer diesen mit horizontalen Augenbewegungen korrelierten Fasern gibt es im Fasciculus longitudinalis medialis noch Neurone, welche mit vertikalen Augenbewegungen zu tun haben (Fuchs et al., Robinson u. Pola). Durch neurophysiologische Analyse dieser „vertikalen" Interneurone kann jetzt die Übertragung des vestibulo-okulären Reflexes vom Bogengangsapparat auf die Augenmuskeln über drei hintereinander geschaltete Neurone erklärt werden (Robinson u. Pola).

Aufgrund der tierexperimentellen Ergebnisse ist zu erwarten, daß bei Läsionen der Fasciculi longitudinales mediales Störungen des vestibulo-okulären Reflexes auftreten. In der Tat fanden wir bei Patienten mit internukleärer Ophthalmoplegie nicht nur eine Verlangsamung der Adduktionssakkaden, sondern die Patienten berichteten bei Befragen auch über Oszillopsie bei unwillkürlichen Kopfbewegungen um die transversale Achse, wie etwa beim Laufen oder Autofahren. Klinisch läßt sich diese Störung des vestibulo-okulären Reflexes leicht an einer Herabsetzung der Sehschärfe beim Kopfnicken diagnostizieren.

Schon seit einigen Jahren kennt man das *horizontale* Blickzentrum. Es liegt in der paramedianen pontinen retikulären Formation (PPRF). Das *vertikale* Blickzentrum ist nicht etwa in den vorderen Vierhügeln, sondern in der rostralen mesencephalen retikulären Formation (MRF) zu suchen. Die Arbeitsgruppen von Henn et al. sowie King et al. konnten jetzt Einzelzellableitungen aus diesem Gebiet vorlegen. Es fanden sich burst- und burst-tonic-Einheiten, die wahrscheinlich als praemotorische Zellen zu deuten sind und zum vertikalen Blickzentrum gehören. Durch bilaterale Läsionen der rostralen MRF sowie praetectaler Regionen lassen sich die vertikalen Blickparesen erklären. Man darf gespannt sein, wieweit es gelingen wird, auch den klinisch so charakteristischen retrahierenden Nystagmus mit neurophysiologischen Befunden zu korrelieren.

Die okulomotorische Funktion des *Kleinhirns* kann gegenüber der des Hirnstamms durch Experimente am Affen allmählich klarer abgegrenzt werden (Dichgans). Dem Flocculus cerebelli fällt die Aufgabe zu, den vestibulo-okulären Reflex zu unterdrücken, wenn wir ein bewegtes Objekt nicht nur mit den Augen, sondern auch mit einer Kopfdrehung verfolgen wollen (Lisberger u. Fuchs). Klinisch können wir diese Funktion leicht prüfen, indem wir den Patienten in seinen vorgestreckten Händen eine Sehprobe halten lassen und den Untersuchungsstuhl langsam hin und her oszillieren. Wird hierbei der vestibulo-okuläre Reflex nicht ordnungsgemäß unterdrückt, so verschiebt sich das Netzhautbild, und der Patient kann nicht mehr störungsfrei lesen.

Offenbar spielt das Cerebellum auch bei der Stabilisierung des Blicks eine wesentliche Rolle (Dichgans, Jaeger u. Bergdolt, Müller-Jensen u. Janzen sowie Hamann). Bei den Blickzielbewegungen hat das Kleinhirn vielleicht die Aufgabe, die aktuelle Stellung des Auges in der Orbita einzurechnen (Dichgans). Es ist ja für die Innervation der Augenmuskeln ein Unterschied, ob eine 10°-Sakkade im mittleren oder z. B. im rechten Blickfeld ausgeführt wird. Dysmetrien könnten sich als Defekte dieser Funktion erklären. Auf diesem Gebiet ist die Forschung z. Zt. in vollem Fluß[1].

Über die Rolle, welche die Hirnrinde in der Okulomotorik spielt, wissen wir erst sehr wenig (Henn et al.). Das sogenannte frontale Augenfeld kann nicht mehr als Ursprung der willkürlichen Blickwendungen angesehen werden, denn es finden sich dort nur Zellen, die erst nach Beginn der Sakkade entladen. Ebensowenig können uns die Neurophysiologen über die optische Induktion von Augenbewegungen ein genaues Bild entwerfen.

Der dritte Teil des Symposions behandelte *senso-motorische Probleme,* insbesondere den *Strabismus.*

Das Schielen beruht — wenigstens in einem Teil der Fälle — auf einer pathologischen Innervation der Augenmuskeln und nicht auf Anomalien in der Orbita. Über den Ursprung dieser pathologischen Innervation wissen wir noch sehr wenig. Ein praeexistenter Nystagmus mag in Sonderfällen die pathologische Innervation auslösen. Als breit anwendbares Konzept ist dieser Mechanismus aber nicht erwiesen (Kommerell). Zur weiteren Erforschung dieser Probleme ist ein Tiermodell wünschenswert, mit dessen Hilfe nach der Ursache jener Nervenimpulse gesucht werden könnte, die zum Schielen führen.

Ein großes Problem für den Strabologen bedeuten die sogenannten pathologischen Fusionsbewegungen (Campos u. Bagolini, Welge-Lüssen u. Aust, Stangler-Zuschrott). Sie wirken sich bei vielen Schielpatienten als Behandlungshindernis aus, denn eine operative Stellungskorrektur wird vom Patienten über die Sensorik (nicht über Eigenreflexe!) mit einer Innervationsänderung beantwortet, welche wieder in den ursprünglichen Schielwinkel zurückführt. Diese, dem Schielwinkel entsprechende sensomotorische Fehlkoppelung kann selbst dann bestehen, wenn die Augen bei rein sensorischen Tests eine normale Korrespondenz aufweisen. — Der neuronale Mechanismus normaler und pathologischer Fusionsbewegungen stellt ein besonders dringliches Problem dar, das zukünftig angegangen werden sollte.

Eine Lösung derartiger Fragen ist nur in Zusammenarbeit zwischen Klinikern und experimentellen Forschern möglich. Kontakte zwischen diesen beiden Gruppen anzuknüpfen war das wichtigste Anliegen des Symposions.

---

[1] L. M. Optican u. D. A. Robinson haben vor der International Society for Neuro-Ophthalmology im Mai 1978 über Experimente an Affen berichtet, nach denen das Cerebellum für die plastische Adaptation sakkadischer Dysmetrien von Bedeutung ist

Register der Vortragenden und Ausspracheredner

(Die Seitenzahlen der Originalvorträge sind gewöhnlich, die der Aussprachen in halbfetten Typen gesetzt)

Register der Schlüsselworte

Index of Key words